供药学、药品经营与管理、中药制药技术、中药材生产与加工、药物制剂技术等专业用

实用中医药基础

（第3版）

主　编　赵珍东

副主编　郑慧芝　刘　佳　丁冬梅　谢小霞

编写人员（以姓氏笔画为序）

丁冬梅　邓晓迎　刘　佳　阳　敬
李绍林　陈少珍　郑慧芝　赵珍东
姚东云　高　妮　黄昌杰　梁锦杰
景晓琦　谢小霞　蓝永锋　颜文孟

主　审　汪小根　徐纪文

重庆大学出版社

内容提要

本书内容涵盖了中医学基础、中药性状鉴定、中药学等基础理论知识，全书共分2篇，内容包括：绪论部分为中医药学发展概述、中医学的基本特点；第1章至第7章为中医学基础知识，主要介绍了中医的理论核心、人体生命活动的物质基础，中医认识疾病的发生发展、诊断、辨证和防治原则。第8章至第27章为中药知识，主要介绍了中药的采收、贮藏、炮制、性能、配伍应用和中药性状鉴别基本知识；常用中药则按照功效划分，介绍中药来源、性状特征、功效与应用等，并附主要药物彩图（共192幅）以供识别。本书在编写过程中还加入了知识链接、知识拓展、目标检测等内容，以便于知识的学习和巩固。

本书可作为高等职业教育药学、药品经营与管理、中药制药、中药材生产与加工、药物制剂技术、生物制药技术、药品生物技术、药品质量与安全、健康管理、护理等专业的教学用书，也可作为成人教育、医药卫生职工的培训教材。

图书在版编目（CIP）数据

实用中医药基础 / 赵珍东主编．— 3版．— 重庆：重庆大学出版社，2022.3

高等职业教育药学类系列教材

ISBN 978-7-5689-1132-0

Ⅰ．①实… Ⅱ．①赵… Ⅲ．①中国医药学—高等职业教育—教材 Ⅳ．①R2

中国版本图书馆CIP数据核字（2021）第263915号

实用中医药基础

（第3版）

主　编　赵珍东

副主编　郑慧芝　刘　佳　丁冬梅　谢小霞

策划编辑：梁　涛

责任编辑：文　鹏　　版式设计：梁　涛

责任校对：刘志刚　　责任印制：赵　晟

*

重庆大学出版社出版发行

出版人：饶帮华

社址：重庆市沙坪坝区大学城西路21号

邮编：401331

电话：（023）88617190　88617185（中小学）

传真：（023）88617186　88617166

网址：http://www.cqup.com.cn

邮箱：fxk@cqup.com.cn（营销中心）

全国新华书店经销

重庆升光电力印务有限公司印刷

*

开本：787mm×1092mm　1/16　印张：22　字数：537千

2022年3月第3版　2022年3月第14次印刷

ISBN 978-7-5689-1132-0　定价：59.00元

ZAIBAN QIANYAN 再版前言

为了贯彻教育部《关于全面提高高等职业教育教学质量的若干意见》的文件精神，适应新形势下高职高专药品类专业教育改革和发展的需要，坚持以培养高素质技能型专门人才为核心，遵循就业为导向、能力为本位、学生为主体的指导思想和原则，按照药学、药品经营、药物制剂技术等专业的培养目标，结合编写组各位教师多年的教学经验以及学生反映的各种教学需要而进行编写的。

“实用中医药基础”是高等职业教育药学、药品经营与管理、中药制药、中药材生产与加工、药物制剂技术、生物制药技术、药品生物技术、药品质量与安全、健康管理、护理等专业的教学用书。本书于2014年编写出版后，得到了诸多兄弟院校的认同，他们在使用过程中提出了宝贵的意见和建议，证实了本书突破传统的教材体系的可行性，即遵循理论知识“实用为主，必需、够用为度”的原则，密切结合相关专业实际和职业岗位技能实际，注重知识的应用和技能的培养。本书编写时，基于扎实的调研基础，在充分掌握学生需求知识的基础上精选内容，使其主次分明，将现代一些新知识、新技术和新成果引入教材中，力求体现教材的先进性、前瞻性、时代性，为相关专业学生职业生涯的后续发展打下基础。本次修订，纠正了上一版的不准确字词和个别字词错误，并按照2020年版最新《中国药典》更新了药物的功效和应用，精准归纳了孕妇慎用、禁用的中药，并将每章节的主要药物进行拍照，后附主要药物彩图192味，以供学生学习识别，更具实用性。

本书是国家双高计划中药学专业群核心专业、教育部高等职业教育创新发展行动计划骨干专业、省一流高职院校高水平专业、广东省二类品牌专业、省现代学徒制试点、高本衔接试点、省优秀教学团队、广东特色专业——中药学、中药制药技术国家创新团队、广东省高职院校专业领军人才培养计划等的阶段性建设成果。

全书共分为2篇27章，其中绪论部分简要介绍了中医药学发展概况，中医学的基本特点；第1章至第7章为中医学基础知识，主要介绍了中医理论核心、人体生命活动的物质基础，中医认识疾病发生发展、诊断、辨证和防治原则。第8章至第27章为中药知识，主要介绍了中药采收、炮制、性能、配伍应用和中药性状鉴定基本知识；常用中药则按照功效划分，介绍中药的来源、主要性状特点、功效与应用、使用注意等。

本书可作为高等职业教育药学、药品经营与管理、中药制药、中药材生产与加工、药物制剂技术、生物制药技术、药品生物技术、药品质量与安全、健康管理、护理等专业的教学用书，也可作为成人教育、医药卫生类职工的培训教材。

本书编写分工如下：绪论、第1章由广东食品药品职业学院刘佳编写，第2章由广东食品职业学院邓晓迎、广东通仁药业有限公司颜文孟编写，第3章、第7章由河北化工医药职业技术学院姚东云编写，第4章由北京同仁堂广州药业连锁有限公司蓝永锋编写，第5章、第6章由山西药科职业学院景晓琦、广东食品药品职业学院赵珍东编写，第8章、第9章由赵珍东、广东省食品药品职业技术学校丁冬梅编写，第10章由广州市医药职业学校高妮编写，第11章由广东省新兴中药学校梁锦杰编写，第12章、第13章由湖南食品药品职业学院郑慧芝编写，第14章至第16章由广东岭南职业技术学院陈少珍编写，第17章由广州今典精方药业有限公司黄昌杰编写并提供清晰的药材图片，第18章由红河卫生职业学院阳敬编写，第19章、第20章由邓晓迎编写，第21章至第23章由广东食品药品职业学院李绍林编写，第24章至第27章由广东食品药品职业学院谢小霞编写。

本书承广东食品药品职业学院汪小根教授、佛山市美康信医药有限公司徐纪文副主任中药师审阅并提出宝贵意见，编写过程中得到了相关行业专家、同人的大力支持和帮助，在案例导入、知识链接、知识拓展中采用了其他作者的报道，在此表示衷心感谢！同时，本书得到了广东食品药品职业学院药学、药品经营与管理、中药制药、中药材生产与加工、药物制剂技术、药品质量与安全、生物制药技术、药品生物技术、健康管理等专业学生的热情支持，他们从学生使用角度提出了诸多宝贵建议，也正是本书编写的动力所在，在此倍加珍惜。

由于编者水平有限，书中难免存在缺点和错误，恳请广大同人和读者批评指正。联系邮箱：zhaozd2008@126.com。

《实用中医药基础》(第3版)编写组

2021年8月于广东广州

MULU 目 录

上篇 中医药基础知识

下篇 中 药

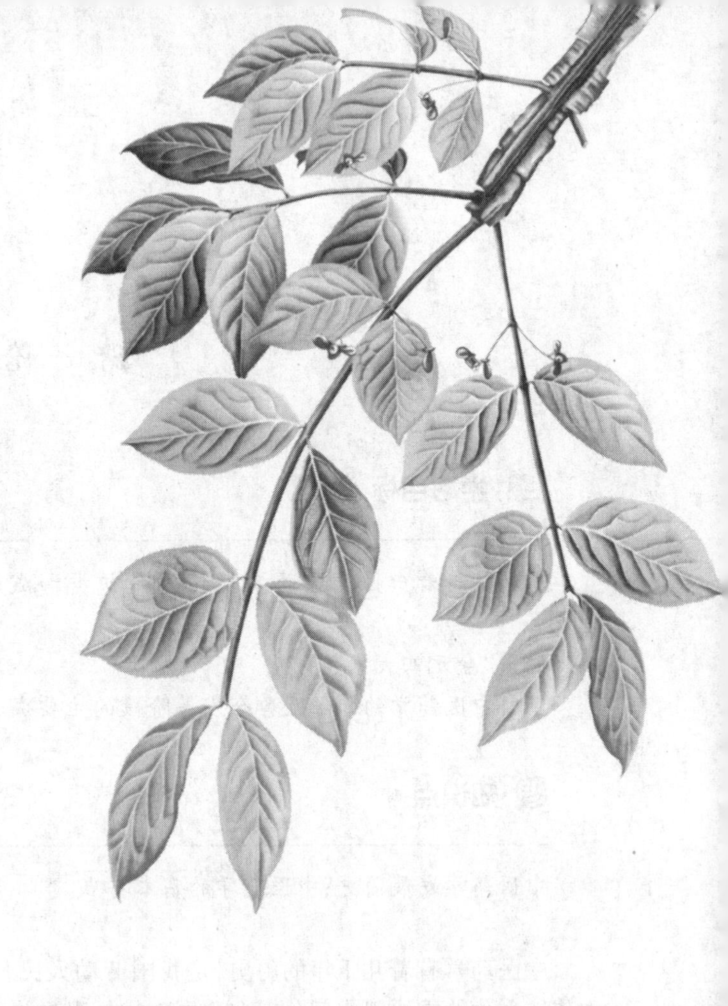

上篇

中医药基础知识

绪　论

学习目标

了解标志着中医药学基本理论体系初步形成的四大经典著作，掌握中医药学的基本特点。

熟悉“金元四大家”。

了解中医药学的起源及各个发展阶段的主要成就。

知识点

中医药学发展简史；中医药学的基本特点。

中医药学有着几千年的历史，是我国劳动人民长期和疾病作斗争的经验总结，是我国优秀传统文化的重要组成部分。在我国古代朴素唯物主义哲学思想的影响和指导下，经过长期的医疗实践，中医药学逐渐形成并发展成为一门独特的医学理论体系。它千百年来一直有效地指导着临床实践，为中华民族的繁衍昌盛，为世界医学的发展和全人类的健康事业作出了卓越的贡献。

0.1　中医药学发展概述

在原始社会人与自然的斗争中，人在狩猎、劳作等生产生活过程中会受伤、会产生疾病，治疗疾病需要医药知识。因此中医药的起源是由于人类生存的需要，同时也伴随着中华民族一起成长。

0.1.1　中医药学理论体系的形成

中医药学理论形成于先秦两汉时期，在这一时期，社会发生了急剧的变化，政治、经济、文化都有了长足发展，这对中医学理论的形成产生了十分重要的影响。《黄帝内经》《难经》《伤寒杂病论》《神农本草经》等著作的问世，标志着中医药学理论体系的初步形成。

《黄帝内经》是我国医学史上第一部医学理论专著，标志着中医药学理论体系的确立。该书分为《素问》和《灵枢》两部分，共 18 卷。它以当时先进的哲学思想为指导，对秦汉以前的医疗成就和治疗经验进行了总结，对人体组织结构、生理病理，以及疾病的诊断、治疗、预防、养生等问题作了全面的阐述，为后世临床医学的发展奠定了理论基础。

《难经》是继《黄帝内经》之后的又一部医学经典著作。“难”是质难之意。该书共设 81

个疑难问题。它一方面继承和发扬了《黄帝内经》在脏腑、经络、疾病、针灸等方面的精髓；另一方面在理论上又有所突破，提出的命门、三焦、诊脉"独取寸口"等新的观点，促进了中医学的发展。

《伤寒杂病论》是东汉末年张仲景所著，后世将该书分为《伤寒论》和《金匮要略》两部分。全书以六经辨伤寒，以脏腑辨杂病，理法方药立论严谨，确定了辨证论治是临床诊治疾病的基本原则，为临床医学的发展奠定了基础，故张仲景被后人称为"医圣"。该书也因基本上概括了临床各科的常用方剂，而被誉为"方书之祖"。

《神农本草经》是我国现存最早的药物学专著，成书于东汉末期，相传为神农氏所著。全书共收载药物 365 种，系统地总结了汉以前的药学成就。书中提出中药最早的分类法，即根据药物的养生、治病、有无毒性等特点，将药物分为上、中、下三品；并提出了中药的性味理论，即寒、热、温、凉四气和辛、甘、酸、苦、咸五味。该书对后世的药物学发展有着重要的影响。

0.1.2 中医药学理论体系的发展

继中医药学理论体系初步形成之后，随着时代的不断进步，中医药学理论不断丰富，也进一步成熟和发展。

晋隋唐时期，王叔和的《脉经》是我国第一部脉学专著。该书集汉以前脉学之大成，详述了 24 种脉象的形态和它们所反映的病变，规定了寸、关、尺三部和各脏腑的关系，对脉学的形成发展有极大的推动作用。皇甫谧的《针灸甲乙经》是我国第一部针灸学专著，此书为后世的针灸学奠定了基础。

隋代巢元方等编著的《诸病源候论》是我国第一部病因病机证候学专著。全书共列疾病证候 1 739论，书中包括内科、外科、妇科、儿科、眼科等多科疾病，内容丰富。

唐代政府于公元 659 年颁行了由苏敬等人主持编撰的《新修本草》（又名《唐本草》）。这是我国古代由政府颁行的第一部药典，也是世界上最早的国家药典。该书共 54 卷，包括本草、药图、图经三部分，载药 850 种。唐代医家孙思邈（公元 581—682）集毕生之精力，著成《备急千金要方》《千金翼方》，被后人称为"药王"。《备急千金要方》分为 30 卷，合方论 5 300 首；《千金翼方》亦 30 卷，载方 2 571首。两书对临床各科、针灸、食疗、预防、养生等均有论述。

宋代陈无择的《三因极一病证方论》，提出了著名的三因学说，标志着中医病因学日臻成熟。钱乙的《小儿药证直诀》，系统论述了小儿的生理病理特点，提出了以五脏为纲的儿科辨证方法。

北宋设立了国家药局，1076 年，在京城开封开设由国家经营的熟药所，其后又发展为修合药所（后改名为"医药和剂局"），为我国最早的官营制药厂。该厂的成药处方经校正后分类编辑，刊行天下，名《太平惠民和剂局方》。此书载方 788 首，许多疗效显著的良方至今仍在应用，被誉为我国历史上第一部由政府编纂的成药药典。

金元时期，中医学出现了许多各具特色的医学流派。其中具有代表性的四大家为：刘完素代表的"寒凉派"，倡"火热论"，认为"六气皆从火化""五志过极皆能生火"，治疗擅用寒凉药，强调降火；张子和代表的"攻下派"，倡"攻邪论"，认为疾病皆由邪气侵犯，"邪去则正安"，治疗注重祛邪，故主张"汗、吐、下法"；李东垣代表的"补土派"，倡"脾胃论"，认为"内伤脾胃，百病由生"，治疗重视补益脾胃；朱丹溪代表的"滋阴派"，倡"相火论"，认为人体相火易妄动耗伤阴液而致病，基本病理变化为"阳常有余，阴常不足"，所以治疗主张补养阴液以平相火。

金元四大学派,各有创见,各自从不同的角度丰富了中医学内容。

明代伟大的医药学家李时珍编写的《本草纲目》,是中国药学史上的一座里程碑。该书收载药物 1 892种,载方 11 096首,绘图 1 109幅,将药物进行了科学分类。它全面总结了中国16 世纪以前本草学的成就,在植物、动物、矿物等许多方面均作出了重要贡献。李时珍被后世誉为"药圣",是世界公认的伟大科学家。

清代叶天士创立了"卫气营血辨证"。在总结前人学术成就及临床实践的基础上,吴鞠通进一步总结并发展了温病学说,著《温病条辨》,并创立了三焦辨证。薛生白和王孟英对温病学也作出了贡献,分别著《湿热条辨》和《温热经纬》,与叶天士、吴鞠通被后世誉为"温病学四大家"。清代医家王清任著《医林改错》,根据其独特的尸体解剖和临床经验,修正了古代医书在人体解剖方面的一些错误,强调了解剖知识对医生的重要性,并发展了瘀血致病理论与治疗方法。

总之,中医药学是中华民族灿烂文化的重要组成部分,是我国各族人民长期同疾病作斗争的实践经验总结,几千年来为中华民族的繁荣昌盛作出了卓越的贡献。

0.2 中医药学的基本特点

中医药学理论体系是在中国古代哲学思想的指导下,经过长期的临床实践逐步形成的。中医药学有其独特的理论体系,其基本特点是:整体观念和辨证论治。

0.2.1 整体观念

整体,就是系统性和完整性。中医学非常重视事物的统一性、完整性和相互联系性,认为人体是一个有机的整体,人与自然界密切相关,人与社会不可分割。这一思想贯穿于中医学的生理、病理、诊断、辨证、治疗和养生等各个领域。

1)人是一个有机整体

中医认为人体是一个有机整体。人体是由若干脏腑、组织、器官所组成,每部分均有不同结构和功能,但彼此不是孤立的,而是相互为用、相互制约的。它们结构上相互联系,生理上相互协作,病理上相互影响。

从结构上看,人体以五脏为中心,配合六腑,通过经络系统联结作用,把形体官窍、四肢百骸等全身组织器官有机联系起来,构成一个以五脏为中心的表里相联、上下沟通、协调共济、井然有序的统一整体。

从生理上,脏腑、组织器官虽然有着各自不同的生理功能,但这些生理功能都是整体机能活动的组成部分。正是由于各脏腑器官发挥着各自的功能活动,才有了人体正常的生理活动。例如水液的代谢过程,需要依靠人体的多个脏器协调作用才能完成,其生成关系到胃、脾、大小肠等脏腑的消化吸收功能,其输布是在脾、心、肺、肾、三焦等脏腑的共同作用下进行。津液被人体利用后,剩余水分和代谢废物的排出需要靠肺、大肠、肾、膀胱等脏腑的共同配合才能完成。

病理上,脏腑病变可以通过经络反映于体表,体表有病也可通过经络影响脏腑,脏腑之间的病变也可以通过经络相互传变。如肝脏有病,既可以反映到它所联系的目和筋,以及和它相表里的胆,也可以影响到脾胃。任何局部的病变都可能引起整体的病理反应,整体功能的失调也可以反映于局部，这就是注重整体联系的病理观。

2)人与自然界的统一性

中医认为人是整个物质世界的一部分。人类生活于自然界，必须不断地进行调节以适应自然环境的各种变化。同时，自然界的变化又可直接或间接地影响人体，机体则相应地产生生理性反应。若自然界的变化过于剧烈，超越人体所能适应的范围，便会产生病理变化。

(1)四季对人体的影响

四季的气候特点为春温、夏热、长夏湿、秋燥、冬寒。人体生理上适应性变化就会有春生、夏长、长夏化、秋收、冬藏。春夏季节，阳气发泄则人体多汗少尿，秋冬季节阳气收敛，则可见少汗多尿。气候变化，脉象亦随之发生变化，如春夏脉多浮大，秋冬脉多沉小。

(2)昼夜对人体的影响

一日之内随着昼夜晨昏的变化，人体的阴阳气血也会进行相应的调节。早晨阳气初生，中午阳气隆盛，人的精力旺盛而投入工作；到夜晚则阳气内敛，是休息睡眠的时候。

(3)地理环境对人体的影响

人类外在的生存环境直接影响人体生理功能，不同地域，气候、水土、人文、风俗在一定程度上会影响人体。如南方多湿热，人体腠理多疏松；北方多燥寒，人体腠理多致密。异地居住跨度太大、自然环境突然改变等，均可引起人体不适。在一种环境中长期生活的人，一旦异地而处，便会感到一时不太适应，须经过一段时间之后，人体才会逐渐适应。

3)人与社会环境的统一性

中医认为人与社会环境密切相关。人生活于社会，是社会的组成部分。人能够影响社会，而社会的变化对人也会产生影响。如与家人、同事、朋友关系融洽则有利于身心健康；相反，若与他人矛盾重重，则容易产生抑郁症、精神分裂等心理、精神方面的疾病。又如现代社会竞争激烈，伴随而来的就业、升迁、贫富、人际关系等问题无时无刻不在困扰着人们，给人们带来更多的精神压力，如不能正确面对和处理，则会影响健康，导致疾病的发生。这就需要人们加强意志锻炼和精神修养，善于适应各种社会环境。

0.2.2 辨证论治

辨证论治是中医诊断和治疗疾病的基本原则，也是中医药学的基本特点之一。

1)辨证论治的概念

辨证，是将望、闻、问、切四诊所收集的资料、症状和体征，通过分析、综合、辨清疾病的原因、性质、部位以及邪正之间的关系，最终概括、判断为某种性质的证。论治，是根据辨证的结果，确立相应的治疗原则和方法。辨证和论治，是诊治疾病过程中不可分割的两个部分，是理论和实践相结合的体现。辨证是确定治疗的前提和依据，论治是辨证的目的。

2)症、证、病的概念及其关系

症、证、病，三者都表示人体的病理状态，但具体含义有所不同。

症，即症状和体征的总称。症状是病人主观感觉到的不适或病态改变，如感冒时病人感到头痛、咳嗽、发热、呕吐等。体征是病人的客观表现,是医生在检查病人时得出的异常征象,如舌苔黄腻、脉象弦数等。症状和体征是疾病过程中个别表面现象,不能反映疾病的本质。

证,即证候,是机体在疾病过程中某一阶段的病理概括,包括病变的原因(如风寒、风热等)、部位(如某脏、某腑)、性质(如寒、热)、邪正关系(如虚、实)等,反映了疾病发展过程中某一阶段病理变化的本质。

"证"与"症"的区别主要有:①广度不同。"症"只包含症状和体征;"证"既包括症状体征,也包括病因、病位、病性与邪正之间的关系,反映的是疾病某一阶段病理变化的全面情况。②深度不同。"症"只表示疾病的现象,而"证"揭示的是疾病的本质。

病,即疾病,是指人体从生理(或心理)出现异常到恢复正常(或死亡)的全过程。具体表现由若干证候所组成,不同病理阶段的证候都有不同的症状和体征。

症、证、病三者既有联系,又有区别。症是疾病过程中个别的、孤立的现象,证所揭示的是疾病某一阶段的病理状态,病所反映的是疾病病理的全过程。症状和体征是疾病和证候的基本要素。有内在联系的症状和体征组合在一起即构成证候,反映疾病某一阶段的病理本质,而各阶段的证候叠加起来,便是疾病病理的全过程。

辨证论治作为中医临床诊治疾病的基本特点,能辨证地看待病和证的关系。既注意到一种病在不同的阶段可以出现不同的证,又注意到不同的病在发展过程中可以出现相同的证候,因此在临床论治时,要注意抓住疾病的本质,可采取"同病异治"或"异病同治"的方法。

同病异治是指同一种疾病,由于发病的时间、地区以及患者机体的反应不同,表现出来的证不同,则治疗方法亦不同。例如便秘有虚实寒热的不同,对虚证便秘以补为主,对实证便秘以泻为主等。

异病同治指的是不同的疾病在其发展过程中,如果出现了相同的证,可采用相同的治法。例如久痢脱肛、肾下垂、子宫下垂,虽是不同的疾病,但都为中气下陷证,均可采用升提中气的方法来治疗。

由此可见,中医治病侧重点不在于病的异同,而在于证的区别。证同治亦同,相同的证反映着相同性质的矛盾,可用相同的方法治疗;证异治亦异,不同的证反映着不同性质的矛盾,可用不同的方法治疗。所以"同病异治"与"异病同治"的实质是辨证论治的具体体现。

小 结

标志着中医药学基本理论体系形成的四部经典著作分别是《黄帝内经》《难经》《伤寒杂病论》《神农本草经》。

中医药学的基本特点是:整体观念和辨证论治。

整体观念包括:人是有机的整体;人与自然界相统一;人与社会环境相统一。

辨证,是将望、闻、问、切四诊所收集的资料、症状和体征,通过分析、综合、辨清疾病的原因、性质、部位以及邪正之间的关系,最终概括、判断为某种性质的证。论治,是根据辨证的结果,确立相应的治疗原则和方法。症,即症状和体征的总称。证,即证候,是机体在疾病过程中某一阶段的病理概括。病,即疾病,是指人体从生理(或心理)出现异常到恢复正常(或死亡)的全过程。

目标检测

一、选择题

(一)单项选择题

1.被誉为“方书之祖”的著作是(　　)。

A.《黄帝内经》　B.《难经》　C.《伤寒杂病论》　D.《神农本草经》

2.被后世医家誉为“药圣”的是(　　)。

A.孙思邈　B.张仲景　C.华佗　D.李时珍

3.我国第一部由政府编撰的成药药典是(　　)。

A.《太平惠民和剂局方》　B.《神农本草经》

C.《千金要方》　D.《黄帝内经》

(二)多项选择题

1.中医药学的基本特点包括(　　)。

A.整体观念　B.辨证论治　C.问病求因

D.三因制宜　E.异病同治

2.“金元四大家”是(　　)。

A.张从正　B.刘完素　C.朱丹溪

D.李东垣　E.华佗

3.标志着中医药学基本理论体系形成的四大经典著作是(　　)。

A.《黄帝内经》　B.《本草纲目》　C.《难经》

D.《神农本草经》　E.《伤寒杂病论》

二、简答题

1.简述中医药学的起源、形成与发展。

2.简述中医药学的基本特点。

3.简述辨证论治的概念。

第1章　阴阳五行学说

学习目标

掌握阴阳、五行概念，掌握阴阳学说、五行学说的基本内容。

熟悉用阴阳、五行学说来解释五脏的生理功能、病理变化。

了解阴阳、五行学说在中医药学中的应用。

知识点

阴阳、五行概念；五行归类的原则与五行归类表。阴阳、五行学说解释五脏的生理功能、病理变化。

1.1　阴阳学说

1.1.1　阴阳的基本概念

阴阳学说是中国古代朴素的对立统一理论，是用以认识世界和解释世界的一种世界观和方法论。

阴阳是对自然界相互关联的事物或现象对立双方属性的概括，既可以代表有关联的两个相互对立的事物或现象，也可以代表一个事物内部存在的相互对立的两个方面。“相互关联的事物或现象”是指有直接联系或者经常相提并论的事物或现象，如天地、日月、水火、昼夜、动静等；“一事物内部两个对立方面”是指构成一个事物的对立因素，如上下、内外、明暗等。

> **课堂活动**
>
> 联系实际生活中的事物或现象说明其阴阳属性。

阴阳最初的含义是指日光的向背，向日的一方属阳，背日的一方属阴。此后根据日光的特点加以引申，凡是温热的，明亮的，兴奋的，运动的，向外的，在外的，上升的，在上的，都属于阳。相反，凡是寒凉的，晦暗的，静止的，向内的，在内的，下降的，在下的，抑制的，都属于阴。将阴阳的属性引入医学领域，即是对人体具有推动、温煦、兴奋作用的物质和功能统属于阳；对人体具有凝聚、滋润、抑制作用的物质和功能统属于阴。就人体的功能与物质而言，功能为阳，物质属阴。血为阴，气为阳（见表1.1事物和现象的阴阳属性归纳表）。

表 1.1　事物和现象的阴阳属性归纳表

属　性	时　间	空　间	季　节	温　度	亮　度	运动状态
阳	昼	上	春、夏	温热	明亮	兴奋亢进、向外、升、动
阴	夜	下	秋、冬	寒凉	晦暗	抑制衰退、向内、降、静

事物的阴阳属性并不是绝对的，而是相对的，可以随着比较的对象、时间、地点等条件的变更而重新确定或相互转化。因此，一方面阴阳双方是通过比较而分阴阳的；另一方面，事物阴阳属性的相对性还体现于事物的无限可分性。例如，昼为阳，夜为阴；而上午与下午相对而言，上午为阳中之阳，下午为阳中之阴；前半夜与后半夜相对而言，前半夜为阴中之阴，后半夜为阴中之阳；而前半夜、后半夜又都可以根据明暗、寒温再分阴阳。任何事物都是这样，阳中有阴，阴中有阳，阴阳之中复有阴阳，也就是说，阴阳之中的任何一方可以再分阴阳。《素问·阴阳离合论》中"阴阳者，数之可十，推之可百，数之可千，推之可万，万之大，不可胜数，然其要一也"，就是说阴阳可以无限划分下去。

1.1.2　阴阳学说的基本内容

1）阴阳对立制约

对立就是相反，如上与下、天与地、动与静、出与入、升与降、昼与夜、明与暗、寒与热等；制约就是抑制对方，使对方的数量减少并向反方向转化。阴阳相反导致阴阳的相互制约，例如温热可以驱散寒冷，冰冷可以降低高温，水可以灭火，火可以把水烤干等。任何事物内部的阴阳两方面都存在对立制约的关系，但阴阳对立的两方面并不是平平静静各不相关地共处在一个统一体中，而是时刻在互相制约着对方。阴阳双方相互制约的结果，使事物取得了动态平衡。若阴阳某一方面制约力过强或另一方制约力过弱，动态平衡被破坏，则阴阳都不能正常存在。如自然界的久旱不雨或久涝不晴，人的体温只升不降或只降不升，都是阴阳制约力失衡的不正常现象。可见，阴阳互相制约力的平衡是维持事物正常状态必不可少的基本条件。

2）阴阳互根互用

"阴阳互根"是指阴阳双方具有互相依存、互为根本的关系。即阴和阳任何一方都以相对的另一方的存在作为自己存在的前提和条件，每一方都不能脱离另一方而单独存在。如上为阳，下为阴，没有上也就无所谓下，没有下也就无所谓上……总之，没有阴就没有阳，没有阳就没有阴。中医学把阴阳的这种相互依存的关系，称之为阴阳互根。

阴阳相互依存的关系因某种原因而遭到破坏，在自然界表现为各类植物或动物不生与不长，在人体则表现为生命活动遭到压抑和破坏而发病，最终导致"阴阳离决，精气乃绝"，也就是死亡。

"阴阳互用"是指阴阳双方具有不断地互相滋生、互相助长对方的关系。在一定条件下，阴阳任何一方的增长都可以导致另一方的增长，阴阳任何一方的衰减都可以导致另一方的衰减。如气与血：气属阳，主动；血属阴，主静。血能循经而行周流全身，有赖气的资生和推动；气依附于血，才不致脱逸，并依赖于血的濡养，才能发挥其生理效应。两者相互依存，相互为用。

3)阴阳消长平衡

消,即减少。长,即增加。阴阳消长是指一事物中所含阴阳的量和阴阳之间的比例不是一成不变的,而是不断地消长变化着。由于阴阳两个对立面的相互排斥与斗争,其结果必然会出现一增一减或一减一增的情况,这就是事物阴阳消长的运动变化,它含有"量变"的意思。

例如四时气候的变化,从冬至春及夏,气候从寒冷逐渐转暖变热,即表现为阴消阳长的过程;由夏至秋及冬,气候由炎热逐渐转凉变寒,即是阳消阴长的过程。可见自然界之阴阳,无时无刻不在消长变化之中,但是,只要这种消长稳定在一定范围之内,没有超越一定的限度,皆可认为处于正常状态。如果由于某种原因导致消长过度,则阴阳的相对平衡被破坏,就属于不正常的状态。在自然界则形成灾害,如过寒、过热、水灾、旱灾之类;在人体则引起病变,如寒证、热证、虚证、实证等。

4)阴阳相互转化

转化,就是转变。阴阳转化,是指阴阳双方在一定条件下可以向其相反的方向转化,即属阳的事物可以转化为属阴的事物,属阴的事物可以转化为属阳的事物。

课堂活动

请举出实际生活中阴阳互相转化的例子。

阴阳的转化一般都产生于事物发展变化的"物极"阶段,即所谓"物极必反"。《素问·阴阳应象大论》上说"重阴必阳,重阳必阴""寒极生热,热极生寒",这里的"重"或"极"就是促进转化的条件。阴阳转化是阴阳消长的结果。如果说阴阳的消长是事物的量变过程,而阴阳的转化则属事物由量变到质变的过程。例如气候,属阳的夏天可以转化为属阴的冬天,属阴的冬天又可以转化为属阳的夏天;人体的病证,属阳的热证可以转化为属阴的寒证,属阴的寒证可以转化为属阳的热证。

阴阳的相互转化,既可以表现为渐变形式,如一年四季寒暑交替;也可以表现为突变的形式。

1.1.3 阴阳学说在中医学中的应用

阴阳学说贯穿中医学的各个领域,用来说明人体的组织结构、生理功能、病理变化,并指导临床诊断和疾病的防治。

1)说明人体的组织结构

中医认为,人体是由阴阳结合而成的有机整体,而各个组织结构又都可以根据其所在的部位、机能特点来划分其阴阳属性。

确定人体脏腑组织的阴阳属性,大体上有两个方面:一是依据解剖的大体部位,如上下,内外,腹背、四肢的内外侧。如上部属阳,下部属阴,体表属阳,体内属阴;背属阳,腹属阴,四肢外侧属阳,内侧属阴。二是依据其生理活动的相对属性,如气属阳,血和津液属阴,六腑属阳,五脏属阴。

2）说明人体的生理功能

人体正常的生命活动，是阴阳保持协调平衡的结果。如构成人体的基本物质属阴，人体的功能活动属阳。人体的生理功能（阳）需要以物质（阴）为基础，并要消耗一定的营养物质（阴）；而物质（阴）的代谢，又依赖于人体的生理功能（阳），并消耗一定的能量（阳）。这种物质与功能之间的关系，正体现了阴阳之间的相互对立制约、互根互用，消长、转化的关系。

3）说明人体的病理变化

人体疾病的发生与发展变化，关系到正气和邪气两个方面。邪正斗争破坏了人体阴阳的平衡关系，导致疾病的发生。

正气，是指人体的机能活动及其对病邪的抵抗能力，对外界环境的适应能力和对损伤组织的修复能力等。可用阴阳来区分其属性，如正气中的血、津液属阴，气属阳。邪气，是指各种致病因素。也可以用阴阳来区分它的属性，如六淫中的寒、湿为阴邪，风、暑、热（火）燥为阳邪。

疾病的过程，即邪正斗争的过程，其结果是引起机体的阴阳偏盛或偏衰。

（1）阴阳偏盛

阴阳偏盛，即指阴邪或阳邪偏盛，属于阴或阳任何一方高于正常水平的病理状态。

①阳偏盛　阳胜则热，阳胜则阴病：如温热之邪侵犯人体，可出现高热、烦躁、面赤、脉数等"阳胜则热"的热证。由于阳能制约阴，故在阳胜时必然要消耗和制约机体的阴，使津液产生减少，而出现口干舌燥、舌红少津的表现，即所谓"阳胜则阴病"。

②阴偏盛　阴胜则寒，阴胜则阳病：如寒邪直中体内，可出现面白形寒、脘腹冷痛、泻下清稀、舌质淡苔白、脉沉迟或沉紧等"阴胜则寒"的寒证。由于阴能制约阳，故在阴胜时必然会损耗和制约机体的阳气，导致出现面色苍白、少气懒言、畏寒肢冷等，故说"阴胜则阳病"。

阴阳偏盛所形成的病证是实证。阳邪偏盛则导致实热证，阴邪偏盛则导致实寒证。故《素问·通评虚实论》说"邪气盛则实"。

（2）阴阳偏衰

阴阳偏衰即阴虚、阳虚，属于阴或阳任何一方低于正常水平的病理状态。

①阳偏衰　阳虚则寒：是指体内的阳气亏虚，不能制约人体的阴气而致阴相对偏盛，而显现虚寒之象，出现面色苍白、畏寒肢冷、神疲蜷卧、自汗、脉微等证。

②阴偏衰　阴虚则热：是指体内的阴液亏少，不能制约阳气而致阳气相对偏亢，出现虚热之象，表现为潮热、盗汗、五心烦热、口干舌燥、脉细数等证。

阴阳偏衰所导致的病证是虚证，阴虚则出现虚热证，阳虚则产生虚寒证，故《素问·通评虚实论》说"精气夺则虚"。

根据阴阳之间互根互用的原理，当机体的阳气或阴液中的任何一方虚损到一定程度，都会导致另一方不足，出现既有阳虚又有阴虚的临床表现，称为"阴阳互损"。

4）用于疾病的诊断

疾病发生发展变化的根本是阴阳失调出现的阴阳偏胜偏衰，所以临床诊断疾病时，首先要分清阴阳。故《素问·阴阳应象大论》说"善诊者，察色按脉，先别阴阳"。如望诊中，以色泽分阴阳,鲜明者属阳,晦暗者属阴。闻诊方面,声音高亢洪亮者属阳,语音低微无力者属阴。

5)用于疾病的防治

阴阳学说用于指导疾病的治疗,由于疾病的基本病理变化就是阴阳失调,所以用药物、针灸等治疗方法调整其阴阳的偏胜偏衰,以恢复阴阳的协调平衡。调整阴阳,补其不足,损其有余,恢复阴阳的协调平衡是治疗疾病的根本原则。

6)归纳药物性能

药物的性能,包括药物的性、味和升降浮沉,这些也可用阴阳来归纳说明。药性,又称四气,其中寒凉属阴,温热属阳。五味,其中的辛、甘、淡味属阳,酸、苦、咸者属阴。升降浮沉,其中的升、浮属阳,沉、降属阴。

1.2 五行学说

1.2.1 五行的基本概念

我国古代劳动人民在长期的生产生活实践中,逐渐认识到木、火、土、金、水五种物质是日常生活中不可缺少的五种基本元素,并且认为世界上一切事物都是由这五种物质的运动变化而生成的。在这一认识的基础上,又发现这五种物质之间存在相生、相克的关系,并以此来分析事物之间的相互关系,而形成了五行学说。

1)五行的概念

五行,即是木、火、土、金、水五种物质的运动变化。"五"是指木、火、土、金、水五种物质;"行"是指五种物质的运动变化。

2)五行的特性

五行的特性是古人在长期的生活和生产实践中,对木、火、土、金、水五种物质特性的朴素认识基础上,进行引申、归纳得出的理性概念。《尚书·洪范》中说的"水曰润下,火曰炎上,木曰曲直,金曰从革,土爰稼穑"是对五行特性的高度概括。五行的特性,虽然来自木、火、土、金、水五种基本物质,但实际上已超越了这五种具体物质的本身,而具有更为广泛、更为抽象的含义。

水的特性:"水曰润下"。"润下"是指水滋润、下行的特点。引申为凡具有滋润、下行、寒凉、闭藏等性质或作用的事物,均归属于水。

火的特性:"火曰炎上"。"炎上"是指火具有温热、上升的特性。引申为具有温热、光明、向上等性质或作用的事物,均归属于火。

木的特性:"木曰曲直"。"曲直"是形容树枝曲直地向上、向外伸长舒展的生发姿态。引申为凡具有生长、升发、条达、舒畅等性质或作用的事物,均归属于木。

土的特性:"土爰稼穑"。"稼穑"泛指人类种植和收获谷物的家事活动,引申为生化、承载、受纳等性质或作用的事物,均归属于土。

金的特性:“金曰从革”。“从革”是说明金是通过变革而产生的,引申为凡具有变革、沉降、肃杀、收敛等性质或作用的事物,均归属于金。

1.2.2　五行学说的基本内容

1)事物属性的五行属性归类

五行学说将自然界的各种事物和现象以及人体的脏腑组织器官的生理和病理现象进行了广泛联系,并以取象比类法和推演络绎法,按照事物的不同形态、作用和性质,分别归属于木、火、土、金、水五行之中(见表1.2五行属性归纳表)。

表1.2　五行属性归纳表

自然界							五行	人体						
五音	五味	五色	五化	五气	五方	五季		五脏	五腑	五官	形体	情志	五液	五神
角	酸	青	生	风	东	春	木	肝	胆	目	筋	怒	泪	魂
徵	苦	赤	长	暑	南	夏	火	心	小肠	舌	脉	喜	汗	神
宫	甘	黄	化	湿	中	长夏	土	脾	胃	口	肉	思	涎	意
商	辛	白	收	燥	西	秋	金	肺	大肠	鼻	皮	悲(忧)	涕	魄
羽	咸	黑	藏	寒	北	冬	水	肾	膀胱	耳	骨	恐	唾	志

2)五行的相生、相克

五行的相生、相克是指木、火、土、金、水五行之间相互滋生、相互制约的正常关系。事物之间正因为有这种生克关系才能维持彼此间协调平衡的正常状态。

(1)五行相生

生,即资生、助长、促进之意。五行相生,是指木、火、土、金、水之间存在着有序的依次递相资生、助长和促进的关系。

五行相生的次序是:木生火;火生土;土生金;金生水;水生木。依次相生,如环无端。

在五行相生的关系中,任何一行都具有“生我”和“我生”两个方面的关系。“生我”者为母,“我生”者为子。如以木行为例:“生我”者为水,水为木之母,木为水之子;同时木又生火,为火之母,火为木之子。水与木之间的关系称为母子关系,同样木与火之间也存在着母子关系。

(2)五行相克

克,有克制、抑制、制约之意。五行相克,是指木、火、土、金、水之间存在着有序的间隔递相克制、制约的关系。

五行相克的次序是:木克土;土克水;水克火;火克金;金克木。这种相互制约的关系也是往复无穷的。

在五行相克的关系中,任何一行都具有“克我”和“我克”两个方面的关系。“克我”者为“所不胜”;“我克”者为“所胜”。仍以木行为例:由于木克土,故“我克”者为土,土为木之“所胜”;由于金克木,故“克我”者为金,金为木之“所不胜”。

3)五行的相乘、相侮和母子相及

如果五行之间的正常关系遭到破坏,就会出现一系列异常反应,主要有相乘、相侮和母子相及。

(1)五行相乘

五行相乘,是指五行中某一行对其所胜一行的过度克制,使事物之间失去了正常的协调关系。五行相乘的次序与相克相同。

导致相乘的原因主要有两个方面:一方面是五行中的一行太强,对其所胜一行进行超过正常限度的克制。例如:正常情况下,木克土,如木太强,对土克制太过,土本无不足,但亦难以承受木的过度克制,导致土的不足。这种“相乘”现象称为“木乘土”。另一方面是一行太弱,克它的一行乘虚而侵。例如,正常情况下木能制约土,若土气过于不足,木虽然处于正常水平,土仍难以承受木的克制,因而导致木克土的力量相对增强,使土更显不足。这种“相乘”现象,称为“土虚木乘”。

相克是正常情况下五行之间递相制约的关系;相乘则是五行之间的异常制约现象。在人体,前者为生理现象,后者为病理现象。

(2)五行相侮

五行相侮,是指五行中原来被克的一行去欺侮克己的一行,从而使正常的相克关系遭到破坏,称反克,又称“反侮”。五行相侮的次序是:木侮金、金侮火、火侮水、水侮土、土侮木。

导致相侮的原因也主要有两个方面:一方面是五行中一行太强,去欺侮克它的一行。例如木气过于亢盛,其所不胜一行金不仅不能克木,反而被木所欺侮,出现“木反侮金”的逆向克制现象。这种现象为“木侮金”。另一方面是五行中的一行太弱,原来它所胜的一行反过来欺侮它。例如正常情况下,金克木,木克土,但当木过度虚弱时,则不仅金来乘木,而且土也会因木的衰弱而“反克”之,这种现象称为“土侮木”。

(3)五行母子相及

所谓“及”,即连累的意思。母子相及包括母病及子和子病及母两类,皆属于五行之间相异常的变化。

①母病及子　指五行中作为母的一行异常,必然影响作为子的一行,结果母子皆异常。例如:水生木,水为木之母,木为水之子。若水不足,无力生木,则木干枯,结果水竭木枯,母子俱衰。

②子病及母　指五行中作为子的一行异常,会影响作为母的一行,结果母子皆异常。例如:木生火,木为母,火为子。若火太旺,势必耗木过多,而导致木之不足。而木不足,生火无力,火势亦衰。结果子耗母太过,母子皆不足,这种情况又称“子盗母气”。

1.2.3　五行学说在中医学中的应用

在中医学中,主要是以五行的特性来分析说明人体脏腑、经络等组织器官五行属性和生理功能;以五行的生克制化关系来分析脏腑、组织器官之间正常的生理联系;以五行的乘侮和母子相及来阐释脏腑病的相互影响。

1)说明脏腑组织器官的五行属性及生理联系

五行学运用取象比类的方法,以五行的特性来说明五脏的生理功能。

木性曲直,枝叶条达,具有生发、舒畅条达的特性;肝脏喜条达而恶抑郁,有疏通气血、调畅情志的功能,类似于木,故肝属木。火有温热升腾的特性;心阳具有温煦,推动血液在全身周流不息之功,故心属火。土爰稼穑,有生化万物的特性;脾主运化水谷、化生精微以营养脏腑形体,为气血生化之源,故脾属土。金性清肃、收敛;肺具有清肃之性,故肺属金。水具有滋润、下行、闭藏的特性;肾有藏精、主水的功能,故肾属水。

五行学说不但将五脏分属五行,还以五行的相生相克来说明五脏的生理功能的关系。如肝藏血以济心,为木生火;脾运化精微以充肺气,为土生金等。

2)说明五脏病变的相互影响

五行学说还可以说明在病理情况下脏腑间的相互影响。在相生关系的传变,包括母病及子和子病及母两个方面;在相克关系的传变,包括相乘和相侮两个方面。如,肝病影响心,为母病及子;肝病影响肾,为子病及母;肝病影响脾,为木乘土;肝病影响肺,为木侮金等。

3)用于疾病的诊断

人体是一个有机整体,内脏有病可以反映到体表,即"有诸内者,必形诸外"。《灵枢·本脏》说"视其外应,以知其内脏,则知所病矣"。中医将四诊了解得到症状和体征如五色、五味等,分别按五行归类与五脏相联系,如面见青色,喜食酸味,脉见弦象,多为肝病;面见赤色,口味苦,脉洪数者,为心火亢盛;脾虚病人,面见青色,为木来乘土等。

4)用于疾病的治疗

五行学说用于疾病的治疗主要表现在:根据药物的色、味,按五行归属确定其作用于何脏腑;按五行的生克乘侮规律控制疾病的传变,确定其治疗大法。

(1)确定治疗原则和治疗方法

中医根据五行相生规律确定了"补母泻子"的治疗原则,即是《难经》所说的"虚则补其母,实则泻其子"。例如治疗肝阴虚要补肾,治疗肝实火证要泻心火。根据相生规律确定的治法有滋水涵木法、益火补土法、培土生金法、金水相生法。

中医运用五行相克规律确定了"抑强扶弱"的治疗原则。"太过"者属强,表现为机能亢进,应抑制;"不及"者属弱,表现为机能衰退,应扶助。根据相克规律确定的治法有抑木扶土法、培土制水法、佐金平木法、泻南补北法。

(2)指导脏腑用药

古人把药物的颜色、味道与人的脏腑用五行联系起来。以颜色分,有青、赤、黄、白、黑五色;以气味辨,有酸、苦、甘、辛、咸五味。如凡药色青味酸者属木入肝,凡药色赤味苦者属火入心等,许多药物确实有这样的特点,但也有不少例外的情况。

(3)控制疾病的传变

疾病在发展过程中可能会波及它脏,从而使疾病发生传变和加重。这是疾病过程中常见的现象,因此在治疗时,除对所病本脏进行处理外,还应考虑与其有关的脏腑,根据五行的生克乘侮规律来调整其太过和不及,以控制其进一步传变,从而使其恢复正常的功能活动。《难经·七十七难》说"见肝之病,则知肝当传之与脾,故先实其脾气"。

五行学说在中医临床中有一定的实用价值,不仅适用于药物治疗,而且同样指导着针灸治疗和其他疗法。

小 结

阴阳是对自然界相互关联的事物或现象对立双方属性的概括,既可以代表有关联的两个相互对立的事物或现象,也可以代表一个事物内部存在的相互对立的两个方面。事物的阴阳属性,并不是绝对的,而是相对的。

阴阳学说的基本内容包括:阴阳对立制约、阴阳互根互用、阴阳消长平衡、阴阳相互转化。

五行,即是木火土金水五种物质的运动变化。五行的特性是"水曰润下,火曰炎上,木曰曲直,金曰从革,土爰稼穑"。

五行生克乘侮规律是五行的调节机制,生克是言其常,为生理现象;乘侮及母子相及是言其变,为病理现象。

目标检测

一、选择题

(一)单项选择题

1.正常人体的阴阳关系,常概括为(　　)。

A.阴阳对立　　B.阴阳依存　　C.阴阳消长　　D.阴平阳秘

2.某些急性热病,在持续高热的情况下,突然出现体温下降、四肢厥冷、脉微欲绝等症状,这种现象用阴阳学说解释是(　　)。

A.阴阳的对立制约　　B.阴阳的互根互用

C.阴阳的消长平衡　　D.阴阳的相互转化

3.五行中木的特性,古人形容概括为 (　　)。

A.曲直　　B.炎上　　C.从革　　D.润下

4.五行中水的特性,古人形容概括为(　　)。

A.曲直　　B.炎上　　C.从革　　D.润下

5.肾藏精以滋养肝血,用五行学说解释是(　　)。

A.木生火　　B.水生木　　C.土生金　　D.火生土

6.根据五行的相生规律,肺之"母"是(　　)。

A.心　　B.肺　　C.脾　　D.肾

7.治疗肺气虚的咳喘用健脾的方法称(　　)。

A.滋水涵木法　　B.益火暖土法　　C.培土生金法　　D.佐金平木法

8.补阳时适当配伍补阴药称为(　　)。

A.阴中求阳　B.阳中求阴　C.阴病治阳　D.阳病治阴

9.肺病及肾的五行传变是(　　)。

A.母病及子　B.相乘　C.子病犯母　D.相侮

10.说明阴阳互根的是(　　)。

A.阴阳相错,而变由生也　B.动极镇之以静

C.阴在内,阳之守也　D.阳胜则阴病

(二)多项选择题

1.以下相克次序正确的是(　　)。

A.木克火　B.金克木　C.土克水

D.火克金　E.火克土

2.用阴阳互根互用原理来解释的有(　　)。

A.阳中求阴　B.阴损及阳　C.阳病治阴

D.阳胜则阴病　E.气虚导致血虚

3.属于阳的属性有(　　)。

A.兴奋　B.明亮　C.滋润

D.温煦　E.潜藏

4."土爰稼穑"是指土具有(　　)。

A.生化作用　B.滋润作用　C.承载作用

D.收敛作用　E.受纳作用

5.下列属于阳证的有(　　)。

A.声高气粗　B.面色晦暗　C.多言躁动

D.形寒肢冷　E.脉象洪数

二、简答题

1.简述五行的特性。

2.简述阴阳学说的基本内容。

3.试用阴阳学说说明人体的病理变化。

4.试用五行学说说明五脏之间的生理联系。

第2章　藏　象

学习目标

掌握藏象的概念，脏腑的生理功能、生理特性和生理联系的基本内容。

掌握中医对内脏的分类方法和脏、腑、奇恒之腑的功能特点。

了解藏象学说的特点。

知识点

藏象的基本概念、脏腑的分类及其生理功能、生理特性和生理联系所形成的中医学特有的关于人体生理病理的系统理论。

2.1　概　述

2.1.1　藏象及藏象学说概述

藏，是指藏于体内的脏腑组织器官；象，是指表现于外的生理、病理现象。所谓藏象，即指藏于体内的脏器及其表现于外的生理、病理现象。藏象学说，就是通过对人体表现于外的生理、病理现象的观察，研究人体各个脏腑的生理功能、病理变化及其相互关系的学说。

2.1.2　藏象学说的特点

藏象学说的特点，主要体现在以五脏为中心的系统整体观，表现在如下几方面：

①以脏腑分表里，一阴一阳相为表里；脏与腑是一个整体，构成表里关系。其主要依据是经络循行路线的阴阳相对和相互络属；相表里之一脏一腑间在生理功能上的紧密联系。

②五脏与形体诸窍联结成一个整体。形体，从广义上看是人的整个躯体，而藏象学说中的形体基本上是指皮、肉、筋、脉、骨，简称为“五体”。官窍，即五官九窍。五官，通常指口、目、鼻、舌、耳。窍，指两只眼睛，两个耳孔，两个鼻孔，再加上口，称为“七窍”，如果再加上前阴和后阴，则又称为“九窍”。

五脏的生理活动与精神情志密切相关。五脏生理功能的平衡协调，既维持机体内在环境相对恒定，也维系机体内外环境之间的相对平衡协调关系。因此，人体以五脏为中心，联络六腑、奇恒之腑，以及其他组织器官，构成了人体五脏生理活动系统。在这五个系统中又以心为最高主宰，而且系统与系统之间在生理上是相互联系的，在病理上也是相互影响与传变的。

2.1.3 脏腑的分类与区别

藏象学说是以脏腑为基础。脏腑是人体内脏的总称，根据脏腑的部位、形态不同，生理功能有别，将人体脏腑系统分为五脏、六腑和奇恒之腑三类。五脏，即心、肺、脾、肝、肾；六腑，即胆、胃、大肠、小肠、三焦、膀胱。奇恒之腑，即脑、髓、骨、脉、胆、女子胞，因其有异于六腑，故称奇恒之腑。

2.1.4 五脏的共同生理特点

五脏是主化生贮藏精气，藏而不泻。中医学认为，人体的各种精微物质，包括精、气、血、津液等，均贮藏于五脏。这些精微物质应经常保持充满而不能过度耗散，故称"藏而不泻"。

2.1.5 六腑的共同生理特点

六腑是主受盛传化水谷，泻而不藏。中医学认为，六腑的主要功能是受纳、消化饮食物并传导、排泄糟粕。摄入胃肠道的饮食，其精微物质被机体吸收后，糟粕必须及时排泄到人体外，称为"泻而不藏"。

2.1.6 奇恒之腑的生理特性

奇恒之腑虽然形态上多为中空而类似于六腑，但其功能特点多为贮藏人体精气而与六腑有别，故将其称为"奇恒之腑"。奇恒之腑的生理特性也是"藏而不泻"，与五脏类似。

2.2 五 脏

五脏，即心、肝、脾、肺、肾的合称。五脏是实质器官，有化生和贮藏精气的功能。生理特点是藏而不泻，满而不实。与经脉有络属，主里属阴。

2.2.1 心

心位于胸腔偏左，横膈之上，两肺之间，外有心包络裹护，内有孔窍相通。心的主要生理功能为主藏神与主血脉，心与六腑中的小肠互为表里。其在体合脉，在窍为舌，其华在面，与自然界夏气相互通应。

1）生理功能

（1）心主血脉

心主血脉，即指推动和调控血液在脉管中运行，流注全身，发挥营养和滋润作用。包含了心主血和心主脉两个方面。

①心主血　即心能推动和调控血液的运行和生成，以输送营养物质于全身脏腑形体官窍。心主血首先体现在心脏正常搏动推动血液输布全身，发挥血的濡养作用。而心脏的正常

搏动，主要依赖于心气。心气充沛，心脏搏动有力，推动和调节血液正常地输布，营养全身，而呈现面色红润光泽。故《素问五脏生成篇》说："诸血者，皆属于心。"若心气不足，必然造成血行不畅或者血脉空虚，而见到面色无华，甚则气滞血瘀而面色暗滞，唇舌青紫等表现。

②心主脉　即心能推动和调控心脏的搏动和脉道的运行，使脉道通利，血流通畅，营养物质输送于全身脏腑形体官窍。心、脉形成一个密闭循环的运行系统，心脏不停地跳动，通过经脉把血液输送到各脏腑组织器官，发挥营养和滋润作用，以维持人体正常的生命活动，即心能推动和调控血液的运行和生成，以输送营养物质于全身脏腑组织器官。心脏有规律地跳动，与心脏相通的脉管亦随之产生有规律的搏动，称之为"脉搏"。在人体的某些部位，可以直接触及脉搏的跳动，例如在颈侧部（人迎脉）、腕部（寸口脉）、足背部（趺阳脉）均可触及脉跳。心脏的搏动，还可以在左乳下触及，中医将此部位称之为"虚里"。

若心主血脉功能正常，人的心气强健，推动血液运行的生理功能正常，气血运行通畅，全身的生理功能正常，表现为面色红润而有光泽，脉搏节律均匀，和缓有力。如果心主血脉的功能失常，即可产生相应的病理变化，主要表现在以下几方面：心气不足，推动血液运行的功能减低，可见心慌心悸、面色无华、脉虚无力等；若心气不足，血运无力，导致心脏血液瘀阻，可见心悸、心前区憋闷疼痛、面色灰暗、口唇青紫、脉搏节律不整等；若心血亏虚，脉道不充，则可见心悸、面色口唇苍白、脉细无力等。

（2）心藏神

心藏神又称心主神明或心主神志。

①神的概念　在中医学中，神的基本含义有二，即广义的神和狭义的神。广义的神是指人体生命活动的外在表现，又称为"神气"，是中医望诊的重要内容。狭义的神是指人的精神、意识和思维活动。心主神志之"神"，即指狭义的神。

②心主神志　即是心主神明，或称心藏神。人的神志活动虽然归属于五脏，但与心的关系最为密切。这是因为心为君主之官，神明之府，是精神活动产生和依附的脏器。人的神志活动以气血为其物质基础，心主血脉，血液在脉管中循环运行，输送营养而达于周身，正因为心具有主血脉的生理功能，所以才具有主神志的功能，这亦是心主神志的重要理论依据。心主血脉的功能异常，亦必然会出现神志的改变。

2）心的生理特性

心为阳脏而主通明。心位于胸中，在五行属火，为阳中之阳，故称为阳脏，又称为"火脏"。心之阳气有推动心脏搏动，温通全身血脉，兴奋精神，以使生机不息的作用。心主通明，是指心脉以通畅为本，心神以清明为要。

3）生理联系

（1）在志为喜

心在志为喜，是指心的生理功能与精神情志活动的"喜"有关。五志之中，喜为心志。喜乐愉悦，对人体属于良性的刺激，有益于心主血脉等生理功能。但是，喜乐过度，则又可使心神受伤神志涣散而不能集中或内守。

（2）在液为汗

汗液，是津液通过阳气的蒸腾气化后，从汗孔排出之液体。汗的生成和排泄均与心血、心神有关。汗和血液均为水谷精气所化生,因此又有"血汗同源"之说,而心主血,故又有"汗为心之液"的说法。如心气虚损,则可见自汗;心的阳气暴脱,即可见大汗淋漓等。反之,汗出过多,也可损伤心脏阳气。

(3)在窍为舌

在窍为舌又称"舌为心之苗"。舌的主要功能是主司味觉,表达语言。舌的功能要靠心之精气充养才能维持,舌的味觉功能和正确的表达语言有赖于心主血脉和心主神志的生理功能。如果心的生理功能异常,则可导致味觉的改变和语言表达的障碍。从舌质的色泽即可以直接察知气血的运行情况,并判断心主血脉的生理功能。一般来说,心的功能正常,则舌体红活荣润,柔软灵活,味觉灵敏、语言流利。若心有病变,如心的阳气不足,则可见舌质淡白胖嫩;心的阴血不足,则舌质红浅瘦瘪;心火上炎则可见舌红,甚则生疮;若心血瘀阻,则可见舌质暗紫,或有瘀斑;舌又主发声,而言为心声。心主神志的功能异常,则可见舌卷、舌强、语謇或失语等症。

(4)在体合脉

在体合脉,是指全身的血脉统属于心。心脏不停地搏动,推动血液在经脉内循行,维持人体的生命活动,故脉与心脏的联系最为密切。

(5)其华在面

其华在面,是指心的生理功能正常与否,可以反映于面部的色泽变化。华,是荣华、光彩之意。中医学认为,五脏精气的盛衰,均可以显现于与之相通应的某些体表组织器官上,称为五华。观察五华的改变,对诊察内脏疾患具有一定意义。心主血脉,人体面部的血脉分布比较丰富。因此,心脏气血的盛衰可从面部的颜色与光泽上反映于外,故称心"其华在面"。

知识链接

心包络,简称心包,是指裹护在心脏外面的包膜。心包为心脏的外围组织,对心脏具有保护作用。中医学受我国古代文化的影响,认为心为君主之官,不能受邪。如果邪气侵及心脏,即由心包代心受邪。温病学说认为外感热病发展过程中所出现的高热、神昏、谵语等神志异常的病理变化,称为"热入心包"。

2.2.2 肺

肺位于胸腔之内,膜之上,左右各一,上连气道,并通过口鼻与外界直接相通。由于肺位最高,故称"华盖"。因肺叶娇嫩,不耐寒热,易被邪侵,故又称"娇脏"。肺为魄之处、气之主,在五行属金。肺的主要生理功能是:主气司呼吸,主宣降,通调水道,肺与六腑中的大肠为表里。其在体为皮,其华在毛,在窍为鼻,与自然界秋气相互通应。

1)生理功能

(1)主气,司呼吸

主,即主持,管理之意。肺主气,指肺有主持、调节各脏腑经络之气的功能。肺主气包括主呼吸之气和主一身之气两个方面。

①主呼吸之气　肺为呼吸器官,为体内外气体交换的重要场所。人体通过肺的呼吸,呼出体内的浊气,吸入自然界的清气。肺不断地呼浊吸清,吐故纳新,完成体内外气体的正常交换,并促进气的生成,调节气的升降出入运动,从而维持着人体的新陈代谢和生命活动。故《素问阴阳应象大论》说:"天气通于肺。"肺主呼吸之气功能正常,则呼吸调畅,气体得以正常交换。肺主呼吸之气失常,肺气不利,则可见咳嗽、气喘等症。

②主一身之气　肺不但主呼吸之气,而且还主一身之气。《素问五脏生成篇》说:"诸气者,皆属于肺。"肺主一身之气的功能主要体现在以下两个方面。一是气的生成。肺参与全身之气的生成,特别是宗气的生成。宗气的生成来源主要有两个方面:一方面是肺吸入的自然界的清气,另一方面是脾胃运化的饮食中的水谷精微之气。清气和水谷精气结合生成宗气。宗气生成后聚积于胸中,其运行可上至喉咙,下蓄丹田,贯注于心肺之脉。其主要功能是出喉咙助肺以司呼吸,贯注于心脉助心以行气血,为人体各种功能活动的动力。由于人体的各种功能活动都与宗气有关,而宗气的生成又依赖于肺的呼吸功能,所以说肺是通过参与宗气的生成起到主一身之气的作用。二是气机的调节。所谓气机,泛指气的升、降、出、入运动。人体内有大量的气,人体的气处在不断的运动变化之中。气的升降出入运动推动着人的呼吸,促进着脾胃的升降运化,维持着人的整个生命活动。肺对气的升降出入运动起着十分重要的调节作用。如肺的呼吸运动,其呼气的过程即是气的升、出过程;而吸气的过程也即是气的入、降过程。肺主一身之气的功能失常可影响到宗气的生成和气的调节而出现相应的病理变化。如清气吸入不足,宗气生成减少,助肺呼吸的功能减退可见咳喘无力、自汗气短;而助心行血的功能减退可导致心血瘀阻而见心前区憋闷刺痛等。

肺主呼吸之气与肺主一身之气有着内在联系。肺主一身之气的功能取决于肺主呼吸的功能。因为只有肺主呼吸的功能正常,清气才得以正常摄入,宗气才得以正常生成,气机才得以调畅。若肺的呼吸功能失常,气体交换受阻,势必影响到全身之气的生成和运行。反之,肺主一身之气功能失常,宗气不足,也可导致肺的呼吸功能障碍和减退。

(2)主宣降

宣,即宣发,降,即肃降。所谓宣发,即指宣布与发散。肺主宣发,是指肺气具有向上、向外升宣布散的生理功能;所谓肃降,即肃清、洁净和下降。肺主肃降,即指肺气具有向下通降和使呼吸道保持洁净的生理功能。

①肺主宣发的生理功能　宣发卫气,调节腠理之开合。所谓卫气,主要为水谷精气中强悍之气所化生,运行于脉外及全身,具有抵御外邪、温养肌肤、主司汗孔开合的作用。卫气要靠肺的宣发作用才能布散于皮毛周身,发挥其正常的抗御外邪、调节汗孔、排出汗液之功能。

a.宣散水谷精微和津液。通过肺的宣布和发散,可将脾胃运化来的水谷精微及津液布散于周身,滋养脏腑,润泽皮毛。

b.排出浊气,完成气体交换。人体新陈代谢中产生的浊气主要靠肺的宣发作用通过呼吸道排出体外,完成气体交换。

若肺宣发气的功能异常,卫气和水谷精微以及津液不能及时布散于体表周身,皮毛失于温养、润泽则憔悴枯槁不泽,汗孔开合失度,卫外功能降低而见自汗出,易感外邪;假如肺宣发津液功能异常,津液不能及时布散而停留于局部,停于肺则为痰饮,停于肌肤则见颜面周身水肿。

②肺主肃降的生理功能

a.吸入自然界的清气。通过肺的肃降作用,可把自然界的清气吸入体内并同时向下布散，由肾来摄纳之，保持呼吸的平稳和深沉，使体内外气体得以充分的交换。

b.向下布散水谷精微和津液。摄入人体内的水谷精微和津液还要通过肺的肃降向下布散。通过肺的肃降还可把代谢后的废水下输到膀胱生成尿液排出体外，肃降作用还有利于大肠传导糟粕。

c.肃清呼吸道。肺为清虚之体，肺内充满气体，不容异物，通过肺的肃降，可肃清呼吸道的痰浊等异物，保持呼吸的通畅。

d.肺主肃降的病理变化。如清气不得下行反而上逆，可见胸闷、咳喘、呼吸急促表浅；水津不能及时向下输布，则易于停留于局部，可见小便不利、痰饮水肿；肺内异物不得肃清，可见咳嗽、吐痰、呼吸不畅；大肠传导障碍，可见大便困难，甚或闭结不通。

肺的宣发与肃降，两者相互依存，相互制约，生理上互相联系，在病理上互相影响。

(3)朝百脉，主治节

肺朝百脉的理论源于《内经》。朝，有朝会、聚会的意思。肺朝百脉，指全身的气血均通过经脉朝会于肺。肺朝百脉的生理意义有以下两个方面：一是进行气体交换。因全身的气血均通过经脉汇聚于肺部，通过肺的呼吸，呼出浊气，吸入清气，清气又随着血液流布全身，维持人体的生命活动。二是助心行血。血液的运行要靠气的推动，肺朝百脉，将肺气散布于血液之中，可以辅佐心脏，推动血液的运行。若肺气虚损，清气吸入减少，宗气生成不足，助心行血功能减退，可导致心血瘀阻而见心前区憋闷刺痛等症。总之，肺主气与主宣降的生理功能，对全身进行治理调节的作用，因此，肺的功能又体现治节的作用。治，治理；节，调节。肺主治节，主要体现在：一是治理和调节呼吸运动，使呼吸节律均匀，平稳深沉，有利于气体交换；二是治理和调节全身气机，即通过肺的有节律的呼吸运动，以协调人体气机的升降出入运动；三是治理和调节气血之运行：肺通过宗气，贯心脉以行气血，辅助心脏推动和调节血液的运行；四是治理和调节水液代谢：肺为水之上源，肺主行水，肺气的宣发与肃降治理和调节着津液的输布、运行和排泄，对人体的水液代谢具有重要的调节作用。可见，肺主治节，是对肺的生理功能的高度概括。

(4)通调水道

通，即疏通；调，即调节；水道，是水液运行和排泄的道路。肺主通调水道，是指肺的宣发、肃降对人体水液代谢具有疏通和调节作用。肺主通调水道的功能，主要体现于如下两个方面：一是通过肺的宣发，将水液布散于皮毛和周身，发挥其滋养作用。肺的宣发还可将卫气布散于皮毛。到达皮毛的部分水液，在卫气功能调节下，部分生成汗液，排泄于人体外部。此外，肺在呼气中也可带走部分水液。二是通过肺的肃降，将上焦水液向下布散，其中部分水液经肾的气化作用下输到肾和膀胱，生成尿液排出人体。此外，肺的肃降推动大肠的传导，通过粪便也可带走部分水液。

由于肺位于人体的上焦，肺的宣发肃降功能又对水液代谢具有重要的疏通调节作用，故中医有“肺为水之上源”“肺主行水”之说。如肺的宣发或肃降功能失常，水道失于通调，水液代谢障碍，即可见尿少，颜面和周身水肿等症。

2)肺的生理特性

(1)肺为华盖

“华盖”，原指古代帝王的车盖。肺位于胸腔，覆盖五脏六腑之上，位置最高，因而有“华盖”之称。肺居高位，又能行水，故称之为“水之上源”。由于肺为最高，与外界相通，故温邪外侵，首先被犯；肺又外合皮毛，风寒燥湿外袭，皮毛受邪，亦内合于肺。故肺为诸邪易侵之脏。

(2)肺为娇脏

生理上，肺脏清虚而娇嫩，吸之则满，呼之则虚，为脏腑之华盖，百脉之所朝会；病理上外邪从皮毛或口鼻而入，常易犯肺而为病；其他脏腑病变，亦常累及于肺。简而言之，肺为最高，邪必先伤；肺为清虚之脏，清轻肃静。故无论外感、内伤或其他脏腑病变，皆可病及于肺而发生咳嗽、咯血、失音、肺痨、肺痿等病症。

3)生理联系

(1)在志为忧

在志为忧是指悲忧为肺之精气经气化而表现于外的情感反映。悲哀和忧伤，虽属不良情志刺激，但在一般情况下，并不都导致人体发病，只有在过度悲伤的情况下，才能成为致病因素。它对人体的主要影响是使气不断地消耗，关键是肺气消耗。

(2)在窍为鼻

鼻为肺之窍，鼻为喉相通而连于肺，鼻与喉皆是呼吸道的重要部分。鼻、喉是呼吸的门户，故有“鼻为肺之窍”“喉为肺之门户”的说法。中医学认为，鼻的通气和嗅觉功能均需依赖于肺气的作用。

(3)在液为涕

涕，即鼻涕，为鼻黏膜的分泌液，有润泽鼻窍的功能。鼻涕由肺精所化，由肺气的宣发作用布散于鼻窍，并能防御外邪，有利于肺的呼吸。正常情况下，涕液可润泽鼻窍而不外流。如风寒犯肺，则鼻流清涕；风热犯肺，则鼻流黄稠涕；燥邪伤肺，则干而无涕。

> **课堂活动**
>
> 患者感受风热外邪后出现鼻塞、流脓涕、喷嚏、喉痒、喉痛、音哑或失音等症状，为何？

(4)在体合皮，其华在毛

皮毛，包括皮肤、汗腺、毫毛等组织，是一身之表。它依赖于卫气和津液的温养和润泽，成为抵御外邪侵袭的屏障。肺与皮毛相互为用，即皮毛功能由肺所主，皮毛又能助肺呼吸。肺宣发卫气于皮毛，以温皮肉、司开阖、主卫外御邪。肺将津液、水谷精微输布头面诸窍、皮毛肌肤以滋养。

由于肺主气属卫，具有宣发卫气，输精于皮毛等生理功能。肺的生理功能正常，则皮肤致密，毫毛光泽，抵御外邪侵袭的能力亦较强；反之，肺气虚，宣发卫气和输精于皮毛的生理功能减弱，则卫表不固，抵御外邪侵袭的能力就低下，可出现多汗和易于感冒。

2.2.3 脾

脾位于人体中焦，横膈之下的腹腔内。脾的阴阳属性被称为“阴中之至阴”，在五行中属土。脾的主要生理功能为主运化，主统血，主升清。脾胃同居中焦，是人体对饮食物进行消化、吸收并输布其精微的主要脏器。人出生之后，生命活动的继续和精气血精液的化生和充实，均赖于脾胃运化的水谷精微，故称脾胃为“后天之本”。脾与六腑中的胃相表里。其在志为思、藏意，在体合肌肉，在窍为口，在液为涎，其华在唇，与自然界的长夏相通应。脾为太阴湿土，又主运化水液，故喜燥恶湿。

1）生理功能

（1）主运化

运，即运输、转输；化即变化，包括对饮食的消化，使之变成精微物质，以及将这些精微物质逐渐地转化为人体的气血津液。脾主运化，包括运化水谷和运化水液两个方面。

①运化水谷　水谷，泛指各种饮食物。运化水谷，指脾对饮食物的消化、吸收、布散、转化等作用，即对饮食物的消化吸收、精微物质的转运输布及其转化为气血津液等一系列生命过程。人体必须依赖脾的运化，才能把饮食水谷转化成可以被人体利用的精微物质。同样，亦要靠脾的转输，才能将这些精微物质输送到各脏腑组织器官，使其发挥正常的生理功能。如《素问经脉别论》所说"食气入胃，散精于肝……浊气归心，淫精于脉，饮入于胃，游溢精气，上输于脾，脾气散精，上归于肺"等，说明饮食物中营养物质的吸收，全依赖脾的转输才能布达于全身。

中医学认为，脾运化水谷的功能全依赖脾气，只有在脾气强健的情况下，水谷精微才得以正常消化吸收，为化生精、气、血、津液提供足够的养料，从而使人体脏腑、经络、四肢百骸，以及皮毛筋肉等得到充分的营养，以维持正常的生理功能。若脾气虚损，运化水谷的功能减退，则机体的消化吸收功能失常，则可出现腹胀、便溏、食欲不振，甚至面黄肌瘦、倦怠乏力等病变。还可因气血生化不足、正气虚损而变生他病。由于人出生后全依赖脾胃运化的水谷精微以化生气血来维持生命活动，所以中医有"脾胃为后天之本""气血生化之源"之说。

②运化水液　脾对水液的吸收、转输和布散功能，是脾主运化的重要组成部分。脾运化水液的功能包括两个方面：一是摄入人体内的水液需经过脾的运化转输，气化成津液，通过心肺而到达周身脏腑组织器官，发挥其濡养、滋润作用；二是代谢后的水液及某些废物，亦要经过脾转输而至肺、肾，通过肺、肾的气化作用，化为汗、尿等排出体外，以维持人体水液代谢的协调平衡。由于脾位于人体中焦，故在水液代谢中起着重要的枢纽作用。因此，只有脾气强健，则运化水液的功能才能正常发挥，方能防止水液在体内不正常地停滞，也就防止了湿、痰、饮等病理产物的产生。如果脾气虚，运化水液功能减退，则水液代谢障碍，多余的水液停滞于局部，即可产生痰饮、水肿等病变。由于很多水湿停聚的病变均为脾的功能失常而引起，故《素问至真要大论》说："诸湿肿满，皆属于脾。"这就是脾生湿、脾为生痰之源和脾虚水肿的发生机制。

（2）主统血

统，即统摄、控制。脾主统血包括两个方面：一是脾气固摄血液，令其在脉管内运行，而不溢出脉外；二是指脾通过运化水谷精微化生血液的功能。中医学认为，血液的正常运行除了靠心气的推动，也赖于脾气的统摄。脾的统血功能为血液的运行提供了控制力和约束力，使血液循经而行而不致溢出脉外，防止其出血以维持正常的血液循环。脾气健旺，生血充盈；脾气强健，血液才得以正常运行而不溢出脉外。若脾气虚损，统血功能失常，中医称之为脾不统血，临床可见尿血、便血、崩漏、肌肤发斑等。脾不统血的出血特点是既有脾气不足之证，也有生血不旺之机，出血与血虚并见。其多发生在人体下半部，颜色浅淡，可伴有脾气虚的其他症状，如倦怠乏力、面色无华等，中医往往采取"补脾摄血"的方药来治疗。

（3）主升清

升，即上升；清，指清阳，为轻清的精微物质。脾主升清，是指脾气具有把轻清的精微物质上输于头目、心、肺及维持人体脏器位置恒定的生理功能。脾主升清的功能主要体现于以下两个方面:一是将精微上输心肺头目。脾主升清可将精微上输于头目心肺,以滋养清窍,并通过心肺的作用化生气血,以营养周身。故《临证指南医案》说:"脾宜升则健。"如果因某种原因导致脾不升清,则清窍失于水谷精微的滋养,可见面色无华、头目眩晕;清阳不升,水谷并走大肠,则可见腹胀、泄泻等症。二是维持内脏位置的相对恒定。即脾气的上升作用还可以对内脏起升托作用,使其恒定在相应位置。这是因为人体内脏位置的恒定需要筋肉的牵拉和固定,而这些筋肉需赖脾运化的水谷精微的充养才能强健有力。如果脾气虚损,不能升清反而下陷,即脾的升托作用减退,导致内脏下垂,如胃下垂、子宫脱垂、直肠脱垂等中医学称之为"中气下陷证"。

2)生理特性

(1)脾气主升

脾气主升,是指脾气的运动特点,以上升为主,有升浮向上之意。人体五脏的气机各有升降,心肺在上,在上者其气机宜降;肝肾在下,在下者其气机宜升;脾胃居中,脾气宜升,胃气宜降,为气机上下升降之枢纽。五脏之气机升降相互为用,相互制约,维持人体气机升降出入的整体协调。脾气主升,是指脾的气机运动特点是以上升为主。脾气健旺则运化水谷精微的功能正常,脾能升清,气血生化有源。

(2)脾喜燥恶湿

脾胃在五行中属土,但按阴阳学说来分类,脾为阴土,胃为阳土;脾为太阴湿土之脏,胃为阳明燥土之腑;脾喜燥恶湿,胃喜润恶燥。脾主运化水湿,以调节体内水液代谢的平衡。脾虚不运则最易生湿,而湿邪过多又最易困脾。如《临证指南医案》说:"湿喜归脾者,与其同气相感故也。"故称脾"喜燥恶湿"。燥代表着脾主运化水液正常,人体内没有多余水液停积的生理状态;而湿则反映着脾运化水液功能失常,水湿停聚于内的病理状态。

> **课堂活动**
>
> 患者出现胃下垂、子宫脱垂、直肠脱垂时,是脾的什么功能失常?请分析。

(3)脾之气与长夏相应

长夏,即农历六月,相当于"夏三月"的最后一月。中医学认为,五脏与自然界四时阴阳相通应。脾为太阴湿土之脏,而长夏之气以湿为主,为土气所化,与人体脾土之气相通,故脾气应于长夏。故至夏秋之交,脾弱者易为湿伤,诸多湿病亦由此而起,长夏季节用药,往往可加入藿香、佩兰等芳香醒脾燥湿之品。

3)生理联系

(1)在志为思

思为思考、思虑之义,属思维意识活动。正常思考问题对机体的生理活动并无不良的影响,但思虑过度就能影响机体的正常生理活动,其中最主要的是影响气的正常运行,导致气滞与气结。因此,思虑过度多影响脾的运化功能,导致脾胃呆滞,运化失常,消化吸收功能障碍,而出现脘腹胀闷、食欲不振、头目眩晕等证,即所谓"思则气结"。

(2)在窍为口

口为消化道的最上端,其生理功能是摄纳水谷,辨五味,泌津液,磨谷食,并参与语言活动。只有脾气强健,则饮食、口味才能正常。如果脾失健运,则不仅可见食欲不振,还可见到口味异常，如口淡无味、口腻、口甜等。

(3) 在液为涎

涎是口腔中分泌的唾液中较清稀的部分，有保护口腔黏膜、润泽口腔的作用，在进食时分泌较多，有助于食物的吞咽和帮助消化的生理功能。

(4) 在体合肉

人体的四肢、肌肉，均需要脾胃运化来的水谷精微的充养。只有脾气健运，气血生化有源，周身肌肉才能得到水谷精微的充养，从而保持肌肉丰满、健壮有力。若脾失健运，气血化源不足，肌肉失养，则可致肌肉瘦削无力，甚至痿软不用。

(5) 其华在唇

口唇的色泽与全身的气血是否充盈有关。由于脾胃为气血生化之源，所以口唇的色泽是否红润不但能反映全身的气血状况，而且实际上也是脾胃运化水谷精微的功能状态的反映。故《素问五脏生成篇》说："脾之合肉也，其荣唇也。"如脾失健运，气血生化乏源，则可见口唇色淡无华，甚则萎黄不泽。

2.2.4 肝

肝脏位于横膈之下，腹腔之右上方，右胁之内。肝的生理特性是主升主动，喜条达而恶抑郁，故称之为"刚脏"，体阴而用阳。肝在五行中属木，与自然界春气相互通应。肝的主要生理功能为：主疏泄与主藏血。肝与六腑中的胆互为表里。其在志为怒；在窍为目；在液为泪；在体合筋；其华在爪。

1) 生理功能

(1) 肝主疏泄

肝主疏泄，泛指肝脏疏通、宣泄、条达升发的生理功能，促进气的升降出入的有序运动。肝主疏泄、调畅气机，对全身的生理功能均有重要的影响。肝脏功能正常，则气机通畅，气血和调，经络通利，脏腑器官功能活动正常协调；可以促进津血运行输布和脾胃运化及胆汁分泌排泄；能调畅情志，并能促进男子排精与女子排卵行经。

①调畅气机　气机，泛指气的升、降、出、入运动。肝主疏泄，促进着气的升降出入的有序运动。人体的各种生理活动，包括呼吸、饮食物的消化、水液的代谢、血液的运行以及生殖功能等，都依赖于气的推动，受肝主疏泄功能的调节。所以肝主疏泄、调畅气机对全身的生理功能均有重要的影响，从某种角度讲，肝主疏泄对饮食消化、精神情志、津血代谢、生殖功能的影响，也均建立在调畅气机的基础之上。肝主疏泄的功能正常，则气机调畅，津血运行通利，与之相关的各生理功能也正常。肝主疏泄的生理功能失常，则可导致气机失调而出现相应的病理变化。一是疏泄功能太过，肝气亢奋，血随气涌而见面红目赤、头胀头痛、急躁易怒等，甚或血随气逆而见呕血、昏厥。中医往往采用平肝泻火的方药治疗。二是肝的疏泄功能不及，气机郁结，气血不畅而见胸胁两乳胀满不适甚或疼痛等症，中医多采用疏肝理气的方药以治疗。

人体血液的运行和津液的输布代谢，亦有赖于气的升降出入运动。气行则血行，气滞则血瘀；气行则水行，气滞则水停。而肝主疏泄，能调畅气机，故与血及津液的运行和代谢密切相关。肝主疏泄的生理功能正常，气机调畅，则血与津液运行通利。

如果肝气疏泄的生理功能失常，气机阻滞，则可导致血及津液方面的多种病理变化。肝气疏泄失常对血液方面的影响:气为血之帅,气行则血行,肝失疏泄,气机阻滞,血液运行不畅,则可形成血瘀,或为癥积、肿块;在妇女可致经行不畅、痛经、月经紫黑有块,甚至闭经。若肝气亢奋,血随气逆,则可致吐血、咯血,甚则猝然昏倒、不省人事。

肝气疏泄失常对水液代谢的影响:津液的生成、输布和排泄,亦有赖于气的升降出入运动。若肝失疏泄、气的升降出入障碍,则导致水液代谢的失常,主要为输布排泄障碍,而致水湿停留于人体的某一局部,产生痰、水等病理产物。如停留于肺则为痰为饮;停留于肌肤则为水肿,停留于经络则成痰核,停留于胸腹腔而成胸水、腹水等。

②促进脾胃消化　饮食物的消化吸收,主要依赖于脾胃的运化功能,但脾胃之间的纳运升降运动是否协调平衡,则又要依赖于肝的疏泄功能是否正常。一般来说,肝对脾胃运化功能的影响表现在如下两方面:

一是促进脾胃的升降。纳入的饮食物经过胃的腐熟,然后通过胃的通降作用下降到小肠,分别清浊,进一步消化吸收。而饮食物中的水谷精微则要经过脾的运化升清,才能上输于心肺,随气血运行周身。而脾升胃降的气机运动,则受到肝气疏泄功能的调节。只有肝主疏泄功能正常,人体气机调畅,脾胃才能升清降浊有序,饮食物方能得以正常地消化吸收及输布。如肝气的疏泄异常,影响脾的运化与升清功能,在上可见头目眩晕,两胁胀闷;在下可见腹胀、腹泻等,中医称之为"肝脾不和"。若肝气疏泄异常影响胃的受纳与腐熟功能,则在上可见呕逆、嗳气、纳呆,在中为脘腹胀满疼痛,在下可见便秘,中医称之为"肝气犯胃"。

二是分泌胆汁,以助消化。胆附于肝,胆汁为肝之余气积聚而成。贮存于胆中的胆汁在进食时排入肠腔,以助饮食物的腐熟消化。但胆汁的分泌与排泄,实际上也是肝主疏泄功能的一个方面。只有肝主疏泄功能正常,则胆汁才得以正常分泌和排泄,方能有助于脾胃的运化功能,促进饮食物的消化与吸收。如果肝气郁结、疏泄功能失常,则胆汁生成排泄障碍,出现胁肋胀满疼痛、口苦、纳食不化等症。若胆汁逆流入于血脉,外溢于皮肤,则可见黄疸等病证。

③调畅情志　情志,属心理活动,是人对外界客观事物刺激所产生的喜、怒、忧、思、悲、恐、惊等情感变化,但与肝的疏泄功能密切相关。人的情志活动以气血为物质基础,而肝主疏泄,调畅气机,促进气血的运行,故能调畅情志。此外,中医认为肝在志为怒,而恼怒是最常见的不良情志因素。只有肝主疏泄功能正常,气血调畅,人的精神情志才正常。而肝失疏泄,气血不调则可致情志失调,主要表现为以下两种情况:一是肝的疏泄功能太过,肝气亢奋,临床可见头胀头痛,急躁易怒等。二是疏泄功能减退,气血不畅,肝气郁结,临床可见抑郁寡欢,多疑善虑等症状。

④促进和调节生殖功能　肝主疏泄还可影响人的生殖功能,主要表现为以下两点:其一是女子胞月经的排泄和胎儿的孕育。因为女子胞的功能以气血为物质基础,而肝主疏泄,调畅气机,促进气血的运行。同时,肝又主藏血,调节血量,为女子胞输送气血以维持其正常的生理功能。正是因为肝与女子胞的功能极其密切,故又称"女子以肝为先天"。肝主疏泄功能失常,则可导致女子胞功能障碍。如肝失疏泄,气血不畅,影响女子胞功能则可见月经不调,如周期紊乱、痛经等。其二是可影响男子的生殖功能。男子精气排泄也依赖肝主疏泄功能的调节,如肝的疏泄功能太过,扰动精室,则可见遗精、早泄等。

(2)主藏血

肝主藏血,是指肝脏具有贮藏血液、调节血量的生理功能。人体的血液由脾胃消化吸收来的水谷精微化生。血液生成后,一部分被各脏腑组织器官直接利用,另一部分则流入肝脏贮藏起来。人体各脏腑组织器官的血流量常随人的机能状态及外环境的影响而发生改变。

如体力劳动时则四肢血液的分布量较多,脑力劳动时则大脑的血流量增加,而在进食时则胃肠道的血流量显著增加。人体血量的这种分布,既可保证处于运动中的脏腑组织器官得到充足的血液供应,又防止处于相对抑制的脏腑器官消耗过量的血液,而肝脏血量分配这方面具有重要的调节功能。当人体某一部位活动量增加,血液需求量亦增加时,肝脏即可将贮藏的血液适时排放到相应部位,保证这些脏腑组织器官有充足的血液供应。而当人体活动量减少,血液量需求也相应减少时,一部分血液又流回肝脏,由肝来贮藏,肝脏即通过自身的藏血功能来调节全身的血量分布。由于肝具有藏血功能,故中医学称"肝为血海"。肝藏血的功能对防止出血、制约和涵养肝阳及妇女月经的调节也有重要意义。如果肝藏血的功能失常,可产生以下病理变化:肝血虚少,则脏腑组织器官失养,血不养目可见目花、干涩、夜盲;血不养筋,可见筋脉拘急,麻木、屈伸不利甚或抽搐;血海空虚,还可见妇女月经量少,甚或经闭。肝不藏血,则可见出血,如呕血、衄血;在女子则可见月经量多或崩漏。

2)生理特性

肝主升发,喜条达而恶抑郁。肝属木,四季属春,升发阳气以调畅气机。肝为刚脏,性刚强燥急;肝藏血,体阴柔为阴。

3)生理联系

(1)在志为怒,藏魂

肝在志为怒。怒是人们受到外界刺激时的一种强烈的情绪反应,是一种不良的情志刺激。一方面,大怒可以伤肝,导致疏泄失常,肝气亢奋,血随气涌,可见面红目赤,心烦易怒,甚则可见吐血、猝然昏倒、不省人事。另一方面,肝失疏泄,也可致情志失常,表现为情绪不稳,心烦易怒。

> **课堂活动**
>
> 出现两目干涩,视物昏花或夜盲;或两目红肿热痛症状;这些反应主要是哪个脏腑的病理改变?

(2)在窍为目

肝的经脉上连于目系。目的视觉功能,有赖于肝气之疏泄和肝血之荣养。肝气升发,肝血上升,循经至目,滋养"精明",则视觉清晰,眼球活动自如。

(3)在液为泪

肝开窍为目。泪为两目分泌的液体,具有润泽和保护眼睛的功能。肝气疏泄促进肝之阴精上行于目而为泪,泪濡润眼目而不外溢,且保护眼目。

(4)在体为筋,其华在爪

筋膜有赖于肝之气血的滋养,如果肝血虚少,血不养筋,则可见肢体麻木,屈伸不利,甚则拘挛震颤;若热邪侵袭人体燔灼肝经,劫夺肝阴,筋膜失养,则可见四肢抽搐,颈项强直,角弓反张等动风之象。故《素问至真要大论》说:"诸风掉眩,皆属于肝。"爪乃筋之延伸到体外的部分,故称"爪为筋之余"。爪甲的荣枯,可反映肝血的盛衰。肝血充足,爪甲坚韧明亮,红润光泽;若肝的阴血不足,爪甲失养,则爪甲脆薄,颜色枯槁,甚则变形脆裂。

2.2.5 肾

肾位于人体腹腔腰部,脊柱两旁,左右各一。外应于腰,故曰:"腰为肾之府。"肾的主要生理功能为主藏精,促进生长、发育与生殖,主水,主纳气。肾与六腑中的膀胱相为表里。其在体为骨，其华在发，在窍为耳及二阴，在志为恐，在液为唾。与膀胱相表里。肾五行属水，为阴中之阴，与冬气相互通应。

1）生理功能

（1）肾藏精，主生长发育和生殖

藏精，是肾的主要生理功能，即是说肾对于精气具有闭藏作用。如《素问六节藏象论》说："肾者主蛰，封藏之本，精之处也。"

①精的概念、组成及功能　精，是精微、精华之意。中医学中的精，即是指构成人体和维持人体生长发育及各种功能活动的基本物质。肾所藏的精，包括"先天之精"和"后天之精"两部分。

a.先天之精。先天之精来源于父母，是禀受于父母的生殖之精。它与生俱来，是构成胚胎发育的原始物质。人出生后，这种精藏于肾，成为繁衍下一代的物质基础。因此有人又将先天之精称为"生殖之精"。

b.后天之精。后天之精来源于脾胃，是胎儿出生以后，通过脾胃的运化功能从饮食物摄取的精微物质。它是维持人体脏腑组织器官功能的物质基础，具有滋养脏腑的功能。

"先天之精"与"后天之精"虽然来源与功能有异，但均同归于肾，二者之间存在着相互依存、相互为用的关系。"先天之精"的存在以及所产生的激发、推动作用，为"后天之精"的摄取提供了物质基础和前提条件，而"后天之精"又不断地充养"先天之精"，使之经常保持充盛而不枯竭，保持长久的活力。

②肾中精气的生理功能　肾中精气的盛衰决定着人体的生长、发育和生殖。肾主生长发育。人的整个生长、发育过程，均和肾中精气的盛衰存在着极为密切的内在联系。人从幼年开始，肾中精气逐渐充盛，生长发育迅速，出现了齿更发长的生理变化。到了青壮年，肾中精气更加强盛，不仅具备了生殖能力，而且肌肉满壮，筋骨劲强，处于人生中身体最强壮的时期。进入老年，肾中精气开始衰减，人的形体逐渐衰老，不仅生殖功能丧失，而且发鬓斑白，耳聋目花，形体皆极。可以看出，人的整个生命活动的生、长、壮、老、已的过程，均是肾中精气由弱到强再由盛转衰直到消亡的过程。

知识链接

正如《素问上古天真论》说："女子七岁，肾气盛，齿更发长；二七而天癸至，任脉通，太冲脉盛，月事以时下，故有子；三七，肾气平均，故真牙生而长极；四七，筋骨坚，发长极，身体盛壮；五七，阳明脉衰，面始焦，发始堕；六七，三阳脉衰于上，面始焦，发始白；七七，任脉虚，太冲脉衰少，天癸竭，地道不通，故形坏而无子也。丈夫八岁，肾气实，发长齿更；二八，肾气盛，天癸至，精气溢泻，阴阳和，故能有子；三八，肾气平均，筋骨劲强，故真牙生而长极；四八，筋骨隆盛，肌肉满壮；五八，肾气衰，发堕齿槁；六八，阳气衰竭于上，面焦，发鬓斑白；七八，肝气衰，筋不能动；八八，天癸竭，精少，肾脏衰，形体皆极，则齿发去。"

肾主生殖。生殖,即生育繁殖。生殖与肾的关系极为密切,肾的精气是构成胚胎发育的原始物质,又是促进生殖功能成熟的物质基础。人从幼年开始,肾的精气就逐渐充盛,到了青春期肾的精气进一步充盛,体内产生了一种名为"天癸"的物质。所谓"天癸",是指肾中精气充盛到一定程度所产生的一种具有促进人体生殖功能成熟并维持人体生殖功能的物质。这时人的生殖器官已发育成熟,男子出现排精,女子月事以时下,从而具备了生殖能力并维持到一定的年龄。从中年进入老年,肾中精气逐渐衰竭,"天癸"这种物质也逐渐消失,生殖能力即逐渐丧失。如果肾的精气虚衰,必然会影响人体的生长、发育和生殖,发生相应的病理变化。

(2)主水和气化

肾主水,主要是指肾中精气的气化功能,对于体内津液的输布和排泄,维持体内津液代谢的平衡起着极为重要的调节作用。故《素问逆调论》说:"肾者水脏,主津液。"人体的津液代谢是一个复杂的生理过程,要通过肺、脾、肾、肝、三焦、膀胱等脏腑的协同作用才能完成。在正常生理情况下,津液的代谢是通过胃的摄入,脾的运化和转输,肺的宣散和肃降,肾的蒸腾气化,以三焦为通调,而输送到全身的。经过代谢后的津液,则化为汗液、尿液等排出体外。"肾主水"主要体现在两个方面:一是肾的气化作用对全身津液代谢的促进作用。所谓气化,即指精、气、血、津液各自的新陈代谢和相互转化,这里的气化则专指津液代谢。进入人体内的水液,必须在阳气的蒸化下,像雾露一样输布于周身,起滋润濡养的作用。而代谢后的水液也要经过气化,才能化为汗、尿等排泄于人体外。二是肾升清降浊,司膀胱的开合。中医学认为,代谢过程中的部分水液可下达于肾,经过肾的气化而升清降浊,其清者上输于肺,重新参与水液代谢,输布周身;其浊者则下注膀胱,化成尿液,排出体外。

因此,若肾主水的功能失常,必然会出现相应的病理变化。若肾的精气阴阳失调,水液代谢障碍,可形成痰饮,水肿;肾的升清降浊、司膀胱开合功能失常,可导致尿液排出失常。若肾的气化失常,导致膀胱气化不利,尿液生成排泄障碍,出现小便不利,甚或尿闭;若肾的精气不足,封藏不固,导致膀胱失约,则可见尿频、尿清长、遗尿甚或尿失禁等。

(3)主纳气

纳,即收纳、摄纳之意。肾主纳气,是指肾有摄纳肺所吸入的清气,防止呼吸表浅的生理功能。人体的呼吸虽然由肺来主司,但中医认为呼吸功能的正常与否还与肾密切相关。具体表现为:由肺吸入的清气必须下达到肾,由肾来摄纳之,这样才能保持呼吸运动的平稳和深沉,即控制呼吸的频率,保证呼吸的深度,从而保证体内外气体得以充分交换,维持人体的新陈代谢。实际上,肾主纳气是肾的封藏作用在呼吸运动中的具体体现。

肾的纳气功能正常,则呼吸均匀和调。如果肾的纳气功能减退,摄纳无权,则肺气上浮而不能下行,即可出现呼吸表浅,动则气喘,呼多吸少或呼吸困难等症,中医称之为"肾不纳气"。

2)生理特性

(1)肾为封藏之本

肾为先天之本,主藏精。肾的封藏、固摄作用可以防止精、气血、津液的过量排泄与亡失,同时还可以维持呼吸运动的平稳和深沉。所以肾的封藏、固摄功能失常,则可出现相应的病理变化,表现在生殖方面可见男子遗精,女子带下过多、滑胎等;表现在尿液排泄方面,可见尿频、小便清长、遗尿、尿失禁等;表现于粪便的排泄方面,可见大便滑脱不禁等;而表现在呼吸方面则可见呼多吸少、动则喘甚等。

(2)肾主一身阴阳

五脏六腑之阴,非肾阴不能滋养;五脏六腑之阳,非肾阳不能温煦。肾阴,又称元阴、真阴、为人体阴液之根本,对全身各脏腑组织起着滋养和濡润的作用。肾阳,又称元阳、真阳、命门之火,为人体阳气之根本,对全身各脏腑组织起着推动和温煦作用。肾阴和肾阳,二者相互制约,相互依存,相互为用,共同维持着人体生理上的动态平衡。

3)生理联系

(1)在志为恐

肾在志为恐。恐是人们对事物惧怕的一种精神状态。惊与恐相似,但惊为不自知,事出突然而受惊吓;恐为自知,俗称胆怯。惊与恐,对机体的生理活动是一种不良的刺激。故《素问举痛论》说:“恐则气下,惊则气乱。”“恐则气下”,是指人在恐惧状态中,上焦的气机闭塞不畅,可使气迫于下焦,则下焦产生胀满,甚则遗尿。“惊则气乱”,则是指机体正常的生理活动,可因惊慌而产生一时性的紊乱,出现心神不定、手足无措等现象。

(2)在窍为耳和二阴

耳为听觉器官,主司听觉,能分辨各种声音,但中医认为,耳的听觉功能与肾的精气盛衰有密切关系。只有肾精充足,耳有所养,才能维持正常的听力,如果肾之精气不足,髓海空虚,不能充养于耳,则可见耳鸣、听力减退,甚或耳聋等。

二阴,即前阴和后阴。前阴具有排尿及生殖功能。尿液的生成与排泄虽由膀胱所主,但要依赖于肾的气化功能才能完成。肾主水,司膀胱的开合,故排尿与肾关系十分密切。肾的气化功能失常,则可见排尿困难、癃闭;而肾的封藏不固,则可见尿频、遗尿、尿失禁。肾的功能失常,可导致生殖功能障碍,男子可见精少、遗精、阳痿;女子可见月事不调、不孕等。后阴,即肛门,其功能是排泄糟粕。粪便的排泄,本为大肠传导功能, 但亦与肾的功能相关。

(3)在液为唾

唾为口腔中分泌的一种液体,有润泽口腔、滋润食物及滋养肾精的功能。唾为肾精所化,咽而不吐,有滋养肾中精气的作用。若唾多或久唾,则易耗伤肾中精气。所以,古代养生家以舌抵上腭,待津唾满口后,咽之以养肾精,称此法为“饮玉浆”。

(4)在体为骨

骨,即骨骼,是人体的支架,具有支撑、保护人体,主司运动的生理功能。肾在体为骨,又称“肾主骨”,是指骨的生长发育与肾精关系密切,即骨的生长状况可以反映肾精充盛与否。肾主骨,是因为肾藏精,精能生髓。髓可充养骨骼,大脑。由于肾精与髓的密切关系,所以中医学又有“肾主骨生髓”之说。肾精充盛,骨髓生化有源,骨髓充足,骨骼得养,则骨骼坚劲有力,耐久立而强劳作,牙齿也坚固不易脱落。如果肾精不足,骨髓空虚,骨骼失养,在小儿可见生长发育迟缓,骨软无力,出现“五迟”“五软”病理表现。在成人可因骨质疏松痿软,而见腰膝酸软,甚则足痿不能行走,中医称之为“骨痿”;老年则因髓减骨枯,还易发生骨折。齿与骨同出一源,亦由肾精所充养,故称“齿为骨之余”。因此,牙齿的生长脱落,与肾中精气的肾衰密切相关。肾中精气充沛,则牙齿坚固而不易脱落;肾中精气不足,则牙齿易于松动,甚则早期脱落。

由于肾精可以生髓,而脑为髓汇聚之处,称“脑为髓之海”,所以脑髓亦依赖于肾精的充养。肾精充足,髓海满盈,则思维敏捷,耳聪目明,精神饱满。肾精亏虚则髓海不足,脑失所养,在小儿可见智力低下,甚则痴呆,在成人则可见思维缓慢,记忆衰减,耳聋目花。

其华在发。发即头发。中医学称"发为血之余"。肾其华在发,是指肾精能生血,血生发。发的营养虽来源于血,但生机根本在肾。人在幼年,肾气逐渐充盈,发长齿更;青壮年,肾气强盛头发浓密乌黑而有光泽;进入中年、老年,肾气逐渐衰减,头发花白脱落,失去光泽。故肾的精气不足,可导致发的病变,在幼年时可见发迟,在成人则可见头发早白早落。

2.3 六 腑

六腑,是胆、胃、大肠、小肠、膀胱、三焦的总称。其共同的生理功能是:将饮食物腐熟消化,传化糟粕。由于六腑专司传化饮食物,故以通为用,以降为顺。有泻而不藏,实而不能满的功能特点。

2.3.1 胆

胆与肝紧密相连,附于肝之短叶间。肝与胆通过经脉相互络属,互为表里。胆为中空的囊状器官,内藏胆汁。又因其内藏精汁,与六腑传化水谷,排泄糟粕有别,故又属奇恒之腑。

其生理功能主要有以下两方面:

(1)贮藏和排泄胆汁

胆汁在肝内生成后,在肝的疏泄功能作用下,流入胆囊,贮藏起来,在进食时则贮存于胆囊的胆汁又流入肠腔,以助消化。

(2)主决断,调节情志

胆主决断,是指胆在精神意识思维活动中,具有判断事物、作出决定的作用。

2.3.2 胃

胃,又称胃脘,分上、中、下三部。胃的上部称上脘,包括贲门;胃的中部称中脘,即胃体的部位;胃的下部称下脘,包括幽门。胃的主要生理功能是受纳与腐熟水谷,以降为和。

(1)主受纳、腐熟水谷

胃接受容纳饮食物,并使饮食物初步消化,变成食糜,并在脾的帮助下化生精微,初步吸收。脾胃对饮食物的运化功能称为"胃气"。中医学强调"人以胃气为本""脾胃为后天之本"。"保胃气"为养生治疗的重要原则。

> **课堂活动**
> 出现口臭、脘腹胀闷或疼痛,以及大便秘结等症状,表明胃的什么功能出现异常?

(2)主通降,以降为和

胃为"水谷之海",饮食物入胃,经胃的腐熟后,必须下行入小肠,进一步消化吸收,所以说胃主通降,以降为和。

2.3.3 小肠

小肠,是一个相当长的管道器官,位于腹中,其上口在幽门处与胃之下口相接,其下口在阑门处与大肠之上口相连。小肠与心有经脉互相络属,故与心相表里。小肠的主要生理功能是受盛、化物和泌别清浊。

(1)主受盛和化物

一是指接受经胃初步消化之饮食物的盛器;二是指胃初步消化的饮食物,进一步进行消化,将水谷化为精微。所以《素问 灵兰秘典论》说:“小肠者,受盛之官,化物出焉。”

(2)泌别清浊

泌别清浊主要体现于三方面:①将水谷精微吸收,经脾转输全身;②将食物残渣向大肠输送;③吸收了大量的水液,参与水液代谢,故又称“小肠主液”。

2.3.4 大肠

大肠亦居腹中,其上口在阑门出紧接小肠,其下端紧接肛门。大肠与肺有经脉相互络属,而为表里。大肠的主要生理功能是传化糟粕。

大肠接受经过小肠泌别清浊后所剩下的食物残渣,再吸收其中多余的水液,形成粪便,经肛门排出体外。

2.3.5 膀胱

膀胱位于小腹中央,为贮尿的器官。膀胱和肾直接相通,二者又有经脉相互络属,故为表里。膀胱的主要生理功能是贮尿和排尿。

尿液为津液所化,在肾的气化作用下生成尿液,下输膀胱。尿液在膀胱内潴留至一定的程度时,即可及时自主地排出体外。膀胱的贮尿和排尿功能全赖于肾的气化功能。

2.3.6 三焦

三焦的主要生理功能,一是通行元气,二为水液运行之道路。

(1)主持诸气,总司全身的气机和气化

三焦是气的升降出入的通道,又是气化的场所,故有主持诸气、总司全身气机的气化的功能。

(2)运行水液

三焦具有疏通水道、运行水液的生理功能,是水液出入的通道。人体的津液代谢,是由肺、脾、肾、膀胱等脏腑的协同作用来完成的,但必须以三焦为通路,津液代谢才得以正常运行。把对水液代谢的协调平衡作用,称为“三焦气化”。

(3)三焦的部位划分及其各自的生理功能

①上焦 上焦的部位是指横膈以上的胸部,包括心、肺两脏和头面部。上焦的生理功能主要是宣发卫气,布散水谷精微以充养周身。

②中焦 中焦的部位是指膈以下、脐以上的上腹部。主要的生理功能是指脾胃消化饮食物,吸收精微,蒸化津液。

③下焦 胃以下的部位如小肠、大肠、肾和膀胱等,均属于下焦。下焦的生理功能特点是对肾、膀胱、大肠、小肠,渗泄水液、泌别清浊,排泄二便。

2.4 奇恒之腑

奇恒之腑,包括脑、髓、骨、脉、胆、女子胞六个脏器组织。它们在形态上多属中空而与腑相似,在功能上则不是饮食物消化排泄的通道,而且又贮藏精气,与脏的生理功能特点相类似,故曰奇恒之腑。奇恒之腑中除胆为六腑之一外,其余的都没有表里配合,也没有五行的配属,这是不同于五脏六腑的又一特点。本节仅论述脑与女子胞。

2.4.1 脑

脑,位于颅腔之内,为髓聚之处。中医认为,脑为元神之府,为先天精气充养;脑为精神之海,听觉、视觉、嗅觉、思维、记忆、言语等功能都归于脑。

2.4.2 女子胞

女子胞,又称胞宫。它在膀胱之后,直肠之前,通过阴道与外界相通,是女性生殖器官,即发生月经和孕育胎儿的器官。

2.5 脏腑之间的关系

脏腑之间的关系主要体现在呼吸、饮食物消化吸收与排泄、血液的生成运行、水液代谢等方面。

2.5.1 脏与脏之间的关系

脏与脏之间的关系,古代医家多是以五行的生克乘侮来进行阐述。目前大多从各脏的生理功能、病理变化方面来阐释五脏之间的相互关系。

1)心与肺

心肺同居上焦。心主血,肺主气;心主行血,肺主呼吸。这就决定了心与肺之间的关系,主要反映在气与血、血液循环与呼吸运动的关系方面。

心与肺的关系主要体现于气血相互为用与呼吸吐纳间的协同调节关系。肺气助心行血,心血运布肺气,气血运行畅利,呼吸吐纳协调。

2)心与脾

心主血脉,脾主统血,又为气血生化之源。心与脾之间的关系主要体现在血液的生成和运行方面的协同作用。脾旺血足则使心血充盈,心阳温脾则脾健运不息。心行血,推动血行,脾统血,血液不溢脉外。

3)心与肝

心主血脉,肝主藏血;心主神志,肝主疏泄,调畅情志。故心与肝的关系主要表现在血液和精神、情志方面。心主血,肝藏血,血液充足,则心有所主,肝有所藏,相互促进,血运通利。

心主神明,主宰精神活动;肝主疏泄,调节精神情志,两脏相互协作,神志正常,喜怒有节。

4)心与肾

心居胸中,属阳,在五行属火;肾在腹中,属阴,在五行属水。从理论上讲,心火必须下降于肾，以资肾阳，使肾水不寒；肾水必须上济于心，以资心阴，使心火不亢。这样心肾之间的功能才能协调，而称“心肾相交”。

5）肺与脾

肺与脾的关系主要表现为气的生成和水液代谢两个方面。肺为主气之枢，主呼吸而纳清气；脾为生气之源，主运化而生谷气，清气和谷气相结合，形成宗气。肺主通调水道，布散水精；脾主运化水液，转输水精，相互协作，促进津液代谢。

6）肺与肝

肝主升发，肺主肃降，肝升肺降，气机调畅，气血流行，脏腑安和，所以肝和肺的关系主要体现于气机升降和气血运行方面。

7）肺与肾

肺为水之上源，肾为主水之脏；肺主呼吸，肾主纳气，故肺肾之间的关系主要表现为呼吸和水液代谢两方面。

肺的宣发肃降和通调水道功能有赖于肾的蒸腾。肾的生水功能亦有赖于肺的宣发肃降和通调水道。肺主呼吸，肾主纳气，肺的呼吸功能需要肾的纳气作用来协作。由肺吸入的清气必须下行至肾，由肾摄纳之，从而保证呼吸运动的平稳，有利于气体的交换。

8）肝与脾

肝与脾的生理联系主要表现在疏泄与运化的相互为用、血液调控的关系。肝主疏泄，促进消化；脾主运化，散精于肝。肝主藏血，调节血量，供应脾运；脾主生血，统摄血液使肝血充足。肝脾相互协作，共同维持血液的正常运行。

9）脾与肾

脾主运化，为后天之本，肾主藏精，为先天之本；脾主运化水液，肾主水液。脾肾之间的关系主要表现在先天与后天相互促进及水液代谢方面。

脾主运化水液，为水液代谢的枢纽；肾主水液，气化作用贯彻在水液代谢始终，故曰水液代谢“其本在肾，其制在脾”，这概括了脾肾两脏在水液代谢过程中的作用及其特点。

10）肝与肾

肝与肾的关系主要表现在精血阴液相互滋生和相互转化。肝属木，赖肾水以涵养；肾属水，赖肝阴以补充。肾阳温肝阳，肝肾之阴制肝阳。精血同源，肝藏血，赖肾精化生滋养；肾藏精，赖肝血补充。精血皆由水谷之精生养。故说肝肾相互资生。相火寄于肝肾，故曰肝肾同具相火。

肝主疏泄，肾主闭藏。肝肾之间存在着相互为用、相互制约、相互调节的关系。肝肾之间的这种关系，与女子经孕及男子排精尤为密切。

2.5.2 脏与腑之间的关系

脏与腑的关系,即是脏腑阴阳表里相合的关系。五脏属阴,六腑属阳;五脏为里,六腑为表。脏腑在功能上相互协调,在病理上相互影响,脏腑之间之所以构成这种紧密关系,主要根据有以下几方面:

1)心与小肠

手少阴经属心络小肠,手太阳经属小肠络心,心与小肠通过经脉相互络属构成了表里关系。心与小肠生理上相互为用。心主血脉,心阳之温煦,心血之濡养,有助于小肠的化物功能。

2)肺与大肠

手太阴经属肺络大肠,手阳明经属大肠络肺,通过经脉的相互络属,肺与大肠构成表里关系。肺与大肠的生理联系主要体现在肺气肃降与大肠传导功能之间的相互为用关系。肺气清肃下降,气机调畅,并布散津液,能促进大肠的传导,有利于糟粕的排出。大肠传导正常,糟粕下行,亦有利于肺气的肃降。

3)脾与胃

脾与胃以膜相连,通过经脉相互络属而构成表里相合关系。脾与胃在生理上密切配合,共同完成饮食物的消化吸收。脾气主升,以升为顺;胃气主降,以降为和。

脾胃之间,纳运相合,升降相因,有序不乱,相反相成,饮食物得以正常的消化吸收。

脾胃在五行中均属土,但脾为阴土,喜燥而恶湿;胃为阳土,喜润而恶燥。脾喜燥恶湿,是指脾主运化水液,易被湿邪所困;胃喜润恶燥,是指胃为水谷之海,阳气亢奋,易化燥伤津。正因为脾胃有此特性,故临床上脾阳易损,而导致水湿不运;胃阴易伤,而致消化异常。

4)肝与胆

胆附于肝,有经脉互为络属,构成表里关系。肝与胆的关系主要表现在消化与情志方面,首先表现在胆汁的生成和排泄方面。但只有在肝主疏泄的功能正常的情况下,胆汁才能顺利生成并适时排入肠腔,以助消化。其次肝主疏泄,调畅情志,胆主决断,与人之勇怯相关。

5)肾与膀胱

肾与膀胱通过经脉相互络属,构成表里关系。肾与膀胱的关系主要表现在水液代谢方面。在生理上,膀胱的贮尿和排尿功能均依赖于肾之气化和固摄作用。只有肾气充足,气化和固摄有权,膀胱才能开合有度,尿液才得以正常生成、贮存和排泄。

2.5.3 腑与腑之间的关系

六腑,是以“传化物”为其生理特点。六腑之间的相互关系主要体现于饮食物的消化、吸收和排泄过程中的相互联系和密切配合。饮食入胃,经胃的腐熟和初步消化,下传于小肠，通过小肠的进一步消化，泌别清浊，其清者为精微物质，经脾的转输，以营养全身；其浊者，分为废水及食物残渣两部分。其中，多余之水液渗入膀胱经肾的气化作用，生成尿液排出体外。而食物之残渣则下达于大肠，大肠吸收其多余的水分进行燥化，形成粪便由肛门排出体外。

饮食物的消化、吸收和排泄过程，还有赖于胆汁的排泄以助饮食的消化；三焦不仅是水谷传化的道路，更重要的是三焦的气化推动和支持着传化功能的正常进行。

小　结

脏腑根据其功能特点，可分为五脏、六腑、奇恒之腑三类。其中，五脏为心、肺、脾、肝、肾；六腑为胆、胃、小肠、大肠、膀胱、三焦；奇恒之腑含脑、髓、骨、脉、胆、女子胞。五脏的共同生理特点是化生和贮藏精气；六腑的共同生理特点是受盛和传化水谷。奇恒之腑形体似腑多为空腔器官，生理功能似脏贮藏精气。

五脏中，心主藏神与主血脉；肝主疏泄与主藏血；肺主气司呼吸，主宣降，通调水道；脾主运化，主统血，主升清；肾主藏精，促进生长、发育与生殖，主水，主纳气。六腑中，胆贮藏和排泄胆汁和主决断，调节情志；胃主受纳与腐熟水谷；小肠主受盛、化物和泌别清浊；大肠主传化糟粕；膀胱主贮尿和排尿；三焦主通行元气和运行水液。

脏与脏之间的关系主要体现在各脏功能之间的相互联系；六腑之间的相互关系主要体现在饮食物的消化、吸收和排泄过程中的相互联系和密切配合；脏与腑的关系中，脏属阴，腑属阳，脏为里，腑为表，一阴一阳、一表一里相互配合，构成了相互之间的紧密联系。

目标检测

一、选择题

（一）单项选择题

1.按照藏象学说的理论，脾在液为(　　)。

A.唾　　B.汗　　C.涕　　D.涎

2.“筋之余”是指(　　)。

A.脉　　B.骨　　C.爪　　D.发

3.心主血脉的功能，主要依赖于(　　)的作用。

A.心气　　B.心血　　C.心阴　　D.心液

4.下列不属于奇恒之腑的是(　　)。

A.脉　　B.筋　　C.髓　　D.胆

5.症见心烦、舌赤糜烂、尿赤涩刺痛多属于(　　)。

A.肝胆火旺　　B.肺与大肠同病　　C.心移热于小肠　　D.肾与膀胱同病

6.大肠的生理功能是(　　)。

A.受纳熟腐　　B.泌别清浊　　C.传化糟粕　　D.受盛化物

7.津液的代谢与(　　)的关系最为密切。

A.肺脾胃　　B.肺脾肾　　C.肺肝脾　　D.肾肝脾

8.根据七情分属于五脏的理论,下列情志中属肺所主的是(　　)。

A.思　　B.怒　　C.恐　　D.忧

9.与脑髓充盈关系最密切的脏是(　　)。

A.心　　B.肺　　C.脾　　D.肾

10.主司二便的脏是(　　)。

A.肾　　B.脾　　C.小肠　　D.大肠

11.具有化湿而恶湿特点的脏是(　　)。

A.肾　　B.脾　　C.肺　　D.肝

12.五脏功能中具有"升举内脏"功能的是(　　)。

A.肾　　B.脾　　C.肺　　D.肝

13.脾统血主要是指(　　)。

A.控制血液运行的流速　　B.增加内脏血液的容量

C.控制血液的外周流量　　D.控制血液在脉道内运行

(二)多项选择题

1.奇恒之腑包括(　　)。

A.脑　　B.胃　　C.心

D.三焦　　E.女子胞

2.血液正常运行,除脉道通利外,还必须具备以下哪两个基本条件?(　　)

A.心神充足　　B.心气充沛　　C.心阴滋养

D.血液充足　　E.心阳充足

3.肾的主要生理功能有(　　)。

A.藏精　　B.主水　　C.主纳气

D.主宣发　　E.主统血

4.脾的主要生理功能有(　　)。

A.运化水谷　　B.主水　　C.主行血

D.主宣发　　E.主统血

5.肾开窍于(　　)。

A.耳　　B.前阴　　C.口

D.后阴　　E.舌

二、简答题

1.何谓心主血脉?其主要生理作用是什么?

2.为什么说肺为气之主?

3.为什么说脾为后天之本、气血生化之源?

4.肾主生长发育、生殖,如何理解?

三、案例分析

1.王某,男,43 岁。两天前出现发热,咳嗽胸闷,气喘息粗,痰黄质稠,口渴,舌红,苔黄腻,脉滑数。

2.张某,男,68 岁。有慢性腹泻病史两年,近三天来大便稀溏,每日 4 次,腹胀痛,喜温喜按,饮食减少,面白少华,畏寒肢冷,舌淡白胖嫩,苔薄白,脉细弱。

以上两个病例联系所学的藏象学说进行分析。

第3章　气血津液

学习目标

掌握气、血、津液概念；气、血、津液的生理功能。
熟悉血的生成、分布；津液的生成、分布、排泄与脏腑的关系。
熟悉气、血、津液之间的关系。

知识点

气、血、津液的概念，生理功能；津液的生成、分布、排泄过程；气、血、津液之间的关系。

3.1　气

3.1.1　气的基本概念

气是指活力很强、不断运动变化着的精微物质，是构成人体和维持人体生命活动最基本的物质。气在人体中有两种存在形式：一种是已聚而成形的，它与其他物质一起构成了人的身形；另一种是无形而弥漫全身的，如元气、卫气和吸入的清气等。

气在中国古代是人们对于自然现象的一种朴素认识，认为“气”是构成世界万物的最基本物质。宇宙间的一切事物，都是由气的运动变化而产生的。这种朴素的唯物主义观点被引入医学领域，在中医学中逐渐形成了气的基本概念。气是不断运动的具有很强活力的精微物质。古代哲学家用气的运动变化来解释世间一切事物的发生和变化。中医同样用气的运动变化来阐述人体的生命活动。气的不同运动形式，体现为人体各脏腑不同的生理功能。因此，可以通过脏腑的生理功能的表现了解气的运动变化。

3.1.2　气的生成

人体的气，来源于父母的先天精气、饮食物中的水谷精微之气和自然界的清气，通过肺、脾胃和肾等脏腑的生理功能的综合作用将三者有机结合起来而生成。

人出生之前称为“先天”，父母肾中之先天精气相结合，形成胚胎。胚胎在发育过程中，全赖母体先天之气和后天之气（主要指水谷精气）的滋养，形成胚胎形体和各种基本生理功能（即先天之气）。出生之后称为“后天”，人体开始摄取水谷精微（乳汁也是水谷精微所化）和自然界之清气。水谷精微是饮食物中的营养物质，由脾胃等脏腑吸收转化而成；自然界之清气即氧气，赖肺的呼吸功能而吸入；二者成为人体后天之气的主要来源。

3.1.3 气的运动

气的运动，称为“气机”。人体的气是不断运动着的精微物质，它流行于全身，无处不到。正是由于气的不断运动变化，才产生了人体的各种生理活动。气的运动一旦停止，人的生命活动也就停止了。气的基本运动变化形式有四种：升、降、出、入。升，是指气由下向上的运动；降，是指气由上向下的运动；出，是指气由内向外的运动；入，是指气由外向内的运动。

> **课堂活动**
>
> 气机失调的表现有哪些？请结合生活中的实例进行说明。

各脏腑之气都有升降出入的运动，对人体的生命活动至关重要。但又各有侧重：上焦心肺之气以降为主；下焦肝肾等脏腑之气以升为主；中焦脾胃之气有升有降（脾气主升，胃气主降）。健康的人体的气，升降出入互根互用，又相互制约，呈动态平衡，称为“气机调畅”。若气的升降出入运动失去平衡，即“气机失调”。气的运动不利或受阻，导致局部气机阻滞称为“气滞”；气的运动应降反升或应升太过，称为“气逆”；气的运动应升反降或上升不及，称为“气陷”；气不内守而外越，称为“气脱”；气不能外达而郁结于内，称为“气结”“气郁”“气闭”等。气机失调结合脏腑病理变化的常见表现形式有脾气下陷、胃气上逆、肺失宣降、肾不纳气、肝气郁结等。

3.1.4 气的生理功能

分布于人体不同部位的气，有其不同的功能。将各种气的功能归纳起来，主要有如下五个方面：

1）推动功能

气是活力很强的精微物质，具有激发和促进人体各项机能活动的作用。如气能促进人体的生长发育；能激发和促进各脏腑、经络、五体和官窍等的生理功能；能促进血、津液等液态物质的运行；促进津液的生成、输布和排泄。若气的推动作用减弱，可导致生长缓慢、发育迟缓、机体早衰、脏腑功能下降、血行瘀滞或津液生成不足、输布与排泄障碍等病变。

2）防御功能

气的防御功能是指气具护卫肌表、抗邪、驱邪和康复的作用。一方面，能保卫全身的肌表、抵御邪气的入侵；另一方面，当邪气入侵之后，正气与邪气斗争，驱邪外出，机体损伤时，气能使机体自我修复，恢复健康。若气的防御功能下降，机体常易感邪发病，病后难于治愈。

3）固摄功能

气的固摄功能是指气对血和津液等液态物质具有固护、统摄和控制的作用。如气能控制血液运行于脉中流动而不外溢；气能控制分泌物与排泄物（汗、尿、唾、涎、泪、精液、肠液、大便等）的分泌与排泄；气能固护内脏不下垂；气能固护胎儿等。若气的固摄功能失职，可致自汗、小便失禁、流涎、遗精早泄、滑脱泻下，以及胃、肾、子宫下垂、脱肛和滑胎等病变。

气的推动与固摄功能是相反相成、相互协调的,推动之中有固摄,使体内的物质得以运行而防止无故外泄;固摄之中有推动,使体内的物质得以固守而不郁滞。

4)温煦功能

气的温煦功能是指气具有产热保温作用,能维持人体体温的相对恒定。《难经·二十二难》说"气主煦之",是指气对人体有温煦作用。人体在恒温状态下,脏腑、五体、官窍等能保持其应有的活力,血和津液等各种液态物质也不致凝滞。温煦人体的气乃人身之阳气,阳气气化而生热。故阳气愈多,生热亦多;阳气不足,产热乃少,不仅出现畏寒喜热、四肢不温、体温低下、血和津液运行迟缓或脏腑经络等组织器官功能活动低下等寒象,还可因某些原因,引起气聚而不散,气郁而化热,出现恶热喜冷、发热等热象。所以有"气有余便是火""气不足便是寒"的说法。

5)气化功能

气化功能是指通过气的正常运动而产生的各种变化。它主要包括人体气、血、津液的新陈代谢及其相互转化。如气化作用能促进饮食物转化成水谷精微,然后再化生成为气血津液;能促进津液转化成为汗液和尿液;能促进消化后的食物残渣转化成为糟粕。若气化功能失常,就会影响饮食物的消化吸收和糟粕的排泄,影响精、气、血、津液的新陈代谢,影响汗液、尿液的生成和排泄,从而产生各种病变。

3.1.5 气的分类与分布

人体的气多种多样,根据其来源不同,可分为先天之气和后天之气。先天之气和后天之气运行、分布于脏腑、经络中,合而为脏腑之气、经络之气。气分为元气、宗气、营气、卫气。

1)元气

元气,又名"原气""真气",是人体最基本、最重要的气,是生命的原动力。元气源于先天,禀受于父母,受后天水谷精气的充养,具有促进和推动人体的生长发育、生殖,激发和推动各种脏腑、经络、形体、诸窍等组织器官的生理活动的功能。元气藏于肾中,以三焦为通道布散全身,内至五脏六腑,外达肌肤腠理,无处不到。元气到达何处,即为何处之气。故五脏之阴气非此不能滋,五脏之阳气非此不能发。元气充沛,各脏腑经络、五体和五官九窍的功能就旺盛,机体强健而少病;若先天不足或后天失养,元气不足,则各脏腑、经络、五体和五官九窍的功能就低下,容易产生种种病变。

2)宗气

宗气是由肺吸入的自然界的清气和脾胃运化的水谷精微相互结合而成。宗气会聚于胸中,其积聚之处,称为"膻中",也称"上气海",故有"膻中为气海"之说。宗气的功能主要表现在以下两个方面:一是走息道司呼吸。上出咽喉的宗气,有促进肺的呼吸运动的作用,并且同语言和声音的强弱有关;二是贯心脉行气血。宗气能贯注心脉,促进心脏推动血液运行,心脏搏动的力量和节律均与宗气的盛衰有关。宗气虚弱,可出现呼吸气短、语音低弱、心悸等证。

3）营气

营气是行于脉中具有营养作用之气。由于其富于营养，故称“营气”，又称“荣气”。由于营气行于脉中，化生为血，并与血共行，可分而不可离，故常称为“营血”。由于营气与卫气相对而言，营气在脉中，卫气在脉外，在外者属阳，在内者属阴，故又称“营阴”。营气是由脾胃运化的水谷精气中精华部分所化生。营气行于脉中，在心气的推动下流行全身，主要具有营养全身和化生血液的功能。

4）卫气

卫气是行于脉外具有卫护作用之气。行于脉外属于阳，故又称“卫阳”。卫气是由脾胃运化的水谷精气中具有温煦卫护作用的精华部分所化生的。它外至皮肤肌腠，内至胸腹脏腑，布散全身。它的功能有三：一是护卫肌表，抵御外邪入侵，又有驱邪外出的作用；二是温养脏腑、肌肉、皮毛；三是通过控制汗孔的开合，调节汗液的排泄，以维持体温恒定和水液代谢平衡。当卫气不足时，人体肌表便失于固护，防御功能低下，易被外邪侵袭，且病后难愈，体温偏低，汗孔开合失去控制则易自汗出。

营气与卫气既有区别又有联系。两者都以脾胃化生的水谷精气为主要生成来源，但性质、运行路径、分布部位和主要功能各不相同。营卫协调，不失其常，维持人体内外正常体温、汗液的分泌、正常睡眠和抗御外邪的能力。若营卫之间不协调，称之为“营卫不和”，则可出现恶寒发热、无汗或汗多，以及抵抗力下降，易感冒。

3.2 血

3.2.1 血的基本概念

血，即血液，是运行于脉中富有营养的红色液体，是构成人体和维持人体生命活动的基本物质之一。

3.2.2 血的生成

血的生成主要有两个来源：一方面是由水谷精微所生化。血液主要由营气和津液组成。营气和津液，均来源于脾胃对饮食物的运化而生成的水谷精气，所以说脾胃为气血生化之源。如《灵枢·决气》指出：“中焦受气取汁，变化而赤，是谓血。”另一方面，是由肾精所化生。人体的血液不断生成又不断消耗，血有余时可转化为肾精，血不足时肾精又可转化为血，所以中医学认为，肾精也是血的来源之一，故后世有“精血同源”之说。

3.2.3 血的功能

1）营养滋润全身

血液有营养和滋润全身各组织器官的作用。血液是由水谷精微所化生，含有人体所必需的各种营养物质。血在脉中循行全身,内而脏腑,外达皮肉筋骨,不断对它们发挥营养、滋润作用,以维持其正常的生理活动。血液充足,能营养、滋润全身,则面色红润、肌肉壮实、皮毛润泽、感觉灵敏、肢体运动灵活等。

2)血是精神活动的主要物质基础

人的精力充沛,神志清晰,思维敏捷,情志活动正常等均有赖于血气的充盛、血脉的调和与畅利。若失血、血虚、血热或血液运行失常,均可导致不同程度的精神失常。如血虚病人常有惊悸、失眠和多梦等表现;失血多者,可有神志恍惚、惊悸不安、谵狂、昏迷等症。

3.2.4 血的运行

血液循脉而行,流布全身,必须具备三个条件:一是血液要充盈;二是脉管系统完整而通畅;三是全身各脏腑能发挥正常生理功能,特别是与心、肺、肝、脾四脏的关系尤为密切。

心主血脉。心能推动血液在脉管内运行,心气是血液运行的动力。肺朝百脉,辅心行血。肺主气,一身之气皆由肺所主。心气能推动血液的运行,与肺的这种辅助作用是分不开的,全身的血液都通过百脉会聚于肺,通过肺的呼吸,进行体内外清浊之气的交换,然后再将富含清气的血液通过百脉输送到全身。肝具有贮藏血液和调节血量的功能,根据人体动静的不同情况调节脉管中的血液流量,使脉中循环血量维持在一个恒定水平。肝的疏泄能调畅气机,气行则血行,对血液循行有促进作用。脾主统血,气有固摄作用,脾气旺盛,则气的固摄功能正常,血液才能得以在脉管中正常运行而不溢出脉外。可见,心、肺、肝、脾四脏对血液的正常运行起着重要的作用。

3.3 津　液

3.3.1 津液的基本概念

津液是体内一切正常水液的总称,是构成人体和维持人体生命活动的基本物质之一。机体中除血液外,所有正常的液体均属津液的范畴。如人体的分泌液,如涕、泪、唾等,以及排泄物,如汗、尿等也属于津液范畴。

津与液在性状、分布部位及功能等方面有一定的区别。津的性质较稀薄,流动性较大,布散于体表皮肤、肌肉和孔窍等部位,主要起滋润作用;液的性质较稠厚,流动性较小,布散于骨节、脏腑和脑髓等部位,具有濡养作用。津和液可以相互转化和补充,在病理耗损时可相互影响,所以在一般情况下,常常津液并称,不予严格区分。只是在病理上"伤津"轻和"脱液"重的需加以区分。

3.3.2 津液的生成、输布和排泄

津液的生成、输布以及津液被人体利用后的剩余水液的排泄统称津液的代谢。整个过程需要多个脏腑相互配合完成。

1) 津液的生成

津液来源于饮食中的水分,通过脾、胃、小肠和大肠等脏腑的作用而生成。饮食水分入胃,由胃受纳、腐熟,再由小肠分清别浊、脾运化水液和升清成为津液。此外,大肠也能吸收部分水液。

2) 津液的输布与排泄

这主要是通过肺、脾、肾和三焦等脏腑的生理功能而完成的。脾通过运化水湿和升清作用,将水液上输心肺,通过心肺作用布散全身。肺通过宣发作用,将水液向上、向外布散供机体需要,部分水液变成汗液排出体外;通过肃降作用和通调水道的作用将水液向下、向内布散供机体需要,部分水液下输膀胱成为尿液。肾通过肾中精气的气化蒸腾作用,主持全身水液的代谢,并能促进脾、肺和三焦等脏腑的功能;肾还能司膀胱开合。在肾的气化作用下,清者上输于肺布散全身,浊者成为下输膀胱成为尿液排出体外。三焦是水液运行的通道,上述津液的各种运动变化,都是在三焦里进行的。

3.3.3 津液的功能

1) 滋润和濡养作用

津液之中含有多种营养物质,所以津液既有滋润作用,又有濡养作用。一般来说,津主要发挥滋润作用,液主要发挥濡养作用。如津液布散于体表,能滋养肌肤毛发;流注于孔窍,能滋养和保护眼、鼻、口等孔窍;注入骨髓,能充养骨髓、脑髓和脊髓;流于关节,能滑利关节;灌注于脏腑,能滋养内脏。

2) 化生血液

津液能渗入血脉,成为化生血液的主要成分之一。津液可根据血液浓度的变化出入脉道内外,以调节血液的浓度。

3) 调节机体阴阳平衡

津液与气相对而言属阴,所以津液的生成与代谢,对于调节人体阴阳平衡起着重要作用。津液生成与代谢常随人体内生理状态和外界环境的变化而变化,通过这种变化来调节阴阳的动态平衡。如夏季天气炎热,人体则汗多尿少;冬季天气寒冷,人体则尿多汗少。

4) 运输废物

津液在其代谢过程中能将机体各部位的代谢产物,通过汗液和尿液不断地排出体外,维持机体各脏腑功能正常。若机体代谢产物不能及时排出体外,潴留在体内,就会产生多种病理变化。

3.4 气血津液之间的关系

3.4.1 气和血的关系

气和血是构成和维持人体生命活动的重要的基本物质。气主动,血主静;气属阳,血属阴;气主煦之,血主濡之。这是气和血在性能上面的区别。两者都源于脾胃所化生的水谷精微,在生理上又互相依存,相互促进。两者的关系可概括为"气为血之帅"和"血为气之母"。

1)气对血的作用

气对血的作用可以概括为:"气为血之帅。"包含三方面的含义:气能生血;气能行血;气能摄血。

(1)气能生血

气能生血是指气具有化生血液的作用。气之所以能生血,有两个原因:一是气化是血液生成的动力。饮食物转化成水谷精微;水谷精微转化成营气和津液;营气和津液转化为血等,都是脏腑气化作用的结果。二是气(主要指营气)是化生血液的原料。营气与津液相合,入脉成血。所以,气旺则血充,气虚则血少。临床治疗血虚时,常常配合补气药,以达到补气生血的目的。

(2)气能行血

气能行血是指气具有推动血液运行的作用。具体地说,心气能推动血液运行;肺气助心行血;肝主疏泄,调畅气机,保证血行通畅。所以气行则血行,气滞则血瘀。活血化瘀方剂中配伍行气药,可达到补气活血、行气活血的目的。

(3)气能摄血

气能摄血是指气具有统摄血液,使之正常循行于脉中而不外溢的作用。气的摄血作用主要是通过脾气来实现的。脾气旺盛则固摄有力,血被气裹于脉中而不外溢;若脾气虚弱,气不摄血,会出现各种出血证候,治疗时常用益气补脾法。临床上治疗这种出血证常配合补气药,以达到补气生血的目的。

2)血对气的作用

血对气的作用可以概括为:"血为气之母",是指气在生成和运行中始终离不开血。血为气之母包含两方面的含义:

(1)血能载气

脉中之血是气的载体,脉中之气必须依附于血而达全身。若血不载气,气失去依附,则浮散无根而发生气脱。如大出血者,可致气随血脱,治宜益气固脱,并止血补血。

> **课堂活动**
> 大出血的病人有何临床症状?

(2)血能生气

气存在于血中,血不断地为气的生成和功能活动提供营养。因此,血足则气旺,血虚则气衰,若血虚,则导致气亦亏虚,治宜养血和气。

3.4.2 气和津液的关系

气和津液都是构成和维持人体生命活动的基本物质。气与津液相对而言,气属阳,无形而主动;津液属阴,有形而主静。所以,气和津液的关系与气和血的关系十分相似。气和津液的关系,可以概括为如下四个方面:

1)气对津液的作用

气对津液的作用,表现在气能生津、气能行津、气能摄津三个方面。

(1)气能生津

气能生津是指气是津液生成的物质基础和动力,津液源于水谷精气,而水谷精气赖脾胃之运化而生成,气推动和激发脾胃的功能活动。若脾胃之气旺盛,则津液生成充足;若脾胃气虚,则津液化生不足。所以,津液的生成离不开气的作用。

(2)气能行津

气能行津是指气的运动变化是津液输布排泄的动力。肺、脾、肾与三焦等脏腑之气的升、降、出、入,不断推动着津液在体内的运行、输布和排泄。所以气行则水亦行,气虚或气滞则水停。治疗痰饮和水肿等津液病证时,方剂中常配伍补气或行气药,其依据就是气能行津这一理论。

(3)气能摄津

气能摄津是指气的固摄作用控制着的津液排泄。若阳气旺盛,在气的固摄作用下,体内的津液维持着代谢平衡;若阳气虚弱,气不摄津,则体内津液过多地随汗、尿等外泄,导致津液不足。临床治疗多汗、多尿等病证时常用益气摄津法。

2)津液对气的作用

津能载气是指津液具有充当气的载体的作用,气依附于津液而存在。脉外之气无形而善动,必须依附于有形之津液,才能存在于体内。当津液损伤时,气随津泄,可导致气虚,而见少气懒言,肢倦乏力;当津液大量丢失时,气随津脱,可产生亡阳之危证。故《金匮要略心典》说:"吐下之余,定无完气。"

3)津液和血的关系

血和津同属于液态物质,都有滋润和濡养作用,在生理上可相互转化和相互补充;病理上可相互影响。它们之间的关系主要体现在如下两个方面:

(1)津血同源

津液、血均来自饮食,由脾胃消化吸收水谷精微所化生,两者存在相互依存、相互转化的关系,故称"津血同源"。

(2)津血互化

津液与血之间可以相互转化和相互补充。津液渗入脉中,则成为血的一部分;血中水分渗于脉外,则成为津液,起着滋润、濡养的作用。

小结

气、血、津液是构成人体和维持人体生命活动的基本物质。

气基本运动方式有升、降、出、入四种,且具体体现在脏腑组织器官的功能中。气的生理功能主要有推动、温养、防御、固摄和气化等作用。气主要分为元气、宗气、营气、卫气,它们在生成、分布和生理功能方面是各不相同的。在学习过程中要注意把握和区分。

血是循行于脉中的红色液体。血液由营气和津液所化生。血液的生成与运行于全身多个脏腑的关系密切。

津液就是体内正常的水液。津液的生成、输布、代谢与身体多个脏腑相关。津液具有滋润和濡养的作用,并能化生血液,运输废物。

气、血、津液之间关系非常密切。气为血之帅,血为气之母。气和津液之间的关系和气和血之间的关系非常相似。血和津液之间是相互依存、相互转化的关系。

目标检测

一、选择题

(一)单项选择题

1.气的运动,称为(　　)。

A.气化　　B.气行　　C.气机　　D.气运

2.与语言、声音、呼吸强弱有关的是(　　)。

A.卫气　　B.宗气　　C.营气　　D.元气

3.人体最根本、最重要的气是(　　)。

A.营气　　B.宗气　　C.卫气　　D.元气

4.易于感冒,是气的(　　)功能减弱的表现。

A.温煦作用　　B.推动作用　　C.气化作用　　D.防御作用

5.血液的生理功能是(　　)。

A.推动作用　　B.固摄作用　　C.气化作用　　D.濡养作用

6.气在中医学中的基本概念是(　　)。

A.泛指机体的生理功能　　B.构成人体的基本物质

C.构成世界的基本物质　　D.维持人体生命活动的基本物质

7.防止血液溢于脉外为气的(　　)。

A.推动作用　　B.温煦作用　　C.防御作用　　D.固摄作用

8.人体正常水液的总称为(　　)。

A.体液　　B.阴液　　C.津液　　D.津

9.气能生血的含义为(　　)。

A.生血的动力　　B.生血的原料

C.生血的动力和原料　　D.气能生津

10.理气活血以治血瘀的理论依据为(　　)。

A.气能生血　B.气能行血　C.气能摄血　D.血能载气

(二)多项选择题

1.与人体气的生成的主要脏腑为(　　)。

A.心　B.肝　C.脾

D.肺　E.肾

2.化生血液的物质基础为(　　)。

A.水谷精微　B.营气　C.津液

D.精　E.卫气

3.下列哪几项属津液范畴？(　　)

A.人体正常体液　B.人体正常分泌物　C.人体的血液

D.精液　E.泪液

4.下列哪些脏腑与津液输布密切相关？(　　)

A.肺　B.脾　C.肾

D.肝　E.三焦

二、简答题

1.如何理解气与血之间的关系？

2.何谓“津血同源”？

3.气的分类有哪些？其功能是什么？

第 4 章　病因病机

学习目标

掌握六淫、七情等病因概念及致病特点，能从病因角度解释常见疾病发生过程及症状特点。

熟悉饮食失宜、劳逸损伤等病因的概念及致病特点，基本病机的类型和特点。

了解痰饮、瘀血等病因和疾病发生一般规律。

知识点

病因的分类；外感病因、内伤病因和病理产物性病因的致病特点；发病的重要条件和内部因素；基本病机的类型和特点。

4.1 病　因

病因，即破坏人体阴阳相对平衡状态而引起疾病的原因，也称为"邪"或"病邪"。常见的病因有六淫、疠气、七情、饮食失宜、劳逸过度、外伤、药毒、先天因素、痰饮、瘀血、结石等。

4.1.1 外感病因

外感致病因素是指来源于自然界，多从肌表、口鼻侵入人体成为发病的原因。外感致病因素包括六淫、疠气。

1）六淫

六淫是指风、寒、暑、湿、燥、火（热）六种外感病邪的统称。风、寒、暑、湿、燥、火（热）本是自然界四季气候的正常变化，称为"六气"，对人体是无害的。当六气发生太过或不及，气候变化过于急骤，人体的正气不足之时，六气才能成为致病因素，侵犯人体而发生疾病，称为"六淫"。

六淫致病，具有下列几个共同特点：季节性、相兼性、外感性、地域性和转化性。

（1）风邪的性质及致病特点

①风为阳邪，其性开泄，易袭阳位　风邪具有流动、升散、向上、向外的特性，故为阳邪。"其性开泄"，是指风邪易使腠理疏松开张，津气外泄。风邪致病常侵犯人体头面和肌表，出现头痛、汗出、恶风等。

课堂活动

风疹块（荨麻疹），局部皮肤突发奇痒，成片红肿，发无定处，此起彼伏，几小时消退，常常复发，为何？

②风邪善行数变　“善行”是指风邪致病具有病位游移、行无定处的特性。“数变”，是指风邪致病，具有起病急、变化快的特点，如风疹。

③风性主动　“动”是指动摇不定。风邪致病具有使人体产生动摇不定症状的特点。临床常见眩晕、震颤、抽搐、肢体麻木、颈项强直、口眼㖞斜、半身不遂等。

④风为百病之长　风邪常为外邪致病之先导，多兼它邪同病。寒、湿、燥、热诸邪多依附于风邪而侵犯人体，如外感风寒、风热、风湿等。

(2)寒邪的性质及致病特点

①寒为阴邪，易伤阳气　阴寒偏盛最易损伤人体阳气。阳气受损，温煦功能减弱，体温下降，常出现畏寒肢冷等。

②寒性凝滞主痛　寒邪伤阳，阳气受损则推动功能减弱，气血津液运行迟缓或局部气血凝结停滞，造成经脉不通，不通则痛。多见剧烈疼痛，得温痛减。

③寒性收引　寒邪侵袭人体可使气机收敛，导致腠理、经络、筋脉收缩，出现蜷卧、无汗、筋脉痉挛拘急、肢体屈伸不利、脉紧等。

(3)暑邪的性质及致病特点

①暑为阳邪，其性炎热　暑邪纯属外邪，是夏季的火热之邪，其炎热的特性比其他季节的火邪更盛。暑邪侵犯人体会出现一派热性症状，如高热、面红、目赤、心烦、脉洪大等。

②暑性升散，最易伤津耗气　“升”是指向上，易犯头面上焦而现头痛、心烦等；“散”是指向外，可致腠理开泄而多汗。汗出过多，伤津耗气，导致气津两虚，可出现口渴、尿少、气短、懒言、乏力等；甚则气随津脱，突然昏倒，不省人事。

课堂活动

中暑患者出现突然昏倒、不省人事的症状，为什么？

③暑多挟湿　暑季不仅气候炎热，且常多雨而潮湿，热蒸湿动，湿热弥漫，故湿邪为病，多兼挟湿邪侵犯人体。其临床特点除发热、烦渴的暑热症状外，常伴有四肢倦怠、胸闷呕恶、大便溏泻不爽等湿阻症状。

(4)湿邪的性质及致病特点

①湿为阴邪，伤阳阻气　湿与水同类，故为阴邪。湿邪伤人，常先困脾，使脾阳不振，运化无权，水湿停聚，发为泄泻，小便短少，水肿等。湿为有形之邪，最易阻滞气机。气滞则胀，故湿邪致病常见胸腹胀满憋闷等。

②湿性重浊　“重”，指沉重、重着。湿邪致病，可见周身困重、头重如裹、四肢沉重等。“浊”指混浊、秽浊。湿邪侵犯人体，可使液态排泄物和分泌物增加且秽浊不清，出现面垢、眵多、小便混浊、大便溏泻、下痢黏液脓血、妇女带下过多、湿疮、湿疹等。

③湿性黏滞　“黏”是指黏腻；“滞”是指停滞。湿性黏腻停滞主要表现在两个方面：一是症状的黏滞性。如湿滞大肠，腑气不利，大便黏滞不爽；湿滞膀胱，气化不利，小便涩滞不畅，以及舌苔黏腻等。二是病程的缠绵性。湿邪致病多病程较长，缠绵难愈或反复发作。

④湿性趋下，易袭阴位　湿性类水，有下趋、下注的特性。湿邪致病多伤及人体下部，如下肢水肿、下肢溃疡、妇女带下、淋浊泻痢等。

湿邪伤人，亦常与风、寒、暑、热等邪相兼为患，而病风湿、寒湿、暑湿、湿热等证。

(5)燥邪的性质及致病特点

①燥性干涩,易伤津液　"干"是指干燥;"涩"是指涩滞不畅。燥邪侵犯人体,最易损伤人体津液,出现各种干燥、涩滞的症状,如口干唇燥、鼻咽干燥、皮肤干燥甚至皲裂,毛发干枯、小便短少、大便干结等。

②燥易伤肺　肺为娇脏,喜润恶燥;肺开窍于鼻,燥邪伤人多从口鼻肌表而入,最易伤损肺津,出现干咳少痰或痰黏难咯等。

(6)火(热)邪的性质及致病特点

火邪与热邪的本质都是阳盛,故往往火热并称。热为火之渐,火为热之极,两者只是程度上的不同。

①火(热)为阳邪,其性炎上　"炎"是指炎热,火热伤人,常见阳气偏亢之实热症状,如高热、恶热等。"上"是指向上,一指火热之证容易反映于头面官窍,发生头痛、目赤、鼻衄、耳鸣、牙痛、咽肿、唇口糜烂等;二指火热之邪容易上扰心神,出现心烦、失眠等。

②火(热)易伤津耗气　火(热)为阳邪,津液为阴液,阳胜则阴病,阳长则阴消。如高热病人因热迫津外泄而大量出汗,表现口渴喜饮、口舌咽干、小便短赤、大便干结等。同时由于气随津泄,也会出现少气乏力等气虚症状。

③火(热)易生风动血　"生风"是指肝风内动。火热亢盛耗伤肝经津血,不能正常濡养筋脉,筋失所养而致肝风内动,又称"热极生风",出现四肢抽搐、颈项强直、角弓反张等。"动血"是指出血。火热亢盛,灼伤血络,迫血妄行,导致咳血、吐血、尿血、便血、妇女月经过多、崩漏等各种出血证。

> **课堂活动**
>
> 秋天口干渴饮,干咳少痰,甚则咳喘胸痛,请分析。

④火(热)易致疮疡　"疮疡"是指皮肤、黏膜发生红肿热痛和溃烂的疾病,如咽喉肿痛,口舌生疮及疖、疔、丹毒等。这些病证均伴有舌红、脉数等热证体征。故中医认为,各种疮疡都是火热之邪停聚局部、气滞血瘀、腐败血肉而形成的。

2)疠气

疠气,是六淫之外的一类具有强烈传染性的外感病邪,不同于普通的六淫之气。在中医文献中,疠气又称为"疫气""疫毒""乖戾之气"等。疠气引起的疾病称为"瘟疫"或"瘟病",相当于现代医学中的急性传染病。疠气的种类繁多,故所致病证种类不一。

疠气具有传染性强,易于流行;一气一病,症状相似;发病急骤,病情严重的致病特点。

疠气多在气候反常、环境卫生恶劣、社会动荡、预防隔离失当的情况下形成和流行。

4.1.2　情志因素

情志因素是指因人的情志或行为不循常度,直接伤及脏腑而发病的原因,是与外感病因相对而言的,故亦称内伤病因。

七情,是人体对客观外界事物的反映,属于正常的精神活动范围,即喜、怒、忧、思、悲、恐、惊七种情志变化。正常人都有七情,一般不会使人患病。只有突然、强烈或长期持久的情志刺激超过了人体所能调节的范围,使人体气机紊乱,脏腑阴阳气血失调,才能导致疾病的发生,成为致病因素。七情的致病特点主要有:

1)与精神刺激有关

七情致病不以人体正气盛衰、抗病能力为前提,而是以情志反应的强度和持续时间为前提,故本病常在长期或突然强烈的情志刺激后发病。病人通常有明显的精神刺激病史。而且,在整个病程中,情绪的改变可使病情发生明显的变化。

2)直接伤及内脏

人体的情志活动与内脏有着密切的关系,因此,七情致病直接伤及内脏,即惊喜伤心,怒伤肝,思伤脾,悲忧伤肺,恐伤肾。各种情志刺激都与心有关,心神受损而后涉及其他脏腑。七情致病以心、肝、脾最为多见。

3)影响脏腑气机

情志伤及内脏,主要是影响脏腑气机,导致气血运行紊乱:即怒则气上,喜则气缓,思则气结,悲则气消,忧则气郁,恐则气下,惊则气乱。

七情所致证候在发展过程中,有时会出现面赤口苦、心烦易怒、失眠以及吐血、衄血等内热症状,称为“五志化火”。五志化火是由于阳气郁滞,久而化热所致,尤以怒、思、悲、喜致病为多见。

4)情绪波动,导致病情变化

情志不但可以致病,而且能够影响疾病的发展和预后。在许多疾病过程中,情绪的异常波动可使病情加重或急剧恶化。如素体阳亢的病人遇事恼怒,可致肝阳暴张,气血上逆,突然头痛眩晕,甚则昏仆不语、半身不遂。心脏病患者常因突然情志刺激,出现胸痹,表现为胸痛彻背,甚则猝然死亡。相反,若病后情绪乐观豁达,积极与疾病作斗争,可使五脏安和,气机调畅,病情可减轻或消除。因此,在疾病的治疗护理中,要充分重视病人的精神因素,积极防止和及时消除不良情绪,有利于疾病的治疗和康复。

4.1.3 继发因素

致病因素除了外感病因、内伤病因以外,在疾病过程中形成的病理产物也可以成为引起其他疾病的致病因素。痰饮、瘀血和结石就是人体受某种致病因素作用后在疾病过程中所形成的病理产物。这些病理产物形成之后,又能直接作用于人体,引起多种病证。由于疾病的初期有原发病因,导致病理产物的形成,所以此病理产物也被称为继发性致病因素或“内生有形实邪”。

1)痰饮

(1)痰饮的基本概念

痰饮是机体津液代谢障碍所形成的病理产物。

(2)痰饮的形成

痰饮多由外感六淫、饮食失宜、情志失调、劳逸不当等病因,使肺、脾、肾、三焦等脏腑气化功能失常,水液代谢障碍,以致水津停滞而成。肺主通调水道,脾主运化水液,肾主气化水液,三焦总司人体气化，为水液运行的道路。故肺、脾、肾、三焦功能失常，均可生成痰饮。痰饮形成以后，饮多留积于肠胃、胸胁及肌肤，而痰随气升降流行，内而脏腑，外至筋骨皮肉，形成多种病证，因此有“百病多由痰作祟”之说。

(3)痰饮的致病特点

痰饮具有阻滞气血运行，影响水液代谢，易于蒙蔽心神，致病面广、变化多端的特点。

2)瘀血

(1)瘀血的基本概念

瘀血，泛指体内血液停滞。凡血液运行不畅，或局部血液停滞，以及存留在体内没有消散的离经之血，都称为瘀血。瘀血既是疾病过程中形成的病理产物，又是致病因素。

(2)瘀血的形成

造成血液运行不畅的原因有气虚、气滞、血寒、血热、外伤等。气虚运血无力，气滞则血运受阻，均可致血行迟滞而成瘀血；气虚无力统摄血液，血液溢于脉外可以成瘀；寒则血凝，热则血涸，所以偏寒偏热也是形成瘀血的条件。跌仆损伤，离经之血留于体内没有及时排出或消散，也能形成瘀血。

(3)瘀血的致病特点

瘀血形成后，不仅失去正常血液的濡养作用，而且反过来又会影响全身或局部血液的运行，出现疼痛、出血、肿块等。瘀血的病证虽然繁多，但其临床表现有以下共同特点：

①疼痛　多为刺痛，拒按，痛处固定不移，疼痛持久顽固。多夜间痛甚。

②肿块　外伤瘀血，伤处可见青紫色血肿。体内脏腑组织发生瘀血，常可在患处触到肿块。肿块的特点是刺痛、绞痛、拒按、质硬，位置固定不移。

③出血　血色紫暗或夹有瘀块。大便出血则色黑如漆。

④紫绀　面部、口唇、爪甲青紫。久瘀可见面色黧黑，肌肤甲错。

⑤舌象　舌质紫暗，或有瘀斑、瘀点，或舌下脉络青紫、粗张、迂曲。

⑥脉象　脉沉弦、细涩或结代。

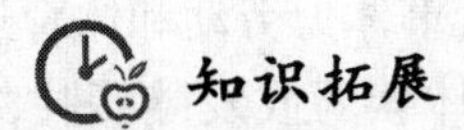

继发因素中还有结石是比较常见的，结石是由于体内湿热浊邪蕴结不散、久经煎熬而形成的沙石样病理产物，大小不一，小者易排出，大者易留滞体内，尤以胆、膀胱为主。主要致病特点：①影响肝、肾、胆、胃、膀胱功能；②病程长；③有形实邪阻滞气机，损伤脉络；④疼痛剧烈，阵发性或间歇性绞痛，通常发生在结石停留的部位。结石的发生与饮食不当（过食肥甘厚味、过量饮酒、某些食物、地区水质）、情志内伤（肝胆疏泄不畅）、服药不当（如过服维生素C等）、体质差异（湿热质、痰湿质）有关。

4.1.4　其他因素

除了上述外感病因、情志因素、继发因素之外能导致疾病发生的因素，统称其他病因。主要包括人为因素（如饮食、劳逸）、药物因素和外力不可抗因素（如外伤）等。

1)饮食

饮食物靠脾胃消化。饮食所伤,主要受病之脏腑是脾胃,可导致脾胃气机升降失常,进而累及其他脏腑而变生他病。另外,大病之后,余邪未尽,脾胃功能虚弱,则亦可因伤食而复发。

(1)饮食不节

饥饱失常和饮食规律失常,如超出了脾胃的消化能力范围,则会损伤脾胃之气。

(2)饮食不洁

进食不洁净的饮食,可引起胃肠疾病和肠道寄生虫病。严重者造成食物中毒,可危及生命。

(3)饮食偏嗜

若饮食偏嗜或膳食结构失宜,或饮食过寒过热,或五味偏嗜,均可导致阴阳失调,或营养缺乏而发生疾病。如偏食寒凉生冷易伤阳气,偏食辛燥温热易生痰化火,过食油腻肥甘厚味则可损伤脾胃积湿生痰,嗜酒无度可酿生湿热痰浊,从而引发多种疾患。

2)劳逸

劳逸,包括过度劳累和过度安逸两个方面。正常的劳动和体育锻炼有助于气血的流通,增强体质。必要的休息可以消除疲劳,恢复体力和脑力,不会使人致病。

课堂活动

试从情绪、饮食、劳逸等方面简述健康的生活方式应有哪些。

(1)过劳

过劳,指过度劳累,古称劳伤、劳倦。包括劳力过度、劳神过度和房劳过度三个方面。劳力过度,积劳成疾,可损伤人体正气,出现倦怠乏力、气短懒言、精神疲惫、形体消瘦等。劳神过度,则损伤心脾,导致脾气不运,心血不足,出现纳呆、腹胀、便溏及心悸、失眠、多梦、健忘等心脾两伤的病证。房劳过度,则耗伤肾中精气,出现腰膝酸软、精神萎靡、眩晕耳鸣,或遗精、早泄、阳痿,或月经不调,或不孕不育等。

(2)过逸

过逸,指过度安逸休闲,长期不从事体力劳动和体育运动。过逸易使人体气血不畅,脾胃功能减弱,可出现食少、精神不振、肢体软弱或发胖臃肿,动则心悸、气喘及汗出等,还可继发眩晕、中风、胸痹等疾病。所以,中医又有"久卧伤气""久坐伤肉"之说。此外,长期懒于动脑,无所事事,无所用心,过分安逸,也不利于健康,会出现记忆力减退、反应迟钝、精神萎靡等,甚至导致脏腑功能失调而百病丛生。

3)外伤

外伤病因一般有明确的病史,如外力损伤、烧烫伤、冻伤、虫兽所伤等。

(1)外力损伤

轻者出现疼痛、出血、瘀斑或血肿等,重者则可损伤筋骨、内脏。若毒邪侵入创口,导致感染,或损伤重要脏器,或出血过多,气随血脱,则可发生中毒抽搐、高热神昏或虚脱亡阳等危重病变。

(2)烧烫伤

烧烫伤主要是指高温所引起的灼伤。烧烫伤总以火毒为患,其受伤部位轻者可损伤肌肤:创面红、肿、热、痛;重者则可损伤肌肉筋骨,或炭化。除局部有严重症状外,则常可因剧烈痛楚(热痛)或火毒内攻,津液蒸发或渗出,而出现烦躁不安、发热、口干而渴、尿少、尿闭等阴阳失调之候。

(3)冻伤

寒冷气候或环境是造成冻伤的重要条件。由于严寒酷冷,可致局部经脉挛急,气血凝滞不畅,影响受冻局部的温煦和营养,致使局部肌肤苍白、冷麻,继而肿胀青紫,痒痛灼热,甚则皮肉溃破紫黑,形成冻疮,严重者阳气严重受损。还可出现寒战,面色苍白,唇、舌、指甲青紫,感觉麻木,神疲乏力等。

(4)虫兽所伤

虫兽所伤轻则可以引起出血、皮肉损伤、疼痛等症;重则毒邪可较快地通过血脉而波及全身,发生全身性中毒症状。如毒蛇咬伤,中医学又有"风毒""火毒"及"风火毒"之分;疯狗咬伤,又有特殊的精神症状,如烦躁、惶恐不安、恐水、恐风等症。

4.2 发　病

疾病的发生,即是在某种致病因素的影响下,机体的"阴平阳秘"正常生理平衡被破坏,从而导致"阴阳失调"而发病。疾病是一个复杂的病理过程,但概括起来说,不外乎病邪作用于人体引起损害和人体自身正气抵抗损害这两个方面的矛盾斗争过程。因此,中医学常从正邪相搏的角度来认识发病的原理,认为正邪相搏是疾病从发生、发展到结局的病理过程中最基本的、具有普遍意义的规律。

邪气是发病的重要条件,正气不足是发病的内部因素。正气抗邪和邪气伤正的矛盾斗争关系贯穿于人体的健康状态或病理的发生发展过程中。正邪相搏的胜负决定发病与否。正邪相搏,邪胜正负则发病。

一般而言,邪气只是发病的重要条件,但在某些特殊情况下,邪气也可以在发病中起主导作用,如高温灼伤、枪弹杀伤及虫兽咬伤等,即使正气强盛也难免被伤害。特别是那些具有较强传染性的"疫邪",在一定条件下亦能起到重要的致病作用,甚至导致疾病的大流行。

影响发病的因素很多,除致病邪气外,自然与社会环境、体质因素、情志因素、饮食营养与锻炼等均与疾病和健康有着密切关系。

4.3 基本病机

病机是指疾病发生、发展与变化的机理。基本病机主要包括邪正盛衰、阴阳失调、气血失常、津液代谢失常。

4.3.1 邪正盛衰

邪正盛衰,是指在疾病的发生、发展过程中,致病邪气与机体抗病能力之间相互斗争所发生的盛衰变化。随着正邪双方力量的消长盛衰,就形成了疾病的虚实病理变化。邪气偏盛则为实证,正气偏衰则为虚证。在疾病的发展变化过程中,正气与邪气这两种力量不是固定不变的,而是在其相互斗争的过程中,客观上存在着力量对比的消长盛衰变化,并有一定的规律可以遵循。即正气增长而旺盛,则邪气必然消退而衰减;邪气增长而亢盛,则正气必然虚损而衰退。由此,则发生着疾病的好转或痊愈,以及恶化或危重等不同的预后和转归。

1)邪正盛衰与疾病的虚实变化

所谓实,主要指邪气亢盛,是以邪气盛为矛盾主要方面的一种病理反应。主要表现为致病邪气的毒力和机体的抗病能力都比较强盛,脏腑机能亢进,能积极与邪气抗争。其形成多由外感六淫病邪侵袭,或由于痰、食、水、血等滞留于体内所致。临床可见壮热、狂躁、声高气粗、腹痛拒按、二便不通、脉实有力等证。

所谓虚,主要是正气不足,是以正气虚损为矛盾主要方面的一种病理反应。主要表现为人体生理机能减退,抗病能力低下,在临床上多出现一系列虚弱不足或衰退的证候表现。其形成多由素体虚弱,或慢性病耗损;或大汗、吐利、大出血等因素耗伤人体正气。常见于疾病后期及多种慢性病证,临床可见神疲体倦、面容憔悴、心悸气短、自汗、盗汗,或五心烦热,或畏寒肢冷、脉细弱无力等证。

在某些长期的、复杂的疾病中,往往多见虚实错杂的病理反应。先因病邪久留、正气损伤成虚证,又因无力驱邪、病理产物停留而成实证;或者先因病理产物停留成实证,久之耗损正气而成虚证。

判断虚实主要根据表现出来的症状和征象,但疾病的现象与本质不完全一致的时候,则可出现某些与疾病本质不符合的假象,这些假象并不能真正反映病机的虚或实。如"至虚有盛候"是真虚假实,"大实有羸状"则是真实假虚。辨清虚实,要透过现象看本质,而不被假象所迷惑,应把握邪正盛衰所反映的真正虚实病机变化,从而了解病变发展过程的本质。

知识链接

真虚假实主要指"虚"是病机的本质,而"实"则是表现之假象。其形成多由于正气虚弱、脏腑气血不足、功能减退、运化无力所致。如脾虚可导致运化无力,出现饮食积滞、腹胀腹满的实证表现。

真实假虚主要指"实"是病机本质,而"虚"则是表现之假象。其形成多由于热结肠胃,或痰食壅滞,或湿热内蕴,以及大积大聚等实邪结聚于内,阻滞经络,致使气血不能畅达于外所致。如热结肠胃出现腹满痛,继而引起精神萎靡、无力现象。

2)邪正盛衰与疾病的转归

(1)正胜邪退

正气战胜邪气,或邪气被驱除,这是疾病向好转或痊愈方面发展的一种转归,也是在许多疾病中最常见的一种结局。这是由于患者正气比较充盛,抗御病邪的能力较强,或因及时得到正确的治疗,则邪气难以进一步发展,进而使病邪对机体的损害作用终止或消失,机体的阴阳两个方面在新的基础上又获得了新的相对平衡,疾病即告痊愈。

(2)邪去正虚

邪气被驱除,病邪对机体的损害作用已经消失,但疾病中正气被耗伤而见虚弱,有待恢复，这亦是多种慢性病常见的一种转归，也多见于重病的恢复期。此时要避免复感病邪。

(3)正虚邪恋

疾病后期，正气已虚，但邪气去而未尽，正气又一时无力驱邪外出，因而病势缠绵，经久而不能彻底痊愈。这是某些急性热病迁延不愈，或慢性病常见的一种转归。

(4)邪盛正衰

邪气亢盛，正气衰退，是在疾病发展、邪正消长盛衰的斗争过程中，病势趋向恶化，甚至向死亡方面发展的一种转归。若正气衰竭，邪气独盛，气血、脏腑、经络等生理功能衰惫，甚则阴阳离决，机体的生命活动亦告终止而死亡。

4.3.2 阴阳失调

阴阳失调，即是阴阳之间失去平衡协调的简称。它是指机体在疾病的发生、发展过程中，由于致病因素的影响，导致机体阴阳两方面失去相对的协调与平衡，形成阴阳或偏盛，或偏衰，或阴不制阳，或阳不制阴，或互损，或亡失的病理状态。

1)阴阳偏胜(盛)

阴或阳的偏胜，主要可见于“邪气盛则实”的病机和病证。一般来说，病邪侵袭人体，在性质上必从其类，即阳邪伤人可导致机体阳偏胜；阴邪伤人可导致机体阴偏胜。其病理表现则为“阳胜则热，阴胜则寒”。故阴阳偏胜之病理状态，临床表现可有实寒、实热之特点。

阳偏盛指在疾病过程中机体所表现出的一种阳气偏盛，机能亢奋，代谢活动亢进，机体反应性增强，热量过剩的病理状态。一般来说，其病变特点多表现为阳盛而阴未虚的实热证候。阳盛病机的形成，多由感受温热阳邪，或虽感阴邪，但入里从阳而化热，或情志内伤，五志过极而化火，或气滞、血瘀、食积等郁而化热所致。

阴偏盛，指在疾病过程中机体所表现出的一种阴气偏盛，机能抑制或减退，代谢活动障碍或低下，产热不足，以及病理性代谢产物积聚的病理状态。一般来说，其病变特点多表现为阴盛而阳未虚的实寒证候。阴盛病机的形成，多由于外感寒湿阴邪，或过食生冷，因而阴寒邪盛，寒滞中阳，抑遏人体阳气温煦作用的发挥，或由于素体阳气虚损，无力温化阴液，导致阴寒内盛所致。前者属实，后者则属虚实夹杂。

2)阴阳偏衰

阴阳偏衰主要表现为“精气夺则虚”的病机和病证。在正常情况下，阴阳之间存在着相互制约、互根互用及相互转化的关系，从而维持着相对的平衡状态。如果由于某种原因，导致阴或阳某一方面物质减少或功能不足时，则必然不能制约对方而引起对方的相对亢盛，从而形成“阳虚则寒(虚寒)，阴虚则热(虚热)”的阳虚阴盛或阴虚阳亢等病机变化。

阳偏虚，指机体阳气不足，机能减退或衰弱，机体反应性低下，代谢活动减退，热量不足的病理状态。一般来说，其病变特点多表现为阳虚不能制阴，阴相对偏盛的虚寒证候。

阴偏虚，指机体精、血、津液等属阴的物质亏耗，以及由于阴虚不能制阳，导致阳相对偏亢，机能虚性亢奋的病理状态。一般来说，其病变特点多表现为阴液不足和滋养、宁静功能减退以及阳气相对亢盛的虚热证候。

3)阴阳互损

阴阳互损,是指在阴或阳任何一方虚损的前提下,病变发展影响相对的一方,形成阴阳两虚的病机。在阴虚的基础上继而导致阳虚,则称为阴损及阳;在阳虚的基础上继而导致阴虚,则称为阳损及阴。应当指出,由于肾藏精气,内寓真阴真阳,为全身阳气阴液之根本。因此,无论阴虚或阳虚,多在损及肾脏阴阳或肾本身阴阳失调的情况下,才易于产生阳损及阴或阴损及阳的病理变化。

4)阴阳格拒

阴阳格拒是阴阳失调中比较特殊的一类病机,包括阴盛格阳和阳盛格阴两方面。形成阴阳相互格拒的机理主要是由于某些原因使阴或阳的一方偏盛至极,或阴和阳的一方极端虚弱,双方盛衰悬殊,盛者壅遏于内,将另一方排斥格拒于外,迫使阴阳之间不相维系,从而出现真寒假热或真热假寒等复杂的病理现象。

5)阴阳转化

阴阳转化是指病理变化的过程中阳的病变可以转化为阴的病变,阴的病变可以转化为阳的病变。它是通过病变的属性寒和热表现出来的,所以称为寒极生热,热极生寒。用这个属性的变化来说明阴阳之间的转化,热极生寒也可写作重阳必阴,寒极生热也可写作重阴必阳。“重”和“极”就是阴阳转化的条件。

6)阴阳亡失

阴阳亡失是机体的阴液或阳气突然大量的亡失,导致生命垂危的一种病理状态。阴精和阳气是人体生命活动的根本物质,两者是相互依存、相互滋生的对立统一体。当疾病发展至严重阶段时,不仅消耗阴精而使之亏竭,而且亦可劫夺阳气而使之衰脱。故阴阳亡失,实际上是这两大类生命物质互根关系的解体,即“阴阳离决,精神乃绝”。

4.3.3 气血失常

1)气的失常

气的失常主要包括两个方面:一是气的不足,功能减退,称为“气虚”;二是气的运动失常,如气滞、气逆、气陷、气闭、气脱等,称为“气机失调”。

2)血的失常

血的失常主要表现在两个方面:一是血的生化不足或耗伤太过,或血的濡养功能减退,称为“血虚”;二是血的运行失常,或为血行迟缓,或为血行逆乱,从而导致血瘀、血热,以及出血等病理变化。

3)气血关系失常

气血之间,无论在生理上,还是在病理变化方面,都有着十分密切的关系。生理上,二者相互依存,相互为用。气对于血,具有温煦、气化、固摄作用,而血对于气,则具有濡养和运载作用,所以气血在病理上相互影响。一般而言,气血关系失常的病机,主要有气滞血瘀、气血两虚、气不摄血、气随血脱、血随气逆等。

综上所述,气血的失常,主要包括气的失常、血的失常、气血关系失常三个方面。其具体内容不外乎气血物质亏少,生理作用减退,如气虚、血虚、气血两虚等;气血运行失常,如气滞、气陷、气逆、血瘀、血随气逆等。

4.3.4 津液代谢失常

津液代谢失常,是指全身或某一环节津液代谢发生异常,从而导致津液的生成、输布或排泄发生紊乱或障碍,主要表现为津液的亏损不足或津液的输泄障碍及停滞潴留等方面。

1)津液不足

津液不足,是指体内津液在数量上的减少,导致内则脏腑,外则皮肤,孔窍缺乏津液,失其濡润滋养,产生一系列干燥失润的病理现象。多由于燥热之邪或脏腑之火、五志过极化火灼伤津液;或因久病、精血不足而致津液枯涸;或过用燥热之剂,耗伤阴液所致。

> **课堂活动**
>
> 气血津液失常的变化有哪些?

一般来说,如炎夏多汗,高热时的口渴引饮,气候干燥季节中常见的口、鼻、皮肤干燥等,均属于伤津的表现;如热病后期或久病精血不足等,可见舌质光红无苔,形体瘦削等,均属于液枯的临床表现。

2)津液的输泄障碍

肺失宣降、脾运化无力、肾和膀胱气化蒸腾能力减弱、肝失疏泄、三焦水道不利则会引起津液的输布障碍,因而形成津液在体内的环流缓慢,或是津液停滞于体内某一局部,以致湿从内生,或酿为痰,或成饮,或水泛为肿等。

津液的排泄障碍,主要是指津液转化为汗液和尿液的功能减退,而致水液潴留,溢于肌肤而为水肿。

3)水饮停滞贮留

水停气阻指水液停贮,导致气机阻滞的病理状态。如水饮阻肺,则可见胸满咳嗽、喘促不能平卧;水气凌心,则可见心悸、心慌,甚至胸闷心痛等证;水饮停滞中焦则可见头昏困倦,脘腹胀满,纳食呆滞,甚则恶心、呕吐、腹胀、腹泻等证;水饮阻滞于经脉则可见肢体困倦、沉重等证出现。

小 结

病因是指破坏人体阴阳相对平衡状态而引起疾病的原因。常见的病因可分为外感病因(包括六淫、疠气)、情志病因(主要是七情)、继发性病因(包括痰饮、瘀血、结石等)和其他因素(如饮食失宜、劳逸过度等)。

不同的病因有着不同的特点,可以根据这些特点对病因进行判断,辨证也需要根据不同病因进行综合分析。只有对致病因素的性质和特点非常熟悉,才能为学习四诊、辨证、用药打下良好基础。

不同病因可以相兼致病，致使病情复杂，表现多样，分析现象时要排除假象干扰，把握好疾病的实质。

发病的重点是掌握正气与邪气的关系。邪气是发病的重要条件，正气是发病的内部因素。中医既强调正气在发病学中的主导作用，又不忽视邪气在发病学的重要作用。

疾病的基本病机是邪正盛衰、阴阳失调、气血失常。这些因素与阴阳学说、脏腑、气血津液等关系密切，应多加归纳对比。

目标检测

一、选择题

（一）单项选择题

1.以下属于病理产物形成的病因是（　　）。

A.疠气　　B.六淫　　C.七情　　D.瘀血

2.六淫中最易导致疼痛的邪气是（　　）。

A.寒邪　　B.火邪　　C.风邪　　D.燥邪

3.六淫中最易致肿疡的是（　　）。

A.风邪　　B.湿邪　　C.火邪　　D.燥邪

4.病人先有阴虚内热，后又出现畏寒肢冷，其病机属于（　　）。

A.阴损及阳　　B.阳损及阴　　C.阴盛格阳　　D.阳盛格阴

5.六淫中具有病程长、难以速愈的邪气是（　　）。

A.寒邪　　B.湿邪　　C.风邪　　D.暑邪

6.下列属于湿性趋下的是（　　）。

A.妇女带下　　B.咳嗽　　C.大便秘结　　D.汗出恶风

7.正气强弱主要取决于（　　）。

A.气候因素　　B.地域因素

C.体质与精神状态　　D.生活与工作环境

8.疾病发生的重要条件是（　　）。

A.邪气　　B.正气　　C.地域因素　　D.饮食习惯

9.除（　　）外，均属于正气的范畴。

A.肾中精气的抗邪能力　　B.卫气的卫外功能

C.机体“阴阳自和”的能力　　D.保健抗衰老药物

10.“实”的病机主要指（　　）。

A.正气充盛　　B.正气虚衰　　C.脏腑功能减退　　D.邪气亢盛

（二）多项选择题

1.六淫致病的共同特点是（　　）。

A.外感性　　B.季节性　　C.地域性

D.相兼性　　E.转化性

2.过劳包括(　　)。

A.劳力过度　　B.劳神过度　　C.房劳过度

D.安逸过度　　E.饮酒过度

3.六淫中易伤津液的病邪有(　　)。

A.风　　B.暑　　C.热

D.湿　　E.燥

4.六淫中易伤阳气的病邪有(　　)。

A.寒　　B.湿　　C.燥

D.风　　E.火

5.属于影响疾病发生的因素是(　　)。

A.饮食营养与锻炼　　B.体质因素　　C.地域因素

D.饮食习惯　　E.自然与社会环境

二、简答题

1.说出“六淫”的内容及其主要特点。

2.简述水湿痰饮的形成及其与脏腑的关系。

3.何谓邪正盛衰？其对疾病的发生发展有何影响？

三、案例分析

黄某，男，16 岁。近一月以来高热时常发作，体温达 40 ℃，伴明显寒战，汗出热退，上下肢关节游走性疼痛，皮肤肿胀色白，面色苍白，咽痛不红，皮肤红斑时隐时现。舌苔白腻而润，脉弦。该患者感受了哪些病邪？以何种为主？

第5章 诊 法

学习目标

掌握望神、望舌的基本内容及其临床意义。
掌握问诊的内容。
熟悉常见异常形体、姿态的表现,色泽变化及五色所主病证。
熟悉寸口脉诊的方法、正常脉象的特征、常见脉象的特征与临床意义。
了解望形体姿态、望头面五官、望肌肤、望排出物的基本内容。
了解按诊的意义,以及按胸胁、按肌肤、按手足、按腧穴的内容与意义。

知识点

全身望诊、局部望诊、望舌(舌苔、舌质)的基本内容及所代表的临床意义。
闻诊的基本内容及其临床意义。
问诊的基本内容,尤其是问现在症的基本情况及其临床意义。
切诊的基本内容,包括脉诊和按诊。

诊法,是中医诊察收集病情资料的基本方法。中医诊法的内容主要包括望、闻、问、切。望、闻、问、切四诊从四个不同角度收集病情资料,各有其独特作用,但又相互联系,相互补充,不可分割。临床诊治疾病时,并不总是按望、闻、问、切的固定顺序进行,往往是四诊互用,边诊边辨,做到"四诊合参",全面分析和综合判断,才能为辨证论治提供正确的依据。临床运用诊法时,通过四诊所收集到的临床资料,尤其是各种症状,是判断病种、辨别证候的主要依据。

5.1 望 诊

望诊是医生运用视觉对病人的全身、局部及其分泌物和排泄物等进行有目的的观察,以了解健康或疾病情况的方法。望诊的内容包括全身望诊、局部望诊、望舌等基本内容。

5.1.1 全身望诊

全身望诊,又称整体望诊,是医生在诊察病人时首先对病人的精神、色泽、形体、姿态等整体表现进行扼要观察,以期对病情的寒热虚实和轻重缓急等能获得一个总体的印象。

1）望神

望神可知正气存亡，脏腑功能盛衰，病情轻重及预后良恶。一般分为有神、少神、无神和假神四种。

（1）有神

有神又称得神。病人面色荣润，语言清晰，反应灵敏，活动自如。表示正气尚足，病情轻浅，预后良好。

（2）少神

少神又称“神气不足”。表现为精神不振，倦怠乏力，两目晦滞，面色少华，少气懒言，肌肉松软，动作迟缓。提示精气不足，机能减退，多见于虚证患者或疾病恢复期病人。

课堂活动

假神与重病好转如何鉴别？

（3）无神

无神又称失神。表现为目光晦暗，瞳仁呆滞，精神萎靡，语声低微，反应迟钝，甚至神志不清，甚则循衣摸床，或猝倒而目闭口开，手撒遗尿等。属病情严重阶段，预后不良。

（4）假神

这是久病、重病的患者突然出现精神暂时好转的虚假表现，主要表现在神志、目光、面色、语声、食欲等方面。如原来神识昏糊，突然神志清楚；原来不多言语，语声低微，突然转为言语不休，声音响亮；原来面色晦暗，突然颧红如妆；原来毫无食欲，忽然食欲增强。此时因为精气衰弱已极，阴不敛阳，虚阳外越，暴露出一时“好转”的假象，古人称此为“回光返照”或“残灯复明”，预示病情处于垂危阶段，是临终前的预兆。

2）望色

面部色泽的变化最能反映脏腑气血的变化，故望色泽以望面色为主。国人之正常面色为微黄红润而有光泽。若出现异常色泽则为病色，包括青、赤、黄、白、黑五色。望面色时要注意区分常色与病色。

（1）常色

常色又有主色、客色之分。主色是指人终生不改变的基本肤色、面色。人与自然环境相应，由于季节、气候的变化，人的面色、肤色也相应变化，称为客色。常色有主色，客色之分，其共同特征是：明亮润泽、隐然含蓄。

（2）病色

病色是指人体在疾病状态时的面部颜色与光泽。

①青色　主寒证、痛证、瘀血证、惊风证及肝病。

面色青黑或苍白淡青，多属阴寒内盛；面色青灰，口唇青紫，多属心血瘀阻，血行不畅；小儿高热，面色青紫，以鼻柱、两眉间及口唇四周明显，是惊风先兆。

②黄色　主湿证、虚证。

面色淡黄憔悴为萎黄，多属脾胃气虚；面色发黄而且虚浮，称为黄胖，多属脾虚失运，湿邪内停所致；黄而鲜明如橘皮色者，属阳黄，为湿热熏蒸所致；黄而晦暗如烟熏者，属阴黄，为寒湿郁阻所致。

③赤色　主热证。

气血得热则行，热盛而血脉充盈，血色上荣，故面色赤红。实热证，满面通红；虚热证，仅两颧嫩红。此外，若在病情危重之时，面红如妆者，多为戴阳证，是精气衰竭、阴不敛阳、虚阳上越所致。

④白色　主虚证（失血、夺气、耗津），寒证。

患者面色㿠白而虚浮，多为阳气不足；面色淡白而消瘦，多属营血亏损；面色苍白，多属阳气虚脱，或失血过多。

⑤黑色　主肾虚证、水饮证、寒证、痛证及瘀血证。

面黑而焦干，多为肾精久耗，虚火灼阴，目眶周围色黑，多见于肾虚水泛的水饮证；面色青黑且剧痛者，多为寒凝瘀阻。

3）望形态

望形态，是观察病人形体强弱、胖瘦以及活动情况来诊察疾病的一种方法。

（1）形体

凡形体强壮者，多表现为骨骼粗大，胸廓宽厚，肌肉强健，皮肤润泽，反映脏腑精气充实，虽然有病，但正气尚充，预后多佳。凡形体衰弱者，多表现为骨骼细小，胸廓狭窄，肌肉消瘦，皮肤干涩，反映脏腑精气不足，体弱易病，若病则预后较差。肥而食少为形盛气虚，多肤白无华，少气乏力，精神不振。瘦而食少为脾胃虚弱。形体消瘦，皮肤干燥不荣，并常伴有两颧发红、潮热盗汗、五心烦热等证者，多属阴血不足，内有虚火。

（2）姿态

望姿态，主要是观察病人的动静姿态、异常动作及与疾病有关的体位变化。如病人睑、面、唇、指（趾）不时颤动，在外感病中多是发痉的预兆；在内伤杂病中，多是血虚阴亏，经脉失养。

痛证姿态特殊。以手护腹，行则前倾，弯腰屈背，多为腹痛；以手护腰，腰背板直，转动艰难，不得俯仰，多为腰腿痛；行走之际，突然停步，以手护心，不敢行动，多为真心痛。

坐而喜伏，多为肺虚少气；坐而喜仰，多属肺实气逆；但坐不得卧，卧则气逆，多为咳喘肺胀，或为水饮停于胸腹。但卧不耐坐，坐则神疲或昏眩，多为气血双亏或脱血夺气。

5.1.2　局部望诊

局部望诊又称分部望诊，是在全身望诊的基础上，根据病情或诊断需要，对病人身体某些局部进行重点、细致地观察。

1）望头颈和五官

（1）望头颈

①头形　小儿头尖小，前囟早闭，智能不全，是肾精不足；小儿头大如斗，前囟不闭，是肾阳虚衰。

②囟门　分前囟与后囟，前囟在出生后 12~18 个月闭合，后囟在 2~4 个月闭合。小儿前囟下陷，为正虚（气血虚），多见于剧烈吐泻、津液耗伤、气血不足。前囟高突，为邪盛（实热证），可见于温热邪盛，火热上攻。囟门迟闭，骨缝不合，称为解颅，多属肾气不足或发育不良。

③头摇　头摇不能自主，或头仰颈强，多为肝风内动，或因老年气血虚衰所致。

④头发　头发稀疏枯黄，部分甚至全部脱落，是肾气亏虚或血虚，常见于久病或大病之后，或产后及某些营养不良者。若头发不规则片状脱落，称为斑秃，多属血虚受风。白发多因肝肾亏损，气血不足以上荣头发所致。小儿发结如穗，多为疳积。

> **课堂活动**
>
> 小儿囟门异常有几种？各主何病证？

(2)望五官

①望目　目赤红肿，多属风热或肝火；眼胞赤烂为湿热；白睛发黄为黄疸；目窠凹陷，为伤津耗液；瞳仁散大，为肾精枯竭；小儿睡中露睛，多为脾虚；两目上视、斜视，为肝风内动。

②望耳　耳轮瘦薄，色淡白为肾气不足；耳轮红赤、肿胀为邪毒壅盛；耳轮干枯，甚则焦黑多为肾气衰竭、肾水亏极之象；耳道流脓，多为肝胆湿热。

③望鼻　鼻流清涕，为外感风寒；鼻流浊涕，多属外感风热；久流浊涕而黄稠有腥臭味者，为热证，兼有鼻中辛酸多为“鼻渊”；鼻中出血，为鼻衄；鼻红肿生疮，鼻头或鼻周色红，生有丘疹者，称酒渣鼻，多为血热壅肺所致。

④望口唇　唇色淡白为血虚；口唇青紫为血瘀；唇色嫩红为阴虚火旺；唇色深红而干为实热；口唇糜烂，为脾胃湿热；口唇燥裂，为燥热伤津；口角㖞斜，多为中风。

⑤望齿龈　牙齿干燥，多为津液已伤；齿燥如枯骨，是肾阴枯竭；龈色淡白，多属血虚；牙龈红肿，多为胃火上炎。睡中啮齿，为胃热或虫积；中年牙齿松动、稀疏，示肾气早衰。

⑥望咽喉　咽喉红肿而痛，为有实热；红肿溃烂，为肺胃热盛；咽喉嫩红，肿痛不甚，为虚热；咽喉腐点成片，色呈灰白如腐膜，不易拭去，重剥出血者为白喉，多为肺热伤阴所致。

2)望皮肤

(1)色泽异常

①皮肤发赤　皮肤突然鲜红成片，色如涂丹，边缘清楚，灼热肿胀者，为丹毒。

②皮肤发黄　面目、皮肤、爪甲俱黄者，为黄疸。其黄色鲜明如橘皮色者，属阳黄，因脾胃或肝胆湿热蕴蒸，胆汁外溢肌肤而成。黄色晦暗如烟熏色者，属阴黄，因寒湿困脾、胆汁外溢肌肤所致。

③皮肤白斑　四肢、面部等处出现白斑，大小不等，界限清楚，病程缓慢者，为白癜风。多因风湿侵袭、气血失和、血不荣肤所致。

(2)形态异常

①皮肤干燥　皮肤干枯无华，甚至皲裂、脱屑。多因津液耗伤，或精血亏损，肌肤失养，或因外邪侵袭、气血滞涩等所致。

②肌肤甲错　皮肤干枯粗糙，状若鱼鳞。多属血瘀日久、肌肤失养所致。

③皮肤硬化　皮肤粗厚硬肿，失去弹性。可因外邪侵袭、禀赋不足、阳虚血液亏少、瘀血阻滞等，引起肌肤失养所致。

(3)皮肤病症

①斑疹

a.斑：皮肤黏膜出现深红色或青紫色片状斑块，平摊于皮肤之下，摸之不碍手，压之不褪色的症状。或因外感温热邪毒，热毒窜络，内迫营血；或因脾虚血失统摄，阳衰寒凝气血；或因外伤等，使血不循经，外溢肌肤所致。

b.疹：皮肤出现红色或紫红色、粟粒状疹点，高出皮肤，抚之碍手，压之褪色的症状。常见于麻疹、风疹、瘾疹等病，亦可见于温热病中。多因外感风热时邪或过敏，或热入营血所致。

②水疱

a.水痘：顶满无脐，晶莹明亮，浆液稀薄，皮薄易破，大小不等，分批出现，常兼有轻度恶寒发热表现。因外感时邪风毒、内蕴湿热所致，属儿科常见传染病。

b.湿疹：周身皮肤出现红斑，迅速形成丘疹、水疱，破后渗液，出现红色湿润之糜烂面者。多因湿热蕴结，复感风邪，郁于肌肤而发。

③疮疡

a.痈：指患部红肿高大，根盘紧束，焮热疼痛，并能形成脓疡的疾病。具有未脓易消、已脓易溃、疮口易敛的特点。属阳证，多为湿热火毒蕴结，气血壅滞所致。

b.疽：指患部漫肿无头，皮色不变，疼痛不已的疾病。具有难消、难溃、难敛，溃后易伤筋骨的特点。一般指无头疽。属阴证，多为气血亏虚，阴寒凝滞而发。

c.疔：指患部形小如粟，根深如钉，漫肿灼热，麻木疼痛的疾病。多发于颜面和手足。因竹木刺伤，或感受疫毒、疠毒、火毒等邪所致。

d.疖：指患部形小而圆，红肿热痛不甚，根浅、脓出即愈的疾病。因外感火热毒邪或脏腑湿热蕴结向外发于肌肤所致。

3）望排泄物和分泌物

排泄物和分泌物的变化具有一定的规律：如分泌物与排泄物色白清稀者，多为寒证、虚证；色黄稠黏者，多属热证、实证；夹带血丝或有血块，多属热伤脉络或瘀血所致；饮食不化，有食物残渣，伴气味臭秽酸腐，多因湿热或食积。

5.1.3　望舌

望舌主要是观察舌质和舌苔的变化，是中医诊查疾病的重要方法。

1）舌与脏腑的关系

舌与脏腑经络有密切联系。舌象的变化可以反映机体脏腑气血的生理病理改变。一般而言，舌尖反映心肺的病变；舌中反映脾胃的病变；舌边反映肝胆的病变；舌根反映肾的病变，临床上有一定的参考价值。

2）舌诊的内容

舌诊的内容可分为望舌质和舌苔两方面。正常舌象，简称为“淡红舌、薄白苔”。

（1）望舌质

①舌神　察舌神之法，关键在于辨荣枯。荣者，荣润红活，有生气，有光泽，是谓有神，虽病亦属善候。枯者，干枯死板，无光泽，毫无生气，是谓无神，属凶险恶候。

②舌色　舌色一般可分为淡白、淡红、红、绛、紫、青几种。除淡红色为正常舌色外，其余都是主病之色。

a.淡红舌：为正常舌色，舌色白里透红，不深不浅，淡红适中，此乃气血上荣之表现。

b.淡白舌：舌色较淡红舌浅淡，甚至全无血色，主虚寒或气血双亏。

c.红舌:舌色鲜红,较淡红舌为深。可见于实证,或虚热证。

d.绛舌:绛为深红色,较红舌颜色更深浓之舌。主病有外感与内伤之分。在外感病为热入营血;在内伤杂病,为阴虚火旺。

e.紫舌:舌之颜色发紫。总由血液运行不畅,瘀滞所致。故紫舌主病,不外寒热之分。热盛伤津,气血壅滞,多表现为绛紫而干枯少津。寒凝血瘀或阳虚生寒,舌淡紫或青紫湿润。

课堂活动

舌色异常有几种?各有何临床意义?

③舌形

a.苍老舌:舌质纹理粗糙,形色坚敛。主实证、热证。

b.娇嫩舌:舌质纹理细腻,其色娇嫩,其形多浮胖。主虚证、寒证。

c.胀大舌:分胖大和肿胀。舌体肿大,胀塞满口,不能缩回闭口,称胖大舌。多因水饮痰湿阻滞所致。肿胀舌,多因热毒、酒毒致气血上壅,致舌体肿胀,多主热证或中毒病证。

d.瘦薄:舌体瘦小枯薄。主气血两虚,或阴津不足,总由舌体失养所致。

e.芒刺:舌面上有软刺(即舌乳头),是正常状态,若舌面软刺增大,高起如刺,摸之刺手,称为芒刺舌。多因邪热亢盛所致。芒刺越多,邪热越甚。芒刺出现的部位,可分辨热在内脏,如舌尖有芒刺,多为心火亢盛;舌边有芒刺,多属肝胆火盛;舌中有芒刺,主胃肠热盛。

f.裂纹:舌面上有裂沟,而裂沟中无舌苔覆盖,多因精血亏损,津液耗伤、舌体失养所致。

g.齿痕:舌体边缘有牙齿压印的痕迹。常与胖嫩舌同见,主脾虚或湿盛。

④舌态

a.强硬:舌体板硬强直,运动不灵,以致语言謇涩不清。多见于热入心包,高热伤津,痰浊内阻、中风或中风先兆等证。

b.痿软:舌体软弱、无力屈伸,痿废不灵。可见于热灼津伤,阴液亏虚,气血俱虚证。

c.舌纵:舌伸出口外,内收困难,或不能回缩。可见于实热内盛,痰火扰心及气虚证。

d.短缩:舌体紧缩而不能伸长。可因寒凝筋脉,舌收引挛缩;痰湿内阻,引动肝风,风邪挟痰,梗阻舌根;热盛伤津,筋脉拘挛;气血俱虚,舌体失于濡养温煦所致。无论因虚因实,皆属危重征候。

e.麻痹:舌有麻木感而运动不灵。若无故舌麻,时作时止,是心血虚;若舌麻而时发颤动,或有中风症状,是肝风内动之候。

f.颤动:舌体振颤抖动,不能自主。可见于肝风内动、热极生风或气血两亏,失于濡养所致。

g.歪斜:伸舌偏斜一侧。多见于中风或中风先兆。

(2)望舌苔

正常的舌苔是由胃气上蒸所生,故胃气的盛衰可从舌苔的变化上反映出来。

①苔质　苔质指舌苔的形质,有厚薄、润燥、糙黏、腐腻、剥落、有根无根等变化。

a.厚薄。厚薄以"见底"和"不见底"为标准。透过舌苔隐约可见舌质的为见底,即为薄苔。由胃气所生,属正常舌苔,有病见之,多为疾病初起或病邪在表,病情较轻。不能透过舌苔见到舌质的为不见底,即为厚苔,多为病邪入里,或胃肠积滞,病情较重。舌苔由薄而增厚,多为正不胜邪,病邪由表传里,病情由轻转重,为病势发展的表现;舌苔由厚变薄,多为正气来复,内郁之邪得以消散外达,病情由重转轻、病势退却的表现。

b.润燥。舌面润泽,干湿适中,是润苔,表示津液未伤;若水液过多,扪之湿而滑利,为滑苔,多见于阳虚而痰饮水湿内停之证。若望之干枯,扪之无津,为燥苔,多见于热盛伤津、阴液不足,阳虚水不化津,燥气伤肺等证。舌苔由润变燥,多为燥邪伤津,或热甚耗津,表示病情加重;舌苔由燥变润,多为燥热渐退,津液渐复,说明病情好转。

c.腐腻。苔厚而颗粒粗大疏松,形如豆腐渣堆积舌面,揩之可去,称为“腐苔”。常见于痰浊、食积,且有胃肠郁热之证。苔质颗粒细腻致密,揩之不去,刮之不脱,上面罩一层腻状黏液,称为“腻苔”,多见于痰饮、湿浊内停等证。

d.剥落。舌本有苔,忽然全部或部分剥脱,剥处见底,称剥落苔。若全部剥脱,不生新苔,光洁如镜,称镜面舌、光滑舌。由于胃阴枯竭、胃气大伤、毫无生发之气所致。无论何色,皆属胃气将绝之危候。若舌苔剥脱不全,剥处光滑,余处斑驳地残存舌苔,称花剥苔,是胃之气阴两伤所致。舌苔从有到无,是胃的气阴不足、正气渐衰的表现;但舌苔剥落之后,复生薄白之苔,乃邪去正胜、胃气渐复之佳兆。

②苔色　苔色,即舌苔之颜色。

a.白苔:一般常见于表证、寒证。若舌淡苔白而湿润,常是里寒证或寒湿证。特殊情况下,白苔也可主热证。如舌上满布白苔,如白粉堆积,扪之不燥,为“积粉苔”,是由外感秽浊不正之气,毒热内盛所致,常见于温疫或内痈。苔白燥裂如砂石,扪之粗糙,称“糙裂苔”,常见于温病或误服温补之药。

b.黄苔:一般主里证、热证。淡黄热轻,深黄热重,焦黄热结。外感病,苔由白转黄,为表邪入里化热的征象。苔薄淡黄,为外感风热表证或风寒化热。或舌淡胖嫩,苔黄滑润者,多是阳虚水湿不化。

c.灰苔:即浅黑色。主里证,常见于里热证,也见于寒温证。苔灰而干,多属热炽伤津,可见外感热病,或阴虚火旺,常见于内伤。苔灰而润,见于痰饮内停,或为寒湿内阻。

d.黑苔:多由焦黄苔或灰苔发展而来,一般来讲,所主病证无论寒热,多属危重。苔色越黑,病情越重。如苔黑而黏裂,甚则生芒刺,为热极津枯;苔黑而燥,见于舌中者,是肠燥屎结,或胃将败坏之兆;见于舌根部,是下焦热甚;见于舌尖者,是心火自焚;苔黑而滑润,舌质淡白,为阴寒内盛,水湿不化;苔黑而黏腻,为痰湿内阻。

知识拓展

舌诊是中医颇具特色诊断的内容之一。随着现代科学技术的发展,对舌诊的研究已从肉眼观察深入到细胞水平,并且用血液流变学、血液动力学、微循环、组织学、组织化学、生物化学、免疫学、微量元素分析等多种现代科学的实验手段对舌诊进行研究,舌诊在客观化、规范化等研究方面取得了较大进展。

5.2　闻　诊

闻诊包括听声音和嗅气味两方面。闻诊也是一种不可缺少的诊察方法,是医者获得客观体征的一个重要途径。

5.2.1 听声音

病变声音的一般规律是“高亢为实，低微为虚”。如新病声哑，多是外感风热或风寒；久病失音，多是肺及肾阴亏虚。病人语声高亢有力，烦躁多言，多为热证、实证；若低弱无力，静而懒言，多为虚证、寒证。呼吸气粗，属实热，常见于外感病证；呼吸气微，气息短促为肺气或肾气虚。咳声重浊为实证；咳声无力为虚证。咳声清亮，痰黄难咯为肺热证。

5.2.2 嗅气味

口气酸臭，并伴食欲不振，脘腹胀满者，多属食积胃肠；口气臭秽者，多属胃热；口气腐臭，或兼咳吐脓血者，多是内有溃腐脓疡；口气臭秽难闻，牙龈腐烂者，为牙疳；口有血腥味则多见吐血、咳血等出血之病。

一般而言，湿热或热邪致病，其排出物多混浊而有臭秽、难闻的气味；寒邪或寒湿邪气致病，其排出物多清稀而无特殊气味。如痰腥臭者为肺热；臭甚至呈脓样为肺痈。大便臭秽为热；气味腥为寒。小便臊臭为湿热下注，小便清长无臭者为虚寒。白带黏稠臭气重为湿热，质稀不甚臭为脾气虚。呕吐未消化食物，气味酸臭者为食积。

5.3 问　诊

5.3.1 问一般情况

一般情况包括患者的姓名、性别、年龄、民族、职业、婚否、籍贯、现住址等。

5.3.2 问主诉和病史

1）主诉

主诉是指患者就诊时，其感受最明显或最痛苦的主要症状及其持续时间。主诉往往是患者就诊的主要原因，也是疾病的主要矛盾。精准的主诉可助医生判断疾病的大致类别和轻重缓急。记录时要准确、简洁，如：恶寒发热头痛三天，伴咳嗽痰黄一天；反复胃脘隐痛一年，加重伴呕血、黑便两天。

2）现病史

现病史包括患者疾病从起病之初到就诊时病情演变与诊察治疗的全部过程，以及就诊时的全部自觉症状。

（1）起病情况

主要询问有无明显的起病原因或诱因，起病的时间，是否有传染病接触史，起病的轻重缓急，疾病初起症状、部位、持续时间及程度等。

（2）病情演变

按时间顺序询问：起病到就诊时病情的变化情况，症状的性质、部位、程度有无明显变化，病情变化有无规律性等。

(3) **诊察治疗过程**

询问起病之初到就诊前有无经过治疗,经过治疗做过何种检查,用过何药,服用药物的名称、剂量及效果如何,有否出现其他不良反应等。

(4) **现在症状**

要询问本次就诊的全部自觉症状,见后详述。

3)既往史、生活史、家族史

(1) **既往史**

既往史包括患者既往健康状况,曾患何种疾病及其诊治情况,现是否痊愈,有无后遗症,是否患过传染病,有无药物或其他过敏史。

(2) **生活史**

生活史包括患者的生活习惯、饮食嗜好、劳逸起居、工作情况等。如患者有无生活在有地方病或传染病流行的地区,有无精神刺激,生活习惯、饮食烟酒嗜好如何等。

(3) **家族病史**

询问患者直系亲属或血缘关系较近的旁系亲属的患病情况,有无患传染性或遗传性疾病,如肺痨、癫痫等。

5.3.3 问现在症状

知识链接

中医问现在症的内容涉及范围较为广泛,前人总结有“十问歌”,内容言简意赅,可资参考。现改编如下:

一问寒热二问汗,三问头身四问便,五问饮食六胸腹,七聋八渴俱当辨,九问旧病十问因,再兼服药参机变,妇女经带迟速崩,量色质味皆可见,儿科要问发育史,免疫疹痘全占验。

1)问寒热

询问病人寒与热的不同表现,为确定疾病的性质提供依据。

(1) **恶寒发热**

根据恶寒发热的轻重不同和有关兼证,分为三种类型:

①恶寒重,发热轻　为表寒证,是外感寒邪所致。因寒为阴邪,束表伤阳,故恶寒重。

②发热重,恶寒轻　为表热证,是外感热邪所致。因热为阳邪,易致阳盛,故发热重。

③发热轻,恶风自汗　为太阳中风证。是外感风邪所致。因风性开泄,使玄府开张,故自汗恶风。

(2) **但寒不热**

但感怕冷而无发热,称但寒不热,多属里寒证。多因素体阳虚,不能温煦肌表;或寒邪直接侵袭，损伤机体阳气所致。里证畏寒的特点：患者自觉怕冷，若添加衣被或近火取暖则可缓解。

（3）但热不寒

病人发热不恶寒或反恶热称为但热不寒，可见于里热证。按症状有壮热、潮热和微热。

①壮热　病人高热持续不退（体温在39 ℃以上），属里实热证。症见满面通红、口渴饮冷、大汗出、脉洪大等，是表邪入里化热成风热内传，正盛邪实，邪正剧争，里热亢盛，蒸达于外的表现。

②潮热　病人定时发热或定时热甚，有一定规律，如潮汐之有定时。日晡潮热，多为阳明腑实证；阴虚潮热，午后或入夜加重，兼见五心烦热或骨蒸痨热；湿温潮热，午后热盛，身热不扬者，兼头身困重，见于湿温病。

课堂活动

何为潮热？潮热的类型有哪些？各有何临床意义？

③微热　发热较正常体温稍高，为微热，又称低热。多见于气虚发热和温热病后期。

（4）寒热往来

寒热往来指病人自觉恶寒与发热交替发作的症状，是正邪相争、互为进退的病理反映，为半表半里证寒热的特征。

2）问汗

汗是津液所化生的，在体内为津液，经阳气蒸发从腠理外泄于肌表则为汗液。

（1）表证辨汗

外感表证病人，询问出汗情况，可辨别外感表邪的性质和了解机体营卫是否失常。

①表证无汗　兼见恶寒重，发热轻、头项强痛、脉浮紧者为外感寒邪所致，属表寒证。

②表证有汗　兼见发热恶风、脉浮缓者，是外感风邪所致的太阳中风证（表虚证）。

（2）里证辨汗

①自汗　病人日间汗出，活动尤甚，兼见畏寒神疲乏力等证，属阳虚。

②盗汗　病人睡时汗出，醒则汗止，兼见潮热、颧红等证，属阴虚。

③大汗　即汗出量多，津液大泄，临床上有虚实之分。

病人蒸蒸发热，汗出不已，兼见面赤、口渴饮冷、脉洪大者属实热证。

病人冷汗淋漓，兼见面色苍白、四肢厥冷、脉微欲绝者，称为绝汗，属亡阳证。见于重病、危证病人。

④战汗　见于伤寒病邪正相争剧烈之时，是疾病发展的转折点。

（3）局部辨汗

①头汗　汗出仅限于头面部或头颈部，又称为“但头汗出”。多因上焦邪热或中焦湿热上蒸，或病危虚阳上越所致。

②半身汗　病人仅半侧身体有汗，或为左侧，或为右侧，或为下半身，另一侧则经常无汗者。属患侧（无汗一侧）经络阻闭，气血运行不周所致。可见于中风、痿证、截瘫等病人。

③手足心汗　病人手足心出汗较多。其原因多与脾胃有关。脾胃有病，运化失常，津液旁达于四肢，而手足心汗出。

3)问疼痛

(1)疼痛的原因

引起疼痛的原因很多,有外感有内伤,其病机有虚有实。其中因不通则痛者,属实证,不荣则痛者属虚证。

(2)疼痛的性质

由于引起疼痛的病因病机不同,其疼痛的性质亦不同,临床可见如下几类:

①胀痛　痛且有胀感,为胀痛。在身体各部位都可以出现,但以胸胁、胃脘、腹部较为多见。多因气机郁滞所致。

课堂活动

常见疼痛的性质有哪些?

②刺痛　疼痛如针刺,称刺痛。其特点是部位固定不移。多因瘀血所致。全身各处均可出现刺痛症状,但以胸胁、胃脘、小腹、少腹部最为多见。

③绞痛　痛势剧烈如绞割者,称绞痛。其特点是疼痛,有剜、割、绞结之感,疼痛难以忍受。可见于心脉瘀阻的心痛,蛔虫上窜所致的脘腹痛或者砂石阻塞尿道所致的小腹疼痛等。

④窜痛　疼痛部位游走不定或走窜攻痛,称窜痛。其特点是痛处不固定,或者感觉不到确切的疼痛部位。可见于风湿痹证或气滞证。

⑤掣痛　痛处有抽掣感或同时牵引他处而痛,称掣痛。其特点是疼痛多呈条状或放射状,或有起止点,有牵扯感。可见于胸痹、肝阴虚、肝经实热等证。

⑥灼痛　痛处有烧灼感,称灼痛。其特点是感觉痛处发热,如病在浅表,有时痛处亦可触之觉热,多喜冷凉。可见于肝火犯络两胁灼痛,胃阴不足脘部灼痛及外科疮疡等证。

⑦冷痛　痛处有冷感,称冷痛。其特点是感觉痛处发凉,如病在浅表,有时触之亦觉发凉,多喜温热。多因寒凝筋脉或阳气不足而致。

⑧重痛　疼痛伴有沉重感,称重痛。多见于头部、四肢及腰部。多见于湿证。

⑨空痛　痛而有空虚之感,称空痛。其特点是疼痛有空旷轻虚之感,喜温喜按。可见于阳虚、阴虚、血虚或阴阳两虚等证。

⑩隐痛　痛而隐隐,绵绵不休,称隐痛。其特点是痛势较轻,可以耐受,隐隐而痛,持续时间较长。多因气血不足,或阳气虚弱,导致经脉气血运行滞涩所致。

4)问饮食口味

脾主运化水谷,问饮食口味可反映脾胃功能和疾病的寒热虚实。问饮食与口味包括询问口渴、饮水、进食、口味等几个方面。

(1)问口渴与饮水

询问患者口渴与饮水的情况,可以了解患者津液的盛衰和输布情况以及病证的寒热虚实。

①口不渴　口不渴为津液未伤,见于寒证或无明显热邪之证。

②口渴　口渴由津液不足或输布障碍所致。

(2)问食欲与食量

①食欲减退与厌食　此属脾胃不和消化吸收功能减弱所致。

a.食欲减退，患者不欲食，食量减少，多见于脾胃气虚、湿邪困脾等证。

b.厌食，多因伤食而致。若妇女妊娠初期，厌食呕吐者，为妊娠恶阻。

c.饥不欲食，是患者感觉饥饿而又不想进食，或进食很少，亦属食欲减退范畴。可见于胃阴不足证。

②多食易饥　这是指患者食欲亢进，食量较多，食后不久即感饥饿，又称为"消谷善饥"，临床多伴有身体逐渐消瘦等症状。可见于胃火亢盛、胃强脾弱等证。亦可见于消渴病。

③偏嗜　此是指嗜食某种食物或某种异物。其中偏嗜异物者，又称异嗜。若小儿异嗜，喜吃泥土、生米等异物，多属虫积。若妇女已婚停经而嗜食酸味，多为妊娠。

(3)问口味

口淡无味多见于脾虚停湿；口甜多见于脾蕴湿热；口苦多为肝胆湿热；口腻见于脾胃湿困；口臭多见于胃火炽盛，饮食积滞；口酸见于肝胃不和；口咸见于肾虚；口腥见于肺胃血络损伤，咳血呕血。

5)问睡眠

失眠与嗜睡在睡眠异常中最为常见，睡眠与人体气血阴阳的盛衰密切相关。但睡眠的生理规律一旦打破，人体的脏腑功能会随之失常。

(1)失眠

失眠又称"不寐"。临床上以不易入睡、睡后易醒或彻夜不眠为其证候特点，并常伴有多梦，是阳盛阴虚、阳不入阴、神不守舍、心神不安的病理表现。

(2)嗜睡

嗜睡又称"多眠"。临床上以神疲困倦、睡意很浓，经常不自主地入睡为其征候特点。多由机体阳虚阴盛或湿困脾阳所致，亦可见于温病邪入心包的病人。

6)问二便

问二便时，尤应注意二便的次数、排便时的异常感觉、排便时间及伴随症状等。

(1)问大便

健康人一般一日或两日大便一次。气血津液失调，脏腑功能失常，即可使排便次数和排便感觉等出现异常。

①便秘　大便干结，次数减少，排出困难，称为便秘。血虚便秘，多为血虚肠燥，见于久病、年老体弱、孕中产后；高热，大便燥结，舌红苔黄燥，为实证、热证。

②泄泻　排便次数增加，日行数次，便质稀溏或呈水样便，称为泄泻。泄泻暴发，大便臭秽，腹痛肠鸣，肛门灼热，为湿热泄泻；泻如稀水，色淡黄而味腥臭，多为寒湿泄泻；腹痛而泻，里急后重，下痢脓血，为大肠湿热；大便酸臭多沫，泻后痛减，多为食积；黎明前腹痛泄泻，称"五更泻"或"黎明泻"，为脾肾阳虚，多见于老年人。

③便血　便色鲜红，先血后便，称近血，多属实热；便色黑如柏油，称远血，多属瘀血。

④排便感异常　排便不爽，为湿热蕴结；肛门灼热，为有湿热；肛门重坠，甚则脱肛，为脾虚中气下陷。

(2)问小便

健康人在一般情况下，一昼夜排尿量为1 000~1 800 mL，尿次白天3~5次，夜间0~1次。

排尿次数、尿量可受饮水、气温、出汗、年龄等因素的影响而略有不同。受疾病的影响，若机体的津液营血不足、气化功能失常、水饮停留等，即可使排尿次数、尿量及排尿时的感觉出现异常情况。

小便清长，为寒证；小便短赤，为热证；小便黄赤，尿频、尿急、尿痛，为膀胱湿热；排尿不畅，淋漓涩痛，或伴尿意急迫、尿道灼热感，多是湿热下注的淋证。口渴多饮，多尿，而消瘦者，为消渴病；小便不畅，点滴而出者为癃；小便不通，点滴不出者为闭，二者合称癃闭；睡时不自主排尿，为遗尿。

7) 问经带

妇女有月经、带下、妊娠、产育等生理特点，发生疾病时，常能引起上述方面的病理改变。因此，对青春期开始之后的女性患者，除了一般的问诊内容外，还应注意询问其经、带等情况，作为妇科或一般疾病的诊断与辨证依据。

(1) 月经

应注意询问月经的周期，行经的天数，月经的量、色、质、有无闭经或行经腹痛等表现。

若月经周期提前 8~9 天以上，且连续两个月者，称为月经先期，见于血热和气虚；若月经周期延后 8~9 天以上，且连续两个月者，称为月经后期，见于血虚和血瘀证；经期错乱不定，称月经先后不定期，见于气滞。

经血量多为血热和气虚；量少为气血虚证；不在行经期间，不规则的阴道出血称崩漏，为血热或脾不统血。停经 3 个月以上为闭经，妊娠闭经为生理现象。

月经色淡清稀为血虚；色深质稠为血热；色紫暗有块，为寒凝血瘀。

经前小腹胀痛，经期或经后痛减者，多为实证；经后小腹隐痛，兼见腰酸、小腹下坠，多为虚证；经行小腹冷痛，得热痛减，为寒证。

(2) 带下

凡带下色白而清稀、无臭，多属虚证、寒证。带下色黄或赤，黏稠臭秽，多属实证、热证。若带下色白量多，淋漓不绝，清稀如涕，多属寒湿下注。带下色黄，黏稠臭秽，多属湿热下注。若白带中混有血液，为赤白带，多属肝经郁热。

8) 问小儿

小儿科古称“哑科”，不仅问诊困难，而且不一定准确。问诊时，若小儿不能述说，可以询问其亲属。除了一般的问诊内容外，还要注意询问出生前后情况、喂养情况、生长发育情况及预防接种情况，传染病史及传染病接触史。对于家庭成员的健康状况和有无遗传性疾病等均应要做到全面了解。

5.4 切 诊

切诊包括脉诊和按诊两部分内容。脉诊是按脉搏；按诊是在病人身躯上一定的部位进行触、摸、按压，以了解疾病的内在变化或体表反应，从而获得辨证资料的一种诊察方法。

5.4.1 脉诊

1) 脉象形成的原理

> **课堂活动**
> 为什么切脉可以知道脏腑气血的病变？

脉象即脉动应指的形象。人体的血脉贯通全身，内连脏腑，外达肌表，运行气血，周流不休，所以，脉象能够反映全身脏腑功能、气血、阴阳的综合信息。脉象的产生与心脏的搏动、心气的盛衰、脉管的通利和气血的盈亏及各脏腑的协调作用直接有关。

2) 诊脉的部位与方法

(1) 脉诊部位

自晋以来，普遍选用的切脉部位是寸口。寸口又称脉口、气口，其位置在腕后桡动脉搏动处。

寸关尺分候脏腑，历代医家说法不一，目前多以下列为准：

左寸可候：心与膻中；右寸可候：肺与胸中。

左关可候：肝胆与膈；右关可候：脾与胃。

左尺可候：肾与小腹；右尺可候：肾与小腹。

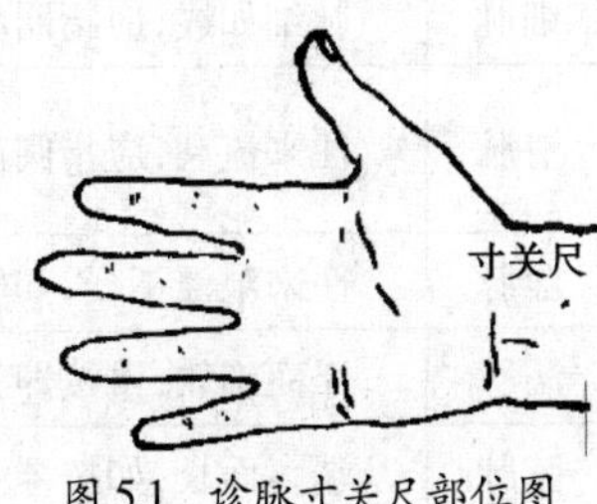

图 5.1 诊脉寸关尺部位图

(2) 诊脉的方法和注意事项

①时间　最佳诊脉时间在清晨，此时患者体内及外环境都比较安静，气血安和，脉象较为准确。但因清晨诊脉，限于条件，实难做到，不必拘泥。

②体位　要让患者取坐位或正卧位，手臂平放和心脏近于同一水平，直腕仰掌，并在腕关节背垫上市枕，这样可使气血运行无阻，以反映机体的真正脉象。

③指法　医者用右手按诊患者的左手，先将中指按在按在腕后高骨处，以定关位，再用示指在关前定寸位，以环指按在关后定尺位。切脉时，必须注意指力的轻重，以轻、中、重三种不同的指力体察脉象，又称为“举、寻、按”或浮取、中取、沉取。寸、关、尺三部，每部都有浮、中、沉三候，合称三部九候。一般由轻逐渐加重，细心体会脉搏的状态。

3) 正常脉象

正常的脉象，亦称“平脉”：节律均匀，和缓有力，不浮不沉，一息脉来 4~5 至(一呼一吸称为一息，相当于每分钟 60~90 次)。

此外，有些人的脉不见于寸口，而从尺部斜向手背，称斜飞脉；若脉出现于寸口的背侧，则称反关脉；还有出现于腕部其他位置者，都是生理特异脉位，是桡动脉解剖位置的变异，不属病脉。

4) 常见病脉与主病

常见病脉与主病见表 5.1。

表 5.1 常见病脉与主病

脉 名	脉 象	主 病
浮脉	轻取即得,重按稍弱	表证、虚证。浮而有力为表证,浮而无力为虚证
沉脉	轻取不应,重按始得	里证。有力为里实,无力为里虚
迟脉	脉来迟缓,一息不足 4 至(每分钟不足 60 次)	寒证。有力为实寒证,无力为虚寒证
数脉	脉来急促,一息超过 5 至(每分钟 90 次以上)	热证。有力为实热,无力为虚热
虚脉	三部脉轻取重按均无力,为无力脉的总称	虚证。多为气血两虚
实脉	三部脉轻取重按均有力,为有力脉的总称	实证
洪脉	脉形宽大,有如波涛汹涌,来盛去衰	热盛
细脉	脉细如线,应指明显	主诸虚劳损,以阴血虚为主;又主湿证
滑脉	往来流利,应指圆滑,如盘滚珠	痰饮、食滞、实热,亦为青壮年的常脉和妇人的孕脉
涩脉	往来艰涩不畅,如轻刀刮竹	气滞、血瘀、精伤、血少
濡脉	浮而细软,重按即无	诸虚证,湿证
弦脉	端直而长,如按琴弦	肝胆病,痰饮,痛证
紧脉	脉来绷急,应指紧张有力,状如牵绳转索	寒证,痛证
短脉	脉形如豆,滑数有力	主痛、惊
促脉	脉来急促,时有一止,止无定数	阳热实盛或实邪阻滞
结脉	脉来缓慢,时有一止,止无定数	阴盛气结,寒痰瘀血
代脉	脉来迟缓无力,时有一止,止有定数	脏气衰微,风证,痛证,七情惊恐,跌打损伤

5)相兼脉与主病

凡两种或两种以上的单因素脉相兼出现,复合构成的脉象即称为“相兼脉”或“复合脉”。

由于疾病是一个复杂的过程,可以由多种致病因素相兼致病,疾病中邪正斗争的形势会不断发生变化,疾病的性质和病位亦可随之而变。因此,病人的脉象经常是两种或两种以上相兼出现。临床常见相兼脉及其主病列举如下:

浮紧脉:多见于外感寒邪之表寒证,或风寒痹病疼痛。

浮缓脉:多见于风邪伤卫,营卫不和的太阳中风证。

浮数脉:多见于风热袭表的表热证。

浮滑脉:多见于表证夹痰,常见于素体多痰湿而又感受外邪者。

沉迟脉:多见于里寒证。

沉弦脉:多见于肝郁气滞,或水饮内停。

沉涩脉:多见于血瘀,尤常见于阳虚而寒凝血瘀者。

沉缓脉:多见于脾虚,水湿停留。

沉细数脉:多见于阴虚内热或血虚。

弦紧脉:多见于寒证、痛证,常见于寒滞肝脉,或肝郁气滞等所致疼痛等。

弦数脉:多见于肝郁化火或肝胆湿热、肝阳上亢。

弦滑数脉:多见于肝火夹痰、肝胆湿热或肝阳上扰、痰火内蕴等病证。

弦细脉:多见于肝肾阴虚或血虚肝郁,或肝郁脾虚等证。

滑数脉:多见于痰热、湿热或食积内热。

洪数脉:多见于阳明经证、气分热盛,多见于外感热病。

知识拓展

脉诊的现代化研究主要集中在脉象的客观化问题上。其研究成果主要表现在脉图的系统分析、定型与鉴别,对脉图的生理病理机制的探讨,以及脉象仪的制作与使用上。在脉诊客观化研究方面,按研究特点,可以分为仪器研制、临床研究、参数分析三个方面,其中,仪器设计与研制首当其冲,它是临床脉诊客观化的基础。随着仪器研制、临床实验、动物实验、模拟实验、参数分析等工作的深入,预计不久的将来,中医脉诊客观化、现代化问题将得到解决,对中医脉象的形成机理也将获得满意的解释。

5.4.2 按诊

按诊,是医生用手直接触摸按压病人的脘腹、手足、皮肤等部位,以了解局部的冷热、润燥、压痛、肿块及其他异常变化,从而辨识清楚疾病的部位、性质的一种诊察方法。

1)按肌肤

按肌肤是指触摸某些部位的肌肤,通过诊察其寒热、润燥、滑涩、疼痛、肿胀、皮疹疮疡等情况,以分析病情的寒热虚实及气血阴阳盛衰的诊断方法。

凡阳气盛的身多热,阳气衰的身多寒。凡身热初按甚热,久按热反转轻的,是热在表;若久按其热反甚,热自内向外蒸发者,为热在里。肌肤濡软而喜按者,为虚证;患处硬痛拒按者,为实证。轻按即痛者,病在表浅;重按方痛者,病在深部。皮肤干燥者,尚未出汗或津液不足;干瘪者,津液不足;湿润者,身已汗出或津液未伤。皮肤甲错者,伤阴或内有干血。按之凹陷,放手即留手印,不能即起的,为水肿;按之凹陷,举手即起的,为气肿。

2)按手足

按手足主要在探明寒热,以判断病证性质属虚属实、在内在外,及预后。凡疾病初起,手足俱冷的,是阳虚寒盛,属寒证;手足俱热的,多为阳盛热炽,属热证。

诊手足寒热,还可以辨别外感病或内伤病。手足背部较热的,为外感发热;手足心较热的,为内伤发热。此外,还有以手心热与额上热的互诊来分别表热或里热的方法。额上热甚于手心热的,为表热;手心热甚于额上热的,为里热。这一诊法有参考意义。

3）按脘腹

胸腹各部位的划分如下：隔上为胸、隔下为腹。侧胸部从腑下至十一、十二肋骨的区域为胁。腹部剑突下方位置称为心下。胃脘相当于上腹部。大腹为脐上部位，小腹在脐下，少腹即小腹之两侧。

按胸腹就是根据病情的需要，有目的地对胸前区、胁肋部和腹部进行触摸、按压，必要时进行叩击，以了解其局部的病变情况。

4）按腧穴

按腧穴是按压身体的某些特定穴位，通过穴位的变化和反应来判断内脏某些疾病的方法。腧穴是脏腑经络之气转输之处，是内脏病变反映于体表的反应点。按腧穴可据按诊需要，取坐位或卧（仰卧、俯卧、侧卧）位，关键在于找准腧穴。按腧穴要注意发现穴位上是否有结节或条索状物，有无压痛或其他敏感反应，然后结合望、闻、问诊所得资料综合分析判断疾病。

小 结

望、闻、问、切是中医诊察疾病的四种方法。望诊是对病体的神色形态、舌质、舌苔、排泄物、分泌物进行观察，以了解疾病的变化；闻诊是听病人声音及闻某些气味，以了解病情；问诊是询问病人的自觉症状、病因、病情变化、诊治经过及既往史等情况，以了解病情；切诊是通过切脉、按肌肤、四肢手足、胸腹、腧穴等，以了解疾病的变化。运用四诊时，要把四诊有机地结合起来，切不可偏废。脉诊、舌诊虽是中医诊断的特殊方法，但不应把它神秘化，必须四诊合参，才能较全面掌握疾病的变化情况，从而为正确的诊治提出必要的依据。

目标检测

一、选择题

（一）单项选择题

1.神在全身皆有表现，却突出地表现于（　　）。

A.语言　　B.动态　　C.目光　　D.表情

2.形成面色青的原因主要是（　　）。

A.寒凝　　B.湿阻　　C.气虚　　D.痰滞

3.下列哪项不属于正常舌象？（　　）

A.舌体柔软　　B.舌体活动自如　　C.舌质淡嫩少苔　　D.舌质淡红

4.黄苔一般主（　　）。

A.寒证　　B.热证　　C.痰饮　　D.湿证

5.下列哪一项属于主诉问诊的内容？（　　）

A.是否患过麻疹　　B.服药有无不良反应
C.有无不良生活习惯　　D.当前最痛苦的症状
6.症见自觉怕冷,得温可以缓解者属于(　　)。
A.恶寒　　B.畏寒　　C.寒栗　　D.恶风
7.外感初期可见(　　)。
A.恶寒　　B.畏寒　　C.寒栗　　D.潮热
8.日晡热甚,伴有腹胀腹痛,大便秘结者,属于(　　)。
A.外感热盛　　B.阳明潮热　　C.湿热潮热　　D.阴虚潮热
9.午后或入夜低热,伴有五心烦热者,其病机为(　　)。
A.燥热内结阳明　　B.湿热蕴阻中焦
C.阴液亏损,虚阳偏亢　　D.脾虚清阳不升
10.恶寒与发热交替而作,此症是(　　)。
A.邪犯肌表　　B.外邪入里　　C.邪在半表半里　　D.邪犯肠胃
11.入睡汗出,醒后汗止者,其病机属(　　)。
A.阳虚　　B.气虚　　C.血虚　　D.阴虚
12.经常汗出,动后更甚者,其病机是(　　)。
A.阳气虚弱　　B.气血两虚　　C.阴液不足　　D.血液亏损
13.痛有胀感,伴随时发时止特点者,为(　　)。
A.气滞　　B.血瘀　　C.寒凝　　D.热郁
14.脾胃虚寒之人可见(　　)。
A.口甜而腻　　B.口中泛酸　　C.口中酸馊　　D.口淡无味
15.多食善饥症状可见于(　　)。
A.胃火炽盛　　B.食滞胃脘　　C.胃气不足　　D.胃阴亏虚
16.泻下如注,便如黄糜,伴有肛门灼热者,属于(　　)。
A.大肠液亏　　B.大肠湿热　　C.肠虚滑脱　　D.脾肾阳虚
17.小便频数,色黄急迫者,属于(　　)。
A.肾阳不足　　B.肾气不固　　C.消渴病　　D.膀胱湿热
18.月经提前7天以上,量多、色红、质稠者,属于(　　)。
A.气虚　　B.血热　　C.血虚　　D.血寒
19.正常的脉象称为(　　)。
A.正脉　　B.平脉　　C.和脉　　D.缓脉
20.轻取即得,重按稍减的脉是(　　)。
A.浮脉　　B.洪脉　　C.芤脉　　D.革脉

(二)多项选择题

1.形瘦颧红皮肤干枯的病人,多见于(　　)。
A.气虚　　B.阴血不足　　C.痰盛
D.火旺　　E.阳虚
2.正常舌象应具有的特点是(　　)。

A.舌体灵活自如　B.胖瘦适中　C.质淡红苔薄白
D.湿润而滑　E.荣润有神

3.下列属于“问现在症状”的内容是(　　)。
A.姓名　B.婚否　C.寒热
D.饮食　E.睡眠

4.下列哪些表现可见之于阴虚病人?(　　)
A.午后热甚　B.身热不扬　C.五心烦热
D.骨蒸潮热　E.舌红少苔

5.按诊可诊察所按部位的(　　)。
A.肌肤冷热　B.皮肤润燥　C.皮肤颜色
D.是否有肿块　E.是否有疼痛

二、简答题

1.何谓得神?其表现如何?

2.病理性五色各有什么主病?

3.问诊的主要内容有哪些?

4.如何进行问现在症?

三、分析题

1.李某,女,21岁。咳嗽、胸痛、低热半年。半年来经常咳嗽,时轻时重,痰少而黏,偶尔带有血丝。入夜低热,体温多38 ℃左右。伴有多汗,月经量少。形体消瘦,面白颊红,舌红少苔而干,脉象细数。请说出该患者发热的类型。

2.张某,男,38岁。两年来经常汗出,以头面部为多,运动后汗出更甚,并伴有精神不振,倦怠乏力,少气懒言,易感冒。面色淡白无华,舌淡苔白,脉虚弱。请说出该患者出汗的类型。

第6章 辨 证

学习目标

掌握八纲辨证的基本知识、临床表现及证型鉴别。

熟悉脏腑辨证的基本知识、临床表现及证型鉴别。

在问病荐药过程中,能灵活应用中医辨证的知识正确荐药。

知识点

八纲辨证的基本知识、临床表现及证型鉴别。

脏腑辨证的基本知识、临床表现及证型鉴别。

其他辨证的基本知识、临床表现。

辨证,是在中医理论指导下,运用四诊所收集的症状、体征等病情资料来综合、分析、判断疾病的发生原因、病位、疾病性质及邪正之间的关系,概括为某种性质的证的过程。

中医学中有多种辨证的方法,临床上常用的有八纲辨证、脏腑辨证、气血津液辨证、病因辨证、卫气营血辨证等不同辨证方法,各具特色,相互补充,运用得当,即使复杂的疾病也能通过辨证认识其本质。

6.1 八纲辨证

八纲,即阴、阳、表、里、寒、热、虚、实,是分析、归类临床症状的方法,亦是辨证论治的理论基础之一。通过四诊,掌握了辨证资料之后,根据病位的深浅、病邪的性质、人体正气的强弱等多方面的情况,进行分析综合,归纳为八类不同的证候,称为八纲辨证。

八纲是分析疾病共性的辨证方法,是各种辨证的总纲,适应于临床各科的辨证。无论内、外、妇、儿、眼、耳、鼻喉等科,无不应用八纲来归纳概括。其中,阴阳又是八纲中的总纲。

八纲辨证并不意味着把各种证候截然划分为八个区域,它们是相互联系而不可分割的。因此,进行八纲辨证,不仅要熟练掌握各类证候的特点,还要注意它们之间的相兼、转化、夹杂、真假,才能正确而全面地认识疾病,诊断疾病。

6.1.1 表里

表里是辨别疾病病位内外和病势深浅的一对纲领。身体的皮毛、肌腠、经络为外,这些部位受邪,属于表证;脏腑、气血、骨髓为内,这些部位发病,统属里证。表里辨证,在外感病辨证中有重要的意义。可以察知病情的轻重,明确病变部位的深浅,预测病理变化的趋势。表证病浅而轻,里证病深而重。

1)表证

表证是指六淫疫疠邪气经皮毛、口鼻侵袭人体时所产生的证候。多见于外感病的初期,一般起病急,病程短。

表证有两个明显的特点:一是外感时邪,表证是由邪气入侵人体所引起;二是邪病轻,表证的病位在皮毛肌腠,病轻易治。

其临床表现为恶寒、发热、头身疼痛,舌苔薄白,脉浮,兼有鼻塞、流涕、咳嗽、喷嚏、咽喉痒痛等证。

由于受邪的性质有寒热的不同,故表证又分为表寒证与表热证。

表 6.1 表寒证与表热证的鉴别要点

证 候	临床表现	舌 象	脉 象
表寒证	恶寒重,发热轻	苔薄白而润	浮紧或浮缓
表热证	恶寒轻,发热重	苔薄白欠润或薄黄	浮数

2)里证

里证是疾病深在于里(脏腑、气血、骨髓)的一类证候。它是与表证相对而言,多见于外感病的中、后期或内伤疾病。

里证的范围甚广,除了表证以外,其他疾病都可以说是里证。里证的特点也可归纳为两点:一是病位深在,二是里证的病情一般较重。

里证病因复杂,病位广泛,症状繁多,常以或寒或热、或虚或实的形式出现,故详细内容见各辨证。现仅举几类常见症,分析如下:

壮热恶热或微热潮热,烦躁神昏,口渴引饮,或畏寒肢冷,倦卧神疲,口淡多涎。大便秘结,小便短赤或大便溏泄,小便清长,腹痛呕恶,苔厚脉沉。

表里证鉴别要点:凡不具备发热恶寒、脉浮等表证,以及往来寒热、脉弦等半表半里证者,均属里证。主要审查病人的寒热表现、舌象和脉象。

3)半表半里证

半表半里证,是正邪相搏于表里之间的一类特殊证候的概括。临床表现:寒热往来,胸胁苦满,口苦咽干,心烦喜呕,默默不欲饮食,脉弦等。多见于疟疾、肝炎和胆道感染等疾病。

6.1.2 寒热

寒热辨证是辨别疾病性质的两个纲领。一般来说,寒证多因外感寒邪、过食生冷或久病阳气受损所引起。热证因外感火热之邪,或外感寒湿等邪郁而化热,或过服辛辣温热之品,或素体阳热之气偏亢,或七情过激久而化火等因素引起。寒热辨证在治疗上有重要意义。《素问·至真要大论》说“寒者热之”“热者寒之”,两者治法正好相反,所以寒热辨证必须确切无误。

1) 寒证

寒证,是疾病的本质属于寒性的证候。可以由感受寒邪而致,也可以由机体自身阳虚阴盛而致。

各类寒证的临床表现不尽一致,但常见的有:恶寒喜暖,面色苍白,肢冷踡卧,口淡不渴,痰涎清稀,小便清长,大便稀溏,舌淡苔白润滑,脉迟或紧等。

2) 热证

热证,是疾病的本质属于热性的证候。可以由感受热邪而致,也可以由机体自身阴虚阳亢而致。

各类热证的证候表现也不尽一致,但常见的有:恶热喜冷,口渴喜冷饮,面红目赤,烦躁不宁,痰涕黄稠,吐血衄血,小便短赤,大便干结,舌红苔黄而干燥,脉数,等等。

表 6.2 寒证与热证的鉴别要点

证　候	临床表现	舌　象	脉　象
里寒证	畏寒喜暖,不渴喜热饮,面白肢凉,小便清长,大便稀溏	舌淡苔白	迟
里热证	发热恶热,口渴喜冷饮,面红肢热,小便短赤,大便干结	舌红苔黄	数

6.1.3 虚实

虚实是辨别邪正盛衰的两个纲领。虚指正气不足,实指邪气盛实。一般新病、体质素健及青壮年患者,多为实证;久病、体质衰弱、老年患者,多为虚证。虚实辨证,可以掌握病者邪正盛衰的情况,为治疗提供依据,采用"虚者补之,实者泻之"之法,实证宜攻,虚证宜补。

1) 虚证

虚证是对人体正气虚弱各种临床表现的病理概括,可分为气虚、血虚、阴虚、阳虚四大类型。

各种虚证的表现极不一致,很难全面概括,常见的有:面色淡白或萎黄,精神萎靡、神疲乏力,心悸气短,形寒肢冷,自汗,大便滑脱,小便失禁,舌淡胖嫩,脉虚沉迟,或为五心烦热,消瘦颧红,口咽干燥,盗汗潮热,舌红少苔,脉虚数。

2) 实证

实证是对人体感受外邪,或体内病理产物堆积而产生的各种临床表现的病理概括。

由于病因不同,实证的表现亦极不一致,而常见的表现为:发热,腹胀痛拒按,胸闷,烦躁,甚至神昏谵语,呼吸气粗,痰涎壅盛,大便秘结,或下利,里急后重,小便不利,淋沥涩痛,脉实有力,舌质苍老,舌苔厚腻。

表 6.3　虚证实证的鉴别要点

证　候	临床表现	舌　象	脉　象
虚证	精神萎靡,面色苍白,声低气微,疼痛喜按,大便溏薄	胖嫩少苔或无苔	虚细无力
实证	兴奋烦躁,身热面赤,声高气粗,疼痛拒按,大便秘结	苍老苔厚	实大有力

6.1.4　阴阳

阴阳是八纲辨证的总纲。在诊断上,可根据临床上证候表现的病理性质,将一切疾病分为阴阳两个主要方面。阴阳,实际上是八纲的总纲,它可概括其他六个方面的内容,即表、热、实属阳;里、寒、虚属阴。故有人称八纲为“二纲六要”。

在临床上,由于表里寒热虚实之间有时是相互联系交织在一起的,不能截然划分。因此,阴证和阳证之间有时也不是截然分开的,往往出现阴中有阳、阳中有阴的复杂证候。如上面几节所说的表里同病、寒热错杂、虚实夹杂等证型就属这类情况。

1)阴证与阳证

(1)阴证

阴证是机体阳气虚衰、阴寒内盛所致,在疾病过程中表现为晦暗、沉静、衰退、抑制、向内、向下,属于里证、寒证、虚证的一类证候。

不同的疾病,所表现的阴性证候不尽相同,各有侧重,一般常见为:面色暗淡,精神萎靡,身重踡卧,形寒肢冷,倦怠无力,语声低怯,纳差,口淡不渴,大便稀溏,小便清长,舌淡胖嫩,脉沉迟,或弱或细涩。

(2)阳证

阳证是机体阳气亢盛、脏腑功能亢进所致,疾病过程中表现为兴奋、躁动、亢进、明亮,表现于向外、向上,属于表证、热证、实证的一类证候。

不同的疾病,表现的阳性证候也不尽相同。一般常见的有:面色红赤,恶寒发热,肌肤灼热,神烦,躁动不安,语声粗浊,呼吸气粗,喘促痰鸣,口干渴饮,大便秘结,小便涩痛,短赤,舌质红绛,苔黄黑生芒刺,脉象浮数,洪大,滑实。

表 6.4　阴证与阳证的鉴别要点

证　候	望　诊	闻　诊	问　诊	切　诊
阴证	面色苍白或暗淡,身重踡卧,倦怠无力,萎靡不振,舌质淡而胖嫩,舌苔润滑	语声低微、静而少言,呼吸气弱、气短	大便腥臭,纳差,口中无味,不烦不渴,或喜热饮,小便清长	腹痛喜按,身寒足冷,脉沉细弱
阳证	面色潮红,身热喜凉,狂躁不安,口唇燥裂,舌质红绛,苔色黄或老黄,甚则燥裂,或黑而生芒刺	语声壮厉,烦而多言,呼吸气粗,喘促痰鸣,狂言叫骂	大便或硬或秘,或有奇臭,恶食,口干,烦渴引饮,小便短赤	腹痛拒按,身热足暖,脉洪大有力

阴阳消长是相对的，阳盛则阴衰，阴盛则阳衰。如诊得脉象洪大，舌红苔燥，兼见口渴、壮热等，便可知阳盛阴衰。如诊得脉象沉迟，舌白苔润，兼见腹痛、下利等证，便可知其阴盛阳衰。此外，阴阳错综复杂的变化，具体表现于表里寒热虚实等六纲中，已在前面各节述及，不再重复。

2）亡阴证与亡阳证

亡阴亡阳是疾病的危险证候，辨证一差，或救治稍迟，死亡立见。由于阴阳是依存互根的，所以亡阴可导致亡阳，而亡阳也可以致使阴液耗损。在临床上，宜分别亡阴、亡阳之主次，及时救治。

（1）亡阴

临床表现为身热肢暖，烦躁不安，口渴咽干，唇干舌燥，肌肤皱瘪，小便极少，舌红干，脉细数无力。通常还以大汗淋漓为主要特征，其汗温、咸而稀（吐、下之亡阴，有时可无大汗出）。

> **课堂活动**
>
> 如何鉴别亡阳证与亡阴证？

（2）亡阳

临床表现为大汗出、汗冷、味淡微黏、身凉恶寒、四肢厥冷、蜷卧神疲、口淡不渴，或喜热饮，舌淡白润，脉微欲绝。

表 6.5　亡阴亡阳证的鉴别要点

证　候	汗	四　肢	舌　象	脉　象	其　他
亡阴证	汗热，味咸，不黏	温和	红干	细数无力	身热，烦躁不安，口渴，喜冷饮
亡阳证	汗凉，味淡，微黏	厥冷	白润	微细欲绝	身冷，蜷卧神疲，口淡，喜热饮

八纲辨证中的表、里、寒、热、虚、实、阴、阳各证候，都不是孤立出现的，而是相互交错、互相联系的。如表证与里证，有属寒、属热的区别，又有虚与实的不同；寒证与热证，是在表还是在里，在分清病变部位的前提下，又有虚实的差异。此外，在一定条件下，表里、寒热、虚实是可以转化的，如由表入里、由里出表、寒证化热、热证化寒、虚证转实、实证转虚等。在疾病发展到严重阶段，病势趋于极点时，会出现真热假寒、真寒假热等疾病本质与现象相反的假象。总之，疾病是千变万化的，所以八纲辨证必须灵活使用。

知识拓展

八纲辨证的现代研究主要集中于证候诊断规范化及证的实质研究两个方面。证候诊断规范化研究重在整理规范八纲的证候表现，提出八纲的辨证诊断标准。如全国中西医结合虚证与老年病防治学术会议于1982年制订了中医虚证辨证参考标准，列出主证、次证表现若干条，订出具体的诊断标准。证的实质研究已从一般生理、病理分析深入到细胞分子水平，目前已发现寒证、热证、虚证、实证在中枢神经、植物神经、基础代谢、免疫功能、血生化反应、微量元素含量、病理形态等方面有一定的差异。

6.2 脏腑辨证

脏腑辨证,是在认识脏腑生理功能、病变特点的基础上,将四诊所收集的症状、体征及有关病情资料进行综合归纳分析,从而判断疾病病变部位、性质、正邪盛衰情况的一种辨证方法,是临床各科的诊断基础,是辨证体系中的重要组成部分。简言之,它以脏腑为纲,对疾病进行辨证。

6.2.1 心与小肠病辨证

1)心气虚、心阳虚与心阳暴脱证

心气虚证,是指心脏功能减退所表现的证候。凡禀赋不足,年老体衰,久病或劳心过度均可引起此证。心阳虚证,是指心脏阳气虚衰所表现的证候。凡心气虚甚,寒邪伤阳,汗下太过等均可引起此证。心阳暴脱证,是指阴阳相离、心阳骤越所表现的证候。凡病情危重,危症险症均可出现此证。

【临床表现】心悸怔忡,胸闷气短,活动后加重,面色淡白或苍白,或有自汗,舌淡苔白,脉虚,为心气虚;若兼见畏寒肢冷,心痛,舌淡胖,苔白滑,脉微细,为心阳虚。若突然冷汗淋漓,四肢厥冷,呼吸微弱,面色苍白,口唇青紫,神志模糊或昏迷,则是心阳暴脱的危象。

表 6.6 心气虚、心阳虚、心阳暴脱鉴别表

证 候	同	异
心气虚	心悸怔忡,胸闷气短,活动后加重,自汗	面色淡白或苍白,舌淡苔白,脉虚
心阳虚		畏寒肢冷,心痛,面色苍白或晦暗,舌淡胖苔白滑,脉微细
心阳暴脱		突然冷汗淋漓,四肢厥冷,呼吸微弱,面色苍白,口唇青紫,神志模糊,或昏迷,脉微欲绝

2)心血虚与心阴虚证

心血虚证,是指心血不足,不能濡养心脏所表现的证候。心阴虚证,是指心阴不足,不能濡养心脏所表现的证候。

【临床表现】心悸怔忡,失眠多梦,为心血虚与心阴虚的共有症状。兼见眩晕,健忘,面色淡白无华,或萎黄,口唇色淡,舌色淡白,脉象细弱等,为心血虚;若见五心烦热,潮热,盗汗,两颧发红,舌红少津,脉细数,为心阴虚。

3)心火亢盛证

心火亢盛证,是指心火炽盛所表现的证候。凡五志、六淫化火,或因劳倦,或进食辛辣厚味,均能引起此证。

【临床表现】心胸烦热,失眠,面赤,口苦,尿黄,便干,苔黄,舌尖红赤,脉数有力;或见口舌生疮、赤烂疼痛,或见吐血,尿血,甚则狂躁谵语;或见肌肤疮疡,红肿热痛。

4）心脉痹阻证

心脉痹阻证，是指心脏脉络在各种致病因素作用下导致痹阻不通所反映的证候。常由年高体弱或病久正虚以致瘀阻、痰凝、寒滞、气滞而发作。

【临床表现】心悸怔忡，心胸憋闷疼痛，痛引肩背内臂，时发时止。若痛如针刺，并见舌紫暗有紫斑、紫点，脉细涩或结代，为瘀阻心脉。若为闷痛，并见体胖痰多，身重困倦，舌苔白腻，脉沉滑，为痰阻心脉。若剧痛暴作，并见畏寒肢冷，得温痛缓，舌淡苔白，脉沉迟或沉紧，为寒凝之象。若疼痛而胀，且发作时与情志有关，舌淡红，苔薄白，脉弦，为气滞之证。

5）痰迷心窍证

痰迷心窍证，是指痰浊蒙闭心窍表现的证候。多因湿浊酿痰，或情志不遂，气郁生痰而引起。

【临床表现】面色晦滞，脘闷作恶，意识模糊，语言不清，喉有痰声，甚则昏不知人，舌苔白腻，脉滑。或精神抑郁，表情淡漠，神志痴呆，喃喃自语，举止失常。或突然仆地，不省人事，口吐痰涎，喉中痰鸣，两目上视，手足抽搐，口中如作猪羊叫声。

6）痰火扰心证

痰火扰心证，是指痰火扰乱心神所出现的证候。多因五志化火，灼液成痰，痰火内盛或外感邪热，挟痰内陷心包所致。

【临床表现】发热气粗，面红目赤，吐痰黄稠，喉间痰鸣，躁狂谵语，舌红苔黄腻，脉滑数。或见失眠心烦，痰多胸闷，头晕目眩。或见语言错乱，哭笑无常，不避亲疏，狂躁妄动，打人毁物，力逾常人。

7）小肠实热证

小肠实热证，是指小肠里热炽盛所表现的证候。多由心热下移所致。

【临床表现】心烦口渴，口舌生疮，小便赤涩，尿道灼痛，尿血，舌尖红赤，苔黄，脉数。

6.2.2 肝与胆病辨证

1）肝气郁结证

肝气郁结证，是指肝失疏泄、气机郁滞而表现的证候。多因情志抑郁或突然的精神刺激以及其他病邪的侵扰而发病。

【临床表现】胸胁或少腹胀闷窜痛，胸闷喜太息，情志抑郁易怒，或咽部梅核气，或颈部瘿瘤，或痞块。妇女可见乳房作胀疼痛。月经不调，甚则闭经。

2）肝火上炎证

肝火上炎证，是指肝经之火上逆所表现的证候。多因情志不遂、肝郁化火，或热邪内犯等引起。

【临床表现】头晕胀痛，面红目赤，口苦口干，急躁易怒，不眠或噩梦纷纭，胁肋灼痛，便秘尿黄,耳鸣如潮,吐血衄血,舌红苔黄,脉弦数。

3)肝血虚证

肝血虚证,是指肝脏血液亏虚所表现的证候。多因脾肾亏虚,生化之源不足,或慢性病耗伤肝血,或失血过多所致。

【临床表现】眩晕耳鸣,面白无华,爪甲不荣,夜寐多梦,视力减退或雀目。或见肢体麻木,关节拘急不利,手足震颤,肌肉瞤动,妇女常见月经量少、色淡,甚则经闭。舌淡苔白,脉弦细。

4)肝阴虚证

肝阴虚证,是指肝之阴液亏虚所表现的证候。多由情志不遂,气郁化火,或慢性疾病、温热病等耗伤肝阴引起。

【临床表现】头晕耳鸣,两目干涩,面部烘热,胁肋灼痛,五心烦热,潮热盗汗,口咽干燥,或见手足蠕动。舌红少津,脉弦细数。

5)肝阳上亢证

肝阳上亢证,是指肝肾阴虚,不能制阳,致使肝阳偏亢所表现的证候。多因情志过极或肝肾阴虚,致使阴不制阳,水不涵木而发病。

【临床表现】眩晕耳鸣,头目胀痛,面红目赤,急躁易怒,心悸健忘,失眠多梦,腰膝酸软,头重脚轻,舌红少苔,脉弦有力。

肝气郁结,肝火上炎,肝阴不足,肝阳上亢四证的病机,常可互相转化。如肝气久郁,可以化火;肝火上炎,火热炽盛,可以灼烁肝阴;肝阴不足,可致肝阳上亢;而肝阳亢盛又可化火伤阴。所以在辨证上既要掌握其各自特征,又要分析其内在联系,才能作出准确判断。

表 6.7 肝气郁结、肝火上炎、肝阴不足、肝阳上亢鉴别表

证 候	临床表现	舌 象	脉 象
肝气郁结	胸胁或少腹胀闷窜痛,胸闷喜太息,易怒,妇女月经不调	薄白	弦
肝火上炎	头晕胀痛,耳鸣如潮,面红目赤,口苦口干,急躁易怒,不眠多梦,胁肋灼痛,便秘尿黄,吐血衄血	舌红苔黄	弦数
肝阴不足	眩晕耳鸣,胁痛目涩,面部烘热,五心烦热,潮热盗汗,口咽干燥,手足蠕动	舌红少津	弦细数
肝阳上亢	眩晕耳鸣,头目胀痛,面红目赤,急躁易怒,心悸健忘,失眠多梦	舌红少苔	弦而有力

6)肝风内动证

肝风内动证,是指患者出现眩晕欲仆、震颤、抽搐等动摇不定症状为主要表现的证候。

(1)肝阳化风证

肝阳化风证,是指肝阳亢逆无制而表现动风的证候。多因肝肾之阴久亏,肝阳失潜而暴发。

【临床表现】眩晕欲仆,头摇而痛,项强肢颤,语言謇涩,手足麻木,步履不正。或卒然昏倒,不省人事,口眼歪斜,半身不遂,舌强不语,喉中痰鸣,舌红苔白或腻,脉弦有力。

(2)热极生风证

热极生风证,是指热邪亢盛引动肝风所表现的证候。多由邪热亢盛,燔灼肝经,热闭心神而发病。

【临床表现】高热神昏,躁热如狂,手足抽搐,颈项强直,甚则角弓反张,两目上视,牙关紧闭。舌红或绛,脉弦数。

(3)阴虚动风证

阴虚动风证,是指阴液亏虚引动肝风表现的证候。多因外感热病后期阴液耗损,或内伤久病,阴液亏虚而发病。

本证的临床表现、证候分析属外感热病所致者,详见"卫气营血辨证";属内伤病所致者,详见"肝阴虚证"。

(4)血虚生风证

血虚生风证,是指血虚筋脉失养所表现的动风证候。多由急慢性出血过多,或久病血虚所引起。

本证的临床表现详见"肝血虚证"。

7)寒凝肝脉证

寒凝肝脉证,是指寒邪凝滞肝脉所表现的证候。多因感受寒邪而发病。

【临床表现】少腹牵引睾丸坠胀冷痛,或阴囊收缩引痛,受寒则甚,得热则缓,舌苔白滑,脉沉弦或迟。

8)肝胆湿热证

肝胆湿热证,是指湿热蕴结肝胆所表现的证候。多由感受湿热之邪,或偏嗜肥甘厚腻,酿湿生热,或脾胃失健,湿邪内生,郁而化热所致。

【临床表现】胁肋胀痛,或有痞块,口苦,纳少呕恶,大便不调,小便短赤,舌红苔黄腻,脉弦数。或寒热往来,或身目发黄,或阴囊湿疹,或睾丸肿胀热痛,或带浊阴痒等。

9)胆郁痰扰证

胆郁痰扰证,是指胆失疏泄、痰热内扰所表现的证候。多由情志不遂,疏泄失职,生痰化火而引起。

【临床表现】头晕目眩耳鸣,惊悸不宁,烦躁不寐,口苦呕恶,胸闷太息,舌苔黄腻,脉弦滑。

6.2.3 脾与胃病辨证

1)脾气虚证

脾气虚证,是指脾气不足、运化失健所表现的证候。多因饮食失调,劳累过度,以及其他急慢性疾患耗伤脾气所致。

【临床表现】纳少腹胀,饭后尤甚,大便溏薄,肢体倦怠,少气懒言,面色萎黄或苍白,形体消瘦或浮肿,舌淡苔白,脉弱。

课堂活动

如何鉴别脾气虚证与脾阳虚证?

2)脾阳虚证

脾阳虚证,是指脾阳虚衰、阴寒内盛所表现的证候。多由脾气虚发展而来,或过食生冷,或肾阳虚,火不生土所致。

【临床表现】腹胀纳少,腹痛喜温喜按,畏寒肢冷,大便溏薄清稀;或肢体困重,或周身浮肿,小便不利;或白带量多质稀,舌淡胖,苔白滑,脉沉迟无力。

3)中气下陷证

中气下陷证,是指脾气亏虚、升举无力而反下陷所表现的证候。多由脾气虚进一步发展,或久泄久痢,或劳累过度所致。

【临床表现】脘腹重坠作胀,食后尤甚,或便意频数,肛门坠重;或久痢不止,甚或脱肛;或子宫下垂;或小便浑浊如米泔。伴见气少乏力,肢体倦怠,声低懒言,头晕目眩。舌淡苔白,脉弱。

4)脾不统血证

脾不统血证,是指脾气亏虚不能统摄血液所表现的证候。多由久病脾虚,或劳倦伤脾等引起。

【临床表现】便血,尿血,肌衄,齿衄,或妇女月经过多,崩漏等。常伴食少便溏,神疲乏力,少气懒言,面色无华,舌淡苔白,脉细弱等。

表 6.8 脾病虚病鉴别表

证 候	同	异	舌 象	脉 象
脾气虚	腹胀纳少,食后尤甚,便溏肢倦,少气懒言,面色萎黄	形体或浮肿或消瘦	舌淡苔白	缓弱
脾阳虚		腹痛喜温喜按,肢冷尿少,或肢体困重,或浮肿,或带下清稀	舌淡胖,苔白滑	沉迟无力
中气下陷		脘腹坠胀,或便意频数,肛门坠重;或久痢脱肛,或子宫下垂,或小便浑浊如米泔	舌淡苔白	弱
脾不统血		便血,尿血,肌衄,齿衄;或妇女月经过多,崩漏等	舌淡苔白	细弱

5)寒湿困脾证

寒湿困脾证,是指寒湿内盛,中阳受困而表现的证候。多由饮食不节,过食生冷,淋雨涉水,居处潮湿,以及内湿素盛等因素引起。

【临床表现】脘腹痞闷,胀痛,食少便溏,泛恶欲吐,口淡不渴,头身困重,面色晦黄,或肌肤面目发黄,黄色晦暗如烟熏,或肢体浮肿,小便短少。舌淡胖苔白腻,脉濡缓。

6)湿热蕴脾证

湿热蕴脾证,是指湿热内蕴中焦所表现的证候。常因受湿热外邪,或过食肥甘厚味酿湿生热所致。

【临床表现】脘腹痞闷,纳呆呕恶,便溏尿黄,肢体困重;或面目肌肤发黄,色泽鲜明如橘子,皮肤发痒;或身热起伏,汗出热不解。舌红苔黄腻,脉濡数。

7)胃阴虚证

胃阴虚证,是指胃阴不足所表现的证候。多由胃病久延不愈,或热病后期阴液未复,或平素嗜食辛辣,或情志不遂,气郁化火使胃阴耗伤而致。

【临床表现】胃脘隐痛,饥不欲食,口燥咽干,大便干结,或脘痞不舒,或干呕呃逆,舌红少津,脉细数。

8)食滞胃脘证

食滞胃脘证,是指食物停滞胃脘不能腐熟所表现的证候。多由饮食不节,暴饮暴食,或脾胃素弱,运化失健等因素引起。

【临床表现】胃脘胀闷疼痛,嗳气吞酸或呕吐酸腐食物,吐后胀痛得减,或矢气便溏,泻下物酸腐臭秽,舌苔厚腻,脉滑。

9)胃寒证

胃寒证,是指阴寒凝滞胃腑所表现的证候。多由腹部受凉,过食生冷,过劳倦伤中,复感寒邪所致。

【临床表现】胃脘冷痛,轻则绵绵不已,重则拘急剧痛,遇寒加剧,得温则减,口淡不渴,泛吐清水,或恶心呕吐,或伴见胃中水声漉漉,舌苔白滑,脉弦或迟。

10)胃热证

胃热证,是指胃火内炽所表现的证候。多因平素嗜食辛辣肥腻,化热生火,或情志不遂,气郁化火,或热邪内犯等所致。

【临床表现】胃脘灼痛,吞酸嘈杂,或食入即吐,或渴喜冷饮,消谷善饥,或牙龈肿痛,齿衄口臭,大便秘结,小便短赤,舌红苔黄,脉滑数。

表 6.9　胃病寒热虚实鉴别表

证　候	疼痛性质	呕　吐	口味与口渴	大　便	舌　象	脉　象
胃寒	冷痛	清水	口淡不渴	便溏	舌淡苔白滑	沉迟
胃热	灼痛	清水	渴喜冷饮	秘结	舌红苔黄	滑数
胃阴虚	隐痛	干呕	口咽干燥	干结	舌红少苔	细数
食滞胃脘	胀痛	酸腐食物	口中腐酸	酸臭	舌厚腻	滑

6.2.4　肺与大肠病辨证

1)肺气虚证

肺气虚证,是指肺气不足和卫表不固所表现的证候。多由久病咳喘,或气的生化不足所致。

【临床表现】咳喘无力，气少不足以息，动则益甚，体倦懒言，声音低怯，痰多清稀，面色苍白；或自汗畏风，易感冒，舌淡苔白，脉虚弱无力。

> **课堂活动**
> 肺气虚证、肺阴虚证的痰、咳、喘症状有何不同？

2）肺阴虚证

肺阴虚证，是指肺阴不足，虚热内生所表现的证候。多由久咳伤阴，痨虫袭肺，或热病后期阴津损伤所致。

【临床表现】干咳无痰，或痰少而黏，口燥咽干，形体消瘦，午后潮热，五心烦热，盗汗，颧红，甚则痰中带血，声音嘶哑，舌红少津，脉细数。

3）风寒犯肺证

风寒犯肺证，是指风寒外袭，肺卫失宣所表现的证候。

【临床表现】咳嗽，痰稀薄色白，鼻塞流清涕，微微恶寒，轻度发热，无汗，苔白，脉浮紧。

4）风热犯肺证

风热犯肺证，是指风热侵犯肺系，肺卫受病所表现的证候。

【临床表现】咳嗽，痰稠色黄，鼻塞流黄浊涕，身热，微恶风寒，口干咽痛，舌尖红苔薄黄，脉浮数。

5）燥邪犯肺证

燥邪犯肺证，是指秋令燥邪犯肺耗伤津液，侵犯肺卫所表现的证候。

【临床表现】干咳无痰，或痰少而黏，不易咳出。唇、舌、咽、鼻干燥欠润，或身热恶寒，或胸痛咯血，舌红苔白或黄，脉数。

6）热邪壅肺证

热邪壅肺证，是指热邪内壅肺金所表现的证候。

【临床表现】咳嗽痰稠色黄，气息喘粗，壮热烦渴，甚则鼻翼扇动，胸痛，咳吐脓血腥臭痰，舌红苔黄，脉滑数。

7）痰湿阻肺证

痰湿阻肺证，是指痰湿阻滞肺系所表现的证候。多由脾气亏虚，或久咳伤肺，或感受寒湿等病邪引起。

【临床表现】咳嗽痰多，质黏色白易咯，胸闷，甚则气喘痰鸣，舌淡苔白腻，脉滑。

8）大肠湿热证

大肠湿热证，是指湿热侵袭大肠所表现的证候。多因感受湿热外邪或饮食不节等因素引起。

【临床表现】腹痛，下痢脓血，里急后重，或暴注下泄，色黄而臭，伴见肛门灼热，小便短赤，身热口渴，舌红苔黄腻，脉滑数或濡数。

9) 大肠液亏证

大肠液亏证，是指津液不足，不能濡润大肠所表现的证候。多由素体阴亏，或久病伤阴，或热病后津伤未复，或妇女产后出血过多等所致。

【临床表现】大便秘结干燥，难以排出，常数日一行，口干咽燥，或伴见口臭、头晕等症，舌红少津，脉细涩。

6.2.5 肾与膀胱病辨证

1) 肾阳虚证

肾阳虚证，是指肾脏阳气虚衰表现的证候。多由素体阳虚，或年高肾亏，或久病伤肾，以及房劳过度等因素引起。

【临床表现】腰膝酸软而痛，畏寒肢冷，尤以下肢为甚，精神萎靡，面色苍白或黧黑，舌淡胖苔白，脉沉弱。或男子阳痿，女子宫寒不孕；或大便久泄不止，完谷不化，五更泄泻；或浮肿，腰以下为甚，按之没指，甚则腹部胀满，全身肿胀，心悸咳喘。

2) 肾阴虚证

肾阴虚证，是指肾脏阴液不足表现的证候。多由久病伤肾，或禀赋不足、房事过度，或过服温燥劫阴之品所致。

【临床表现】腰膝酸痛，眩晕耳鸣，失眠多梦，男子遗精早泄，女子经少经闭，或见崩漏，形体消瘦，潮热盗汗，五心烦热，咽干颧红，溲黄便干，舌红少津，脉细数。

3) 肾精不足证

肾精不足证，是指肾精亏损表现的证候。多因禀赋不足，先天发育不良，或后天调养失宜，或房劳过度，或久病伤肾所致。

【临床表现】男子精少不育，女子经闭不孕，性机能减退。小儿发育迟缓，智力和动作迟钝，囟门迟闭，骨骼痿软。成人早衰，发脱齿摇，耳鸣耳聋，动作迟缓，足痿无力，精神呆钝等。

4) 肾气不固证

肾气不固证，是指肾气亏虚固摄无权所表现的证候。多因年高肾气亏虚，或年幼肾气未充，或房事过度，或久病伤肾所致。

【临床表现】神疲耳鸣，腰膝酸软，小便频数而清，或尿后余沥不尽，或遗尿失禁，或夜尿频多。男子滑精早泄，女子白带清稀，胎动易滑，舌淡苔白，脉沉弱。

> 课堂活动
> 如何从临床表现方面鉴别肾阳虚证和肾气不固证？

5) 肾不纳气证

肾不纳气证，是指肾气虚衰，气不归元所表现的证候。多由久病咳喘，肺虚及肾，或劳伤肾气所致。

【临床表现】久病咳喘，呼多吸少，气不得续，动则喘息益甚，自汗神疲。声音低怯，腰膝酸软，舌淡苔白，脉沉弱。或喘息加剧，冷汗淋漓，肢冷面青，脉浮大无根；或气短息促，面赤心烦，咽干口燥，舌红，脉细数。

表 6.10　肾病五证鉴别表

证　候	同	异	舌　象	脉　象
肾阳虚	均为虚证，均见腰膝酸软，神倦无力	阳痿，女子宫寒不孕，五更泄泻，形寒肢冷，浮肿	舌淡胖苔白	沉细
肾阴虚		遗精早泄，经少经闭，溲黄，便干，失眠多梦，潮热盗汗，咽干颧红	舌红少津	细数
肾精不足		精少不育，经闭不孕，发脱齿摇，健忘耳聋，动作迟缓，足痿无力，精神呆钝	舌淡红苔白	沉细
肾气不固		滑精，早泄，带多，滑胎，小便频数而清，余沥不尽，遗尿失禁，夜间尿频，神疲耳鸣	舌淡苔白	沉弱
肾不纳气		咳喘呼多吸少，气不得续，动则喘息益甚，自汗神疲，声音低怯	舌红苔白	细数

6）膀胱湿热证

膀胱湿热证，是湿热蕴结膀胱所表现的证候。多由感受湿热，或饮食不节，湿热内生，下注膀胱所致。

【临床表现】尿频尿急，排尿艰涩，尿道灼痛，尿黄赤浑浊或尿血，或有砂石，小腹痛胀急迫；或伴见发热，腰酸胀痛，舌红苔黄腻，脉滑数。

6.2.6　脏腑兼病辨证

1）心肾不交证

心肾不交证，是指心肾水火既济失调所表现的证候。多由五志化火、思虑过度、久病伤阴、房事不节等引起。

【临床表现】心烦不寐，心悸健忘，头晕耳鸣，腰酸遗精，五心烦热，咽干口燥，舌红，脉细数，或伴见腰部下肢酸困发冷。

2）心肾阳虚证

心肾阳虚证，是指心肾两脏阳气虚衰、阴寒内盛所表现的证候。多由久病不愈或劳倦内伤所致。

【临床表现】畏寒肢冷，心悸怔忡，小便不利，肢体浮肿，或唇甲青紫，舌淡暗或青紫，苔白滑，脉沉微细。

3）心肺气虚证

心肺气虚证，是指心肺两脏气虚所表现的证候。多由久病咳喘、耗伤心肺之气，或禀赋不足、年高体弱等因素引起。

【临床表现】心悸咳喘，气短乏力，动则尤甚，胸闷，痰液清稀，面色苍白，头晕神疲，自汗声怯，舌淡苔白，脉沉弱或结代。

4）心脾两虚证

心脾两虚证，是指心血不足、脾气虚弱所表现的证候。多由病久失调，或劳倦思虑，或慢性出血而致。

【临床表现】心悸怔忡，失眠多梦，眩晕健忘，面色萎黄，食欲不振，腹胀便溏，神倦乏力，或皮下出血，妇女月经量少色淡，淋漓不尽等，舌质淡嫩，脉细弱。

5）心肝血虚证

心肝血虚证，是指心肝两脏血液亏虚所表现的证候。多由久病体虚或思虑过度暗耗阴血所致。

【临床表现】心悸健忘，失眠多梦，眩晕耳鸣，面白无华，两目干涩，视物模糊，爪甲不荣，肢体麻木，震颤拘挛，妇女月经量少，色淡，甚则经闭，舌淡苔白，脉细弱。

6）肝火犯肺证

肝火犯肺证，是指肝经气火上逆犯肺所表现的证候。多由郁怒伤肝或肝经热邪上逆犯肺所致。

【临床表现】胸胁灼痛，急躁易怒，头晕目赤，烦热口苦，咳嗽阵作，痰黏量少色黄，甚则咳血，舌红苔薄黄，脉弦数。

7）肝脾不调证

肝脾不调证，是指肝失疏泄，脾失健运所表现的证候。多由情志不遂、郁怒伤肝，或饮食不节、劳倦伤脾而引起。

【临床表现】胸胁胀满窜痛，喜太息，情志抑郁或急躁易怒，纳呆腹胀，便溏不爽，肠鸣矢气，或腹痛欲泻，泻后痛减，舌苔白或腻，脉弦。

8）肝胃不和证

肝胃不和证，是指肝失疏泄，胃失和降表现的证候。多由情志不遂、气郁化火或寒邪内犯肝胃而发病。

【临床表现】脘胁胀闷疼痛，嗳气呃逆，嘈杂吞酸，烦躁易怒，舌红苔薄黄，脉弦或带数象；或巅顶疼痛，遇寒则甚，得温痛减，呕吐涎沫，形寒肢冷，舌淡苔白滑，脉沉弦紧。

9）肝肾阴虚证

肝肾阴虚证，是指肝肾两脏阴液亏虚所表现的证候。多由久病失调、房事不节、情志内伤等引起。

【临床表现】头晕目眩，耳鸣健忘，失眠多梦，咽干口燥，腰膝酸软；胁痛，五心烦热，颧红盗汗，男子遗精，女子经少，舌红少苔，脉细数。

10)脾肾阳虚证

脾肾阳虚证,是指脾肾两脏阳气亏虚所表现的证候。多由久病、久泻或水邪久停,导致脾肾两脏阳虚而成。

【临床表现】面色苍白,畏寒肢冷,腰膝或下腹冷痛,久泻久痢,或五更泄泻,或下利清谷,或小便不利,面浮肢肿,甚则腹胀如鼓,舌淡胖,苔白滑,脉沉细。

11)脾肺气虚证

脾肺气虚证,是指脾肺两脏气虚所表现的虚弱证候。多由久病咳喘,肺虚及脾;若饮食劳倦伤脾,脾虚及肺所致。

【临床表现】久咳不止,气短而喘,痰多稀白,食欲不振,腹胀便溏,声低懒言,疲倦乏力,面色苍白,甚则面浮足肿,舌淡苔白,脉细弱。

12)肺肾阴虚证

肺肾阴虚证,是指肺、肾两脏阴液不足所表现的证候。多由久咳肺阴受损,肺虚及肾或肾阴亏虚,肾虚及肺所致。

【临床表现】咳嗽痰少,或痰中带血甚至咳血,口燥咽干,声音嘶哑,形体消瘦,腰膝酸软,颧红盗汗,骨蒸潮热,男子遗精,女子月经不调,舌红少苔,脉细数。

知识链接

脏腑辨证是中医基本辨证之一,它是在八纲辨证基础上进一步深入到脏腑的辨证。近三十年来,广大学者进行了多层次、多系统的研究,通过临床观察和动物实验研究对脏腑辨证的实质有了更深入的了解。临床证的研究和药物研究表明,神经和内分泌与免疫功能平衡失调和各有关脏腑的特殊机能变化共同形成了脏腑辨证的本质。其中,阳亢、热证、气盛时交感神经和内分泌系统机能增强;阴亢、阳虚、寒证者交感神经和多数内分泌系统机能减弱。

6.3 其他辨证

辨证的方法有多种,都是长期临床实践中形成的。除前面叙述的八纲辨证和脏腑辨证外,其他的辨证方法还有病因辨证、经络辨证、气血津液辨证、六经辨证、卫气营血辨证、三焦辨证等。其中,病因辨证着重从病因角度去辨别证候,可以看成是外感病辨证的基础。卫气营血辨证是外感病中"温病"的辨证法。气血津液辨证适应于杂病各科辨证。

6.3.1 病因辨证

病因辨证是以中医病因理论为依据,通过对临床资料的分析,识别疾病属于何种因素所致的一种辨证方法。

病因辨证的主要内容,概括起来可分为六淫疫疠、七情、饮食劳逸以及外伤四个方面。其中,六淫、疫疠属外感性病因,为人体感受自然界的致病因素而患病;七情为内伤性病因,常使气机失调而致病;饮食劳逸则是通过影响脏腑功能,使人生病;外伤属于人体受到外力损害出现的病变。

6.3.2 气血津液辨证

气血津液辨证,是运用脏腑学说中有关气血津液的理论,根据疾病的不同临床表现,分析气血津液的病理变化规律和病理改变的具体状况的一种辨证方法。气血津液是脏腑功能活动的物质基础,而其生成及运行又有赖于脏腑的功能活动。因此在病理上,气血津液病变与脏腑病变相互影响,气血津液辨证应与脏腑辨证互参。

6.3.3 卫气营血辨证

卫气营血辨证,是温病的辨证纲领之一,也是一切外感温热病的证候分类方法之一。卫气营血辨证,用以说明病位的深浅、病情的轻重、病势的进退,为外感温热病的诊断、治疗提供了依据。卫、气、营、血各代表温热病发展过程中不同的四个病程阶段。卫分主皮毛,是最浅表的一层,也是温热病的初起。气分主肌肉,较皮毛深入一层。营血主里,营主里之浅,血主里之深。一般来说,当温热病邪侵入人体,其变化发展多是由表及里、由浅入深的,按卫—气—营—血的顺序传变。

1) 卫分证候

卫分证候,是指温热病邪侵犯人体肌表,致使肺卫功能失常所表现的证候。临床表现为发热与恶寒并见,发热较重,恶风(寒)较轻。

2) 气分证候

气分证候,是指温热病邪内入脏腑,正盛邪实,正邪剧争,阳热亢盛的里热证候。临床表现为发热不恶寒反恶热,舌红苔黄,脉数;常伴有心烦、口渴、面赤等症。

3) 营分证候

营分证候,是指温热病邪内陷的深重阶段表现的证候。以营阴受损,心神被扰的病变为其特点。临床症见身热夜甚,口渴不甚,心烦不寐,甚或神昏谵语,斑疹隐现,舌质红绛,脉细数。

4) 血分证候

血分证候,是指温热邪气深入血分,损伤精血津液的危重阶段所表现出的证候,也是卫气营血病变最后阶段的证候。典型的病理变化为热盛动血,心神错乱。病变主要累及心、肝、肾三脏。

知识链接

近年来对温病卫气营血理论的研究认为，温病的卫气营血四个阶段，与西医把疾病过程分为前驱期、明显期、极盛期、衰竭期四个时期是一致的。卫气营血四个阶段在人体舌象、舌脱落细胞、血液流变学指标、免疫学指标、血生化指标等方面均有不同程度的改变。

小 结

辨证是以脏腑、经络、病因、病机等基本理论为依据，通过对望、闻、问、切所获得的一系列症状进行综合分析，辨明其病变部位、性质和邪正盛衰，从而作出诊断的过程。

八纲，是辨证论治的纲领。要对疾病有全面了解，须四诊合参，分析疾病而掌握其要领，运用八纲辨证。四诊与八纲是紧密相连的。阴阳、表里、寒热、虚实八大纲领不出阴阳的范围，因此阴阳又可作为八纲的纲领。

脏腑辨证，是根据脏腑的生理功能、病理表现，对疾病证候进行归纳，借以推究病机，判断病变的部位、性质、正邪盛衰情况的一种辨证方法。脏腑病辨证，是各种辨证的基础，是中医辨证体系中的重要组成部分，是中医诊断学中的重点内容。

其他各种辨证都是在四诊、八纲等基础上，通过进一步分析、综合以识别疾病，探求病因，审察病机，确定病位和疾病发展趋势的一种诊断方法。

目标检测

一、选择题

(一)单项选择题

1.下述(　　)除外，均是表证的特点。

A.感受外邪所致　　B.起病一般较急　　C.必发展成里证　　D.病较轻，病程短

2.关于里证的特点，错误的是(　　)。

A.病情一般较重　　B.无表证特征证候　　C.都是慢性起病　　D.病程一般较长

3.形成寒证的原因不包括(　　)。

A.阳气亏虚　　B.阴液不足　　C.阴寒内盛　　D.阴邪致病

4.(　　)不是寒证与热证的鉴别要点。

A.寒证恶寒喜热，热证恶热喜冷　　B.寒证口渴喜冷，热证口淡不渴

C.寒证大便泄泻，热证大便秘结　　D.寒证舌苔白润，热证舌苔黄干

5.恶寒喜暖，肢冷，踡卧，面色淡白，口淡不渴，痰涎清稀，小便清长，大便稀溏，舌淡苔白而滑润，脉迟，证属(　　)。

A.表寒证　　B.里寒证　　C.虚寒证　　D.实寒证

6.壮热烦躁,面红目赤,腹胀满疼痛拒按,尿赤便秘,舌红苔黄,脉滑数,属(　　)。

A.里实证　　B.里热证　　C.里实热证　　D.真热假寒证

7.心脉痹阻证以胸部胀痛为特点者,属于(　　)。

A.气滞心脉　　B.热郁心脉　　C.瘀阻心脉　　D.寒凝心脉

8.(　　)具有咳嗽,痰少而黄稠,发热,微恶风寒,鼻流浊涕,口干咽痛等症。

A.风热袭表证　　B.肺热炽盛证　　C.风热犯肺证　　D.痰热蕴肺证

9.头痛剧烈,面红目赤,急躁易怒,舌红苔黄,脉弦数,宜诊为(　　)。

A.肝阳上亢证　　B.肝胆湿热证　　C.肝阴虚证　　D.肝火炽盛证

10.(　　)是诊断肾阳虚证的主要依据。

A.腰膝酸冷,夜尿频多　　B.性欲减退,发脱齿松

C.梦遗早泄,烦热盗汗　　D.形寒肢冷,舌淡脉弱

11.最易诊断为心脾气血虚证的表现是(　　)。

A.心悸怔忡,神疲乏力　　B.食少腹胀,面色萎黄

C.心悸失眠,便溏舌淡　　D.心烦不寐,舌红少苔

12.(　　)对诊断脾肺气虚证最有意义。

A.咳喘咯痰,食少便溏　　B.咯痰清稀,面白神疲

C.肢体浮肿,舌淡脉弱　　D.气短而喘,声低懒言

13.(　　)一般不属于肝胃不和证的表现。

A.脘胁胀痛　　B.抑郁不乐　　C.呃逆嗳气　　D.腹胀便溏

14.膀胱湿热证一般不见(　　)。

A.余沥不尽　　B.小便浑浊　　C.尿急短黄　　D.排尿灼痛

15.(　　)是血分证的病机特点。

A.热甚灼伤津液　　B.热炽劫营伤血　　C.动血动风耗阴　　D.热甚伤津耗气

(二)多项选择题

1.下列哪些为表证的主证?(　　)

A.恶寒　　B.发热　　C.鼻塞流涕

D.咳嗽　　E.脉浮

2.下列属于虚寒证临床表现的是(　　)。

A.面色萎黄　　B.畏寒肢冷　　C.少气乏力

D.小便清长　　E.大便稀溏

3.实热证和阴虚证都可出现的症状有(　　)。

A.发热　　B.心烦　　C.舌红

D.苔黄　　E.脉数

4.下列属于阳虚证的临床表现是(　　)。

A.神疲乏力　　B.畏寒肢冷　　C.渴喜热饮

D.尿清便溏　　E.脉沉迟无力

5.形成虚证的原因有(　　)。

A.先天不足　　B.后天生化不足　　C.情志失调

D.房事劳倦太过　　E.久病耗损过多

6.下列哪些是心血虚证与心阴虚证的共见证？(　　)

A.失眠　　B.心烦　　C.盗汗

D.心悸　　E.多梦

7.肝阳上亢证与肝火上炎证的共见症状有(　　)。

A.失眠多梦　　B.头晕耳鸣　　C.腰膝痠软

D.头痛易怒　　E.面红目赤

8.胃阴虚证的临床表现有(　　)。

A.口臭　　B.干呕呃逆　　C.饥不欲食

D.脘痞不舒　　E.胃脘隐隐灼痛

9.卫气营血辨证中,营分证的辨证特点是(　　)。

A.身热夜甚　　B.心烦或神昏谵语　　C.斑疹隐隐

D.暮热早凉　　E.舌红绛,脉细数

二、简答题

1.何谓八纲辨证？包括哪些内容？

2.试述表证、里证的鉴别要点。

3.脏腑辨证包括哪些内容？

三、分析题

1.徐某,女,39岁。两天前因气候突变,出现恶风寒,发热,无汗身痛,咳痰清稀等症。昨日起体温上升至39.5℃,咳嗽加重。现症见高热,咳喘,胸闷,痰多色黄而黏,口渴思饮,烦躁不安,小便短黄,大便干燥,舌红苔黄腻,脉滑数。要求写出八纲结论及辨证分析。

2.何某,男,51岁。胃脘部疼痛,时发时止已半年,近月来胃脘经常隐隐灼痛。体瘦,胃脘隐痛,嘈杂脘痞,饥不欲食,口燥咽干,大便干结,舌红少津,脉细数。此属何证？请说明理由。

3.李某,女,32岁。因情怀不遂,近半年来经前数日感小腹疼痛难忍,曾服中药效不显。症见经前小腹胀痛、拒按,胸胁、乳房作胀,月经量少、淋漓不畅,血色紫暗有块,舌质微暗,边有瘀点,脉沉弦涩。此属何证？请说明理由。

第 7 章　防治原则

学习目标

掌握未病先防、既病防变等概念及常用的治疗原则。
熟悉因时、因地、因人的不同,分别选择不同的治疗原则和方法。

知识点

未病先防、既病防变、标本、三因制宜的概念。

7.1　预防原则

预防,就是采取一定的措施,防止疾病的发生与发展。中医学的预防医学思想源远流长,早在《黄帝内经》中就明确提出"治未病"的预防思想,指出:"圣人不治已病治未病,不治已乱治未乱……夫病已成而后药之,乱已成而后治之,譬犹渴而穿井,斗而铸锥,不亦晚乎。"所谓"治未病",其内容包括未病先防和既病防变两个方面。

7.1.1　未病先防

未病先防即在疾病发生之前,采取各种措施来防止疾病的发生。中医学认为疾病的发生关系到正气和邪气两方面的因素,正气不足是疾病发生的根本原因,而邪气入侵则是疾病发生的重要条件。因此,治未病必须从两方面入手:一是增强人体正气,二是防止病邪的侵害。

1)增强正气,提高机体抗邪能力

(1)运动保健

适量的体育锻炼可增强人的体质,促使血脉流通,关节疏利,气机调畅,脾胃健运,提高人的免疫力,减少疾病的发生。东汉名医华佗根据"流水不腐,户枢不蠹"的道理,模仿虎、鹿、熊、猿、鸟五种禽兽的动作,创立了"五禽戏",用以强身健体。当今,随着人们的健康意识不断增强、健康观念不断更新,人们采用各种体育锻炼形式,如太极拳、八段锦、气功、武术、跑步、跳舞等以增强人的正气,提高抗病能力,预防疾病的发生,而且对多种慢性病的治疗均有一定的作用。

课堂活动

流感高发的季节,预防流感的方法有哪些?

(2)情志调养

正常的精神情志活动有利于人体的健康,而不良的精神情志则有损脏腑的生理活动,甚至导致疾病的发生。例如,七情致病可直接伤及人体内脏,导致气机紊乱,气血失和,脏腑功能失调,阴阳失衡而发生疾病。在疾病过程中,情绪的波动也可以使病情发生变化。因此,人若具有较为高尚的情操,心情舒畅,精神愉快,那么全身气机调畅,气血平和,就可以减少疾病的发生。因此,减少不良的精神刺激和过度的情志活动对养生防病有十分重要的意义。

(3)顺应自然

人类长期生活在自然环境中,人与自然是不可分割的整体,"天人合一"的思想贯穿中医学的始终。自然界的四时气候变化必然会影响人体,使人发生相应的生理和病理反应。所以人们应该自觉遵从客观规律,如按照时令、时辰和人体的变化规律调节起居,在日常生活中要坚持起居有常,并且根据自然界气候变化的不同,"春夏养阳,秋冬养阴",采取相应的措施,如冬天防寒保暖,夏天防暑降温等就是最好的顺应自然的措施和方法。

(4)饮食有节,劳逸结合

饮食不可过饥过饱,谨和五味,切忌偏嗜,做到营养均衡;适量的劳动和运动可使气血流通,有益健康。不节的饮食,过分的劳逸,往往直接导致人体功能失调而发生疾病。

(5)药物预防

近年来,人们常用贯众消毒饮水,大青叶、板蓝根煎剂预防流感、流脑,用茵陈、栀子预防肝炎,用马齿苋预防痢疾等都获得了良好的预防效果。所以,适时服用一些药物同样可以达到提高正气、防止疾病发生的目的。

2)防止病邪侵害

邪气是导致疾病发生的重要条件,所以做好未病先防还应从各方面注意防止病邪侵害。如使用烟熏法、浴敷涂擦法等杀灭病邪或预防病邪的侵害;讲究个人卫生,注意保护环境,防止空气和水源、食物的污染,注意气候的变化,适时添减衣服,注意病人的消毒隔离;瘟疫流行期间,避免外出公共场所,减少感邪的机会等,是防止病邪侵害的有效办法。

7.1.2 既病防变

既病防变是指在疾病发生后应早期诊断、早期治疗,或采取措施控制疾病的传变,使疾病治愈于初期。

1)早期诊治

疾病的发生、发展、传变是一个连续的过程。若不能早期发现、早期治疗,病情会由轻至重,病位会由浅入深,甚至会由某一脏器累及另一脏器,乃至多个脏器病变,使病情越来越复杂,治疗越来越困难。因此,既病之后,就要争取时间及早诊治。

2)控制疾病的传变

人体是一个有机的整体,所以疾病发生后,可能在脏腑经络等组织中进行转移和变化,称为"传变"。因此在临床诊治中,不仅要针对已发生病变部位进行治疗,同时还必须掌握疾病的传变规律,对可能被传的部位采取某些预防性的治疗。《金匮要略》指出:"见肝之病,知肝传脾,当先实脾。”即是说临床治疗肝病时,常配合健脾和胃的方法,首先调理脾胃,使脾气旺盛而不受邪,以防肝病传脾,从而达到控制肝病传变的目的。

7.2 治疗原则

治则,是治疗疾病必须遵循的基本原则。它是在中医学的整体观念和辨证论治理论指导下制定的,对临床立法、处方、用药具有重要指导意义。

7.2.1 标本先后

“标”即枝末、树梢,指现象;“本”即草木之根本、根基,指本质。标本是一个相对的概念,常用来概括说明事物的本质与现象、因果关系以及病变过程中矛盾的主次关系等。从邪正关系来说,正气为本,邪气为标;从病因与症状的关系来说,病因为本,症状为标;从疾病先后来说,旧病为本,新病为标,先病为本,后病为标;从疾病的现象本质来说,本质为本,现象为标。在复杂多变的病证中,标本不是绝对的,而是相对的,是不停运动变化的。所以临床运用标本关系分析疾病的主次先后和轻重缓急,临床常用有“急则治标”“缓则治本”及“标本同治”。

急则治标是指在标病危急,如不先治其标病,则将危及病人的生命或影响本病的治疗,故必须采取急救措施先治其标。如各种原因引起大出血,危及病人的生命,当首先止血以治其标,而后针对病因以治其本。急则治标的最终目的,就是为治本创造条件,更好地治本。

缓则治本是指针对疾病本质进行治疗,多适用于病势较缓的病证。大多数情况下要分析疾病的症状,找出致病因素,针对病因给予治疗,才能彻底治愈疾病。例如,阴虚发热咳嗽的病人,发热咳嗽为标,阴虚为本,采用滋阴治本法,待阴虚改善后,发热、咳嗽自然缓解。此方法对慢性病或急性病恢复期的治疗具有指导意义。

标本同治是指在标本俱急或标本俱不急的情况下,采用标本兼治。如气虚感冒,气虚为本,感冒为标,此时单纯补气,则使邪气滞留,表证不解,病程延长。单纯解表则汗出伤气,使气虚更甚。故采用益气解表标本兼顾的治法,既益气又解表,提高疗效,缩短病程。

总之,凡病势发展缓慢的,当从本治;发病急剧的,当先治标;标本并重的,则当标本同治。善于抓疾病的主要矛盾,做到治病求本。

7.2.2 正治反治

一般情况下,疾病的本质和表现出来的现象是一致的,但由于病情变化复杂,有时疾病的本质和现象并不完全一致。正治和反治,就是用药物性质的寒热、补泻与疾病本质和现象之间的从逆关系而言。

1)正治

正治就是逆其证候性质而治的一种治疗法则,又称“逆治”,主要适用于疾病的临床表现与疾病本质相一致的病证。如寒病见寒象,热病见热象,虚病见虚象、实病见实象等,其正治法则有“寒者热之”“热者寒之”“虚者补之”“实者泻之”。

(1)寒者热之

这是指寒证出现寒象,用温热药治疗的一种治法。如表寒证用辛温解表法,里寒证用辛热温里法等。

(2)热者寒之

这是指热证出现热象,用寒凉药治疗的一种治法。如表热证用辛凉解表法,里热证用苦寒清里法等。

(3)虚者补之

这是指虚证出现虚象,用补益法治疗的一种治法。如阳气虚证用温阳益气法,阴血虚证用滋阴养血法等。

(4)实者泻之

这是指实证出现实象,用泻邪法治疗的一种治法。如食滞证用消导法,水饮停聚证用逐水法,血瘀证用活血化瘀法等。

2)反治

反治,就是顺从疾病假象而治的一种治疗法则,又称"从治"。其实质仍是在治病求本法则指导下,针对疾病的本质而进行治疗。其反治法则有"寒因寒用""热因热用""通因通用""塞因塞用"。

(1)寒因寒用

寒因寒用是指用寒性药物治疗具有假寒症状的病证,适用于里热炽盛,阳盛格阴的真热假寒证。如热厥证,因阳盛于内,格阴于外,虽现四肢厥冷的外假寒症状,但壮热、口渴、便燥、尿赤等热证是疾病的本质,故用寒凉药治其真热,假寒自然就消失了。这种治法,对其假寒的症状来说,就是"以寒治寒"的反治法。

(2)热因热用

热因热用指用热性药物治疗具有假热症状的病证,适用于真寒假热证,即阴寒内盛,格阳于外,形成里真寒外假热的病证。治疗时针对疾病的本质用热性药物治其真寒,真寒一去,假热也就随之消失了。这种方法对其假象来说就是以热治热的"热因热用"。如阴盛格阳证,由于阴寒内盛,阳气被格拒于外,临床既有下利清谷、四肢厥逆、脉微欲绝等真寒之征,又反见身热、面赤等假热之象。此时应用温热药治其真寒,里寒消散,阳气得复,而表现于外的假热亦随之消失,这就是"以热治热"的具体运用。

(3)通因通用

通因通用是用通利的药物治疗具有实性通泄症状的病证,适用于真实假虚之候,如食积腹泻,治以消导泻下;瘀血所致的崩漏,治以活血化瘀等。这种以通治通的方法,就是通因通用。

(4)塞因塞用

塞因塞用是用补益药物治疗具有闭塞不通症状的病证,适用于因虚而致闭寒不通的真虚假实证。如脾胃虚弱、气机升降失司所致的脘腹胀满病证,治疗时应采取补益脾胃的方法,恢复脾升胃降之职,气机升降正常,脘腹胀满自除。这种以补开塞之法,就是塞因塞用。

总之,正治与反治,虽然概念有别,方法有逆从之分,但都是针对疾病的本质而治,同属治病求本的范畴。

7.2.3 扶正祛邪

扶正与祛邪,是指导临床治疗的两个基本原则。"邪"是指致病因素;"正"是指人体的生理功能及抗病、康复能力。邪与正是一对矛盾。邪正之间的消长与盛衰,决定着疾病的发生、发展变化及其转归。

1)扶正

扶正是指扶助正气。即使用扶助正气的药物或其他方法,例如针灸、按摩等,并配合适当的营养、调摄精神和功能锻炼等辅助方法,以增强体质,提高机体的抗病能力,即"虚则补之"。扶正适用于以正虚为主,而邪气不实的虚证。如气虚、阳虚证,采用补气、壮阳治法;血虚、阴虚,采用补血、滋阴治法。这些都是属于扶正治疗原则的范围。

2)祛邪

祛邪是指祛除病邪。即利用驱除邪气的药物或其他疗法,以祛除病邪,达到邪去正安,恢复健康的目的,即"实则泻之"。祛邪适用于以邪实为主而正气未虚的实证。如外感病用汗法,实热证用清热法,气滞证用行气法,血瘀证用活血化瘀法等。

3)扶正与祛邪并用

扶正与祛邪兼用,适用于正虚邪实的虚实夹杂证。例如扶正兼祛邪,即扶正为主,兼于祛邪。临床用于正虚为主、邪盛为次的病证。如正虚外感,应以补气为主,兼以解表。祛邪兼扶正,即祛邪为主、兼以扶正。临床用于邪盛为主、正虚为次的病证。如温热病邪热炽盛,损伤阴液,治以清热为主,兼以养阴。

在运用扶正祛邪治则时,要仔细分析正邪双方力量的对比情况,分清主次,决定扶正祛邪的单用或兼施及扶正祛邪的先后。一般情况下,扶正用于正虚,祛邪用于邪实,如虚实错杂,则应扶正祛邪并施,但还需分清虚实的主次缓急,以决定扶正祛邪的主次和先后,要做到"扶正不留邪,祛邪不伤正"。

7.2.4 调整阴阳

疾病的发生发展的根本原因,就是阴阳消长失去平衡,出现阴阳的偏盛偏衰的结果。调整阴阳,阴阳平衡是中医治疗疾病的重要法则。

1)损其有余

损其有余是指对于阴阳偏盛有余的病证,采用"实则泻之"的方法治疗。如"阳盛则热"所致的实热证,应用清泻阳热的治法;对"阴盛则寒"所致的实寒证,应用温散阴寒的治法。

2)补其不足

补其不足是指对于阴阳偏衰不足的病证,采用"虚则补之"的方法治疗。如阴虚、阳虚、阴阳两虚的病证,可分别采用滋阴、补阳、阴阳双补的方法治疗。

在阴阳偏衰的疾病中,一方的不足也可导致另一方的亢盛。如阳气亏虚,阳不制阴,使阴相对偏盛,形成阳虚则寒的虚寒证,应采用"益火之源,以消阴翳"的治法。反之,阴精亏损,阴不制阳,使阳相对偏亢,形成阴虚则热的虚热证,应采用"壮水之主,以制阳光"的治法。若阴阳俱虚,则应阴阳俱补。由于阴阳是互根互用的,在治疗阴阳偏衰的病证时,还要注意采用

“阳中求阴”或“阴中求阳”的方法。

7.2.5 三因制宜

因人因地因时制宜又称三因制宜,是指治疗疾病要根据病人的体质、性别、年龄以及地理环境、季节气候等不同情况,制订相适宜的治疗方法。

1)因人制宜

因人制宜是根据病人年龄、性别、体质、生活习惯等不同特点,考虑治疗用药的原则。例如人的年龄不同,生理功能和病理变化不同,治疗用药也应有所不同。老年人气血衰少,生机减退,患病多虚证或正虚邪实,治疗时虚证宜补,实证宜攻,但亦应注意选择药物,攻补兼施,以免损伤正气。小儿生机旺盛,但气血未充,脏腑娇嫩,当慎用峻剂和补剂,且药量要轻。女性有经、孕、产等特殊情况,治疗用药尤须慎重。如妊娠期,禁用峻下破血、滑利之品,产后又要考虑气血亏虚及恶露、哺乳等情况。又如每个人的先天禀赋和后天调养不同,个体素质有强弱和偏寒偏热之分及患有某种慢性疾病等不同情况,所以治疗上就有所区别。如阳旺之人慎用温热药,阴盛之体慎用寒凉药物等。

2)因时制宜

因时制宜是根据不同季节气候的特点,考虑治疗用药的原则。一年四季有寒热温凉的变化,对人体的生理、病理均有不同影响。如病在春夏,气温由温渐热,阳气升发,人体腠理疏松开泄,即使外感风寒之邪,也要注意慎用麻黄、桂枝等发汗力强的辛温发散之品,以免开泄太过,耗伤气阴。病在秋冬,人体腠理致密,则应慎用寒凉,以防苦寒伤阳。又如暑天多雨,暑湿交蒸,病多挟湿,治暑必兼除湿;秋天气候干燥,慎用香燥之剂,以防劫伤阴津。

3)因地制宜

因地制宜是根据不同地理环境特点,考虑治疗用药的原则。不同的地理环境,其气候条件及生活习惯不同,人的生理病理变化也有区别,所以治疗用药要考虑不同地区的特点。同是风寒感冒,均采用辛温解表法,西北气候寒冷,人体腠理致密,常用麻黄、桂枝等辛热发散药;而东南气候温热,人体腠理疏松,多用荆芥、防风等微温性药物。

三因制宜的治疗原则充分体现了中医治病的整体观念和辨证论治在实际应用中的原则性和灵活性。说明治疗疾病必须全面看问题,具体情况具体分析,考虑适宜的治法和方药,从而提高治疗效果。

小 结

预防原则包括未病先防和既病防变。

治疗原则有扶正祛邪、标本先后、正治反治、调整阴阳、三因制宜。

三因制宜包括因人制宜、因地制宜、因时制宜。

目标检测

一、选择题

(一)单项选择题

1.下列不属于顺应自然养生的是(　　)。

A.用寒远寒,用热远热　B.春夏养阳、秋冬养阴

C.顺应四时调摄　D.昼夜晨昏调养

2.(　　)非中医饮食养生所提倡。

A.过食肥甘厚腻　B.注意饮食卫生

C.提倡饮食有节　D.克服饮食偏嗜

3.“见肝之病,当先实脾”的治疗原则当属(　　)。

A.调理气血　B.治病求本　C.调理脏腑　D.早治防变

4.(　　)属正治法则。

A.标本兼治　B.塞因塞用　C.寒者热之　D.因人制宜

5.“阴中求阳”的治疗方法是指(　　)。

A.在扶阳剂中适当佐以滋阴药　B.滋阴剂中适当佐以扶阳药

C.在温阳散寒同时佐以扶阳　D.在清泻阳热同时佐以滋阴

6.“壮水之主,以制阳光”是指(　　)。

A.阴中求阳　B.阳中求阴　C.阳病治阴　D.阴病治阳

7.阴病治阳适用于(　　)。

A.实热证　B.实寒证　C.阴阳两虚　D.虚热证

8.春夏时节,外感风寒,慎用辛温解表药,依据的是(　　)。

A.因人制宜　B.因时制宜　C.因地制宜　D.热者寒之

9.气血亏虚证常从(　　)论治。

A.虚则补之　B.实则泻之　C.热因热用　D.塞因塞用

10.“老年慎泻,少年慎补”是根据(　　)而确定的用药原则。

A.因时制宜　B.因地制宜　C.因人制宜　D.标本同治

(二)多项选择题

1.以下何项应先治疗标证?(　　)

A.肝病鼓胀　B.食滞泄泻　C.血虚经闭

D.肝病吐血　E.脾胃虚弱

2.从治法适用于(　　)。

A.脾虚腹胀　B.肾虚癃闭　C.肺虚多汗

D.瘀血所致的崩漏　E.戴阳证

3."因人制宜"主要根据人哪些不同特点来考虑治疗用药?(　　)

A.饮食偏嗜　B.性别　C.劳逸损伤

D.年龄　E.体质

4.中医的基本治则,主要有(　　)。

A.正治与反治　B.治标与治本　C.扶正与祛邪

D.调整阴阳　E.三因制宜

5.中医"治未病"思想主要指(　　)。

A.锻炼身体　B.药物预防　C.未病先防

D.既病防变　E.起居有常

二、简答题

1.治则与治法有何区别与联系?

2.试列出扶正与祛邪治则指导下确定的常见治法有哪些?

3.举例说明三因制宜的临床应用。

下篇 中药

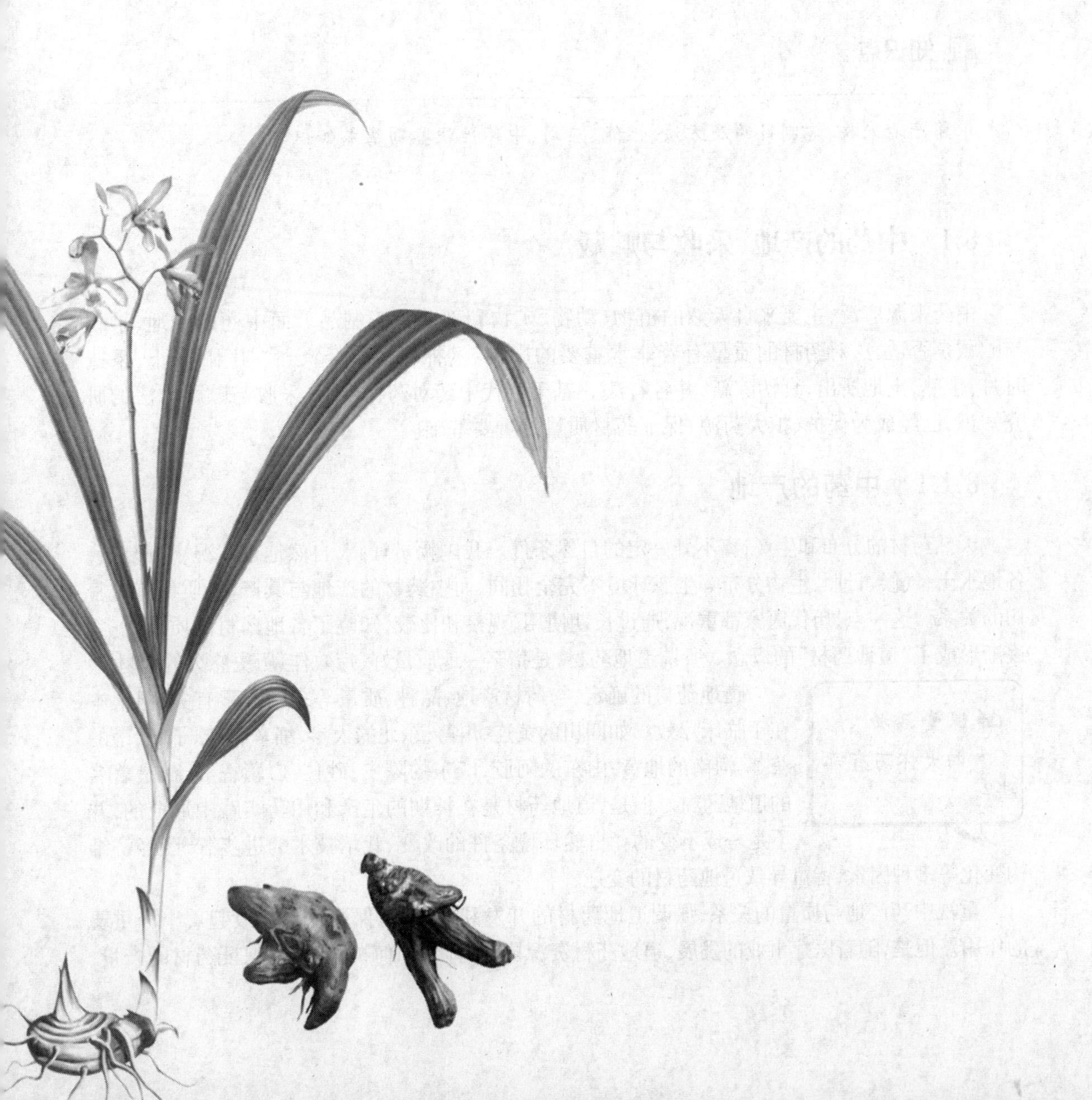

第8章 总 论

学习目标

掌握中药的性能(四气五味、归经、升降浮沉、有毒无毒)、配伍、用药禁忌、煎服方法、中药性状鉴别等基本知识。

熟悉和了解中药产地、采收、贮藏、炮制目的及方法、用量、用法。

知识点

中药产地采收、炮制目的及方法、性能、应用、中药性状鉴别基本知识。

8.1 中药的产地、采收与贮藏

中药来源广泛,主要来自天然的植物、动物、矿物和部分人工制品。而中药的产地、采收与贮藏是否适宜,对药材的质量有着非常重要的影响。《神农本草经》云:“阴干、暴干,采造时月,生熟,土地所出,真伪陈新,并各有法。”基于现代中药对药物产地、采收与贮藏方法的研究知识,已经成为保护、扩大药源、保证药材质量的重要基础。

8.1.1 中药的产地

天然药材的分布和生产,离不开一定的自然条件。我国幅员辽阔,自然地理状况十分复杂,各地水土、气候、日照、生物分布等生态环境不完全相同,而中药材的产地与其产量、质量有着密切的关系。这一点,历代医家都重视,通过长期使用、观察和比较,知晓了各地药材的质量优劣,逐渐形成了“道地药材”的概念。所谓道地药材,是指某一地质量好、疗效佳、历史悠久的药材。

> **课堂活动**
> 四大怀药有哪些?

道地药材的确定,与药材产地、品种、质量等多种因素有关,但根本在于临床疗效。如四川的黄连、川芎,东北的人参、细辛、五味子,云南的茯苓,河南的地黄,山东的阿胶,广东的陈皮、砂仁、广藿香等,都是著名的道地药材。但是,道地药材是在长期的生产和用药实践中形成的,并不是一成不变的。自然环境条件的改变、栽培技术的进步、产区经济结构变化等多种因素,皆可导致道地药材的变迁。

重视中药产地与质量的关系,强调道地药材的开发和应用,对保证中药疗效起着十分重要的作用。但是,随着医疗事业的发展,道地药材资源毕竟有限,如何扩大药源、保证药材的产量、质量，是值得重视的研究课题。因此，药材引种栽培以及药用动物的驯养，已经成为解决道地药材不足的重要途径，如西洋参在国内引种成功，人工培育牛黄、人工养鹿取茸、人工养麝及活麝取香、人工培养虫草菌等。目前，我国许多地区创建中药材种植示范基地，目的是促进中药资源的开发利用，这对提高中药材品质、保护生态环境具有重要意义。

8.1.2 中药的采集

《千金翼方》指出："夫药采取，不知时节，不依阴干暴干，虽有药名，终无药实，故不依时采取与朽木不殊，虚费人工，卒无裨益。"因中药大都来源于植物，而各种植物在其生长发育的各个时期，根、茎、花、叶、实各个部分所含有效成分的量各有不同，因而药性的强弱也有较大差异。因此，药材的采收，最宜在有效成分含量最多的时候进行。中药按药用部位可归纳为以下几个方面：

①全草类药材　大多在植物充分生长、枝叶茂盛的花前期或刚开花时采收，从根以上割取地上部分，如薄荷、荆芥、紫苏、益母草等。以带根全草入药的，则连根拔起全株，如车前草、蒲公英等。以茎叶同时入药的藤本植物，应在生长旺盛时割取，如络石藤、忍冬藤。须用嫩苗或带叶花梢的，如夏枯草、茵陈等，要适时采收。

②叶类药材　采集通常在花蕾将放或正在盛开的时候进行。此时正当植物生长茂盛的阶段，性味完壮，药力雄厚，最适于采收，如大青叶、艾叶、枇杷叶等。特定的品种如桑叶须在深秋或初冬经霜后采集。

③花类药材　花的采收，一般在花正开放时进行。由于花朵次第开放，所以要分次适时采摘。采摘时间对于药材的品质非常重要。若采收过迟，则易致花瓣脱落和变色，气味散失，影响质量，如菊花、旋覆花。有些花要求在含苞欲放时采摘花蕾，如金银花、辛夷；有的在刚开放时采摘最好，如月季花；而红花则在管状花充分展开呈金黄色时采摘。至于蒲黄之类以花粉入药的，则须于花朵盛开时采收。

④果实和种子类药材　多数果实类药材，在果实成熟后或将成熟时采收，如瓜蒌、枸杞等。少数品种有特殊要求，应当采用未成熟的幼嫩果实，如青皮、枳实、乌梅等。以种子入药的，如果同一果序的果实成熟期相近，可以割取整个果序，悬挂在干燥通风处，以待果实全部成熟，然后进行脱粒。若同一果序的果实次第成熟，则应分次摘取成熟果实。有些干果成熟后很快脱落，或果壳裂开，种子散失，如茴香、豆蔻、牵牛子等，最好在开始成熟时适时采收。容易变质的浆果，如枸杞、女贞子等，在略熟时于清晨或傍晚采收为好。

⑤根和根茎类药材　古时以阴历二、八月为佳，认为春初"津润始萌，未充枝叶，势力淳浓""至秋枝叶干枯，津润归流于下"，并指出"春宁宜早，秋宁宜晚"，这种认识是很正确的。早春二月，多数植物的茎或根茎有效成分含量高，如天麻、玉竹、葛根、桔梗、大黄等。此外，也有少数例外的，如半夏、延胡索等则以夏季采收为宜。

⑥树皮和根皮类　通常在春夏时节植物生长旺盛时采收，此时树木枝干内浆汁丰富，树皮易于剥离，如黄柏、厚朴、杜仲等。但肉桂多在十月采收，因此时油多容易剥离。有些根皮以秋后采取为宜，如牡丹皮、地骨皮、苦楝根皮等。

⑦动物类药材　采收因品种不同而异。如桑螵蛸应在每年秋季至翌年春季采集，此时虫卵未孵化；驴皮应在冬至后剥取，其皮厚质佳；小昆虫等，应于数量较多的活动期捕获。

⑧矿物类药材　大多可随时采收。

8.1.3 中药的贮藏

中药的贮藏对于保存好药物的疗效至关重要。中药材采收后,如不及时做好贮藏工作,将导致药材疗效降低甚至不能使用。药材除规定用鲜品者外,大部分须先经过产地加工,以利于运输和贮藏。首先要除去泥土杂质和非药用部位,然后按不同品种,分别进行清选、去皮、修整、热处理(蒸、煮、烫等)、浸漂、熏硫、干燥等处理。

> **课堂活动**
>
> 西洋参容易虫蛀,如何保存?

由于药材本身性质的不同和外界因素的影响,质量不断发生变化,其变化的性质和程度各有不同。中药变质的主要现象有虫蛀、发霉、变色、变味、泛油、气味散失、风化、潮解熔化、粘连、挥发、腐烂等,其中,发霉和虫蛀是中药贮藏的两大难题。影响中药质量的因素很多,涉及中药成分及性质、药材的采收和产地加工质量、饮片炮制的质量、包装因素、环境因素(空气、日光、温度、湿度、生物污染、人为污染和时间因素)等。生物污染是指微生物、害虫、仓鼠等的分泌异物、排泄粪便都会带入病毒、毒素等污染物。人为污染一般是指使用化学药剂养护中药时,使药材颜色发生变化,或有残毒存留。多数中药贮藏时间过长,会出现所含成分减少,质量降低。但对于陈皮、半夏等药材,前人认为"用药宜陈",可资参考。

中药贮藏养护方法主要有两种:①传统贮藏保管方法:清洁养护、防湿养护、密封贮藏、对抗同贮等;②贮藏保管新技术:气幕防潮、气体灭菌、低温冷藏技术、蒸汽加热技术、熏蒸防霉技术等。以上各种贮藏养护方法应根据药材性质之不同而合理选用。

毒、剧药应专柜专锁,专人保管,做好进出记录。

8.2 中药的炮制

炮制是药物在应用或制成各种剂型以前必要的加工处理过程,包括对原药材进行一般修治整理和部分药材的特殊处理,古代称为炮炙、修治、修事等。在制备各种剂型之前,一般应根据医疗、配方、制剂的不同要求,并结合药材的自身特点,进行一定的加工处理,才能使之既充分发挥疗效又避免或减轻不良反应,在最大程度上符合临床用药的目的。按照不同的药性和治疗要求而有多种炮制方法,有些药材的炮制还要加用适宜的辅料,并且注意操作技术和讲究火候。正如前人所说"不及则功效难求,太过则性味反失"。炮制是否得当,直接关系到药效,而少数毒性和烈性药物的合理炮制,更是确保用药安全的重要措施。炮制的方法经过历代医药学家的锤炼,方法众多,内容丰富。

8.2.1 炮制目的

炮制目的可简单概括为"减毒、增效"。但因药物的不同,炮制目的亦有差异。概括起来,大致有以下几个方面:

1)降低或消除药物的毒副作用

川乌、草乌、附子、半夏、马钱子等生用内服易于中毒,炮制后能降低其毒性。巴豆泻下作用剧烈,宜去油取霜用。常山用酒炒,可减轻其催吐的副作用。但对于既是有效成分,又是有毒成分的药材,要注意其炮制的程度,太过或者不及,均会影响药物的作用。

2)改变药物的性能或功效

某些药物经过炮制后,能改变其性能和功效,使之更适合临床应用的需要。如地黄经过黄酒反复蒸晒后变为熟地黄,其药性微温而以补血见长,适宜于血虚证;何首乌生用能泻下通便,制熟后则失去泻下作用而专补肝肾;再如,天南星性温,用治湿痰、寒痰、风痰诸证;但用牛胆汁拌制加工后,即为胆南星,其性转凉,功偏清热化痰,用治热痰证。

3)增强药物的疗效

中药除可通过配伍来提高疗效外,炮制是达到这一目的的另一有效途径。正如明代《医宗粹言》云:"决明子、莱菔子、芥子、苏子、韭子、青葙子,凡药用子者俱要炒过,入药方得味出。"这是因为药材经过炒制后有效成分易被煎出,可提高临床疗效。

辅料炮制能与药物产生协同作用而增强疗效,如蜂蜜、酒、姜汁、胆汁等液体辅料,它们与被拌和的药物的某些作用之间存在着协同配伍关系。如蜜炙百部、紫菀,能增强润肺止咳作用;酒炒川芎、丹参,能增强活血作用;醋制延胡索、香附,能增强止痛作用;姜汁炙可加强止呕作用,如姜川连、姜竹茹。

4)便于贮藏、调剂和制剂

多数中药材在采集以后,均可直接使用鲜品。诸如地黄、芦根、石斛等许多鲜品药材的疗效,较之干品更佳。但是,多种药材因季节、环境等因素无法直接使用鲜品,皆需干燥处理,才可贮藏、运输。如肉苁蓉可投入盐水中,加工为盐苁蓉,方可避免腐烂变质。

中药材经水制软化,切制成一定规格的片、丝、段、块后,便于调剂时称量和煎煮。质地坚硬的矿物类、甲壳类及动物骨甲类药难粉碎,不便于制剂和调剂,采用明煅、煅淬、砂烫等方法,使之质地酥脆而便于粉碎,便于调剂和制剂。如砂烫醋淬龟甲、鳖甲、穿山甲等。

5)提高药物净度,确保用药质量

中药在采收、运输、贮藏过程中常混有沙土、杂质、霉烂品及非药用部位,因此,必须加以净选、清洗等加工处理,使其达到一定的净度,以保证药材品质和用量准确。如根和根茎类药物去泥沙,皮类药物要去粗皮(栓皮),花叶类去枝梗,动物类去头、足、翅等。某些药物,虽属同一植物,但由于药用部位不同,如麻黄茎发汗,根止汗,故要分开入药,以适应临床需要。

6)矫臭矫味,利于服用

某些药物具有令人不适的气味,难以口服或服后出现恶心呕吐、心烦等反应。常用酒制、醋制、蜜制、水漂、麸炒等方法炮制,能起到矫臭矫味的效果,利于服用。如酒制乌梢蛇、紫河车,麸炒僵蚕,醋制乳香、没药等。

8.2.2 炮制方法

炮制方法是历代逐渐发展和充实起来的,其内容丰富,方法多样。结合现代实际炮制经验,可分为五类。

1）修制

①纯净处理　采用挑、拣、簸、筛、刮、刷等方法，去掉灰屑、杂质及非药用部分，使药物清洁纯净。如捡去合欢花中的枝、叶，刷除枇杷叶、石韦背面的绒毛，刮去厚朴、肉桂的粗皮等。

②粉碎处理　采用捣、碾、镑、锉等方法，使药物粉碎，以符合制剂和其他炮制法的要求。如牡蛎、龙骨捣碎便于煎煮；川贝母捣粉便于吞服；水牛角、羚羊角镑成薄片，或锉成粉末等。

③切制处理　采用切、铡的方法，把药物切制成一定的规格，便于进行其他炮制，也利于干燥、贮藏和调剂时称量。根据药材的性质和医疗需要，切片有很多规格。如天麻、槟榔宜切薄片，泽泻、白术宜切厚片，黄芪、鸡血藤宜切斜片，桑白皮、枇杷叶宜切丝，白茅根、麻黄宜铡成段，茯苓、葛根宜切成块等。

2）水制

水制是用水或其他液体辅料处理药物的方法。水制的目的主要是清洁药材、软化药材以便于切制和调整药性。常用的有洗、淋、泡、漂、浸、润、水飞等。主要介绍以下三种方法：

①润　根据药材质地的软硬，加工时的气温、工具，用淋润、浸润、盖润、伏润、露润、复润等多种方法，使清水或其他液体辅料徐徐入内，在不损失或少损失药效的前提下，使药材软化，便于切制饮片，如淋润荆芥、伏润槟榔、酒洗润当归、姜汁浸润厚朴、伏润天麻、盖润大黄等。

②漂　将药物置宽水或长流水中浸渍一段时间，并反复换水，以去掉腥味、盐分及毒性成分的方法。如将昆布、海藻、盐附子漂去盐分，紫河车漂去腥味等。

③水飞　是借药物在水中的沉降性质分取药材极细粉末的方法。将不溶于水的药材粉碎后置乳钵或碾槽内加水共研，大量生产则用球磨机研磨，再加入多量的水，搅拌，较粗的粉粒即下沉，细粉混悬于水中，倾出；粗粒再飞再研，倾出的混悬液沉淀后，分出，干燥即成极细粉末。此法所制粉末既细，又减少了研磨中粉末的飞扬损失。常用于矿物类、贝甲类药物的制粉。如飞朱砂、飞炉甘石、飞雄黄等。

3）火制

火制是使用最为广泛的炮制方法。常用的火制法有炒、炙、煅、煨、烘焙等，简述如下：

①炒　炒法包括清炒和加辅料炒，其中清炒法分为炒黄、炒焦、炒炭三种。用文火炒至药物表面微黄称炒黄；用武火炒至药材表面焦黄或焦褐色，内部颜色加深，并有焦香气者称炒焦；用武火炒至药材表面焦黑，部分炭化，内部焦黄，但仍保留有药材固有气味（即存性）者称炒炭。种子类药物炒后则煎煮时有效成分易于溶出。炒炭能缓和药物的烈性、副作用，或增强其收敛止血的功效。除清炒法外，还有加固体辅料土、麸、米炒，可减少药物的刺激性，增强疗效，如土炒白术、麸炒枳壳、米炒斑蝥等。与砂或滑石、蛤粉同炒的方法习称烫，药物受热均匀酥脆，易于煎出有效成分或便于服用，如砂炒穿山甲、蛤粉炒阿胶等。

②炙　炙是将药材与液体辅料拌炒，使辅料逐渐渗入药材内部的炮制方法。液体辅料常有蜜、酒、醋、姜汁、盐水等。如蜜炙黄芪、甘草，酒制川芎、醋制香附、盐水炙杜仲、姜炙竹茹等。炙可以改变药性、增强疗效或减少副作用。

③煅　将药材用猛火直接或间接煅烧，使质地松脆，易于粉碎，充分发挥疗效。直接放炉

火上或容器内而不密闭加热者，称为明煅，多用于矿物药或动物甲壳类药，如煅牡蛎、煅石膏等。将药材置于密闭容器内加热煅烧者，称为密闭煅或焖煅，适用于质地轻松、可炭化的药材，如煅血余炭、煅棕榈炭等。

④煨　将药材包裹于湿面粉、湿纸中，放入热火灰中加热，或用草纸与饮片隔层分放加热的方法，称为煨法。其中以面糊包裹者，称为面裹煨；以湿草纸包裹者，称纸裹煨；以草纸分层隔开者，称隔纸煨；将药材直接埋入火灰中，使其高热发泡者，称为直接煨。

⑤烘焙　将药材用微火加热，使之干燥的方法称烘焙。如焙虻虫、焙蜈蚣，焙后可降低毒性和腥臭气味，且便于粉碎。

4)水火共制

常见的水火共制包括蒸、煮、燀、淬等。

①煮　用清水或液体辅料与药物共同加热的方法，如醋煮芫花可降低毒性，酒煮黄芩可制约苦寒之性，增强清肺热之效。

②蒸　利用水蒸气或隔水加热药物的方法，不加辅料者，称为清蒸；加辅料者，称为辅料蒸。如需改变药物性味功效者，宜久蒸或反复蒸晒，如蒸制地黄、何首乌；为便于干燥或杀死虫卵，以利于保存者，加热蒸至"圆气"，即可取出晒干，如蒸银杏、女贞子、桑螵蛸。

③燀　将药物快速放入沸水中短暂潦过，立即取出的方法。常用于种子类药物的去皮，如燀苦杏仁、桃仁。

④淬　将药物煅烧红后，迅速投入冷水或液体辅料中，使其酥脆的方法。药物淬后不仅易于粉碎，且辅料被其吸收，可发挥预期疗效。如醋淬自然铜、鳖甲，黄连煮汁淬炉甘石等。

5)其他制法

常用的有发芽、发酵、制霜等，其目的在于改变药物原有性能，增加新的疗效，减少毒性或副作用。

①发芽　将具有发芽能力的种子药材用水浸泡后，经常保持一定的湿度和温度，使其发幼芽，称为发芽。如麦芽、谷芽等。

②发酵　将药材与辅料拌和，置一定的湿度和温度下，利用霉菌使其发泡、生霉，并改变原药的药性，以生产新药的方法，称为发酵法。如神曲、淡豆豉。

③制霜　种子类药材压榨去油或药物经过物料析出细小结晶后的制品，称为霜。其相应的炮制方法称为制霜。前者如巴豆霜，后者如西瓜霜。

8.3　中药的性能

中药的性能是中药作用的基本性质和特征的高度概括。中药性能又称药性。药性理论是中药理论的核心，主要包括四气、五味、归经、升降浮沉、毒性等。

药物性能的认识和论定，是前人在长期实践中对为数众多的药物的各种性质及其医疗作用的了解与认识的不断深化，进而加以概括和总结出来的，并以阴阳、脏腑、经络、治疗法则等医学理论为其理论基础，创造和逐步发展了中药基本理论，是中医学理论体系中一个重要组成部分。

知识链接

中药的性能,要与中药的性状区分。中药的性能以人体为观察对象,是依据用药后的机体反应归纳出来的,是对中药作用性质和特征的概括。而中药的性状以药物为观察对象,是指药物形状、颜色、气味、质地等特点。前人往往将药物的性状和性能相联系,并用药物的性状,即一般所说的形色、气味、质地、入药部位等解释药物作用的原理。随着认识的深入,前人也意识到两者的含义、认识方法不同,不能混淆。

8.3.1 四气五味

四气,即寒热温凉四种药性。其中,温热与寒凉属于两类不同的性质。温热属阳,寒凉属阴。温次于热,凉次于寒,即在共同性质中又有程度上的差异。对于有些药物,通常还标以大热、大寒、微温、微寒等予以区别。此外,还有一些平性药,是其寒热偏性不明显,称其性平是相对而言的,仍未超出四性的范围。故四性从本质而言,实际上是寒热二性。

药性寒热温凉是从药物作用于机体所发生的反应概括出来的,是与所治疾病的寒热性质相对应的。能够减轻或消除热证的药物,一般属于寒性或凉性,如黄芩、板蓝根对于发热口渴、咽痛等热证有清热解毒作用,表明这两种药物具有寒性。反之,能够减轻或消除寒证的药物,一般属于温性或热性,如附子、干姜对于腹中冷痛、四肢厥冷、脉沉无力等寒证具有温中散寒作用,表明这两种药物具有热性。在治则方面,《神农本草经》云:“疗寒以热药,疗热以寒药。”《素问·至真要大论》谓:“寒者热之,热者寒之。”阳热证用寒凉药,阴寒证用温热药,这是临床用药的基本规律。

五味即辛、甘、酸、苦、咸五种味。有些药物还具有淡味和涩味,实际上不止五种,但辛、甘、酸、苦、咸是五种最基本的滋味。由于长期以来将涩附于酸,淡附于甘,故习称五味。至于其阴阳属性,则辛、甘、淡属阳,酸、苦、咸属阴。

味的确定最初是依据药物的真实滋味。比如黄连、黄柏味苦,甘草、枸杞味甜,桂枝、生姜味辛,乌梅、木瓜味酸,芒硝味咸等。将药物的滋味与作用相联系,遂以味解释和归纳药物的作用。随着用药实践的发展,对药物作用的认识不断丰富,一些药物的作用很难用其滋味来解释,因此采用以作用推定其“味”的方法。例如,葛根并无辛味,但有解表散邪作用,常用于治疗表证,与“辛能散、能行”有关,故皆标以辛味。磁石并无咸味,因其能入肾潜镇浮阳,而肾在五行属水,与咸相应,因之而标以咸味。可见,“味”的主要确定依据主要有二,即药物的滋味和药物的作用。

综合历代用药经验,其作用如下述:

①辛　能散、能行,有发散、行气、行血等作用。一般治疗表证的药物,如麻黄、薄荷;治疗气血阻滞的药物如木香、川芎,都有辛味。

②甘　能补、能和、能缓,有补益、和中、调和药性、缓急止痛的作用。一般用于治疗虚证的药物,如人参大补元气,熟地黄滋补精血,饴糖缓急止痛,甘草调和诸药等。某些甘味药还具有解药食中毒的作用,如甘草、绿豆等,故又有甘能解毒之说。

③酸　能收、能涩,有收敛、固涩作用。多用于体虚多汗、久泻久痢、肺虚久咳、遗精滑精、

尿频遗尿等证。如山茱萸、五味子涩精、敛汗,五倍子涩肠止泻,乌梅敛肺止咳、涩肠止泻等。

④涩　与酸味作用相似。如龙骨、牡蛎涩精,赤石脂涩肠止泻,莲子固精止带,乌贼骨收敛止血。

⑤苦　能泄、能燥。泄的含义较广,有指通泄的,如大黄泻下通便,用于热结便秘;有指降泄的,如杏仁降泄肺气,用于肺气上逆之咳喘。枇杷叶除能降泄肺气外,还能降泄胃气,用于胃气上逆的呕吐呃逆;有指清泄的,如栀子、黄连、黄芩清热泻火,用于火热上炎、心烦、目赤口苦等证。燥即燥湿,用于湿证。然湿证有寒湿、湿热之不同。苍术、厚朴属温性的苦味药,用于寒湿证,称为苦温燥湿;黄连、黄柏属寒性的苦味药,用于湿热证,称为苦寒燥湿。

⑥咸　能软、能下,有软坚散结和泻下作用。多用于瘰疬、瘿瘤、痰核等病证,如海藻、昆布消散瘰疬;用于大便秘结难下,如芒硝泻下通便等。

⑦淡　能渗、能利,有渗湿、利水作用。多用于治疗水肿、小便不利等证,如猪苓、茯苓等。

需要注意的是,药物的性和味都是基本性能,是从不同的角度说明药物的作用,二者合参才能较全面地认识药物的作用和性能。比如,两种药物都是寒性,但药物有苦寒、辛寒、甘寒之不同,如黄连苦寒,功偏清热燥湿;石膏辛寒,功偏清热泻火;西洋参甘寒,功偏补气养阴,清火生津。反之,两种药物都具有辛味,但有辛寒、辛温之不同,如紫苏、薄荷皆有辛味,能发散表邪,但紫苏辛温,能发散风寒;薄荷辛凉,能发散风热。

知识链接

四气的现代研究:

实验研究表明,四气最基本、最本质的属性是对体内产热过程的影响,往往与能量有关。而化学反应中的电子得失即和能量有关,化学反应中的原子、分子或基团的电子从能量低的轨道跃进到能量高的轨道时,需要吸收一定的能量即显示出寒性;反之,当电子从能量高的轨道降落到能量低的轨道时要释放出一定的能量而显示出热性,其吸收或释放能量具有量子化特征,且能阶大小不同,因而可以区分为寒热温凉四性。四气的现代药理研究主要体现在对机体植物神经功能、内分泌功能、能量代谢、心血管系统等方面的作用。

五味的现代研究:

辛味药主要有效成分为挥发油、苷类、生物碱等,往往具有发散、行气、止痛的作用,如解表药,具有促进发汗、抗菌、抗病毒、健胃解痉止痛的功效。甘味药主要成分为糖类、氨基酸蛋白质、维生素等,往往具有补益、缓和的作用,如人参大补元气,大枣补益和中,甘草调和诸药。酸味药主要成分为有机酸和鞣质,往往具有收敛固涩的作用,如乌梅、五味子具有收敛止汗、涩精止遗缩尿的功能。苦味药以生物碱、苷类为主要有效成分,往往具有清热、燥湿、泻火、泻下的作用,如黄连、黄柏泻火,大黄泻下等。咸味药主要有效成分为无机盐和碘,往往具有软坚、润下的作用,如昆布、海藻清热化痰、软化瘿瘤,芒硝(硫酸钠)能泻下通便等。

8.3.2 升降浮沉

升降浮沉反映药物作用的趋向性，是说明药物作用性质的基本内容之一。升是上升，降是下降，浮表示发散，沉表示收敛固藏和泄利二便，实际上，包含着向内和向下两种作用趋向。一般具有升阳发表、祛风散寒、涌吐、开窍等功效的药物，都能上行向外，药性都是升浮的；具有泻下、清热、利水渗湿、重镇安神、潜阳息风、消导积滞、降逆止呕、收敛固涩、止咳平喘等功效的药物，则能下行向内，药性都是沉降的。但是，有的药物升降浮沉不明显，如南瓜子的杀虫功效。有的药物则存在二向性，如麻黄既能发汗，又能平喘、利水；川芎既"上行头目"，又"下行血海"。

在运用上，一般而言，病变在上、在表宜用升浮而不宜用沉降。如外感风寒，用麻黄、桂枝发表；在下、在里宜用沉降，而不宜用升浮，如里实便秘之证，用大黄、芒硝攻下；病势逆上者，宜降不宜升，如肝阳上亢之头痛，当用牡蛎、石决明潜降；病势陷下者，宜升而不宜降，如久泻、脱肛当用人参、黄芪、柴胡等益气升阳。

药物升降浮沉的性能与药物的性味有密切的关系，能升浮的药物大多具有辛、甘味和温、热性能；沉降的药物大多具有酸、苦、咸、涩味和寒、凉性能。李时珍指出："酸咸无升，辛甘无降，寒无浮，热无沉。"除此之外，炮制和配伍是影响药性升降浮沉的主要因素，如酒炒则升，姜汁炒则散，醋炒则收敛，盐水炒则下行。在复方配伍中，性属升浮的药物在同较多沉降药配伍时，其升浮之性可受到一定的制约。反之，性属沉降的药物同较多的升浮药同用，其沉降之性也能受到一定程度制约。而在某些情况下，又需利用升降配合以斡旋气机，以恢复脏腑功能。如血府逐瘀汤中用柴胡、枳壳一升一降，以助气血运行。可见，各种药物所具的升降浮沉性能在一定的条件下通过人为控制而转化。故李时珍说："升降在物，亦在人也。"

8.3.3 归经

归经是药物作用的定位概念，即表示药物作用部位。归是作用的归属，经是脏腑经络的概称。

概括起来，归经就是指药物对于机体某部分的选择性作用，即主要对某经(脏腑及其经络)或某几经发生明显的作用，而对其他经则作用较小，甚至无作用。比如同属性寒清热的药物，有的偏于清肺热或清心热，有的偏于清肝热，有的偏于清胃热；同属补药，也有补肺、补脾、补肝、补肾之不同。将这些认识加以归纳，使之系统化，便形成了归经理论。

归经是以脏腑经络理论为基础，以所治病证为依据而确定的。经络能沟通人体内外表里，所以体表病变可通过经络影响在内的脏腑，脏腑病变，也可反映到体表。通过疾病过程中出现的症候表现以确定病位，就可知晓是某脏某腑的病变。例如，症见咳嗽，咯痰，气喘，为肺经病变；症见心悸、神昏，为心经病变；症见胁痛，抽搐，为肝经病变。因此，可根据药物的疗效与病机和脏腑、经络密切结合来说明某药对某些脏腑、经络的病变起着主要作用。如桔梗、苦杏仁能治胸闷、喘咳，归肺经；全蝎能定抽搐，归肝经；朱砂能安神，归心经等。

要注意，在应用药物的时候只掌握药物的归经而忽略了药物的四气、五味、升降浮沉等性能是不够全面的。因为某一脏腑、经络发生病变，可能有寒、热、虚、实之分。所以，不可只注意归经，而将能归该经的药物不加区别地应用。同归一经的药物其作用有温、清、补、泻之不同,如黄芩、干姜、百合、葶苈子都能归肺经,但是,在应用时须区别使用。黄芩主要清肺热,干姜能温肺寒,百合补肺虚,而葶苈子则泻肺实。可见,将中药的多种性能结合起来以指导中药的应用,才会收到预期的效果。

正如徐灵胎所说:"不知经络而用药,其失也泛。"这说明掌握归经有助于提高用药的准确性。例如,里实热证有肺热、心火、肝火、胃火等不同,应当分别选用清泄肺热、心火、肝火、胃火的药物来治疗。再如头痛,其发病的原因甚多,疼痛性质和部位亦有差别。葛根、白芷善治阳明经头痛,柴胡善治少阳经头痛,羌活善治太阳经头痛,细辛善治少阴经头痛。治疗头痛时,考虑到药物的归经特点可以增强疗效。

运用归经理论,还需考虑脏腑经络病变的相互影响,在临床用药时并不单纯使用某一经的药物。如肺病见脾虚者,每兼用补脾的药物,使肺有所养而逐渐向愈;肝阳上亢因于肾阴不足者,每以平肝潜阳药加以滋补肾阴的药同用,使肝有所涵而亢阳自潜。若只知见肺治肺、见肝治肝,单纯分经用药,其疗效必受影响。故徐灵胎又指出:"执经络而用药,其失也泥,反能致害。"

8.3.4 有毒无毒

毒性是指药物对机体的损害性。毒性反应与副作用不同,它对人体的危害性较大,甚至可危及生命。因此,必须认识中药的毒性,了解毒性反应产生的原因,掌握中药中毒的解救方法和预防措施。

"毒药"一词,常是古代医药学文献对药物的总称。古人云,"神农尝百草,一日而遇七十毒"。药物都各有偏性,这种偏性就是毒。《周礼·天官》:"医师聚毒药以供医事。"《素问·脏气法时论》:"毒药攻邪,五谷为养,五果为助。"《神农本草经》提出了"有毒、无毒"的区分,并谓:"若用毒药疗病,先起如黍粟,病去即止。不去倍之,不去十之,取去为度。"《内经》七篇大论中,亦有大毒、常毒、小毒等论述。从毒药到有毒、无毒的区分,反映了人们对毒性认识的进步。

前人是以偏性的强弱来解释有毒、无毒及毒性大小的。有毒药物的治疗剂量与中毒剂量比较接近或相当,因而治疗用药时安全性低,易引起中毒反应。无毒药物安全性较高,但并非绝对不会引起中毒反应。近年来,人参、独活等皆有产生中毒反应的报道,这与剂量过大或服用时间过长等有密切关系。

毒性反应是临床用药时应当尽量避免的。毒性反应的产生与药物炮制、配伍、剂型、给药途径、用量、使用时间长短以及病人的体质、年龄、证候性质等都有密切关系。因此,使用有毒药物时,应从上述各个环节进行控制,避免中毒发生。但是,有毒药物也有其可利用的一面,比如对于一些顽疾,如恶疮肿毒、疥癣、麻风、癌肿癥瘕,使用有毒药物进行治疗,能获得一定的疗效。

历代对有毒药物的记载,大部分是正确的,但是,有些有毒药物被认为是无毒的,如《神农本草经》认为丹砂无毒,《本草纲目》认为马钱子无毒等。实际上,这些药物的使用应特别慎重,要结合古今的临床经验和研究成果,才能更好地认识中药毒性。

8.4 中药的应用

中药的应用主要包括配伍禁忌、用药禁忌、剂量、煎服法等内容。掌握这些知识与方法，按照病情、药性和治疗要求予以正确应用，对于充分发挥药效和确保用药安全具有十分重要的意义。

8.4.1 配伍

配伍是指有目的地按病情需要和药性特点，有选择地将两味以上的药物配合使用。

前人把单味药的应用及药物之间的配伍关系概括为七种情况，称为“七情”。“七情”的提法首见于《神农本草经》。其序例云：“药……有单行者，有相须者，有相使者，有相畏者，有相恶者，有相反者，有相杀者。凡此七情，合和视之。”其中首先谈到“单行”。单行就是指用单味药治病，病情比较单纯，选用一味针对性较强的药物即能获得疗效。如清金散单用一味黄芩治轻度的肺热咳血；现代单用鹤草芽驱除绦虫，以及许多行之有效的“单方”等。它符合简便廉验的要求，便于使用和推广。但是，若病情较重，或比较复杂，单味药力量有限，且难全面兼顾治疗要求；而有的药物偏性较强，具有毒副作用，单味应用难以避免不良反应，当用相应药物佐治，以减轻其不良反应，因此往往需要同时使用两种以上的药物。前人总结的“七情”，除单行者外，其余六个方面都是讲配伍关系。现分述如下：

1）相须

相须即性能功效相类似的药物配合应用，可以增强原有疗效。如麻黄与桂枝配合，能明显增强辛温解表的治疗效果；石膏与知母配合，能明显增强清热泻火的治疗效果；大黄与芒硝配合，能明显增强攻下泻热的治疗效果。

2）相使

相使即在性能功效方面有某些共性，或性能功效虽不相同，但是治疗目的一致的药物配合应用，而以一种药为主，另一种药为辅，能增强主药疗效。如补气利水的黄芪与利水健脾的茯苓配合时，茯苓能增强黄芪补气利水的治疗效果；又比如，泻下通便的大黄与驱虫药槟榔配合时，大黄能明显增强槟榔驱虫的治疗效果。

> **课堂活动**
> 何谓中药七情？哪些配伍可提高疗效？

应该注意的是，相使与相须的配伍关系的异同。相同之处是通过药物配合，产生协同作用而增强疗效。不同之处在于相须配伍中药物是平行并列的关系，而相使配伍中都有主辅之分，即一药为主，另一药为辅。但是这种主辅关系不是固定不变的，而是依据治疗目的和药物在治疗中的作用意义来确定的。例如，以清热泻火为目的，将黄芩与大黄同用，是以清热泻火的黄芩为主药，大黄攻下泻热，即通过釜底抽薪的方式，增强黄芩清热泻火的治疗效果。若治疗目的在于通便或攻下热结，则可用大黄与理气除满的厚朴配伍，此时大黄为主，厚朴理气，增强大黄攻下作用为辅。因此，相使配伍的主辅关系是依据病情、治疗目的来确定的。

3）相畏

相畏即一种药物的毒性反应或副作用，能被另一种药物减轻或消除。如生半夏和生南星的毒性能被生姜减轻或消除，所以说生半夏和生南星畏生姜。

4）相杀

相杀即一种药物能减轻或消除另一种药物的毒性或副作用。如生姜能减轻或消除生半夏和生南星的毒性或副作用，所以说生姜杀生半夏和生南星的毒。

由此可知，相畏、相杀实际上是同一配伍关系的两种提法，是药物间相互对待而言的。

5）相恶

相恶即两药合用，一种药物能使另一种药物原有功效降低，甚至丧失。如人参恶莱菔子，因莱菔子能削弱人参的补气作用。

6）相反

相反即两种药物合用，能产生或增强毒性反应或副作用。如"十八反""十九畏"中的若干药物（见"用药禁忌"）。

上述六个方面，其变化关系可以概括为四项，即在配伍应用的情况下：①有些药物因产生协同作用而增进疗效，是临床用药时要充分利用的；②有些药物可能互相拮抗而抵消、削弱原有功效，用药时应加以注意；③有些药物则由于相互作用，而能减轻或消除原有的毒性或副作用，在应用毒性药或烈性药时必须考虑选用；④一些药物因相互作用而产生或增强毒副作用，属于配伍禁忌，原则上应避免配用。基于上述，可知从单味药到配伍应用，是通过很长的实践与认识过程逐渐积累丰富起来的。药物的配伍应用是中医用药的主要形式。药物按一定法度加以组合，并确定一定的分量比例，制成适当剂型，即为方剂。方剂是药物配伍的发展，也是药物配伍应用的较高形式。

8.4.2 禁忌

用药禁忌，主要包括配伍禁忌、妊娠用药禁忌、服药食忌等内容。根据对患者造成的不良影响程度的不同，又常分为忌用和慎用。

1）配伍禁忌

《本经·序例》指出："勿用相恶、相反者。"但相恶与相反所导致的后果不一样。相恶配伍可使药物某些方面的功效减弱，但又是一种可以利用的配伍关系，并非绝对禁忌。而"相反为害，甚于相恶"，可能危害患者的健康，甚至危及生命。故相反的药物原则上禁止配伍应用。金元时期概括为"十八反"和"十九畏"，简述如下：

十八反：乌头反贝母、瓜蒌、半夏、白蔹、白及；甘草反甘遂、大戟、海藻、芫花；藜芦反人参、沙参、丹参、玄参、苦参、细辛、芍药。

十九畏：硫黄畏朴硝，水银畏砒霜，狼毒畏密陀僧，巴豆畏牵牛，丁香畏郁金，川乌、草乌畏犀角，牙硝畏三棱，官桂畏石脂，人参畏五灵脂。

对于十八反、十九畏作为配伍禁忌，历代医药学家虽然遵信者居多，但也有持不同意见者。有人认为十八反、十九畏并非绝对禁忌；有的医药学家还认为，相反药同用，能相反相成，产生较强的功效。倘若运用得当，可愈沉疴痼疾。

现代对十八反、十九畏进行了药理实验研究，取得了不少成绩。但由于十八反、十九畏牵涉的问题较多，各地的实验条件和方法存在差异，使实验结果相差很大。有报道，甘草、甘遂两种药合用时，毒性的大小主要取决于甘草的用量比例，甘草的剂量若相等或大于甘遂，毒性较大；又如贝母和半夏分别与乌头配伍，未见明显的毒性增强。而细辛配伍藜芦，则可导致实验动物中毒死亡。由于对“十九畏”和“十八反”的研究还有待进一步作较深入的实验和观察，并探讨其作用机理，因此，目前应采取慎重态度，对于其中一些药物，若无充分根据和应用经验，仍须避免盲目配合应用。

知识链接

对于十八反的学习，宜仔细分解。“乌头”包括川乌、草乌、附子（统称“乌头类”），“半夏”包括生半夏、清半夏、姜半夏、法半夏，“瓜蒌”包括瓜蒌皮、瓜蒌子、瓜蒌根（天花粉），“贝母”包括川贝母、浙贝母、平贝母、伊贝母、湖北贝母，“大戟”包括京大戟，“诸参”包括人参、丹参、玄参、南沙参、北沙参、人参叶、西洋参、党参、苦参（2015年版中国药典未记载太子参），“芍药”包括赤芍、白芍。其记忆歌诀为：“本草明言十八反，半蒌贝蔹及攻乌，藻戟遂芫俱战草，诸参辛芍叛藜芦。”

对于十九畏的记忆，简述如下：“硫朴水砒狼密陀，巴牵丁郁川草犀，牙三官石人参五。”亦有歌诀，但冗长难记。

2）妊娠用药禁忌

妊娠禁忌药是指妇女妊娠期除中断妊娠、引产外，禁忌使用或须慎重使用的药物。在众多的妊娠禁忌药中，妊娠禁忌的理由也不一样，其中，能引起堕胎是最早提出妊娠禁忌的主要理由，随着对妊娠禁忌药的认识逐渐深入，对妊娠禁忌理由的认识也逐步加深。归纳起来，主要包括：①对母体不利；②对胎儿不利；③对产程不利；④对小儿不利。今天，无论从用药安全的角度，还是从优生优育的角度来认识这几点，都是应当给予高度重视的。

妊娠禁忌药多根据临床实际经验，2020年版《中国药典》（一部）对所载药材和饮片的妊娠禁忌进行了叙述，分为妊娠禁用与慎用两类（详细见下）。属禁用的多系剧毒药，或药性作用峻猛之品及堕胎作用较强的药。慎用药则主要是活血祛瘀药、行气药、温里药中的部分药。

禁用药：丁公藤、三棱、莪术、生川乌、草乌、商陆、甘遂、芫花、京大戟、巴豆、巴豆霜、牵牛子、千金子、千金子霜、马钱子、马钱子粉、土鳖虫、水蛭、全蝎、蜈蚣、斑蝥、雄黄、红粉、两头尖、阿魏、闹羊花、麝香、天仙子、天仙藤、天山雪莲、朱砂、洋金花、猪牙皂、罂粟壳、黑种草子。

慎用药：人工牛黄、牛黄、体外培育牛黄、天花粉、三七、川牛膝、牛膝、制川乌、小驳骨、飞扬草、王不留行、天南星、制天南星、芦荟、天然冰片、艾片、冰片、木鳖子、片姜黄、白附子、大黄、华山参、附子、芒硝、玄明粉、西红花、益母草、肉桂、红花、苏木、牡丹皮、皂矾（绿矾）、郁李仁、虎杖、金铁锁、卷柏、草乌叶、枳实、枳壳、禹州漏芦、禹余粮、急性子、穿山甲、桂枝、桃仁、乳香、没药、凌霄花、通草、黄蜀葵花、常山、硫黄、番泻叶、漏芦、蒲黄、赭石、薏苡仁、苦楝皮、瞿麦、蟾酥。

要注意,慎用的药物,宜根据孕妇的情况酌情使用;禁用的药物,绝对不能使用。如无必要,应尽量避免使用,以免发生事故。

3)服药食忌

服药食忌是指服药期间对某些食物的禁忌,简称食忌,也就是通常所说的忌口。在一些古代文献中,记载有常山忌葱,地黄、何首乌忌葱、蒜、萝卜,薄荷忌鳖肉,茯苓忌醋,鳖甲忌苋菜等。这些内容反映了服用某些药物时不可同吃某些食物。

针对疾病而言,应忌食生冷、辛热、油腻、腥膻、有刺激性的食物。根据病情之不同,饮食禁忌也有区别。如寒性病应忌食生冷;热性病应忌食辛辣油腻煎炸食物;胸痹患者应忌食肥肉、脂肪、动物内脏及烟、酒;脾胃虚弱者应忌食油炸黏腻、寒冷固硬、不易消化的食物;肝火上炎、头晕目眩等应忌食辣椒、蒜、胡椒、白酒等辛热助阳之品,等等。

8.4.3 剂量

剂量,即药剂的用药量,一般是指单味药的成人内服一日用量。也指在方剂中药与药之间的比例分量,即相对剂量。

中药的计量单位,明清以来,普遍采用16位进制,即1斤=16两=160钱。现今我国对中药生药计量采用公制,即1 kg=1 000 g。为了方便处方和配药,特别是古方剂量的换算方便,通常按规定以近似值进行换算,即1两(16位制)=30 g,1钱=3 g,1分=0.3 g,1厘=0.03 g。单味中药的成人每日内服常用剂量,除峻烈药、毒性药和某些精制品外,一般干品药为5~10 g,部分为15~30 g。

在确定药物剂量的时候,要根据病者情况、药物性质以及四时气候等来确定中药的具体用量。一般而言,老人气血渐衰,对药物耐受力均较弱,故用量宜减小;小儿5岁以下通常用成人量的1/4,5岁以上可按成人量减半用;青壮年气血旺盛,对药物耐受力较强,故用量宜大。新病患者正气损伤较小,用量可稍重;久病多伤正气,用量宜轻些。就药物而言,质轻的如花类用量宜轻,质重的如金石、贝壳之类用量宜重;干品用量宜轻,鲜品用量宜重;性味浓厚,作用较强的用量可较小,性味淡薄或作用较温和的,用量可较大。此外,也应根据四时气候的冷暖、地域的干燥或潮湿程度适当增减用量等。

8.4.4 煎法与服法

1)煎煮方法

汤剂是临床应用中药最常采用的剂型,大多由患者自制。为了保证临床用药能获得预期的疗效,作为药学人员,应该熟悉中药煎煮的方法,并将正确煎煮中药方法给患者进行详细交代。

煎药器具:最好选用砂锅、砂罐,因其化学性质稳定,不易与药物成分发生化学反应。其次是白色搪瓷器皿或不锈钢锅,忌用铁、铜、铝等金属器具。因金属元素容易与药液中的中药成分发生化学反应,可能使疗效降低,甚至产生毒副作用。

煎药用水:用水必须洁净,可用泉水、河水及自来水,凡人们在生活上可作饮用的水都可用来煎煮中药。

加水多少:将饮片适当加压后,水液面淹没过饮片 2~3 cm 为宜。药材质地坚硬、黏稠,或需久煎的药物加水量要略多;若是质地疏松,或有效成分容易挥发,煎煮时间较短的药物,则加水量宜少些,液面淹过即可。

煎前浸泡:大部分药物宜用冷水浸泡,一般药物可浸泡 20~30 min,若是种子、果实为主的药可浸泡 1 h。夏天炎热,浸泡时间不宜过长,以防腐败变质。

煎煮火候及时间:煎煮中药还应注意火候与煎煮时间适宜。煎一般药宜先武火后文火,即未沸前用大火,沸后用小火保持微沸状态,以免药汁溢出或过快熬干。解表药及其他芳香性药物,一般用武火迅速煮沸,改用文火维持 10~15 min 即可。有效成分不易煎出的矿物类、骨角类、贝壳类、甲壳类药及补益药,一般宜文火久煎,使有效成分充分溶出。

趁热滤汁:药煎煮好后,应趁热滤取药汁。因久置后药液温度降低,一些有效成分会因溶解度降低而沉淀,加之药渣的吸附作用而有部分损失,因而影响疗效。

课堂活动

如何正确煎煮中药?

煎煮次数:为了充分利用药材,避免浪费,一剂药可煎煮 3 次,最少应煎煮 2 次。在煎药的时候,药物有效成分首先会溶解在进入药材组织的水液中,然后再扩散到药材外部的水液中。到药材内外溶液的浓度达到平衡时,因渗透压平衡,有效成分就不再溶出了。

入药方法:大部分药物可同时入煎,但部分药物因其性质、性能及临床用途不同,所需煎煮时间不同。因此,煎煮汤剂时应该注意入药方法。

①先煎　适用于有效成分不易煎出的矿物、贝壳类药,如石膏、石决明、牡蛎等;须去毒的药物,如附子、制川乌,均应先煎。即将药物先煎 30 min左右,再放其他药同煎。

②后下　适用于有效成分因煎煮易挥散或破坏而不耐久煎的药物,如薄荷、豆蔻、钩藤等,待药将煎成时再投入煎沸数分钟即可;大黄、番泻叶久煎则泻下力减缓,故欲泻下当后下或开水泡服。

③包煎　适用于花粉、细小种子及细粉类药物,如蒲黄、葶苈子、滑石粉等;含淀粉、黏液质较多的药物应包煎,如车前子等;绒毛类药物包煎,如旋覆花等。

④另煎　对于价格昂贵的药物,须另煎,以免煎出有效成分被其他药物吸附,如人参、西洋参等。

⑤烊化　即溶化或熔化。胶类药容易黏附于其他药渣及锅底,容易熬焦,故应先行烊化,再与其他药汁兑服,如阿胶、鹿角胶等。

⑥冲服　一些入水即化的药或原为汁液性的药,宜用煎好的其他药液或开水冲服,如芒硝、蜂蜜等。

2)服药方法

中医临床主要给药方法是口服。口服给药的疗效受到服药时间、次数及冷热等因素的影响。

①服药时间　须根据病情和药性来定。一般而言,峻下逐水药、攻积导滞药、驱虫药均宜空腹服。补虚药和治疗胃肠疾病的药物都宜饭前服。消食健胃药或对胃肠有刺激的药物宜饭后服。安神药、涩精止遗药宜睡前服。截疟药应在疟发前 2 h服。对于病情急险,则当不拘

时服，以便化险为夷。

②服药次数　一剂中药，一日通常服3次。病情急重者，可每隔4 h左右服药一次，昼夜不停，使药力持续，顿挫病势；病情缓轻者，亦可间日服或煎汤代茶，以图缓治。在应用发汗药、泻下药时，如药力较强，一般以汗得下为度，不必尽剂，以免汗下太过，损伤正气。

③服药冷热　一般汤药多宜温服。如治寒证，宜于热服；对于风寒表实证，所用汤剂不仅宜热服，服后还需温覆取汗。至于热证，如热在胃肠，患者欲饮冷者可凉服；如热在其他脏腑，患者不欲饮冷者仍以温服为宜。对于丸、散等固体药剂，除特别规定者外，一般宜用温开水送服。

8.5　中药鉴别基本知识

中药鉴别的对象复杂多样，有完整的中药，有碎块、饮片和粉末。因此中药鉴别的方法也是多种多样，包括来源（原植物、原动物和矿物）、性状、显微、理化等，其目的是鉴别药材的伪劣，保证药材的质量。其中，来源鉴定是为了保障中药的品种准确无误；性状鉴定是用眼看、手摸、鼻闻、口尝、水试、火试来鉴别药材的外观性状；显微鉴定是通过微观观察药材组织结构、细胞形状以及内含物的特征用以鉴别药材的真伪和纯度；理化鉴定是利用物理、化学或仪器分析鉴别药材真伪、纯度和品质。下面着重介绍性状鉴定的基本内容。

8.5.1　性状鉴定

中药的性状鉴定包括完整药材和饮片两个方面，一般包括药材的形状、大小、颜色、表面特征、质地、气味、折断面、水试、火试等内容。

①形状　药材的形状一般比较固定，但也与药用部位有关。如根类药材有圆柱形、圆锥形、纺锤形等；皮类药材有卷筒状、板片状等；种子类药材有圆球形、扁圆形等；一些经验鉴别术语对药材的鉴别很有帮助，如防风根头部称“蚯蚓头”，野生人参有“芦长碗密枣核艼，紧皮细纹珍珠须”，海马的外形则为“马头蛇尾瓦楞身”。

②大小　指药材的长短、粗细、厚薄。表示药材的大小，一般有一定的幅度（亦即范围）。有些很小的种子类药材，应在放大镜下测量，如葶苈子、白芥子、车前子、菟丝子等。

③颜色　各种药材的颜色是不相同的，药材的颜色一般比较固定。如丹参色红，黄连色黄，紫草色紫，乌梅色黑。药材因加工或贮藏不当，其固有的色泽会发生变化。色泽的变化与药材的质量有关，药材的颜色是否符合要求，是衡量药材质量好坏的重要因素。

④表面特征　指药材表面是光滑还是粗糙，有无皱纹、皮孔或毛茸等。双子叶植物的根类药材顶部有的带有根茎。单子叶植物的根茎类药材有的具膜质鳞叶。蕨类植物的根茎药材常带有叶柄残基和鳞片。皮类药材有的有明显的皮孔、地衣斑，少数还有钉状物。白花前胡的根头部有叶鞘残存的纤维毛状物。

⑤质地　指药材的软硬、坚韧、疏松、致密、黏性或粉性等特征。在经验鉴别中，描述药材质地的名词术语很多，常见有：南沙参质轻而松，断面多裂隙，谓之松泡；山药富含淀粉，折断时有粉尘散落谓之粉性；当归质地柔软，含油而润泽谓之油润；郁金质地坚硬，断面半透明或有光泽谓之角质；柴胡折断面木质部非常发达，像木材一样，谓之柴性。

⑥气味　部分药材有特殊的香气或臭气，也是鉴别该药材的主要依据。含挥发性物质的

药材大多有特殊的香气,如肉桂、薄荷、当归、川芎等;乳香、没药气臭;鱼腥草气腥。味道与药材本身所含的成分有关,也是衡量药材品质的标准之一。如乌梅、木瓜、山楂以味酸为佳;黄连、黄柏以味苦为佳;甘草、党参以味甜为佳等,都与其所含成分及含量有密切关系。药材的味道改变,就要考虑其品种和质量问题。有强烈刺激性和剧毒的药材口尝时要特别小心。

⑦折断面　指药材折断时的现象,包括易折断或不易折断,有无粉尘散落,断面特征。还应观察自然断面是否平坦,是否显纤维性、颗粒性、裂片状,有无胶丝,是否层层剥离等。根及根茎类药材:如茅苍术易折断,断面放置"起霜";白术不易折断,断面放置不"起霜";甘草折断时有粉尘散落。茎类药材:如鸡血藤(老茎)断面红褐色的韧皮部与淡红色的木质部呈半圆形相间排列;大血藤断面红棕色的韧皮部有六处嵌入黄白色的木质部中。皮类药材:杜仲折断时有胶丝相连;黄柏折断面显纤维性,裂片状分层;苦楝皮的折断面分为多层薄片,层层黄白相间;牡丹皮折断面较平坦,显粉性。对于横切面特征的描述,也有很多经验鉴别术语,如大黄根茎可见"星点";何首乌可见"云锦花纹";防风有"菊花心"、粉防已有"车轮纹"、茅苍术有"朱砂点"等。

⑧水试　将饮片放于水中立即观察,或浸泡后观察,或加温后观察其各种变化。如丁香沉于水中为佳;进口沉香能沉于水或半浮半沉于水中,国产沉香大多不能沉于水中。西红花浸入水中,可见橙黄色呈直线下降并逐渐扩散,水被染成橙黄色;栀子水浸液为鲜黄色;玄参水浸液为淡黑色;秦皮加水浸泡,浸出液在日光下显碧蓝色荧光;菟丝子、车前子等加水浸泡,则种子黏滑,且体积膨胀;熊胆粉末投入清水杯中,即在水面旋转并呈现黄线下沉而不扩散。

⑨火试　某些药材用火烧之,能产生特殊的气味、颜色、烟雾、闪光和响声等现象。如麝香灼烧,香气浓烈,无臭气,灰为白色;血竭粉末纸上烤,熔化,对光透视呈血红色;海金沙易点燃,发出爆鸣声及闪光。

以上性状鉴别的关键点,需要反复摸索和训练,是一项实操性很强的技能。

8.5.2　显微鉴定

显微鉴定是利用显微镜来观察药材的组织构造、细胞形状以及内含物的特征,用以鉴定药材的真伪和纯度。显微鉴定常配合来源、性状及理化鉴定等方法解决实际问题。当药材的外形不易鉴定,或药材破碎或呈粉末状时,此法较为常用。《中华人民共和国药典》(2015)已将显微鉴定应用到很多中药和中成药制剂的鉴别中。鉴定者必须具有植物(动物)解剖的基本知识,掌握制片的基本技术,才能进行显微鉴定。显微鉴定的方法,因材料和要求的不同而不同,包括完整药材、破碎药材和粉末药材的显微鉴定。

8.5.3　理化鉴定

利用某些物理的、化学的或仪器分析方法,鉴定中药的真实性、纯度和品质优劣程度,统称为理化鉴定。通过理化鉴定可分析中药中所含的主要化学成分或有效成分的有无和含量的多少,以及有害物质的有无等。

理化鉴定的项目主要包括物理常数的测定、膨胀度的测定、色度检查、泡沫指数和溶血指数的测定、微量升华物、荧光分析、化学定性分析、化学定量分析、水分测定、灰分测定、浸出物测定、挥发油含量测定、色谱法、分光光度法、有害物质检查、微量元素分析等。

以上是中药鉴别的主要内容。实际上,中药品种繁多,来源复杂,很多品种的真伪、品质的优劣并不是国家药品标准和地方药品标准所收载的,难以找到法定的依据。因此,做好中药的鉴别,从初学者到鉴定专家都需要长期的探索。

小 结

中药基础知识主要包括中药产地、采集与贮藏,中药炮制目的和方法,中药的性能(四气、五味、升降浮沉、归经和有毒无毒)和中药的应用(配伍、禁忌、十八反、十九畏、妊娠禁忌)、剂量、中药的煎法与服法、中药鉴别基本知识(性状鉴定、显微鉴定、理化鉴定)。

目标检测

一、选择题

(一)单项选择题

1.下列不属于四气的是(　　)。

A.寒　　B.热　　C.温　　D.冷

2.能补益、调中、缓和药性的药味是(　　)。

A.辛　　B.甘　　C.酸　　D.苦

3.大黄味苦,能治热结便秘,是取其(　　)。

A.宣泄作用　　B.降泄作用

C.燥湿作用　　D.通泄作用

4.升降浮沉反映药物作用的(　　)。

A.原理　　B.部位　　C.趋向性　　D.范围

5.四川的道地药材是(　　)。

A.黄连　　B.细辛　　C.山药　　D.菊花

6.“十九畏”中,人参畏(　　)。

A.赤石脂　　B.五灵脂　　C.官桂　　D.三棱

7.十八反中,与天花粉相反的是(　　)。

A.附子　　B.人参　　C.甘草　　D.细辛

8.一种药物能减轻或消除另一种药物的毒性或副作用,称为(　　)。

A.相畏　　B.相使　　C.相恶　　D.相杀

9.解表药在煎煮时宜(　　)。

A.先煎　　B.久煎　　C.包煎　　D.不宜久煎

10.葶苈子应(　　)。

A.先煎　　B.久煎　　C.包煎　　D.后下

11.古代1钱相当于现在的(　　)。

A.3 g　B.0.3 g　C.30 g　D.15 g

12.煎药器具最好选用(　　)。

A.砂锅　B.铁锅　C.不锈钢锅　D.铜锅

(二)多项选择题

1.常用的火制法有(　　)。

A.炒　B.炙　C.煅　D.煨　E.烘焙

2.中药性能的内容包括(　　)。

A.四气五味　B.毒性　C.归经　D.配伍　E.升降浮沉

3.辛味药具有的作用是(　　)。

A.软坚　B.行气　C.发散　D.行血　E.泻下

4.配伍后能增强疗效的是(　　)。

A.相须　B.相使　C.相反　D.相杀　E.相畏

5.在中药“十八反”中,甘草反(　　)。

A.甘遂　B.海藻　C.芫花　D.京大戟　E.红大戟

6.用药禁忌的内容包括(　　)。

A.气候用药禁忌　B.配伍禁忌　C.妊娠用药禁忌　D.时间用药禁忌　E.服药食忌

二、简答题

1.中药的性能包括哪些内容?

2.简述五味的作用,并举例说明。

3.简述中药“七情”的含义、内容,并举例。

4.十八反、十九畏的具体内容是什么?

5.简述中药汤剂的煎服方法。

6.中药性状鉴定包括的内容有哪些?请举例说明。

三、分析题

1.黄某,男,18岁。症见发热头痛,咳嗽有痰,痰白质黏,咽喉疼痛,脉搏100次/min,体温38.9 ℃,舌苔薄白,舌质边尖红,脉浮数,扁桃体红肿。请结合中医药理论知识,分析该患者应选用何种性味的药物。

2.张某,男,45岁。3年来,经常咳嗽胸闷,经胸透等检查诊断为:慢性支气管炎,肺气肿。症见咳嗽痰多清稀,时有黑色痰,胸闷,口不渴,舌质红,苔白腻,脉细滑。请结合中医药理论知识,分析该患者应选用何种性味的药物。

第9章　解表药

学习目标

掌握麻黄、桂枝、荆芥、防风、薄荷、菊花、柴胡、粉葛的性状识别要点、功效与应用、用法用量及使用注意。

熟悉解表药的含义、功效、适应范围、使用注意、分类及各类的性能特点；生姜、紫苏叶、羌活、白芷、牛蒡子、蝉蜕性状识别、功效与应用、特殊用法用量及使用注意。

了解简表中香薷等其他解表药的功效与应用。

知识点

解表药的含义、功用、适应范围、使用注意及分类。常用品种性状识别、功效与应用、用法用量等。

案例导入

某病区自2007年5月—2009年5月收治的小儿外感发热126例病人，经中医辨证属外感风寒证。治疗方法：予麻黄汤加减治疗（麻黄4 g，桂枝6 g，荆芥6 g，苦杏仁6 g，桔梗6 g，甘草3 g）。每日1剂，3 d为1个疗程，1个疗程后统计疗效。结果：经数理统计比较，麻黄汤加减治疗后，总有效率为99.2%。（李金萱，丛艳.麻黄汤加减治疗小儿外感发热126例[J].河北中医，2010，32（12）：1822-1823.）

提问：1.试分析麻黄汤中麻黄、桂枝有何功用？

2.麻黄、桂枝的性状识别要点是什么？

3.解表药分为几类？各类代表药有哪些？

以发散表邪为主要功效，常用以治疗表证的药物，称为解表药。

解表药多具有辛味，能发散表邪，主入肺、膀胱经，擅行肌表，能使肌表之邪外散或从汗而解，主要用于外感风寒或风热所致的恶寒、发热、头痛、身痛、无汗（或有汗）、脉浮等证。部分解表药还兼有宣肺利水、平喘、胜湿止痛、透疹等作用，可用于水肿、咳喘、风湿痹痛、疹发不畅等。根据其性能特点和功效主治的不同，解表药可分为发散风寒药和发散风热药两类。

使用解表药时，应当注意：①解表药多为辛散之品，有效成分易挥发而散失药性，故入汤剂不宜久煎。②发汗力强的解表药，用量不宜过大，以免发汗太过，伤阳耗气，损及津液，以微汗出为宜。③使用时，宜因时、因地制宜，春夏、南方用量宜轻；冬季、北方用量宜重。④表虚自汗、阴虚盗汗、疮疡日久、淋病、失血者，虽有表证，也应当慎用或忌用。

9.1 发散风寒药

发散风寒药性味多属辛温，辛以发散，温可祛寒，主要用于风寒表证，症见恶寒发热，无汗或汗出不畅，头痛，身痛，口不渴，舌苔薄白，脉浮等。部分药物兼有宣肺平喘、利水、胜湿止痛等作用，还可用治喘咳、水肿、风湿痹痛等。

本类药物性偏温燥，多具有较强的发汗作用，虚人当慎用。

麻黄《神农本草经》

麻黄为麻黄科植物草麻黄 *Ephedra sinica* Stapf.、木贼麻黄 *E. equisetina* Bge.或中麻黄 *E.intermedia* Schrenk *et* C.A.Mey.的干燥草质茎。呈细长圆柱形，少分枝。表面淡绿色至黄绿色，有细纵脊线。节明显，节上有膜质鳞叶。体轻，质脆，易折断，断面略呈纤维性，周边绿黄色，髓部红棕色(玫瑰心)。气微香，味涩、微苦。主产于内蒙古、甘肃、山西等地。生用、蜜炙或捣蓉用。

【性味归经】辛、微苦，温。归肺、膀胱经。

【功效与应用】

①发汗散寒　用于风寒表实证。本品辛温发散，入肺经，开腠理，透毛窍而发汗解表，为辛温解表之要药。治外感风寒，腠理闭塞之发热恶寒，无汗，头痛，脉浮紧之表实证，常与桂枝相须为用，如麻黄汤。

课堂活动

麻黄辛温苦燥，为何可配伍石膏用于肺热咳喘的治疗？

②宣肺平喘　用于各种喘咳气急病证。本品能开宣肺气，散风寒以平喘，不论风寒、痰浊、热邪等各种原因引起的喘咳气急者，均可配伍应用。治风寒表证兼有咳喘者，常与苦杏仁、甘草配伍，如三拗汤；治外感风寒，内有寒饮所致的咳喘，常与细辛、干姜等配伍，如小青龙汤；治热邪壅肺所致的喘咳，多与石膏、苦杏仁配伍，如麻杏石甘汤。

③利水消肿　用于风水浮肿。本品发汗利水，善于通肺气，调水道，下输膀胱而利尿，适宜于水肿、小便不利兼风寒表证者，常与甘草配伍，如甘草麻黄汤。

【用法用量】煎服，2～10 g。本品生用发汗力强；蜜炙麻黄善于平喘；麻黄绒作用缓和，对小儿、老人及体虚者尤宜。

【使用注意】本品发汗力强，药性温燥，故体虚汗出、头痛失眠、表虚自汗、阴虚盗汗者不宜使用。

④平冲降气　用于奔豚气。本品能平冲降气，治疗因阴寒内盛、引动下焦冲气，上凌心胸所致奔豚者，常重用本品，如桂枝加桂汤。

知识链接

麻黄与麻黄根，二药同出一源，均可治汗。前者以草质茎入药，主发汗，擅发散表邪，解除表证，常用于外感风寒表实证；后者以其地下根及根茎入药，功专敛肺固表止汗，为止汗之专药，对于自汗、盗汗，内服、外用均可。

知识拓展

麻黄含麻黄碱等多种生物碱和挥发油。其中麻黄碱有兴奋中枢作用,能收缩血管、升高血压、舒张支气管平滑肌;伪麻黄碱有明显利尿作用;挥发油对流感病毒有抑制作用。

本品所含麻黄素是制造苯丙胺类毒品的原料,而甲基苯丙胺(冰毒)称去氧麻黄碱,是联合国规定的苯丙胺类毒品,被称为“毒品之王”。因此,麻黄及麻黄素的生产加工、销售使用应严格监管。

桂枝《神农本草经》

桂枝为樟科乔木肉桂 *Cinnamomum cassia* Presl 的干燥嫩枝。呈长圆柱形,多分枝,表面红棕色至棕色,有纵棱线、细皱纹及小疙瘩状的叶痕、枝痕和芽痕,皮孔点状。质硬而脆,易折断。切片厚 2~4 mm,切面皮部红棕色,木部黄白色至浅黄棕色,髓部略呈方形。有特异香气,味甜、微辛,皮部味较浓。主产于广东、广西、云南等地。生用。

【性味归经】辛、甘,温。归肺、心、膀胱经。

【功效与应用】

①发汗解肌　用于外感风寒表证。本品辛甘温煦,辛散温通,可外行肌表而具解表之效。治外感风寒表虚有汗者,常与白芍配伍,以调和营卫、发表解肌,如桂枝汤;治表实无汗者,常与麻黄配伍,相须为用,如麻黄汤。

②温通经脉　用于风寒湿痹,经寒瘀滞,痛经,闭经等。本品能散风寒湿邪,温经通脉、散寒逐瘀。治风寒湿痹,常与附子、甘草配伍,如桂枝附子汤;治经寒瘀滞的月经不调或经闭腹痛,常与当归、川芎等配伍,如温经汤。

③助阳化气　用于胸痹,水肿及心动悸,脉结代。本品能温通心中阳气,温化水湿。治心阳不振、瘀血痹阻的胸痹,常与薤白、瓜蒌配伍,如瓜蒌薤白桂枝汤;治心脾阳虚,阳气不行,水湿内停的心悸气短,常与白术、茯苓等配伍,如苓桂术甘汤;治心悸、脉结代之证者,多与炙甘草、人参、阿胶等配伍,如炙甘草汤。

【用法用量】煎服,3~10 g。

【使用注意】本品性温助热,凡温热病、阴虚阳盛及血热妄行、月经过多者应忌用。孕妇慎用。

荆芥《神农本草经》

荆芥为唇形科植物荆芥 *Schizonepeta tenuifolia* Birq.的干燥地上部分,又名荆芥穗、芥穗。茎呈方柱形,上部有分枝,表面淡黄绿色或淡紫红色;体轻,质脆,断面类白色。花冠多脱落,宿萼钟状,淡棕色或黄绿色,被短柔毛;小坚果棕黑色。气芳香,味微涩而辛凉。主产于江苏、浙江等地。生用或炒炭用。

【性味归经】辛,微温。归肺、肝经。

【功效与应用】

①解表散风　用于外感表证。本品药性平和,微温不烈,祛风解表之力佳,对于外感表寒表热证,均可应用。治外感风寒证,常与防风、羌活等配伍,如荆防败毒散;治外感风热证,常与金银花、连翘、薄荷等配伍,如银翘散。

②透疹　用于风疹瘙痒,麻疹透发不畅。本品能祛风止痒,宣散透疹。治风疹或湿疹痒痛,常与防风、苦参等配伍,如消风散;治麻疹初起,疹出不畅,常与薄荷、蝉蜕等配伍,如透疹汤。

③消疮　用于疮疡初起有表证。本品能消散疮疡,常与防风、金银花、连翘等配伍。

【用法用量】煎服,5~10 g。止血宜炒炭用。

知识链接

2020年版《中国药典》分列出荆芥、荆芥炭、荆芥穗、荆芥穗炭。其中荆芥为地上部分入药,茎穗同用,可散风寒风热之邪,炒炭后收敛止血,用于便血,崩漏,产后血晕。其花穗为荆芥穗,质轻性扬,具升散之性,主要用于散头部之风邪;炒炭后为荆芥穗炭,功效与应用同荆芥炭。

防风《神农本草经》

防风为伞形科植物防风 *Saposhnikovia divaricata*(Turcz.)Schischk.的干燥根。呈长圆锥形或长圆柱形,下部渐细,有的略弯曲。表面灰棕色,粗糙,有纵皱纹、多数横长皮孔样突起及点状的细根痕。根头部有明显密集的环纹(习称"蚯蚓头"),有的环纹上残存棕褐色毛状叶基。体轻,质松,易折断,断面皮部浅棕色,有裂隙,木部浅黄色。气特异,味微甘。主产于东北、内蒙古等地。生用。

【性味归经】辛、甘,微温。归膀胱、肝、脾经。

【功效与应用】

①祛风解表　用于外感表证。本品质润,甘缓不峻,能发散表邪,祛风止痛,对外感表证,不论寒热虚实,均可配伍。治外感风寒,常与荆芥配伍,如荆防败毒散;治外感风热,可配黄芩、薄荷、连翘等;治风疹或皮疹瘙痒,可与荆芥、苦参等配伍,如消风散。

②胜湿止痛　用于风寒湿痹证。本品能祛风散寒,胜湿止痛,为风湿痹证之常品。治风寒湿痹肢体关节疼痛,常与羌活、当归等配伍,如蠲痹汤;治外感风寒湿邪,头痛如裹,肢节重痛,常与羌活、苍术等配伍,如九味羌活汤。

③止痉　用于破伤风。本品入肝经,有祛风止痉之效。治破伤风之角弓反张、牙关紧闭、抽搐痉挛等证,常与天南星、白附子、天麻等配伍,如玉真散。

【用法用量】煎服,5~10 g。

【使用注意】凡阴虚血亏、热病动风者慎用或忌用。

生姜《名医别录》

生姜为姜科植物姜 *Zingiber officinale* Rosc.的新鲜根茎。呈不规则块状,具指状分枝。表面黄褐色或灰棕色,有环节,分枝顶端有茎痕或芽。质脆,易折断,断面浅黄色,内皮层环纹明显,维管束散在。气香特异,味辛辣。全国各地均产。鲜用或埋入砂中备用。

【性味归经】辛,微温。归肺、脾、胃经。

【功效与应用】

①解表散寒　用于外感风寒表证。本品辛散,发汗解表,对于外感风寒轻证,可单煎配红糖热服;重者,可加入辛温解表剂中增强发汗之效,如桂枝汤。

②温中止呕　用于多种呕吐证。本品能温胃和中,降逆止呕,为止呕良药。治胃寒呕吐,常与半夏配伍,如小半夏汤;治热证呕吐,可与竹茹、黄连等配伍。

③化痰止咳　用于风寒咳嗽。本品能温肺散寒、化痰止咳,常配其他温肺化痰止咳药。

④解鱼蟹毒　用于鱼蟹中毒呕吐腹泻者。本品能解鱼蟹中毒,可用生姜汁冲服或煎汤内服。

【用法用量】煎服,3~10 g。

【使用注意】阴虚内热及热盛之证慎用。

【附药】生姜皮　为生姜的外皮。性味辛,凉,利水消肿,用于水肿、小便不利。用量3~10 g。

生姜汁　为生姜的榨汁。性味辛,微温,化痰止呕,用于中风痰迷,呕吐不止等证。冲服,3~10 滴。

煨姜　为生姜用纸包浸湿置火上煨熟入药。性味辛,温,温中止呕、止泻,用于脾胃虚寒,腹痛、呕吐、泄泻等证。用量 3~10 g。

紫苏叶《名医别录》

紫苏叶为唇形科植物紫苏 *Perilla frutescens* (L.) Britt.的干燥叶(或带嫩枝)。叶片多皱缩卷曲、碎破,完整者展平后呈卵圆形。先端长尖或急尖,基部圆形或宽楔形,边缘具圆锯齿。两面紫色或上表面绿色,下表面紫色,疏生灰白色毛,下表面有多数凹点状的腺鳞。叶柄紫色或紫绿色。质脆。带嫩枝者,枝的直径 2~5 mm,紫绿色,断面中部有髓。气清香,味微辛。全国各地均产。生用。

【性味归经】辛,温。归肺、脾经。

【功效与应用】

①解表散寒　用于外感风寒证。本品能发散风寒,开宣肺气。治外感风寒表证兼有咳嗽咳痰,常配前胡、苦杏仁、桔梗等,如杏苏散;治表寒兼有气滞胸闷者,多与香附、陈皮等配伍,如香苏散。

②行气和胃　用于脾胃气滞证。本品能行气宽中,和胃止呕,理气安胎。治脾胃气滞之胸闷不舒,恶心呕吐,常配广藿香、陈皮、半夏等,如藿香正气散;治气滞痰结的梅核气,常与半夏、厚朴等配伍,如半夏厚朴汤;治妊娠呕吐、胸腹满闷,常与陈皮、砂仁配伍,以增强止呕安胎之效。

此外,本品能解鱼蟹毒。治进食鱼蟹中毒而引起的腹痛、吐泻,单用或与生姜、白芷煎服。

进食鱼蟹时加紫苏,可防中毒。

【用法用量】煎服,5~10 g。治鱼蟹中毒,可单用至30~60 g。

【附药】紫苏梗　为紫苏的干燥茎。性味辛、温,理气宽中,止痛,安胎,用于胸膈痞闷,胃脘疼痛,嗳气呕吐,胎动不安。用量5~10 g。

羌活《神农本草经》

羌活为伞形科植物羌活 *Notopterygium incisum* Ting ex H.T.Chang 或宽叶羌活*Notopterygium franchetii* H.de Boiss.的干燥根茎和根,按性状分为"蚕羌""条羌""大头羌"。根茎略弯曲呈圆柱形,表面棕褐色至黑褐色。节间缩短,呈紧密隆起的环状,形状似蚕,习称"蚕羌";节间延长,形状如竹节状,习称"竹节羌"。宽叶羌活根茎和根呈类圆柱形,有纵皱纹和皮孔,表面棕褐色,近根茎处有较密的环纹,习称"条羌"。有的根茎粗大,不规则结节状,根较细,习称"大头羌"。以上各种羌活的断面不平坦,有放射状裂隙,皮部棕黄色,可见棕色油点(黄色分泌腔),习称"朱砂点"。香气特异而浓烈。主产于四川、云南、青海等地。生用。

【性味归经】辛、苦,温。归膀胱、肾经。

【功效与应用】

①解表散寒　用于外感风寒表证。本品辛散苦燥温通,发散风寒之效颇佳。治外感风寒夹湿之表证,常与防风、白芷、细辛等配伍,如羌活胜湿汤。

②祛风除湿,止痛　用于风寒湿痹证。本品祛风散寒,利关节而止痛,为治痹之常品。其作用部位偏上,善治腰以上风寒湿痹,尤以肩背肢节疼痛者为佳。治痹证肩背关节疼痛,常与防风、姜黄等配伍,如蠲痹汤。

【用法用量】煎服,3~10 g。

【使用注意】本品温燥,阴虚、燥热证忌用。

白芷《神农本草经》

白芷为伞形科植物白芷*Angelica dahurica*(Fisch.ex Hoffm.)Benth.et Hook. f.或杭白芷 *Angelica dahurica*(Fisch.ex Hoffm.)Benth.et Hook.f.var.*formosana*(Boiss.)Shan et Yuan 的干燥根。呈长圆锥形,表面灰棕色或黄棕色,根头部钝四棱形或近圆形,具纵皱纹、支根痕及皮孔样的横向突起,有的排列成四纵行。顶端有凹陷的茎痕。质坚实,断面白色或灰白色,粉性,形成层环棕色,皮部散有多数棕色油点。气芳香,味辛、微苦。主产于四川、浙江、河南等地。生用。

【性味归经】辛,温。归胃、大肠、肺经。

【功效与应用】

①解表散寒,祛风止痛　用于风寒感冒,头痛,牙痛。本品能解表散寒,祛风止痛,擅上行头目,善治阳明经之前额和眉棱骨疼痛、牙痛。治外感风寒湿邪,恶寒发热,常与防风、羌活、细辛等配伍,如九味羌活汤;治偏正头痛,前额、眉棱骨痛属寒者,常与川芎、细辛等配伍;治牙痛属风寒者,多与细辛配伍,属风火者,多与石膏配伍。

②宣通鼻窍　用于鼻塞,鼻渊。本品能祛风散寒通窍,为治鼻渊之要药,内服外用均有效。治风寒犯肺所致的鼻塞流涕,常与苍耳子配伍,如苍耳子散;治风热上攻所致鼻渊流浊涕,常与金银花、黄芩等配伍。

③燥湿止带　用于寒湿带下。本品能升清阳,燥湿止带。治寒湿带下,常与白术、茯苓等

配伍;治湿热带下,可配黄柏、车前子等药。

④消肿排脓　用于疮疡肿毒。本品能消肿排脓止痛,为外科常用之品。疮痈初起红肿热痛未溃者,常与金银花、牡丹皮、蒲公英等配伍;已成脓不易穿溃者,配穿山甲、皂角刺等以增强排脓之效,如透脓散。

此外,本品能祛风止痒、祛斑除臭。外用可治湿疹、面部色斑、狐臭、白癜风等。

【用法用量】煎服,3~10 g。

细辛《神农本草经》

细辛为马兜铃科植物北细辛 *Asarum heterotropoides* Fr.Schmidt var.*mandshuricum*(Maxim.)Kitag.、汉城细辛 *Asarum sieboldii* Miq.var.*seoulense* Nakai 或华细辛 *Asarum sieboldii* Miq.的干燥根和根茎。常卷曲成团。根茎呈不规则圆柱状,具短分枝;表面灰棕色,粗糙,有环形的节,分枝顶端有碗状的茎痕。根细长,密生节上;表面灰黄色,平滑或具纵皱纹;有须根和须根痕;质脆,易折断,断面平坦,黄白色或白色。气辛香,味辛辣、麻舌。前两种习称"辽细辛",主产于辽宁、吉林、黑龙江;后一种主产于陕西等地。生用。

【性味归经】辛,温。归心、肺、肾经。

【功效与应用】

①解表散寒　用于外感风寒证。本品辛温,能解表散寒。治风寒表证而头身疼痛者,常与羌活、防风等配伍,如九味羌活汤;治阳虚外感,恶寒发热,脉反沉者,常配附子、麻黄,即麻黄附子细辛汤。

②祛风止痛,通窍　用于头痛,牙痛,痹痛。本品辛香走窜,能祛风、散寒、通窍、止痛。治风寒之偏正头痛,可与川芎、白芷等配伍,如川芎茶调散;治鼻渊头痛,时流清涕,可配辛夷、白芷、薄荷;治胃火牙痛,可配石膏、升麻,也可局部用细辛以止痛;治风寒湿痹的关节疼痛,可与独活、防风、秦艽等配伍,如独活寄生汤。

课堂活动

有细辛用量不过钱之说,如何理解?

③温肺化饮　用于寒饮咳喘。本品外散表寒,内温肺饮。治外感风寒,寒饮伏肺,咳嗽气喘,可与干姜、五味子等配伍,如小青龙汤。

【用法用量】煎服,1~3 g;散剂每次服 0.5~1 g;外用适量。

【使用注意】不宜与藜芦同用。气虚多汗、阴虚阳亢头痛等忌用。

知识拓展

细辛主含挥发油,主要成分有甲基丁香油酚、黄樟醚、细辛醚等。所含挥发油、水及醇提物有镇痛、解热、抑菌、抗炎、镇咳及局麻等作用。北细辛醇浸剂有类似异丙肾上腺素作用,能增强心肌收缩力,使心率加快,冠脉血流量增加。

本品用量过大或煎煮时间过短,易引起中毒。中毒症状有头痛、呕吐、烦躁不安等,严重者可出现颈项强直,瞳孔散大,角弓反张,神志不清等,最后可因呼吸麻痹而死亡。

9.2　发散风热药

发散风热药性味多为辛凉，发汗作用缓和，主要用于外感风热或温病初起，邪在卫分，症见发热重、恶寒轻、头痛、咽干口渴、舌苔薄黄而干、脉浮数等。部分药物兼具清头目、利咽喉、透疹、宣肺止咳等作用，可用治咽喉肿痛、麻疹不透、风热咳嗽等证。

薄荷《新修本草》

薄荷为唇形科植物薄荷 *Mentha haplocalyx* Briq.的干燥地上部分。茎呈方柱形，有对生分支；表面紫棕色或淡绿色；质脆，断面白色，髓部中空。叶对生，叶片皱缩卷曲，完整者展平后呈宽披针形、长椭圆形或卵形；上表面深绿色，下表面灰绿色，稀被茸毛，有凹点状腺鳞。揉搓后有特殊清凉香气，味辛凉。又名苏薄荷。主产于江苏太仓。生用。

【性味归经】辛，凉。归肺、肝经。

【功效与应用】

①疏散风热　用于外感风热及温病初起之头痛，发热，微恶寒者。本品凉散，善解风热之邪，常与荆芥、银花、连翘等配伍，如银翘散；或与桑叶、菊花等配伍，如桑菊饮。

②清利头目，利咽　用于风热上攻所致头痛目赤。本品轻扬升浮，散风热，清头目，利咽喉。常与菊花、牛蒡子等配伍，如薄荷汤。

③透疹　用于麻疹初起透发不畅，或风疹瘙痒。本品轻扬宣散，疏表散邪。常与蝉蜕、荆芥等配伍，如加减葛根汤。

④疏肝行气　用于肝气郁滞之胸闷、胁痛等。本品可入肝经，能疏肝行气。常与柴胡、白芍等配伍，如逍遥散。

> **课堂活动**
>
> 薄荷入煎剂时宜后下，为什么？

【用法用量】煎服，3～6 g。入汤剂后下。

【使用注意】本品发汗力强，体虚多汗者不宜用。

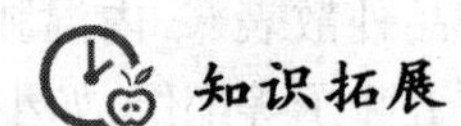

薄荷含挥发油，油中主要成分为薄荷醇、薄荷酮、薄荷烯酮和兰香油烃等。本品内服可使皮肤毛细血管扩张，具有发汗解热作用。薄荷醇、薄荷酮局部外用有抗炎、镇痛、止痒作用。薄荷油有解除胃肠痉挛及促进呼吸道腺体分泌作用。

薄荷素油　为本品的新鲜茎和叶经水蒸气蒸馏、冷冻，部分脱脑加工提取的挥发油。为无色或淡黄色的澄清液体，有特殊清凉香气，是芳香药、调味药及驱风药，可用于皮肤或黏膜产生清凉感以减轻不适及疼痛。

薄荷脑　系由本品的新鲜的茎和叶经水蒸气蒸馏、冷冻、重结晶得到的一种饱和环状醇。为无色针状或棱柱状结晶或白色结晶性粉末，有薄荷的特殊香气。用途同薄荷素油。

同科植物留兰香又名绿薄荷、香薄荷、青薄荷等，有个别地区将其混入薄荷中使用，但其不含薄荷脑，不能混入，应注意。

牛蒡子《名医别录》

牛蒡子为菊科植物牛蒡 *Arctium lappa* L.的干燥成熟果实。呈长倒卵形,略扁,微弯曲。表面灰褐色,带紫黑色斑点,有数条纵棱,通常中间1~2条较明显。顶端钝圆,稍宽,顶面有圆环,中间具点状花柱残迹;基部略窄,着生面色较淡。气微,味苦后微辛而稍麻舌。又名大力子、牛子、鼠粘子。全国各地均产。生用或炒用。用时捣碎。

【性味归经】辛、苦,寒。归肺、胃经。

【功效与应用】

①疏散风热　用于外感风热,咳嗽咯痰,咽喉肿痛。本品辛寒,能疏散风热。常与薄荷、荆芥等配伍,如牛蒡汤。

②宣肺透疹　用于麻疹初起,疹发不畅及风热发疹等证。本品能疏散风热,宣肺透疹,促使疹子透发。常与薄荷、蝉蜕等配伍,如加减葛根汤。

③解毒利咽　用于风热或热毒上攻的咽喉肿痛。本品能利咽散结、清热解毒。常与薄荷、金银花等配伍使用。治热毒疮疡及痄腮,常与连翘、板蓝根等配伍。

【用法用量】煎服,6~12 g。炒用苦寒性降低。

【使用注意】本品性寒滑肠,脾虚腹泻者慎用。

菊花《神农本草经》

菊花为菊科植物菊 *Chrysanthemum morifolium* Ramat.的干燥头状花序。呈扁球形或不规则球形。总苞由3~4层苞片组成,苞片卵形或长椭圆形,中部棕黄色或黄绿色,被毛,边缘膜质。舌状花数轮,类白色或黄色,有的类白色略带紫色,花瓣紧密或松散,管状花多数,淡黄色、黄色或深黄色。体轻,质柔润。气清香,味甘、微苦。药材按产地和加工方法不同,分为"亳菊""滁菊""贡菊""杭菊"。各品种以花朵完整、颜色新鲜,气清香者为佳。根据菊花花色之不同,有黄菊花和白菊花之分。主产于浙江、安徽、四川等地。生用。

【性味归经】甘、苦,微寒。归肺、肝经。

【功效与应用】

①散风清热　用于外感风热及温病初起,发热头痛。本品能清上焦风热,清头目。常与桑叶、薄荷等配伍,如桑菊饮。

②清肝明目　用于肝经风热或肝火上攻的目赤肿痛。本品性微寒,能清肝明目,常与桑叶、夏枯草等配伍。治肾阴虚的目暗不明,可与枸杞子、熟地黄等配伍,如杞菊地黄丸。

③清热解毒　用于疔疮肿毒。本品能清热解毒,善治疔毒,常与金银花、生甘草配伍,如甘菊散。

【用法用量】煎服,5~10 g。疏散风热多用黄菊花;清肝明目、平肝多用白菊花。

柴胡《神农本草经》

柴胡为伞形科植物柴胡 *Bupleurum chinense* DC.或狭叶柴胡 *Bupleurum scorzonerifolium* Willd.的干燥根。按性状不同,分别习称"北柴胡"及"南柴胡"。北柴胡(硬柴胡、黑紫胡)呈圆柱形或长圆锥形,根头膨大,顶端残留3~15个茎基或短纤维状叶基,下部常分枝。表面黑褐色,质硬而韧,不易折断,断面显纤维性,气微香,味微苦;南柴胡(软柴胡、红柴胡)根较细,圆锥形，顶端有多数细毛状枯叶纤维，下部多不分枝或少分枝，表面红棕色或黑棕色，靠近根头处多具细密环纹，质稍软，易折断，不显纤维性，具败油气。北柴胡主产于河北、河南、辽宁等地；南柴胡主产于湖北、四川等地。生用或醋制用。

【性味归经】辛、苦，微寒。归肝、胆、肺经。

【功效与应用】

①疏散退热　用于少阳证，外感发热。本品味苦辛，善疏散少阳半表半里之邪，为治少阳证之要药。治伤寒邪在少阳，寒热往来、口苦、咽干、目眩等证，常与黄芩、半夏等配伍，如小柴胡汤；治外感发热，常与葛根、黄芩等配伍，如柴葛解肌汤。

②疏肝解郁　用于肝郁气滞，胸胁疼痛，月经不调。本品善条达肝气而疏肝解郁，调经止痛。常与当归、白芍等配伍，如逍遥散；治肝郁气滞，胸胁疼痛，常与香附、川芎等配伍，如柴胡疏肝散。

③升举阳气　用于气虚下陷，久泻脱肛，胃、子宫下垂。本品能升举脾胃清阳之气而举陷，常与升麻、黄芪等配伍，如补中益气汤。

【用法用量】煎服，3~10 g。和解退热宜生用；疏肝解郁宜醋炙。

【使用注意】肝阳上亢，肝风内动，阴虚火旺及气机上逆者忌用或慎用。

知识链接

大叶柴胡 *Bupleurum longiradiatum* Turcz.是柴胡的一种，主要分布于黑龙江、吉林、辽宁、安徽等地山坡林下或山谷草丛中。其干燥根茎表面密生环节，有毒，不可当柴胡用。

桑叶《神农本草经》

桑叶为桑科植物 *Morus alba* L.的干燥叶。多皱缩、破碎。完整者有柄，叶片展平后呈卵形或宽卵形。先端渐尖，基部截形、圆形或心形，边缘有锯齿或钝锯齿，有的不规则分裂。上表面黄绿色或浅黄棕色；下表面颜色稍浅，叶脉突出，小脉网状，脉上被疏毛。质脆。气微，味淡、微苦涩。全国大部分地区均产，以江南居多。生用或蜜炙用。

【性味归经】甘、苦，寒。归肺、肝经。

【功效与应用】

①疏散风热　用于外感风热，头昏头痛、咽喉肿痛。本品轻清疏散，能疏散风热。常与菊花、连翘、桔梗等配伍，如桑菊饮。

②清肺润燥　用于肺热或燥热伤肺，鼻咽干燥等。本品清肺热、润肺燥。可用蜜炙桑叶加强润肺燥之功效，多与苦杏仁、川贝母、麦冬等配伍，如桑杏汤。

③清肝明目　用于肝经实热或风热之目赤涩痛。本品性微寒，能清肝明目。治肝经实热或风热所致目赤、涩痛等证，可与菊花、决明子、车前子等配伍。治肝阴不足，目暗昏花，可与黑芝麻配伍，作蜜丸服，如桑麻丸。

【用法用量】煎服，5~10 g；或入丸散。蜜炙桑叶功偏润肺止咳，对于肺燥咳嗽者多用。

粉葛《神农本草经》

豆科植物甘葛藤 *Pueraria thomsonii* Benth.的干燥根,习称"粉葛",呈圆柱形、类纺锤形或半圆柱形;有的为纵切或斜切的厚片,大小不一。表面黄白色或淡棕色。体重,质硬,富粉性,横切面可见由纤维形成的浅棕色同心性环纹,纵切面可见由纤维形成的数条纵纹。气微,味微甜。主产于广西、广东等地。生用或煨用。

【性味归经】甘、辛,凉。归脾、胃经。

【功效与应用】

①解肌退热　用于外感发热,头痛无汗,项强。本品甘辛性凉,轻扬发散,能解肌发汗。治外感表证,邪郁化热,发热重,恶寒轻、头痛等证,常与柴胡、石膏等配伍,如柴葛解肌汤;治风寒表证,恶寒无汗、项背强痛者,可与麻黄、桂枝等配伍,如葛根汤。

②生津止渴　用于热病烦渴、内热消渴。本品能生津止渴。治热病津少烦渴,常与芦根、天花粉等配伍;治内热消渴,可单用或与天花粉、麦冬等配伍,如玉泉散。

③透疹　用于麻疹透发不畅。本品能解肌发散,透发麻疹。治麻疹初起,疹出不畅,常与升麻、芍药等配伍,如升麻葛根汤。

④升阳止泻　用于湿热泻痢,脾虚久泻。本品能升发清阳,鼓舞脾胃清阳之气上行而奏止泻痢之效。治湿热泻痢,常与黄连、黄芩等配伍,如葛根芩连汤;治脾虚泄泻,常配党参、白术、木香等,如七味白术散。

⑤通经活络　用于中风偏瘫,眩晕头痛。本品味辛能行,能通经活络,常与三七、丹参、川芎等配伍。

⑥解酒毒　用于酒毒伤中。本品能解酒毒,用治酒毒伤中,常与豆蔻、陈皮、枳椇子等配伍。

【用法用量】煎服,10~15 g。生用功偏退热生津,煨用功偏升阳止泻。鲜葛根功偏生津。

【附药】葛根　为豆科植物野葛 *Pueraria lobata*(Willd.)Ohwi 的干燥根,习称"野葛",呈纵切的长方形厚片或小方块。外皮淡棕色,有纵皱纹,粗糙。切面黄白色。质韧,纤维性强。无臭,味微甜。甘、辛,凉。归脾、胃、肺经。功效与应用、用法用量同粉葛。

葛花　为葛未开放的花蕾。性味甘平,解酒毒,醒脾和胃,用于饮酒过度,头痛头昏、呕吐等症。常用量 3~15 g。

知识拓展

葛根主含黄酮类物质大豆素、大豆苷、葛根素等。研究表明,所含总黄酮能扩张冠状动脉和脑血管,增加血流量,降低心肌耗氧量,有明显降压作用。醇浸剂能直接扩张血管,降低外周血管阻力,具有显著的解热作用。本品还能松弛胃肠平滑肌、轻微降血糖。

葛根素系从野葛或甘葛藤根中提出的一种黄酮苷,以此制成的注射液具有扩张冠状动脉和脑血管、降低心肌耗氧量,改善微循环和抗血小板聚集的作用,为血管扩张药。临床多用于辅助治疗冠心病、心绞痛、心肌梗塞以及视网膜动、静脉阻塞等病的治疗。

蝉蜕《名医别录》

蝉蜕为蝉科昆虫黑蚱 *Cryptotympana pustulata* Fabricius 的若虫羽化时脱落的皮壳。略呈椭圆形而弯曲。表面黄棕色,半透明,有光泽。头部有丝状触角 1 对,多已断落,复眼突出。胸部背面呈十字形裂开,裂口向内卷曲,脊背两旁具小翅 2 对;腹面有足 3 对,被黄棕色细毛。腹部钝圆,共 9 节。体轻,中空,易碎。气微,味淡。全国大部分地区均产,主产于山东、河南、河北等地。生用。

【性味归经】甘,寒。归肺、肝经。

【功效与应用】

①疏散风热,利咽　用于外感风热,咽痛音哑。本品甘寒,质轻上浮,凉散风热,清利头目。治外感风热及温病初起所致发热、头痛,常与薄荷、连翘等配伍;治风热郁肺之咽痛音哑,常与胖大海、牛蒡子、桔梗等配伍,如海蝉散。

②透疹　用于麻疹初起,疹发不透及风疹瘙痒。本品宣散透发,能疏散风热,透疹止痒。治麻疹初起,透发不畅,常与薄荷、紫草等配伍,如透疹汤;治风湿热相搏之风疹湿疹、皮肤瘙痒,常与荆芥、防风等配伍,如消风散。

③明目退翳　用于肝经风热之目赤,目翳,多泪。本品能疏肝经风热以退翳明目。可与菊花、决明子等配伍,如蝉花散。

④解痉　用于惊痫夜啼,破伤风证。本品能定惊止痉。治小儿外感夹惊、惊痫夜啼,可用本品研末,薄荷、钩藤煎汤送下,如止啼散;若小儿急热惊风,可与牛黄、僵蚕等同用;治破伤风证,可与僵蚕、天麻等配伍,如五虎追风散。

【用法用量】煎服,3~6 g;或单味研末冲服。

知识链接

蝉蜕常见的伪品为金蝉蜕,来源于同科山蝉若虫羽化时脱落的皮壳。主产于浙江,体形较瘦长,亮棕黄色,背部也有十字形开裂。腹狭长,从腹部到尾端共七节,环节单线,尾端有尖刺。

表 9.1　其他解表药简表

分　类	药　名	性味、归经、入药部位	功效与应用	用法用量
发散风寒药	香薷	辛,微温;归肺、胃经;地上部分	发汗解表,化湿和中。用于暑湿感冒,恶寒发热,头痛无汗,腹痛吐泻,水肿,小便不利	3~10 g
	辛夷	辛,温;归肺、胃经;花蕾	散风寒,通鼻窍。用于风寒头痛,鼻塞流涕,鼻鼽、鼻渊	包煎,3~10 g。外用适量
	苍耳子	辛、苦,温;有毒;归肺经;成熟带总苞的果实	散风寒,通鼻窍,祛风湿。用于风寒头痛,鼻塞流涕,鼻鼽、鼻渊,风疹瘙痒,湿痹拘挛	3~10 g
	藁本	辛,温;归膀胱经;根茎及根	祛风,散寒,除湿,止痛。用于风寒感冒,巅顶疼痛,风湿痹痛	3~10 g

续表

分类	药名	性味、归经、入药部位	功效与应用	用法用量
发散风热药	升麻	辛、微甘，微寒；归肺、脾、胃、大肠经；根茎	发表透疹，清热解毒，升举阳气。用于风热头痛，齿痛，口疮，咽喉肿痛，麻疹不透，阳毒发斑，脱肛，子宫脱垂	3~10 g
	蔓荆子	辛、苦，微寒；归膀胱、肝、胃经；成熟果实	疏散风热，清利头目。用于风热感冒头痛，齿龈肿痛，目赤多泪，目暗不明，头晕目眩	5~10 g
	淡豆豉	苦、辛，凉；归肺、胃经；大豆种子发酵加工品	解表，除烦，宣发郁热。用于感冒，寒热头痛，烦躁胸闷，虚烦不眠	6~12 g

小结

（一）性状

麻黄，为草质茎入药，有分枝，节明显，髓部红棕色。桂枝为嫩枝入药，质硬而脆，有特异香气。荆芥茎呈方柱形，体轻，质脆，断面类白色。防风根呈长圆锥形或长圆柱形，根头部有明显密集的环纹，断面皮部浅棕色，有裂隙。生姜根茎呈不规则块状，具指状分枝，易折断。紫苏叶叶片多皱缩卷曲、碎破，两面紫色或上表面绿色，下表面紫色。羌活根茎略弯曲呈圆柱形，表面棕褐色至黑褐色。白芷根呈长圆锥形，质坚实，断面白色或灰白色粉性，形成层环棕色。细辛常卷曲成团，根茎呈不规则圆柱状，具短分枝，味辛辣、麻舌。薄荷茎呈方柱形，质脆，断面白色，髓部中空。叶片皱缩卷曲，揉搓后有特殊清凉香气。牛蒡子果实呈长倒卵形，带紫黑色斑点。菊花有多个品种，各品种以花序完整、颜色新鲜、气清香者为佳。柴胡分北柴胡和南柴胡，北柴胡根下部常分枝；南柴胡多不分枝或少分枝，表面红棕色。桑叶叶片下表面颜色稍浅，叶脉突出。葛根分野葛与甘葛藤，野葛切面黄白色，质韧，纤维性强；甘葛藤根富粉性，横切面可见浅棕色同心性环纹。蝉蜕表面黄棕色，半透明，有光泽。

（二）功效

麻黄、桂枝，均性温而发散风寒，治风寒表证。麻黄发汗力强，以表实无汗者适宜；桂枝发汗力弱，兼能助阳，不论表实表虚、无汗有汗皆可应用。麻黄味苦，善宣肺平喘、利水退肿，能治咳喘及水肿兼有表证；桂枝又善温通散寒，治寒凝血滞之风寒湿痹、脘腹冷痛、痛经经闭、阳虚水肿等。

紫苏叶、生姜、荆芥、防风均能发汗解表，用治风寒感冒，然紫苏叶兼有理气宽中、安胎、解鱼蟹毒，多用于兼有脾胃气滞者等；生姜常用于风寒感冒轻证，又能温中止呕、止咳、解鱼蟹及半夏、南星之毒；荆芥微温平和，长于散风透疹，炒炭又能止血；防风为治风通用之品，长于胜湿止痛解痉。

白芷、细辛均能辛温发散、芳香通窍，为治风寒表证或鼻渊之鼻塞头痛的要药，其中白芷入阳明经而善治眉棱骨痛、牙痛，亦能燥湿止带、消肿排脓；细辛性温走窜，入少阴经，祛风止痛力强，善治少阴头痛，还能温肺化饮，治寒饮咳喘。

薄荷、牛蒡子、蝉蜕均能疏散风热、透热止痒,治疗风热感冒、温病初起、麻疹不透及风疹瘙痒。其中薄荷,主散上焦风热而善清利头目、利咽,兼疏肝解郁之功,且发汗力较强,以无汗者为宜;牛蒡子宣透清降,长于清泄热邪、兼利二便;蝉蜕长于祛风解痉止痒,又能明目退翳。桑叶、菊花均善疏散风热、平肝明目。其中桑叶善清肺热,宣肺气,能润肺燥而止咳,还能凉血止血;菊花功偏平肝明目,兼治肝风头痛,且又善清热解毒。

柴胡、粉葛、升麻均能发表升阳。但柴胡味苦性寒,入肝胆散少阳之邪,善和解退热,疏肝解郁;粉葛性凉善解肌退热,主治外感表证项背强痛,还能生津止渴;柴胡、升麻又能升阳举陷,升麻、粉葛也能透疹。

目标检测

一、选择题

(一)单项选择题

1.麻黄性状描述错误的是(　　)。

A.有节　B.表面淡绿色至黄绿色

C.断面髓部红棕色　D.气香味苦凉

2.性状具有"蚯蚓头"特征的是(　　)。

A.桂枝　B.防风　C.羌活　D.白芷

3.薄荷的药用部位是(　　)。

A.地上部分　B.全草　C.茎和叶　D.花蕾

4.解表药的共性是(　　)。

A.辛散解表　B.辛散活血　C.辛散行气　D.辛散温通

5.外感风寒表实证,恶寒发热,无汗,脉浮紧首选(　　)。

A.桂枝　B.紫苏叶　C.麻黄　D.防风

6.表虚有汗,恶风发热当选用(　　)。

A.麻黄　B.紫苏叶　C.荆芥　D.桂枝

7.风湿痹见上半身疼痛,当选用(　　)。

A.桂枝　B.白芷　C.羌活　D.紫苏叶

8.风寒感冒,时作呕吐,当用(　　)。

A.桂枝　B.防风　C.羌活　D.生姜

9.具有疏散风热、疏肝理气的药物是(　　)。

A.菊花　B.蝉蜕　C.桑叶　D.薄荷

10.风热上攻,咽喉肿痛,多用(　　)。

A.桑叶　B.牛蒡子　C.粉葛　D.柴胡

11.肝郁气滞,月经不调者可选用(　　)。

A.粉葛　B.薄荷　C.柴胡　D.荆芥

12.从归经来看,解表药主要是(　　)。

A.肺、肾经　　B.肺、大肠经　　C.肺、脾经　　D.肺、膀胱经

(二)多项选择题

1.粉葛性状特征有(　　)。

A.横切面可见由纤维形成的浅棕色同心性环纹

B.质硬,富粉性

C.表面黄白色

D.纤维性强

2.北柴胡的性状特征是(　　)。

A.呈圆柱形或长圆锥形　　B.质硬而韧

C.表面红棕色　　D.下部少分枝

3.具有透疹作用,可用于麻疹不透的药物有(　　)。

A.防风　　B.荆芥　　C.蝉蜕

D.菊花　　E.葛根

4.防风的功效有(　　)。

A.祛风解表　　B.透疹　　C.胜湿止痛

D.止痉　　E.化痰止咳

5.柴胡的主治病证有(　　)。

A.少阳证　　B.肝郁气滞　　C.气虚下陷

D.麻疹不透　　E.肝火上炎

6.麻黄可治疗的病证是(　　)。

A.风寒表实无汗　　B.风寒表虚证　　C.咳嗽气喘证

D.风水浮肿　　E.经寒瘀滞

二、简答题

1.简述解表药的性能特点、分类和使用注意。

2.简述桂枝、防风、粉葛、柴胡的性状要点。

3.比较麻黄与桂枝、荆芥与防风、桑叶与菊花功效主治的异同。

4.羌活、藁本、细辛、白芷均可治疗头痛,其作用机理是什么?

三、分析题

杨某,女,33岁。前几天因伤风受凉,昨晚起症见恶寒发热,无汗或汗出不畅,头痛,身痛,口不渴,舌苔薄白,脉浮。请结合中医药理论分析该患者应选用的药物。

第10章　清热药

学习目标

掌握石膏、知母、栀子、黄芩、黄连、黄柏、金银花、连翘、鱼腥草、板蓝根、地黄、玄参、牡丹皮、青蒿的性状识别要点、功效与应用、用法用量及使用注意。

熟悉清热药的含义、功效、适应范围、使用注意、分类及各类的性能特点；天花粉、夏枯草、决明子、龙胆、大青叶、穿心莲、牛黄、蒲公英、紫花地丁、白头翁、射干、赤芍、地骨皮的性状识别、功效与应用、特殊用法用量及使用注意。

了解简表中寒水石等其他清热药的功效与应用。

知识点

清热药的含义、功用、适应范围、使用注意及分类。常用品种性状识别、功效与应用、用法用量等。

案例导入

某病区自2000年10月到2002年10月收治的48例外感发热病人，经中医辨证属气分实热证。治疗方法：白虎汤组加减治疗（石膏60 g，知母12 g，粳米3 g，甘草6 g），每剂加水1 000 mL，浸泡20 min，煎沸40 min后取汁200 mL，分3次服用，每日1剂，5 d为1个疗程。结果，经数理统计比较，白虎汤加减治疗后，总有效率为91.6%。（普云仙.白虎汤加减治疗外感发热48例疗效观察[J].云南中医药杂志，2005，26(2)：33.）

提问：1.试分析白虎汤中石膏、知母有什么功用？

2.石膏、知母的性状识别要点是什么？

3.清热药分为几类？代表药有哪些？

凡以清解里热为主要作用，用治里热证的药物，称为清热药。

清热药药性皆寒凉而适用于里热证。味多苦，部分兼有甘或咸味。主沉降，依所清脏腑气血之不同，归经亦不同，如清热泻火药多入肺、胃；清热凉血多入肝、心；清虚热药多入肝、肾。

由于里热证的致病因素、疾病表现阶段及脏腑、部位的不同，里热证的症状多样，需选择针对性强的清热药进行治疗。清热药虽均能清里热，或功偏泻火，或能凉血，或善解毒，或祛湿热，或疗虚热，各有所长，但使用时首先必须注意辨证准确。因里热病证既有气分、血分之别，湿热、热毒之异，又有实热、虚热之分。其次，若表证未解，当先解表后清里，或与解表药同用，以表里双解。此外，还需注意有无兼证，如气血两燔，应气血两清；若里热兼有积滞，当清热、通腑同用。

根据其性能特点和功效主治的不同,清热药可分为清热泻火药、清热解毒药、清热燥湿药、清热凉血药和清虚热药。

使用清热药时,应当注意:①清热药性属寒凉,易伤脾胃,凡脾胃虚寒、食少便溏者当慎用。②热证易伤阴液,某些苦寒药物又易伤阴化燥,故阴虚津伤者慎用,或配养阴药同用,祛邪而不忘扶正。③阴盛格阳、真寒假热者,禁用清热药。④使用清热药要中病即止,以防克伐太过、损伤正气。

10.1 清热泻火药

清热泻火药,多为甘寒或苦寒药物,清热作用较强,适用于邪在气分所致的高热、口渴、汗出、烦躁,甚则神昏谵语、脉洪大等气分实热证,以及肺热咳嗽、胃热口渴、心火烦躁、肝火目赤等脏腑实热证。

使用本类药物时,对于体质虚弱的患者应考虑照顾正气,勿令伐太过,必要时可与扶正药物配伍应用。

石膏《本经》

石膏为硫酸盐类矿物硬石膏族石膏,主含含水硫酸钙($CaSO_4 \cdot 2H_2O$)。为纤维状的集合体,呈长块状、板块状或不规则块状。白色、灰白色或淡黄色,有的半透明。体重,质软,纵断面具绢丝样光泽。气微,味淡。主产于河北、山东、河南、江苏等地。生用。

【性味归经】甘、辛,大寒。归肺、胃经。

【功效与应用】

清热泻火,除烦止渴　用于气分实热证。本品辛甘性寒,解肌退热,清热泻火,除烦止渴,为清泻肺胃二经气分实热的要药。治邪在气分之壮热、烦渴、脉洪大,常与知母相须为用,如白虎汤;治温邪渐入血分,气血两燔之高热不退、身发斑疹,常与玄参、牡丹皮等配伍,如清瘟败毒饮;治因邪热袭肺所致的身发高热、咳嗽、气急鼻煽,常与麻黄、苦杏仁、甘草等配伍,如麻杏石甘汤;治胃热阴虚,牙痛烦渴,常与知母、牛膝等配伍,如玉女煎。

【用法用量】煎服,15~60 g。先煎。

【使用注意】脾胃虚寒及阴虚内热者忌用。

【附药】煅石膏　为石膏的炮制品。为白色的粉末或酥松块状物,表面透出微红色的光泽,不透明。体较轻,质软,易碎,捏之成粉。气微,味淡。甘、辛、涩,寒。归肺、胃经。收湿,生肌,敛疮,止血,外治溃疡不敛,湿疹瘙痒,水火烫伤,外伤出血。外用适量,研末撒敷患处。

知识链接

石膏加热失去部分结晶水而成熟石膏,与水相遇,复变为具有黏性的固体,别的矿石无此特性,据此特性,煅石膏常用于跌打扭伤之固定及建筑材料,以及与其他矿石的鉴定区别。

知识拓展

药理研究显示，石膏及白虎汤对内毒素发热均有明显的解热效果，且石膏解热而不发汗，作用快而维持时间短，知母解热作用慢而较持久，故二者配合有协同作用。

知母《神农本草经》

知母为百合科植物知母 *Anemarrhena asphodeloides* Bge.的干燥根茎。呈长条状，微弯曲，略扁，偶有分支，一端有浅黄色的茎叶残痕（金包头）。表面黄棕色至棕色，上面有一凹沟，具紧密排列的环状节，节上密生黄棕色的残存叶基，由两侧向根茎上方生长；下面隆起而略皱缩，并有凹陷或突起的点状根痕。质硬，易折断，断面黄白色。气微，味微甜、略苦，嚼之带黏。主产于河北省。生用或盐水炙用。

【性味归经】苦、甘，寒。归肺、胃、肾经。

【功效与应用】

①清热泻火　用于气分实热证及肺热咳嗽，阴虚燥咳。本品功擅清热泻火、除烦止渴，既清肺热，又润肺燥。治邪在气分之壮热、烦渴、脉洪大，常与石膏相须为用，如白虎汤。若肺热咳嗽，咯痰色黄，常与川贝母、黄芩等配伍，如二母宁嗽丸。治肺热伤阴，燥咳无痰，常配川贝母，如二母散。

课堂活动

比较石膏与知母功用的异同点。

②滋阴润燥　用于阴虚发热、虚劳咳嗽及消渴等症。本品能滋阴润燥、生津止渴，入肾经而能滋肾降火、退蒸除热。治内热伤津、口渴引饮，常与葛根、天花粉等配伍，如玉液汤。治肾阴亏虚，骨蒸潮热，遗精盗汗，常配黄柏合六味地黄丸同用，如知柏地黄丸；治阴虚火旺，骨蒸潮热，常与龟板、黄柏等同用，如大补阴丸。

【用法用量】煎服，6～12 g。

【使用注意】本品性寒质润滑肠，故脾虚便溏及虚寒证不宜使用。

知识链接

知母商品分毛知母与知母肉，春秋二季均可采挖，除去须根及泥沙，晒干，习称“毛知母”；趁鲜剥去外皮，晒干为“知母肉”。知母肉表面呈黄白色，有扭曲的沟纹，有的可见叶痕及根痕。

栀子《神农本草经》

栀子为茜草科植物栀子 *Gardenia jasminoides* Ellis 的干燥成熟果实。呈长卵圆形或椭圆形，表面红黄色或棕红色，具 6 条翅状纵棱，棱间常有 1 条明显的纵脉纹，并有分支。顶端残存萼片，基部稍尖，有残留果梗。果皮薄而脆，略有光泽；内表面色浅，有光泽，具2～3条隆起的假隔膜。种子多数，扁卵圆形，集结成团，深红色或红黄色，表面密具细小疣状突起。气微，味微酸而苦。主产于湖南、江西、湖北等地。生用或炒焦用。

【性味归经】苦,寒。归心、肺、三焦经。

【功效与应用】

①泻火除烦　用于热病发热,心烦不宁等症。本品善泻火泄热而除烦。治外感热病发热、心烦,常与淡豆豉配伍,如栀子豉汤;治实热火症而见高热烦躁、神昏谵语,常与黄芩、黄连等配伍,如黄连解毒汤。

②清热利湿　用于湿热黄疸。治湿热蕴结肝胆所致的黄疸,常与茵陈、大黄等配伍,如茵陈蒿汤。

③凉血解毒　用于热毒疮疡。本品能泻火凉血解毒。治热毒、实火引起的吐血、鼻衄、尿血、目赤肿痛和疮疡肿毒等症,可与地黄、黄芩、金银花等配伍。

④外用消肿止痛　用于跌打损伤之肿痛。本品研末,与面粉、黄酒调服,能消肿止痛,可用于跌打损伤、扭挫伤、皮肤青肿疼痛,尤适用于四肢关节附近的肌肉、肌腱损伤。

【用量用法】煎服,6~10 g。外用生品适量,研末调敷。

【使用注意】脾虚便溏以及虚寒证不宜使用。

【附药】焦栀子　为栀子的炮制品。形同栀子或为不规则的碎块,表面焦褐色或焦黑色。果皮内表面棕色,种子表面为黄棕色或棕褐色。气微,味微酸而苦。苦,寒。归心、肺、三焦经。凉血止血,用于血热吐血,衄血,尿血,崩漏。用量6~9 g。

知识链接

水栀子为茜草科植物大花栀子 *Gardenia jasminoides* Ellis var. *Grandiflora* Nakai 的干燥成熟果实,与栀子相似,但较长较大,表面隆起的纵棱较高,棕红色,集结成团。浸入水中染成棕红色。气特异,味苦微酸。水栀子是栀子的伪品,不可充当栀子使用。一般外敷作伤科用药,不作内服药使用。工业上可作为无毒染料。

天花粉《神农本草经》

天花粉为葫芦科植物栝楼 *Trichosanthes kirilowii* Maxim.或双边栝楼 *Trichosanthes rosthornii* Harms 的干燥根。呈不规则圆柱形、纺锤形或瓣块状,直径为 1.5~5.5 cm。表面黄白色或淡棕黄色,有纵皱纹、细根痕及略凹陷的横长皮孔。质坚实,断面白色或淡黄色,富粉性,横切面可见黄色木质部,略呈放射状排列,纵切面可见黄色条纹状木质部。气微,味微苦。主产于山东、河南、四川。生用。

【性味归经】甘、微苦,微寒。归肺、胃经。

【功效与应用】

①清热泻火,生津止渴　用于热病口渴,内热消渴,肺热咳嗽。本品甘寒,功能清热生津,能清肺热、润肺燥。治热病伤津口渴,常与麦冬、知母等同用,如沙参麦冬汤;治阴虚内热,消渴多饮,常与葛根、知母等配伍,如玉液汤;治肺热燥咳,或咳血等症,常与天冬、麦冬等同用,如滋燥饮。

②消肿排脓　用于痈肿疮疡。本品对疮疡初起之红肿热痛,或脓成未溃者,有清热消散、

溃疮排脓作用，常与金银花、穿山甲等配伍，如仙方活命饮。

【用量用法】煎服，10~15 g。

【使用注意】①孕妇慎用；②不宜与川乌、制川乌、草乌、制草乌、附子同用；③脾胃虚寒、大便滑泄者忌服。

知识拓展

天花粉含蛋白质，天花粉蛋白 *Trichosanthin* 是中期妊娠引产的有效蛋白质，同时其亦具有抗葡萄胎活性及抗艾滋病（AIDS）的活性；蛋白质 Karasurin 对妊娠小鼠有强烈堕胎作用；蛋白质 α-Momorcharin 和 β-Momorcharin 具有引产、免疫抑制和抗肿瘤作用。天花粉含有糖类化合物即天花粉多糖，有明显的免疫调节作用，能增强免疫活性，具有抗肿瘤和细胞毒作用。

夏枯草《神农本草经》

夏枯草为唇形科植物夏枯草 *Prunella vulgaris* L.的干燥果穗。呈圆柱形，淡棕色至棕红色。全穗由数轮至10数轮宿萼与苞片组成，每轮有对生苞片2片，呈扇形，先端尖尾状，脉纹明显，外表面有白毛。每一苞片内有花3朵，花冠多已脱落，宿萼二唇形，内有小坚果4枚，卵圆形，棕色，尖端有白色突起。体轻。气微，味淡。主产于江苏、湖北、安徽等地。生用。

【性味归经】辛、苦，寒。归肝、胆经。

【功效与应用】

①清肝泻火，明目　用于目赤肿痛、头痛眩晕。本品善清肝火。治肝火上炎的目赤肿痛、头痛眩晕，常与菊花、决明子等同用。

②散结消肿　用于瘰疬瘿瘤。本品能清肝火、散郁结。治瘰疬，常与浙贝母、香附等配伍；治瘿瘤，常与玄参、牡蛎、昆布等同用。

【用法用量】煎服，9~15 g。单味可酌加剂量。

【使用注意】脾胃虚弱者慎服。

知识拓展

夏枯草主要含三萜类、黄酮类、甾体糖苷及香豆素类等成分。研究表明，本品水煎剂、水浸出液、乙醇浸剂、乙醇-水浸剂均有明显的降压作用。水煎液对痢疾杆菌、伤寒杆菌、人型结核杆菌等有抑制作用，对皮肤真菌及肿瘤有抑制作用。

夏枯草作为药膳的原料，使用很广泛，如夏枯草煲猪瘦肉、煲猪横利等。

决明子《神农本草经》

决明子为豆科植物决明 *Cassia obtusifolia* L.或小决明 *Cassia tora* L.的干燥成熟种子，也称草决明。前者略呈菱方形或短圆柱形，两端平行倾斜。表面绿棕色或暗棕色，平滑有光泽。

一端较平坦，另端斜尖，背腹面各有 1 条突起的棱线，棱线两侧各有 1 条斜向对称而色较浅的线形凹纹。质坚硬，不易破碎。气微，味微苦。后者呈短圆柱形，较小。表面棱线两侧各有 1 片宽广的浅黄棕色带。主产于安徽、广西、四川、浙江等地。生用或炒用。

【性味归经】甘、苦、咸，微寒。归肝、大肠经。

【功效与应用】

①清热明目　用于目赤肿痛，目暗不明，头痛眩晕。本品功善清肝明目。治肝经风热上攻，目赤羞明，常配菊花、青葙子等，如决明子丸；治肝火上炎的目赤肿痛，常与栀子、夏枯草等配伍，如决明子散；治肝肾阴亏，目暗不明，常与沙苑子、枸杞子等同用。

②润肠通便　用于肠燥便秘。本品能清热润肠通便，治内热肠燥，大便秘结，常与瓜蒌仁、郁李仁等配伍。

【用法用量】煎服，9~15 g。

【使用注意】大便溏薄者慎用。

10.2　清热燥湿药

以清热除湿为主要功效，用以治疗湿热证的药物，称为清热燥湿药。

本类药物性味苦寒，有清热燥湿功效，并能清热泻火解毒。主要用于湿热证及火热证。多见发热、苔腻、尿少等症状。湿热病证，常以脏腑湿热为主要表现，如肠胃湿热所致的泄泻、痢疾、痔瘘；肝胆湿热所致的胁肋胀痛、黄疸、口苦；下焦湿热所致的小便淋漓涩痛、带下；其他如关节肿痛、湿疹、痈肿、耳痛流脓等，以及诸脏腑火热证，均属本类药施治范围。

本类药苦寒，苦燥伤阴，寒凉伤阳，故用量不宜过大，脾胃虚寒、津伤阴亏者当慎用。

黄芩《神农本草经》

黄芩为唇形科植物黄芩 *Scutellaria baicalensis* Georgi 的干燥根。呈圆锥形，扭曲。表面棕黄色或深黄色，有稀疏的疣状细根痕，上部较粗糙，有扭曲的纵皱纹或不规则的网纹，下部有顺纹和细皱纹。质硬而脆，易折断，断面黄色，中心红棕色；老根中心呈枯朽状或中空，暗棕色或棕黑色。气微，味苦。栽培品较细长，多有分支。表面浅黄棕色，外皮紧贴，纵皱纹较细腻。断面黄色或浅黄色，略呈角质样。味微苦。主产于东北、山西、河北等地。生用、酒炒或炒炭用。

【性味归经】苦，寒。归肺、胆、脾、大肠、小肠经。

【功效与应用】

①清热燥湿　用于湿温暑湿，泻痢黄疸。本品苦寒，清热燥湿力颇强。治湿温、暑湿之胸脘痞闷、恶心呕吐，常与滑石、豆蔻等配伍，如黄芩滑石汤；治湿热蕴结之黄疸，可与茵陈、栀子等同用；治湿热蕴结大肠，泻痢腹痛，或里急后重，常与葛根、黄连等配伍，如葛根芩连汤。

②泻火解毒　用于肺热咳嗽，热病烦渴，寒热往来及热毒疮疡等症。本品善清肺热，泻火解毒。治肺热咳嗽，可单味应用，即清金丸；或与瓜蒌、胆南星等配伍。治外感热病，壮热烦渴，常与栀子、大黄等同用，如凉膈散。治邪在少阳寒热往来，常与柴胡等同用，如小柴胡汤。治热盛咽痛，可与连翘、金银花等配伍。

③止血　用于血热出血证。本品炒炭能凉血止血。治热盛迫血妄行的吐血、衄血、便血、

崩漏等,常与地黄、白茅根等同用。

④安胎　用于胎动不安。本品能清热安胎。治胎热胎动不安,常与白术、竹茹等同用。

【用法用量】煎服,3~10 g。生用清热,炒用安胎,酒炙清上焦热,炒炭可止血。

【使用注意】脾胃虚寒者不宜使用。

知识链接

黄芩(栽培品)表面呈浅黄棕色,断面黄色或浅黄色,市场上常有不法商家为了使黄芩药材色泽更鲜艳,常用化工色素金胺O对黄芩等中药进行染色美容,严重危害健康。

黄连《神农本草经》

> **课堂活动**
> 黄芩与黄连功用有何异同点?

黄连为毛茛科植物黄连 *Coptis chinensis* Franch.、三角叶黄连 *Coptis deltoidea* C.Y.Cheng et Hsiao 或云连 *Coptis teeta* Wall.的干燥根茎。以上三种分别习称"味连""雅连""云连"。味连多集聚成簇,常弯曲,形如鸡爪。表面灰黄色或黄褐色,粗糙,有不规则结节状隆起、须根,有的节间表面平滑如茎秆,习称"过桥"。上部多残留褐色鳞叶,顶端常留有残余的茎或叶柄。质硬,断面不整齐,皮部橙红色或暗棕色,木部鲜黄色或橙黄色,呈放射状排列,髓部有的中空。气微,味极苦。雅连多为单枝,略呈圆柱形,微弯曲。"过桥"较长。顶端有少许残茎。云连弯曲呈钩状,多为单枝,较细小。味连主产于四川石柱县;雅连主产于四川洪雅;云连主产于云南德钦。生用或清炒、姜炙、酒炙用。

【性味归经】苦,寒。归心、脾、胃、肝、胆、大肠经。

【功效与应用】

①清热燥湿　用于湿热中阻,泻痢腹痛。本品大苦大寒,擅治中焦湿热。治湿热泻痢,轻者单用有效;或与木香同用,如香连丸;治外邪入里、泻痢身热,常与黄芩、葛根等同用,如即葛根芩连汤;治泻痢脓血,常与白头翁、黄芩、秦皮等同用,如白头翁汤。

②泻火解毒　用于热病高热,心烦失眠,胃热呕吐,痈肿疮毒以及血热出血证。本品善清心胃之火,又清肝热,能泻火解毒凉血、清热疗疮。治热病高热烦躁,常与黄芩、黄柏、栀子等配伍,如黄连解毒汤。治肝火犯胃,呕吐吞酸,常与吴茱萸配伍,如左金丸。治皮肤湿疮,可用黄连制膏外用。治热盛迫血妄行的吐血、衄血等,常与大黄、黄芩配伍,如泻心汤。

【用法用量】煎服,2~5 g。外用适量。酒黄连善清上焦火热。姜黄连长于清胃和胃止呕。萸黄连长于舒肝和胃止呕。

【使用注意】脾胃虚弱、阴虚津伤者忌用。不可久服。

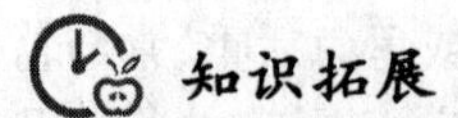

临床上常用黄连须代替黄连应用,黄连须中的黄连素含量为1.2%左右,体外抑菌试验表明,50%黄连须煎剂与10%黄连煎剂的抗菌效力相同。

黄柏《神农本草经》

黄柏为芸香科植物黄皮树 *Phellodendron chinense* Schneid.的干燥树皮,习称“川黄柏”。呈板片状或浅槽状。外表面黄褐色或黄棕色,平坦或具纵沟纹;内表面暗黄色或淡棕色,具细密的纵棱纹。体轻,质硬,断面纤维性,呈裂片状分层,深黄色。气微,味极苦,嚼之有黏性,可将唾液染成黄色。主产于四川、贵州。生用或盐水炙、酒炙、炒炭用。

【性味归经】苦,寒。归肾、膀胱经。

【功效与应用】

①清热燥湿　用于痢疾,黄疸,带下,足膝肿痛。本品善清下焦湿热。治湿热泻痢腹痛,常与白头翁、黄连等配伍,如白头翁汤。治湿热黄疸,常与栀子、甘草配伍,如栀子柏皮汤。治湿热下注,带下腥臭,常与车前子、白果等配伍,如易黄汤。治湿热所致之足膝肿痛,常与牛膝、苍术配伍,如三妙丸。

②泻火除蒸　用于阴虚发热,遗精盗汗。本品能泻相火、退虚热。治阴虚火旺,骨蒸潮热、遗精盗汗等,常与知母、地黄等配伍,如知柏地黄丸、大补阴丸。

③解毒疗疮　用于疮疡肿毒,湿疹湿疮。本品能泻火解毒、清热燥湿。治热毒疮疡,内服常与黄连、栀子等配伍,外用将本品研细末,加猪胆汁调敷。治湿疹湿疮,可与苦参、荆芥等同用煎服,或将煎汁洗患处。

【用法用量】煎服,3~12 g。外用适量。

【使用注意】脾胃虚寒者慎用。

【附药】关黄柏　为芸香科植物黄檗 *Phellodendron amurense* Rupr.的干燥树皮。呈板片状或浅槽状,外表面黄绿色或淡棕黄色,较平坦,有不规则的纵裂纹;内表面黄色或黄棕色。体轻,质较硬,断面纤维性,有的呈裂片状分层,鲜黄色或黄绿色。气微,味极苦,嚼之有黏性。性味、归经、功用、用法用量同黄柏。

知识链接

黄柏、黄芩、黄连三药,均为苦寒三品,均能清热燥湿、泻火解毒。但黄柏泻肾火而退虚热,且能除下焦湿热;黄芩则以清肺热为专长,又能安胎;黄连泻心火而除烦,善止呕逆。一般而言,黄芩治上焦、黄连治中焦、黄柏治下焦,根据黄芩清肺火、黄连止呕逆、黄柏泻肾火的特点而来的。实际应用时,芩、连、柏三药没有严格区分。

龙胆《神农本草经》

龙胆为龙胆科植物条叶龙胆 *Gentiana manshurica* Kitag.、龙胆 *Gentiana scabra* Bge.、三花龙胆 *Gentiana triflora* Pall.或滇龙胆 *Gentiana rigescens* Franch.的干燥根和根茎。前三种习称“龙胆”,后一种习称“坚龙胆”。龙胆根茎呈不规则的块状;表面暗灰棕色或深棕色,上端有茎痕或残留茎基,周围和下端着生多数细长的根。根圆柱形,略扭曲;表面淡黄色或黄棕色,上

课堂活动

黄芩、黄连、黄柏、龙胆四药均可清热燥湿,泻火解毒,其来源及各有何功效特点?

部多有显著的横皱纹,下部较细,有纵皱纹及支根痕。质脆,易折断,断面略平坦,皮部黄白色或淡黄棕色,木部色较浅,呈点状环列(筋脉点)。气微,味甚苦。坚龙胆表面无横皱纹,外皮膜质,易脱落,木部黄白色,易与皮部分离。主产于东北、内蒙古。生用。

【**性味归经**】苦,寒。归肝、胆经。

【**功效与应用**】

①清热燥湿　用于阴肿阴痒,带下,湿疹,黄疸。本品善清泄下焦及肝胆湿热。治湿热下注,带下黄稠腥臭,或男子阴囊肿痛,湿疹瘙痒等,常与黄柏、苦参等配伍;治湿热黄疸,身黄尿赤,常与茵陈、栀子等配伍。

②泻肝胆火　用于肝火头痛,肝热目赤,高热抽搐。本品为泻肝胆实火要药。治肝火头痛,口苦耳聋,常与柴胡、栀子、黄芩等配伍,如龙胆泻肝汤;治肝火上炎,目赤肿痛,常配伍黄连同用;治肝经热盛,热极生风的高热惊厥、手足抽搐,常与钩藤、牛黄等配伍。

【**用法用量**】煎服,3~6 g。

【**使用注意**】脾虚腹泻者忌用。

10.3　清热解毒药

以清热解毒为主要作用,用以改善或消除热毒病证的药物,称为清热解毒药。所谓"热毒",多指火热内盛、疫疠邪气、虫蛇所伤等病因及其病理变化。由热毒所致的病证称热毒证,多见于外科疮疡、温热病以及其他火热炽盛者。

本类药物性味多属苦寒,具有清解热毒之功,主要用于痈肿疔毒、痄腮、丹毒、热毒下痢、咽喉肿痛,也常用于虫蛇咬伤及癌肿等表现出热(火)毒证候者。本类药中有的还分别兼有疏散风热、凉血、利咽、止痢等功效。因本类药物功效特性各异,应有针对性地选择药物,并结合兼证作适当的配伍。

本类药物性味苦寒,不宜久服,宜中病即止,以免损伤脾胃。

金银花《名医别录》

金银花为忍冬科植物忍冬 *Lonicera japonica* Thunb.的干燥花蕾或带初开的花。呈棒状,上粗下细,略弯曲。表面黄白色或绿白色(贮存日久色渐深),密被短柔毛。花萼绿色,开放者花冠筒状,先端二唇形;雄蕊 5,附于筒壁,黄色;雌蕊 1,子房无毛。气清香,味淡、微苦。主产于山东、河南。生用或炒炭。

【**性味归经**】甘,寒。归肺、心、胃经。

【**功效与应用**】

①清热解毒　用于疮痈肿毒、咽喉肿痛。本品善清热毒、散痈消肿,为治一切内外痈之要药。治疮痈初起,红肿热痛,常与天花粉、白芷等同用,如仙方活命饮;若疔疮疮形如粟,坚硬根深,常与紫花地丁、蒲公英等同用,如五味消毒饮。治肠痈腹痛,常与薏苡仁、黄芩、红藤等配伍;治肺痈咳吐脓血,常与天花粉、桔梗等同用。治热毒痢疾,可单用或配伍黄连、白头翁等药。

②疏散风热　用于外感风热,温病初起。本品甘寒,善清肺经之邪以疏风透热,泄心胃之热以清解热毒。治外感风热或温病初起,常配薄荷、连翘、牛蒡子等同用,如银翘散。治热入

营血，神昏舌绛，可与黄连、地黄、麦冬等配伍，如清营汤。

此外，本品经蒸馏制成金银花露，能清解暑热，用于暑热烦渴，以及小儿热疮、痱子等症。

【用法用量】煎服，6~15 g。

【附药】忍冬藤　为忍冬科植物忍冬 *Lonicera japonica* Thunb.的干燥茎枝。性味甘，寒，清热解毒，疏风通络，用于温病发热，热毒血痢，痈肿疮疡，风湿热痹，关节红肿热痛。

山银花　为忍冬科植物灰毡毛忍冬 *Lonicera macranthoides* Hand.-Mazz.、红腺忍冬 *Lonicera hypoglauca* Miq.、华南忍冬 *Lonicera confusa* DC.或黄褐毛忍冬 *Lonicera fulvotomentosa* Hsu et S. C.Cheng 的干燥花蕾或带初开的花。性味、归经、功用、用法用量同金银花。

知识链接

忍冬始载于《名医别录》。陶弘景谓："似藤生，凌冬不凋，故名忍冬。"李时珍谓："忍冬在处有之，附树延蔓，茎微紫色，对节生叶。叶似薜荔而青，有涩毛。三四月开花，长寸许，一蒂两花二瓣，一大一小，如半边状。长蕊。花初开者，花瓣俱色白；经二三日，则色变黄。新旧相参，黄白相应，故呼金银花，气甚芳香。四月采花阴干；藤叶不拘时采。阴干。"

连翘《神农本草经》

连翘为木犀科植物连翘 *Forsythia suspensa*（Thunb.）Vahl 的干燥果实。秋季果实初熟尚带绿色时采收，除去杂质，蒸熟，晒干，习称"青翘"；果实熟透时采收，晒干，除去杂质，习称"老翘"。呈长卵形至卵形，稍扁。表面有不规则的纵皱纹和多数突起的小斑点，两面各有1条明显的纵沟。顶端锐尖。青翘多不开裂，表面绿褐色，突起的灰白色小斑点较少；质硬。老翘自顶端开裂或裂成两瓣，表面黄棕色或红棕色，内表面多为浅黄棕色，平滑，具一纵隔；质脆；种子多已脱落。气微香，味苦。主产于山西、陕西。生用。

【性味归经】苦，微寒。归肺、心、小肠经。

【功效与应用】

①清热解毒，消肿散结　用于疮痈肿毒。本品能清热解毒、消痈散结，有"疮家圣药"之称。治疮痈初起，红肿未溃，常与蒲公英、穿山甲等配伍；治疮疡溃烂，红肿脓出不畅，则与天花粉、金银花等同用；治瘰疬结核，常与夏枯草、玄参等同用。

②疏散风热　用于外感风热，温病初起。本品苦凉，能清热解毒、疏风透热。治外感风热、温病初起，常与金银花、牛蒡子等配伍，如银翘散。治热入营血，神昏舌绛，则与黄连、地黄、麦冬等同用，如清营汤。

此外，本品还能清心利尿。治热淋涩痛。

【用法用量】煎服，6~15 g。

【使用注意】气虚疮痈脓清稀者慎用。

鱼腥草《名医别录》

鱼腥草为三白草科植物蕺菜 *Houttuynia cordata* Thunb.的新鲜全草或干燥地上部分。茎呈扁圆柱形，扭曲，表面黄棕色，具纵棱数条，节明显；质脆，易折断。叶互生，卷折皱缩，展平后呈心形，上表面暗黄绿色至暗棕色，下表面灰绿色或灰棕色。叶柄细长，基部与托叶合生成鞘状。穗状花序顶生，黄棕色。具鱼腥气，味涩。主产于浙江、江苏、湖北。生用。

【性味归经】辛，微寒。归肺经。

【功效与应用】

①清热解毒，消痈排脓　用于肺痈，肺热咳嗽以及热毒疮痈。本品寒凉，入肺经善清泻肺热，为治肺痈之要药。治肺痈咳吐脓血，常与桔梗、芦根、冬瓜仁等同用；治肺热咳嗽，痰黄黏稠，多与瓜蒌、桑白皮、川贝母等配伍；治热毒疮疡，常与紫花地丁、金银花、连翘等配伍。亦可用鲜品捣烂外敷。

②利尿通淋　用于热淋小便涩痛。本品能利尿通淋。治热淋小便涩痛，常与车前子、海金沙等配伍。

【用法用量】煎服，15~25 g；鲜品用量加倍，水煎或捣汁服。外用适量，捣敷或煎汤熏洗患处。

【使用注意】不可久煎。

知识拓展

鱼腥草中所含鱼腥草素、月桂醛、香乙烯及槲皮苷、蕺菜碱等挥发油成分，对金黄色葡萄球菌、白色葡萄球菌、痢疾杆菌、绿脓杆菌、变形杆菌、大肠杆菌、革兰氏阳性芽孢杆菌等均有一定抑制作用，对金黄色葡萄球菌和白色葡萄球菌作用较强。

板蓝根《日华子本草》

板蓝根为十字花科植物菘蓝 *Isatis indigotica* Fort.的干燥根。呈圆柱形，稍扭曲。表面淡灰黄色或淡棕黄色，有纵皱纹、横长皮孔样突起及支根痕。根头略膨大，可见暗绿色或暗棕色轮状排列的叶柄残基和密集的疣状突起。体实，质略软，断面皮部黄白色，木部黄色。气微，味微甜后苦涩。主产于河北、陕西、江苏等地。生用。

【性味归经】苦，寒。归心、胃经。

【功效与应用】

清热解毒，凉血利咽　用于温病发热，头痛，喉痛或身发斑疹，大头瘟疫，丹毒痄腮。本品善解毒散结、凉血利咽，以清热解毒利咽见长。治温病发热，头痛咽痛，或身发斑疹，常与金银花、连翘、石膏等同用。治大头瘟疫、头面红肿以及丹毒痄腮，常与黄连、黄芩、玄参等配伍，如普济消毒饮。

【用法用量】煎服，9~15 g。

【使用注意】体虚而无实火热毒者忌服。

知识链接

南板蓝根为爵床科植物马蓝 *Baphicacanthus cusia* (Nees) Bremek.的干燥根茎和根。根茎呈类圆形,多弯曲,有分支。表面灰棕色;节膨大;外皮易剥落。质硬而脆,易折断,皮部蓝灰色,木部灰蓝色至淡黄褐色,中央有髓。根粗细不一,弯曲有分支,细根细长而柔韧。气微,味淡。本品性味功效及临床应用与板蓝根相同,广东、广西等南方地区常用此品。既往常将二者混用。

知识拓展

制药行业曾发生过用苹果皮充当板蓝根生产药品,以降低成本。根据国家药典检测,在板蓝根的成分检测中只有检测氨基酸一项,而且只定性不定量。因为板蓝根中本身就自带亮氨酸和精氨酸,只要成分检测中检测到氨基酸,就等于合格。然而,很多生物自身就带有氨基酸,包括苹果皮在内。也就是说,如果用苹果皮假冒板蓝根作为原材料生产"板蓝根颗粒",同样能顺利通过检测,成为"合格"的假药。

大青叶《名医别录》

大青叶为十字花科植物菘蓝 *Isatis indigotica* Fort.的干燥叶。本品多皱缩卷曲,有的破碎。完整叶片展平后呈长椭圆形至长圆状倒披针形;上表面暗灰绿色,有的可见色较深稍突起的小点;先端钝,全缘或微波状,基部狭窄下延至叶柄呈翼状,淡棕黄色。质脆。气微,味微酸、苦、涩。主产于河北、陕西、江苏等地。生用。

【性味归经】苦,寒。归心、胃经。

【功效与应用】

①清热解毒　用于疮痈丹毒,口疮,咽痛,外感风热,温病初起等症。本品能清热解毒。治疮痈、丹毒,可以鲜品捣烂外敷,或与蒲公英、紫花地丁等配伍,煎汤内服;治口舌生疮,可与黄连、大黄等同用;热毒炽盛,咽喉肿痛,可用鲜品捣汁内服;治外感风热,温病初起,常与金银花、连翘、牛蒡子等同用。

课堂活动

大青叶、板蓝根功用有何异同?

②凉血消斑　用于热入营血,高热斑疹。本品入血分而善清热凉血。治热入营血、高热斑疹,常与栀子、紫草等配伍。

【用法用量】煎服,9~15 g。

【使用注意】脾胃虚寒者忌用。

知识拓展

全国各地市售的大青叶品种甚多,植物来源各异,有爵床科植物马蓝、十字花科植物菘蓝及大青、蓼科植物蓼蓝、豆科植物木蓝。以上植物的叶,都作为大青叶使用,也均能作为制青黛的原料。除木蓝外,其根均可作为板蓝根使用。

穿心莲《岭南采药录》

穿心莲为爵床科植物穿心莲 *Andrographis paniculata*(Burm.f.)Nees 的干燥地上部分。茎呈方柱形,多分支,节稍膨大;质脆,易折断。叶片皱缩、易碎,完整者展平后呈披针形或卵状披针形,先端渐尖,基部楔形下延,全缘或波状,叶柄短或近无柄;两面光滑。气微,味极苦。主产于广东、广西、福建等地。生用。

【性味归经】苦,寒。归心、肺、大肠、膀胱经。

【功效与应用】

①清热解毒　用于温病初起,肺热咳嗽,肺痈,咽喉肿痛,湿热泻痢,热淋。本品清热解毒,长于清肺。治温病初起或外感风热,常与金银花、连翘等同用;治肺痈咳吐脓血,常与鱼腥草、芦根等配伍;治咽喉肿痛,可与射干、牛蒡子、大青叶等同用;治热淋,小便淋漓涩痛,常与车前子、虎杖、白茅根等配伍。

②凉血,消肿　用于痈肿疮毒,毒蛇咬伤。治热毒疮痈,常与野菊花、紫花地丁、蚤休等配伍;治毒蛇咬伤,可单用本品捣烂外敷,或与白花蛇舌草、蚤休等水煎服。

【用法用量】煎服,6~9 g。外用适量。

【使用注意】①不宜多服久服;②脾胃虚寒者不宜用。

牛黄《神农本草经》

牛黄为牛科动物牛 *Bos taurus domesticus* Gmelin 的干燥胆结石。多呈卵形、类球形、三角形或四方形,大小不一,少数呈管状或碎片。表面黄红色至棕黄色,有的表面挂有一层黑色光亮的薄膜,习称“乌金衣”,有的粗糙,具疣状突起,有的具龟裂纹。体轻,质酥脆,易分层剥落,断面金黄色,可见细密的同心层纹,有的夹有白心。气清香,味苦而后甘,有清凉感,嚼之易碎,不粘牙。主产于北京、天津、内蒙古等地。生用。

【性味归经】甘,凉。归心、肝经。

【功效与应用】

①清心、豁痰、开窍　用于温热病热入心包及中风、惊风、癫痫等痰热蒙蔽心窍所致之神昏、口噤、痰鸣等证。本品能清心热,豁痰、开窍醒神。可单用本品为末,淡竹沥化服。亦可与麝香、黄连等配伍,如安宫牛黄丸。

②凉肝,息风　用于高热烦躁、神昏谵语及惊痫抽搐等症。本品能凉肝、息风止痉、定惊安神。常与朱砂、全蝎、钩藤等配伍,如牛黄散。

③解毒　用于咽喉肿痛腐烂、各种热毒疮痈。本品为清热解毒要药。治咽喉肿痛、口舌生疮,常与黄芩、雄黄等同用,如牛黄解毒丸;治痈疽、疔毒、瘰疬等,常与麝香、乳香、没药等同

用，如犀黄丸；治咽喉肿痛、溃烂，可与珍珠为末吹喉，如珠黄散。

【用法用量】入丸散，0.15～0.35 g，多入丸散用。外用适量，研末敷患处。

【使用注意】孕妇及非实热证者慎用。

【附药】人工牛黄　由牛胆粉、胆酸、猪去氧胆酸、牛磺酸、胆红素、胆固醇、微量元素等加工制成。本品为黄色疏松粉末，味苦，微甘，清热解毒，化痰定惊，用于痰热谵狂，神昏不语，小儿急惊风，咽喉肿痛，口舌生疮，痈肿疔疮。用量同牛黄。多作配方用。外用适量敷患处。孕妇慎用。

体外培育牛黄　以牛科动物牛的新鲜胆汁作母液，加入去氧胆酸、胆酸、复合胆红素钙等制成。呈球形或类球形，表面光滑，呈黄红色至棕黄色。体轻，质松脆，断面有同心层纹。气香，味苦而后甘，嚼之不粘牙。清心，豁痰，开窍，凉肝，息风，解毒，用于热病神昏，中风痰迷，惊痫抽搐，癫痫发狂，咽喉肿痛，口舌生疮，痈肿疔疮。用量同牛黄。多入丸散用。外用适量，研末敷患处。孕妇慎用；偶有轻度消化道不适。

蒲公英《新修本草》

蒲公英为菊科植物蒲公英 *Taraxacum mongolicum* Hand.-Mazz.、碱地蒲公英 *Taraxacum borealisinense* Kitam.或同属数种植物的干燥全草。呈皱缩卷曲的团块。根呈圆锥状，多弯曲；表面棕褐色，纵皱；根头部有茸毛，有的已脱落。叶基生，多皱缩破碎，完整叶片呈倒披针形，绿褐色或暗灰绿色，先端尖或钝，边缘浅裂或羽状分裂，基部渐狭，下延呈柄状，下表面主脉明显。花茎1至数条，每条顶生头状花序。气微，味微苦。主产于山西、山东、河北等地。生用。

【性味归经】苦、甘，寒。归肝、胃经。

【功效与应用】

①清热解毒，消肿散结　用于痈肿疮毒，乳痈、内痈。本品为清热解毒、消痈散结之佳品，为治乳痈之良药。治热毒疮疡痈肿，常与金银花、紫花地丁、野菊花等配伍，如五味消毒饮；治乳痈，可用鲜品捣烂外敷，或配全瓜蒌、连翘等内服；治肺痈吐脓，与鱼腥草、冬瓜仁等同用。

②利尿通淋　用于热淋，黄疸。治热淋涩痛，常与金钱草、车前子等配伍；治湿热黄疸，常与茵陈、栀子、大黄等同用。

【用法用量】煎服，10～15 g。

【使用注意】阳虚外寒、脾胃虚弱者忌用。

紫花地丁《本草纲目》

紫花地丁为堇菜科植物紫花地丁 *Viola yedoensis* Makino 的干燥全草。本品多皱缩成团。主根长圆锥形；淡黄棕色。叶基生，灰绿色，展平后叶片呈披针形或卵状披针形，先端钝，基部截形或稍心形，边缘具钝锯齿，两面有毛；叶柄细，上部具明显狭翅。花茎纤细，紫堇色或淡棕色；花距细管状。蒴果椭圆形或3裂，种子多数，淡棕色。气微，味微苦而稍黏。主产于江苏、浙江等地。生用。

【性味归经】苦、辛，寒。归心、肝经。

【功效与应用】

清热解毒，凉血消肿　用于疮痈疔肿，乳痈肠痈，毒蛇咬伤。本品功善清解热毒、消痈散结，尤为治疔疮之要药。治热毒疮痈，可与金银花、野菊花等配伍，如五味消毒饮。治疔疮初起肿痈，常与连翘、栀子等同用。治乳痈，常与蒲公英同用，内服或外敷均可。治肠痈，可与红藤、白花蛇舌草等同用。治毒蛇咬伤，单用鲜品捣汁内服，或与鲜半边莲、鲜野菊花等，捣烂外敷。

【用法用量】煎服，15~30 g。

【使用注意】①阴证疮疡者慎用；②脾胃虚寒者慎服。

白头翁《神农本草经》

白头翁是毛茛科植物白头翁 *Pulsatilla chinensis*（Bge.）Regel 的干燥根。呈类圆柱形或圆锥形，稍扭曲。表面黄棕色或棕褐色，具不规则纵皱纹或纵沟，皮部易脱落。根头部稍膨大，有白色茸毛。质硬而脆，断面皮部黄白色或淡黄棕色，木部淡黄色。气微，味微苦涩。主产于吉林、辽宁、河北等地。生用。

【性味归经】苦，寒。归胃、大肠经。

【功效与应用】

清热解毒，凉血止痢　用于热毒血痢。本品苦寒清热，凉血止痢。治热毒血痢，常与黄连、黄柏、秦皮配伍，如白头翁汤；治赤痢日久不愈，腹中冷痛，可与干姜、赤石脂等同用。

此外，本品与秦皮配伍煎汤外洗，可治阴痒。

【用法用量】煎服，9~15 g。

【使用注意】①虚寒泻痢忌服；②鲜品对皮肤、黏膜刺激性强，外用给药要慎用。

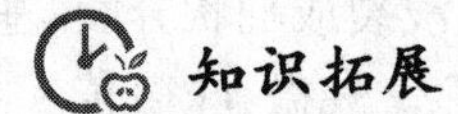

委陵菜为蔷薇科植物委陵菜 *Potentilla chinensis* Ser.的干燥全草。华东、华南及西南等地常作白头翁使用。根呈圆柱形或类圆锥形，根头部稍膨大，有叶柄残基及茎基，有白色茸毛；表面暗棕色或暗紫红色，有纵纹，粗皮易成片状剥落；质硬，易折断，断面皮部薄，暗棕色，常与木部分离，射线呈放射状排列。气微，味涩、微苦。具有清热解毒，凉血止痢功效。非白头翁正品，应注意区别。

射干《神农本草经》

射干为鸢尾科植物射干 *Belamcanda chinensis*（L.）DC.的干燥根茎。呈不规则结节状。表面黄褐色、棕褐色或黑褐色，皱缩，有较密的环纹。上面有数个圆盘状凹陷的茎痕，偶有茎基残存；下面有残留细根及根痕。质硬，断面黄色，颗粒性。气微，味苦、微辛。

【性味归经】苦，寒。归肺经。

【功效与应用】

①清热解毒，利咽　用于咽喉肿痛。本品能清热毒、利咽喉。治咽喉肿痛，可单味应用，亦可与玄参、马勃等配伍；或与黄芩、桔梗、甘草等同用。

②消痰　用于痰涎壅盛，咳嗽气喘等证。本品能清肺祛痰。治肺热咳嗽，痰稠色黄，常与桑白皮、马兜铃、桔梗等配伍，如射干兜铃汤；治寒痰咳喘，可与细辛、麻黄等同用，如射干麻黄汤。

【用法用量】煎服，3~10 g。

【使用注意】孕妇慎用。

10.4 清热凉血药

以清热凉血为主要作用,用以改善或消除营血分热证的药物,称为清热凉血药,简称凉血药。

本类药多为甘苦咸寒之品,具有清热凉血之功,主治温热病邪入营血,症见身热夜盛、烦躁不眠,甚至神昏谵语、斑疹、吐血、鼻出血、咳血、便血、尿血、舌质深绛、脉细数等;也常用于内科杂病热邪迫血妄行引起的各种出血证。清热凉血药还兼有滋阴、生津、活血等功效。

本类部分药物滋腻,故湿盛便溏者慎用;兼能活血化瘀的药物,孕妇慎用或忌用。

地黄《神农本草经》

地黄为玄参科植物地黄 *Rehmannia glutinosa* Libosch.的新鲜或干燥块根。前者习称"鲜地黄",后者习称"生地黄"。多呈不规则的团块状或长圆形,中间膨大。表面棕黑色或棕灰色,极皱缩,具不规则的横曲纹。体重,质较软而韧,不易折断,断面棕黑色或乌黑色,有光泽,具黏性。气微,味微甜。

> **课堂活动**
> 鲜地黄与地黄功效应用的异同?

【性味归经】甘,寒。归心、肝、肾经。

【功效与应用】

①清热凉血　用于热入营血证。本品性寒质润,入血分,凉血养阴生津。治温热病热入营血,身热口干,常与玄参、麦冬等配伍,如清营汤;若热病后期,余热未清,夜热早凉,常与青蒿、鳖甲等配伍,如青蒿鳖甲汤;治血热吐血衄血,便血崩漏,常与鲜荷叶、生艾叶、生侧柏叶同用,如四生丸;治热毒斑疹色紫暗,多与赤芍、紫草、玄参等配伍。

②养阴生津　用于热病口渴,内伤消渴,肠燥便秘。本品能清热养阴、生津润燥。治热病伤津,舌红口干,常与北沙参、麦冬等同用;治内伤消渴,多与山药、黄芪等配伍,或与葛根、天花粉、五味子等同用,如玉泉散;若热伤津液,大便秘结,常与玄参、麦冬配伍,如增液汤。

【用法用量】煎服,10~15 g。

【使用注意】脾虚湿滞腹胀便溏者慎用。

知识链接

> 2020 年版《中国药典》明示:地黄为正名。饮片包括:鲜地黄,甘、苦,寒;归心、肝、肾经;功能清热生津,凉血,止血;用于热病伤阴,舌绛烦渴,温毒发斑,吐血,衄血,咽喉肿痛。生地黄用量:见地黄。鲜地黄用量:12~30 g。

玄参《神农本草经》

玄参为玄参科植物玄参 *Scrophularia ningpoensis* Hemsl.的干燥根。呈类圆柱形,中间略粗或上粗下细。表面灰黄色或灰褐色,有不规则的纵沟、横长皮孔样突起及稀疏的横裂纹和须根痕。质坚实,不易折断,断面黑色,微有光泽。气特异似焦糖,味甘、微苦。主产于浙江。生用。

【性味归经】甘、苦、咸,微寒。归肺、胃、肾经。

课堂活动

玄参在清热解毒方面有什么特点?

【功效与应用】

①清热凉血,滋阴降火　用于温热病热入营血,劳嗽咳血,阴虚发热,消渴便秘。本品咸寒,善清热凉血、泻火解毒,滋阴降火、生津润燥。治温热病热入营血,身热口干,常与地黄、连翘等配伍,如清营汤;治热入心包,神昏谵语,常与莲子心、竹叶卷心等配伍,如清宫汤;治劳嗽咳血,常与百合等同用;治阴虚发热,骨蒸劳热,常与地骨皮等配伍;治内热消渴,常配麦冬、五味子等;治津伤便秘,每与地黄、麦冬配伍,如增液汤。

②解毒散结　用于咽喉肿痛,瘰疬痰核,脱疽。本品能泻火解毒、软坚散结。治热毒壅盛,咽喉肿痛,常与连翘、板蓝根等同用,如普济消毒饮。治瘰疬痰核,常与牡蛎、川贝母等配伍,如消瘰丸。治脱疽,常与金银花、当归等配伍,如四妙勇安汤。

【用法用量】煎服,9~15 g。

【使用注意】①虚寒证以及脾虚便溏者不宜使用;②不宜与藜芦同用(十八反)。

牡丹皮《神农本草经》

牡丹皮为毛茛科植物牡丹 *Paeonia suffruticosa* Andr.的干燥根皮。呈筒状或半筒状,有纵剖开的裂缝,略向内卷曲或张开。原丹皮灰褐色,刮丹皮粉红色;内表面淡灰黄色或浅棕色,常见发亮的结晶(亮银星)。质硬而脆,易折断,断面较平坦,淡粉红色,粉性。气芳香,味微苦而涩。主产于安徽。生用或炒用。

【性味归经】苦、辛,微寒。归心、肝、肾经。

【功效与应用】

①清热凉血　用于温热病热入营血之斑疹吐衄,阴虚发热等症。本品能清热凉血,清透阴分伏热之热。治温热病热入营血,身发斑疹,或血热妄行,吐血衄血,常与地黄、赤芍等配伍;治温病伤阴,邪伏阴分,夜热早凉,常与青蒿、鳖甲等配伍,如青蒿鳖甲汤。治血热妄行,常与鲜茅根、侧柏叶、栀子等配伍。

②活血化瘀　用于经闭痛经,癥瘕积聚,跌打损伤,疮痈,肠痈。本品味辛行血,能活血通经、散瘀止痛。治瘀滞经闭、痛经,常与丹参、当归等同用;治跌打损伤,常与乳香、没药等配伍;治疮痈,多与金银花、蒲公英等同用;治肠痈腹痛,常与大黄、桃仁等配伍,如大黄牡丹皮汤。

【用法用量】煎服,6~12 g。

【使用注意】月经量过多慎用;孕妇忌用。

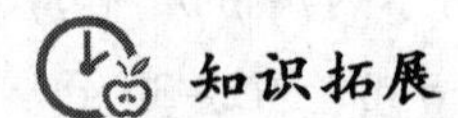

我国安徽省铜陵凤凰山地区生产的凤丹质量最佳。安徽亳州及周边地区产量最大,湖南邵东、山东菏泽、河南洛阳分别次之。每年秋季或次年初春,选择栽培4~5年的牡丹采挖,洗净泥土,刮取根皮,晒干入药。刮去外皮的为刮丹皮,又称粉丹皮;不刮皮的为原丹皮,又称连丹皮。

赤芍《神农本草经》

赤芍为毛茛科植物芍药 *Paeonia lactiflora* Pall.或川赤芍 *Paeonia veitchii* Lynch 的干燥根。呈圆柱形,稍弯曲。表面棕褐色,粗糙,有纵沟和皱纹,并有须根痕和横长的皮孔样突起,有的外皮易脱落(糟皮粉渣)。质硬而脆,易折断,断面粉白色或粉红色,皮部窄,木部放射状纹理明显(菊花心),有的有裂隙。气微香,味微苦、酸涩。

【性味与归经】苦,微寒。归肝经。

【功能与应用】

①清热凉血　用于血热斑疹、吐衄以及目赤肿痛。本品善清热血分郁热,既凉血又活血,亦能清泄肝火。治温热病热入营血,身发斑疹,常与牡丹皮等配伍;治肝热目赤,或目生翳障,常配伍菊花、夏枯草等。

②散瘀止痛　用于经闭痛经,癥瘕积聚,跌打损伤,疮痈肿痛。本品能活血通经、祛瘀止痛。治经闭痛经,多与桃仁、红花、益母草等配伍;治瘀滞伤痛,常与乳香、没药等同用;治热毒疮痈,多与金银花、黄连等配伍,如夺命丹。

【用法用量】煎服,6~12 g。

【使用注意】①不宜与藜芦同用;②无瘀血者,孕妇慎用。

知识拓展

常见赤芍伪品有白芍根头或未去皮白芍,为毛茛科植物芍药的干燥根头或根。呈不规则块状或柱状,表面灰棕色或灰褐色,有明显的突起根痕。无油室,放射状纹理不明显,无裂隙。气微,味微苦、酸。

10.5　清虚热药

以清虚热为主要作用,用以改善或消除虚热证的药物,称为清虚热药,或称退虚热药。

本类药均有清退虚热功效,主治阴虚内热证。适用于肝肾阴虚所致之骨蒸潮热、手足心热、虚烦不眠、遗精盗汗、舌红少津、脉细数等证。亦可用于热病后期,余热未清,伤阴劫液而致发热呈夜热早凉、热退无汗、舌质红绛。

青蒿《神农本草经》

青蒿为菊科植物黄花蒿 *Artemisia annua* L.的干燥地上部分。茎呈圆柱形,上部多分支;表面黄绿色或棕黄色,具纵棱线;质略硬,易折断,断面中部有髓。叶互生,暗绿色或棕绿色,卷缩易碎,完整者展平后为三回羽状深裂,两面被短毛。气香特异,味微苦。全国大部地区均有分布。生用。

【性味归经】苦、辛,寒。归肝、胆经。

【功效与应用】

①清虚热,除骨蒸　用于热病伤阴,夜热早凉,阴虚发热。本品能凉血退热、退蒸除热。

治热病伤阴发热，常与鳖甲配伍，如青蒿鳖甲汤；治阴虚内热，虚劳骨蒸，日晡潮热，手足心热，常与知母、鳖甲等配伍，如清骨散。

②解暑热　用于暑热外感。本品气味芳香，虽苦寒但不伤脾胃，能清热解暑。治外感暑热，发热头痛，烦渴，常与广藿香、荷叶等同用。

③截疟　用于疟疾。本品主入肝胆，截疟之功强，为治疟疾之良药。可用大量鲜青蒿绞汁服用，或与草果等截疟药同用。

④退黄　用于湿热黄疸。本品芳香透散，长于清解肝胆之热邪。治湿热黄疸，可与黄芩、滑石等同用，如蒿芩清胆汤。

【用法用量】煎服，6~12 g。后下。

【使用注意】脾虚腹泻者不宜使用。

知识链接

青蒿含倍半萜类，其主要成分为青蒿素、青蒿酸、青蒿内酯等。我国科学家屠呦呦2011年以“发现青蒿素，一种治疗疟疾的药物，挽救了全球特别是发展中国家的数百万人的生命”而获美国拉斯克临床医学奖；2015年又以“从中医古典文献中获取灵感，先驱性地发现青蒿素，开创疟疾治疗新方法”获得诺贝尔生理学或医学奖。屠呦呦是第一位获得诺贝尔科学奖项的中国本土科学家、第一位获得诺贝尔生理医学奖的华人科学家；是中国医学界迄今为止获得的最高奖项，也是中医药成果获得的最高奖项。

地骨皮《神农本草经》

地骨皮为茄科植物枸杞 *Lycium chinense* Mill.或宁夏枸杞 *Lycium barbarum* L.的干燥根皮。呈筒状或槽状。外表面灰黄色至棕黄色，粗糙，有不规则纵裂纹，易成鳞片状剥落。内表面黄白色至灰黄色，较平坦。体轻，质脆，易折断，断面不平坦，外层黄棕色，内层灰白色。气微，味微甘而后苦。主产于甘肃、宁夏。生用。

> **课堂活动**
> 地骨皮与牡丹皮功用上有何异同?

【性味归经】甘，寒。归肺、肝、肾经。

【功效与应用】

①凉血除蒸　用于阴虚发热，血热出血。本品能退热除蒸、凉血清热。治阴虚内热，虚劳骨蒸，心烦盗汗，常与银柴胡、知母等同用，如清骨散。治血热妄行的吐血、衄血、尿血诸证，可单味煎服，或与白茅根、侧柏叶等同用。

②清肺降火　用于肺热咳嗽。本品善清肺热。治肺火郁结，气逆不降，咳嗽气喘，常与桑白皮等同用，如泻白散。

【用法用量】煎服，9~15 g。

【使用注意】外感风寒发热或脾虚便溏者不宜用。

表 10.1 其他清热药简表

分类	药 名	性味、归经、入药部位	功效与应用	用法用量
清热泻火药	寒水石	辛、咸,寒;归心、胃、肾经;矿石	清热泻火,利窍,消肿。用于热病烦渴,丹毒烫伤	9~15 g
	芦根	甘,寒;归肺、胃经;根茎	清热泻火,生津止渴,除烦,止呕,利尿。用于热病烦渴,肺热咳嗽,肺痈吐脓,胃热呕哕,热淋涩痛	15~30 g,鲜品用量加倍,或捣汁用
	淡竹叶	甘、淡,寒;归心、胃、小肠经;茎叶	清热泻火,除烦止渴,利尿通淋。用于热病烦渴,小便短赤涩痛,口舌生疮	6~10 g
	莲子心	苦,寒;归心、肾经;幼叶及胚根	清心安神,交通心肾,涩精止血。用于热入心包,神昏谵语,心肾不交,失眠遗精,血热吐血	2~5 g
清热燥湿药	苦参	苦,寒;归心、肝、胃、大肠、膀胱经;根	清热燥湿,杀虫,利尿。用于热痢,便血,黄疸尿闭,赤白带下,阴肿阴痒,湿疹,湿疮,皮肤瘙痒,疥癣麻风,外治滴虫性阴道炎	4.5~9 g。外用适量
	秦皮	苦、涩,寒;归肝、胆、大肠经;枝皮或干皮	清热燥湿,收涩止痢,止带,明目。用于湿热泻痢,赤白带下,目赤肿痛,目生翳膜	6~12 g。外用适量
	白鲜皮	苦寒;归脾、胃、膀胱经;根皮	清热燥湿,祛风解毒。用于湿热疮毒,黄水淋漓,湿疹,风疹,疥癣疮癞,风湿热痹,黄疸尿赤	5~10 g。外用适量
清热解毒药	白花蛇舌草	微苦,甘寒;归心经、肝经、脾经;全草	清热解毒,利湿,消痈。用于热毒疮疡,咽喉肿痛,毒蛇咬伤,热淋,小便不利	15~30 g
	青黛	咸,寒;归肝经;茎或茎叶加工提取物	清热解毒,凉血消斑,泻火定惊。用于温毒发斑,血热吐衄,胸痛咳血,口疮,痄腮,喉痹,小儿惊痫	1~3 g,宜入丸散用。外用适量
	野菊花	苦、辛,微寒;归肝、心经;头状花序	清热解毒,泻火平肝。用于疔疮痈肿,目赤肿痛,头痛眩晕	9~15 g。外用适量
	马勃	辛,平;归肺经;子实体	清肺利咽,止血。用于风热郁肺咽痛,音哑,咳嗽,外治鼻衄,创伤出血	2~6 g。外用适量,敷患处
	败酱草	辛、苦,凉;归肝、胃、大肠经;全草	清热解毒,消痈排脓,活血行瘀。用于肠痈、肺痈及疮痈肿毒,实热瘀滞所致的胸腹疼痛,产后瘀滞腹痛	9~15 g
	马齿苋	酸,寒;归肝、大肠经;地上部分	清热解毒,凉血止血,止痢。用于热毒血痢,痈肿疔疮,湿疹,丹毒,蛇虫咬伤,便血,痔血,崩漏下血	9~15 g。外用适量捣敷患处
	三叉苦	苦,寒;归心经;根及叶	清热解毒、祛风除湿。用于咽喉肿痛、风湿骨痛、疟疾、黄疸、湿疹、皮炎、跌打损伤及虫蛇咬伤等证	根 15~50 g,叶 15~25 g

续表

分类	药　名	性味、归经、入药部位	功效与应用	用法用量
清热解毒药	千里光	苦，寒；归肺、肝经；地上部分	清热解毒，明目，利湿。用于痈肿疮毒，感冒发热，目赤肿痛，泄泻痢疾，皮肤湿疹	15～30 g，外用适量；煎水熏洗
	四季青	苦、涩，凉；归肺、大肠、膀胱经；叶	清热解毒，消肿祛瘀。用于肺热咳嗽，咽喉肿痛，痢疾，胁痛，热淋；外治烧烫伤，皮肤溃疡	15～60 g。外用适量，水煎外涂
	鸦胆子	苦，寒；有小毒；归大肠、肝经；成熟果实	清热解毒，截疟，止痢；外用腐蚀赘疣。用于痢疾，疟疾；外治赘疣，鸡眼	0.5～2 g，用龙眼肉包裹或装入胶囊吞服。外用适量
	重楼	苦，微寒；有小毒；归肝经；根茎	清热解毒，消肿止痛，凉肝定惊。用于疔疮痈肿，咽喉肿痛，蛇虫咬伤，跌扑伤痛，惊风抽搐	3～9 g。外用适量，研末调敷
	大血藤	苦，平；归大肠、肝经；藤茎	清热解毒，活血，祛风止痛。用于肠痈腹痛，热毒疮疡，经闭，痛经，跌扑肿痛，风湿痹痛	9～15 g
	半边莲	辛，平；归心、小肠、肺经；全草	清热解毒，利尿消肿。用于痈肿疔疮，蛇虫咬伤，臌胀水肿，湿热黄疸，湿疹湿疮	9～15 g
	金荞麦	微辛、涩，凉；归肺经；根茎	清热解毒，排脓祛瘀。用于肺痈吐脓，肺热喘咳，乳蛾肿痛	15～45 g
	土茯苓	甘、淡，平；归肝、胃经；根茎	解毒，除湿，通利关节。用于梅毒及汞中毒所致的肢体拘挛，筋骨疼痛；湿热淋浊，带下，痈肿，瘰疬，疥癣	15～60 g
	熊胆	苦、寒；归心，胃经；胆囊	清热解毒，明目，止痉。用于小儿热盛惊风，癫痫，抽搐，黄疸；外用治痈肿，痔疮，目赤云翳	内服，1～2 g，多入丸散。外用适量
	山豆根	苦，寒、有毒；归肺、胃经；根及根茎	清热解毒，利咽消肿。用于火毒蕴结，乳蛾喉痹，咽喉肿痛，齿龈肿痛，口舌生疮	3～6 g
	北豆根	苦，寒；有小毒；归肺、胃、大肠经；根茎	清热解毒，祛风止痛。用于咽喉肿痛，热毒泻痢，风湿痹痛	3～9 g
	水飞蓟	苦，凉；归肝、胆经；成熟果实	清热解毒，疏肝利胆。用于肝胆湿热，胁痛，黄疸	供配制成药用
	鸡骨草	甘、微苦，凉；归肝、胃经；全株	利湿退黄，清热解毒，疏肝止痛。用于湿热黄疸，胁肋不舒，胃脘胀痛，乳痈肿痛	15～30 g
	绿豆	甘，寒；归心，胃经；种子	清热解毒，消暑。用于暑热烦渴，疮毒痈肿	15～30 g

续表

分类	药　名	性味、归经、入药部位	功效与应用	用法用量
清热解毒药	青果	甘、酸，平；归肺、胃经；成熟果实	清热解毒，利咽，生津。用于咽喉肿痛，咳嗽痰黏，烦热口渴，鱼蟹中毒	5~10 g
	金果榄	苦，寒；归肺、大肠经；块根	清热解毒，利咽，止痛。用于咽喉肿痛，痈疽疔毒，泄泻，痢疾，脘腹疼痛	3~9 g。外用适量。研末吹喉或醋磨涂敷患处
	木蝴蝶	苦，甘，凉；归肺、肝、胃经；种子	清热利咽，疏肝和胃。用于肺热咳嗽，喉痹，音哑	1~3 g
	土牛膝	苦，酸，平；心、肝、大肠经；根	活血散瘀，祛湿利尿，清热解毒。用于妇女经闭，癥瘕，风湿关节痛，水肿，跌打损伤	9~15 g
	肿节风	苦、辛，平；归心、肝经；全草	清热凉血，活血消斑，祛风通络。用于血热发斑发疹，风湿痹痛，跌打损伤	9~30 g
清热凉血药	紫草	甘，咸，寒；归心、肝经；根	清热凉血，活血解毒，透疹消斑。用于血热毒盛，斑疹紫黑，麻疹不透，疮疡，湿疹，水火烫伤	5~10 g，外用适量
	水牛角	苦，寒；归心、肝经；动物的角	清热凉血、解毒、定惊。用于温病高热，神昏谵语，发斑发疹，吐血衄血，惊风，癫狂	15~30 g，宜先煎3 h以上
清虚热药	银柴胡	甘，微寒；归肝、胃经；根	清虚热，除疳热。用于阴虚发热，骨蒸劳热，小儿疳热	3~10 g
	胡黄连	苦，寒；归肝、胃、大肠经；根茎	退虚热，除疳热，清湿热。用于骨蒸潮热，小儿疳热，湿热泻痢，黄疸尿赤，痔疮肿痛	3~10 g
	白薇	苦、咸，寒；归胃、肝、肾经；根和根茎	清热凉血，利尿通淋，解毒疗疮。用于温邪伤营发热，阴虚发热，骨蒸劳热，产后血虚发热，热淋，血淋，痈疽肿毒	5~10 g

小　结

（一）性状

石膏具绢丝样光泽。知母有金包头，有环节和根痕及残存叶基。栀子色红或棕，具6条纵棱，顶端残存萼片，皮薄，种子多。黄芩圆锥形，扭曲，断面黄色，老根中心呈枯朽状或中空。黄连分味连、雅连、云连，味连如鸡爪，“过桥”短；雅连多为单枝，“过桥”较长；云连弯曲呈钩状，多为单枝，较细小。黄柏，纤维性，呈裂片状分层，味极苦，嚼之有黏性。金银花，呈棒状，密被短柔毛。连翘分“青翘”和“老翘”，青翘不开裂，老翘开裂，表面有小斑点，有明显的纵沟。鱼腥草，鱼腥气味，穗状花序顶生。板蓝根，圆柱形，根头略膨大，断面皮部黄白色，木部黄色。地黄，团块状，体重，质软而韧，断面棕黑色或乌黑色，有光泽，具黏性。玄参，圆柱形，质坚实，不易折断，断面黑色，微有光泽，气特异似焦糖。牡丹皮，筒状或半筒状，有“亮银星”，粉性，气芳香。青蒿，黄花蒿地上部分入药，气香特异。

（二）功效

石膏、知母功能清热泻火、除烦止渴，治疗气分实热证，常相须为用。但是石膏大辛大寒，重在清解，善清肺胃实热，治肺热咳嗽；生用清热泻火，煅后外用清热敛疮。知母甘性善清润，清中有润，能润肺燥滋胃阴，治肺燥咳嗽、内热消渴；能滋肾阴、降虚火，治阴虚骨蒸。

栀子善清三焦火邪而除烦，为治热病烦闷之要药；又能凉血解毒、清利湿热，多用于血热出血、热毒疮疡、湿热黄疸。外用散瘀消肿治扭挫伤。

天花粉，为清热生津之品，常治热病津伤口渴。天花粉尚能清肺热排脓，用于肺痈；又消肿排脓，为外科疮疡要药。

夏枯草、决明子，功能清肝明目，治肝火目赤。夏枯草，清肝明目治疗肝火所致目赤肿痛，为治目珠疼痛之要药，又能散郁结之肝火，治疗瘰疬瘿瘤。决明子，清肝明目治疗肝火所致目赤肿痛，目疾虚实均可配伍使用，又能润肠通便，用于肠燥便秘。

黄芩、黄连、黄柏、龙胆，均具有清热燥湿、泻火解毒之功，常相须为用，治湿热、火毒之证。黄芩善清上焦湿热及肺火，为治湿温、暑温及肺热咳嗽之要药；还能泻火止血，治血热出血；清热安胎，治胎热胎动不安。黄连善清心火及中焦湿热，既是治湿热泻痢、胃热呕吐之要药，又是治热盛火炽、高热烦躁之良品。且善泻火解毒疗疮，常治痈疽疔毒诸证。而黄柏善清下焦湿热，为治湿热下注之带下、淋浊、黄疸及足膝肿痛等证之良药；且善泻相火、清虚热，治阴虚火旺，骨蒸潮热。龙胆大寒性燥，清火泻肝和燥湿之力均强，长于泻肝胆实火，治疗目疾只适用于肝火炽盛者。

金银花、连翘，均能清热解毒、疏散风热，治疮痈初起兼有表证或疮痈毒盛，以及用于外感风热或温热病卫、气、营、血各个阶段。然金银花清透解毒力强，又凉血止痢，治疗血痢。而连翘长于消痈散结，为疮家要药，又治瘰疬痰核。

大青叶、板蓝根，清热解毒之中兼能凉血，治疗温病，斑疹。大青叶偏于凉散，能表里气血双清，凉血消斑作用好；板蓝根偏于清降，解毒利咽力量较强。

鱼腥草，治肺热咳嗽，为治肺痈之要药。蒲公英，为治乳痈要药，亦治肠痈。紫花地丁，为治疔疮要药。白头翁，为治痢专药。射干，善治咽喉肿痛，能祛痰平喘。穿心莲，清热解毒燥湿，用于湿热和热毒诸证，亦治肺热咳嗽。牛黄，为清热解毒要药，能凉肝息风定惊，清心豁痰开窍。

地黄、玄参，均能清润兼滋补，既凉血又滋阴，用于热入营血，发斑，血热出血等。滋阴地黄之力强，玄参又能散结解毒治疗喉痹及瘰疬，此为地黄所不能。牡丹皮、赤芍，均能清热凉血、活血散瘀，治血热、血瘀病证。牡丹皮善透阴分伏热，治阴虚发热、无汗骨蒸。而赤芍则善清泄肝热，治肝热目赤；且祛瘀止痛力强，用于多种瘀阻疼痛之证。

青蒿、地骨皮既能清虚热，又泻实热。其中，青蒿善清透阴分伏热，多用于热病伤阴之虚热；又截疟、解暑，治疟疾寒热、暑热烦渴；地骨皮则长于凉血退蒸，除有汗骨蒸以及血热出血；还能清肺降火，治肺热咳嗽。

目标检测

一、选择题

(一)单项选择题

1.石膏治疗温热病邪在气分,壮热、烦渴、汗出、脉洪大等证,常配的药是(　　)。

A.知母　B.栀子　C.芦根　D.天花粉

2.既清气分热,又清血分热的药物是(　　)。

A.石膏　B.知母　C.栀子　D.夏枯草

3.功能清热燥湿,善清肺热的药物是(　　)。

A.黄芩　B.黄连　C.黄柏　D.黄芪

4.功能清热燥湿,善泻心火、泻肝火,清胃热的药物是(　　)。

A.天花粉　B.金银花　C.黄芩　D.黄连

5.黄柏、知母都具有的功效是(　　)。

A.清热燥湿　B.清热凉血

C.清热解毒　D.既清实热,又退虚热

6.药用部位是花蕾,功能清热解毒,为治一切内痈外痈之要药的是(　　)。

A.金银花　B.连翘　C.夏枯草　D.辛夷

7.有“疮家要药”之称的是(　　)。

A.金银花　B.连翘　C.蒲公英　D.紫花地丁

8.内外痈均治,但长于治疗肺痈吐脓,为治肺痈之要药的是(　　)。

A.板蓝根　B.鱼腥草　C.牛黄　D.蒲公英

9.夏枯草的入药部位是(　　)。

A.花　B.果实　C.果穗　D.全草

10.“金包头”是下面哪一药材的性状特征(　　)。

A.栀子　B.知母　C.黄柏　D.金银花

(二)多项选择题

1.金银花治泻痢,是因具有(　　)。

A.燥湿作用　B.凉血作用　C.清热作用

D.解毒作用　E.利湿作用

2.黄连的功能有(　　)。

A.清肺止咳　B.清胃止呕　C.清退虚热

D.清热燥湿　E.清心除烦

3.既能清实热,又能退虚热的有(　　)。

A.知母　B.黄柏　C.黄芩

D.石膏　E.天花粉

4.黄连的植物来源有(　　)。

A.黄连　B.三角叶黄连　C.云连

D.鸡爪连　E.峨眉野连

5.黄柏性状特征描述正确的是(　　)。

A.板片状或浅槽状　B.断面纤维性,呈裂片状分层　C.味极苦

D.嚼之有黏性　E.质软

二、简答题

1.清热药分哪几类？各类药物至少举出两种药物。

2.比较下列各组药物性味、功效、主治的异同:石膏与知母,黄芩、黄连与黄柏,金银花与连翘。

3.金银花在清热解毒方面有何特点?

三、分析题

1.张某某,女,46 岁。两天前开始出现腹痛,大便每日 4~6 次,伴肛门灼热,里急后重,赤多白少,舌红苔黄厚,脉数。请结合中医药理论分析该患者应选用的药物。

2.李某某,男,16 岁。感冒发热 8 d,自服抗生素无效。现症见面红目赤,口干口渴,烦躁不安,汗出,舌红苔黄,脉数。体温 39.7 ℃。请结合中医药理论分析该患者应选用的药物。

第 11 章　泻下药

学习目标

掌握大黄、芒硝、火麻仁的性状识别要点、功效与应用、用法用量及使用注意。

熟悉泻下药的含义、功效、适应范围、使用注意、分类及各类的性能特点；番泻叶、郁李仁、甘遂、巴豆性状识别、功效与应用、特殊用法用量及使用注意。

了解简表中芦荟等其他泻下药的功效与应用。

知识点

泻下药的含义、功用、适应范围、使用注意及分类。常用品种性状识别、功效与应用、用法用量等。

案例导入

某病区自 2009 年 1 月至 2012 年 1 月收治的 113 例术后出现肠梗阻患者，经中医辨证属里热内结证，属中医“腹痛”“关格”范畴。治疗方法：在西医常规治疗的基础上，配合大承气汤加减治疗（厚朴 10 g，枳实 10 g，生大黄 20 g，芒硝 10 g，丹参 8 g，柏子仁 8 g，郁李仁 8 g）。每日 1 剂，水煮至 100~150 mL，每日 1 次，或等分 2 次灌肠。7 d 为 1 个疗程。结果：经数理统计比较，配合大承气汤加减治疗后，总有效率为 96.5%。（赵冬雨，成丽娅，沈宏，等.大承气汤治疗术后粘连性肠梗阻 58 例[J].中国实验方剂学杂志，2013，19（9）：342-344.）

提问：1.试分析大承气汤中大黄、芒硝有什么功用？

2.大黄、芒硝的性状识别要点是什么？

3.泻下药分为几类？代表药有哪些？

凡以引起腹泻或滑利大肠、促进排便为主要功效，用以治疗大便秘结或里实积滞证的药物，均称为泻下药。

泻下药为沉降之品，主归大肠经。主要作用是通利大便，以清除胃肠积滞及其他有害有毒物质；或清热泻火，使热毒火邪通过泻下得到缓解或消除；或逐水退肿，使水湿痰饮之邪从大小便排出。主要适用于大便秘结，胃肠积滞，实热内盛及水饮停蓄等里实证。部分药物还有破血消症及杀虫作用。根据泻下药的作用特点及主治病证的不同，分为攻下药、润下药、峻下逐水药三类。

使用泻下药时，应当注意：①根据便秘的虚实寒热以及里实积滞的具体情况，合理选用泻下药；②攻下药、峻下逐水药作用峻猛，妊娠期、哺乳期、月经量过多的妇女忌用；③老人、体虚、小儿慎用；④峻下逐水类药大多有毒，应注意控制剂量，使用炮制品为主；⑤注意用法及配伍禁忌。

11.1 攻下药

攻下药多味苦性寒，入胃、大肠经，既能通便，又能泻火，适用于胃肠积滞，里热炽盛，大便秘结，燥屎坚结，腹满急痛等里实证。

应用本类药时，常配伍行气药同用，以加强泻下和消除胀满作用。本类药也可用于冷积便秘，但必须配伍温里药同用。

大黄《神农本草经》

大黄为蓼科植物掌叶大黄 *Rheum palmatum* L.唐古特大黄 *Rheum tanguticum Maxim*.ex Balf.或药用大黄 *Rheum officinale* Baill.的干燥根和根茎。呈类圆柱形、圆锥形、卵圆形或不规则块状。除尽外皮者表面黄棕色至红棕色，有的可见类白色网状纹理（锦纹）及星点（异型维管束）散在。质坚实，有的中心稍松软，断面淡红棕色或黄棕色，显颗粒性；根茎髓部宽广，有星点环列或散在；根木部发达，具放射状纹理，形成层环明显，无星点。气清香，味苦而微涩，嚼之粘牙，有沙粒感。主产于青海、甘肃、四川。掌叶大黄、唐古特大黄药材称北大黄，药用大黄药材称南大黄。生用、酒炒、炒炭或制熟用。

> **课堂活动**
> “星点”存在于大黄哪一部位？

【性味归经】苦，寒。归脾、胃、大肠、肝、心包经。

【功效与应用】

①泻下攻积　用于胃肠积滞，大便秘结。本品苦寒沉降，为泻下攻积要药。治热结便秘、高热不退、神昏谵语，常与芒硝、厚朴、枳实等配伍，如大承气汤；治脾阳不足，冷积便秘者，可与附子、干姜等同用，如温脾汤；治湿热痢疾初起，腹痛里急后重者，常与黄连、木香等同用，如芍药汤；治食积泻痢，大便不爽，常与青皮、槟榔等同用，如木香槟榔丸。

②凉血解毒　用于热毒疮疡，丹毒及烧烫伤。本品能解毒，可使热毒下泄。治疮痈、丹毒初起，红肿疼痛，常与连翘、白芷、紫花地丁等同用；治瘀热壅滞之肠痈，常与牡丹皮、桃仁等同用，如大黄牡丹汤；治水火烫伤，可用大黄粉、蜂蜜或鸡蛋清调敷，或配地榆粉，用麻油调敷。

③逐瘀通经　用于产后瘀滞腹痛以及跌打损伤、瘀滞作痛等。本品能活血祛瘀。治蓄血证，瘀热结聚下焦，少腹急结或硬满者，常配桃仁、芒硝等同用，如桃核承气汤；治妇女经闭，月经不调及产后瘀滞腹痛，常与当归、益母草等活配伍；治跌打损伤，瘀肿疼痛，可与桃仁、红花、穿山甲等同用，如复元活血汤。

④利湿退黄　用于黄疸，淋证。本品能清泄湿热。治湿热黄疸，常与茵陈、栀子等同用，如茵陈蒿汤；治湿热淋证，常与木通、车前子等配伍，如八正散。

【用法用量】煎服，3～15 g。外用适量，研末敷于患处。酒大黄善清上焦血分热毒，用于目赤咽肿、齿龈肿痛。熟大黄泻下力缓、泻火解毒，用于火毒疮疡。大黄炭凉血化瘀止血，用于血热有瘀血症。

【使用注意】①用于泻下不宜久煎；②虚证、孕妇忌用；③孕妇及月经期、哺乳期慎用。

知识链接

土大黄为藏边大黄 *R. emodii* Wdll.、华北大黄 *R. franzenbachii* Munt.、天山大黄 *R. wittrockii* Lundstr.等植物的根与根茎,又称“山大黄”。这些都不是正品大黄,其根茎横切面除藏边大黄外均无“星点”,均含土大黄苷,在紫外光(365 nm)下显亮蓝紫色荧光,可与正品大黄显棕色至棕红色荧光(蒽醌衍生物)区别。

芒硝《名医别录》

芒硝为硫酸盐类矿物芒硝族芒硝经加工精制而成的结晶体。主含含水硫酸钠($Na_2SO_4 \cdot 10H_2O$)。呈棱柱状、长方形或不规则块状及粒状。无色透明或类白色半透明。质脆,易碎,断面呈玻璃样光泽。气微,味咸。主产于河北、河南等地。生用。

【性味归经】咸、苦,寒。归胃、大肠经。

【功效与应用】

①泻下通便,润燥软坚　用于实热积滞,大便燥结。本品苦咸而寒,其性降泄,能泻热通便,润燥软坚。治大便燥结,腹满胀痛等证,常与大黄相须为用,如大承气汤、调胃承气汤;若邪热与水饮互结,心下至少腹硬满而痛者,可与大黄、甘遂同用,如大陷胸汤。

②清火消肿　用于口疮,咽痛,目赤及疮痈肿痛。本品外用能清热解毒消肿。治咽喉肿痛、口疮,可与冰片、硼砂等解毒疗疮药研末吹患处,如冰硼散;治乳痈初起、肠痈、丹毒、皮肤疮痈等,可用本品配冰片外敷;治目赤肿痛可用玄明粉化水滴眼。

【用法用量】煎服,6~12 g。一般不入煎剂,宜溶入汤液中服用。外用适量。

【使用注意】①脾胃虚寒及孕妇慎用;②不宜与硫黄、三棱同用。

知识链接

将天然产品(俗称“土硝”)用热水溶解,滤过,冷却析出结晶,通称“朴硝”或“皮硝”。再取萝卜洗净切片,置锅内加水与皮硝共煮,取上层液,冷却析出结晶,即芒硝。芒硝再精制并使其风化而成无水硫酸钠,即玄明粉。朴硝(皮硝)一般不作内服用,只供制备芒硝,其泻下力强于芒硝。玄明粉功效与芒硝同,但力缓,多外用于口腔、眼科疾患。

番泻叶《饮片新参》

番泻叶为豆科植物狭叶番泻 *Cassia angustifolia* Vahl 或尖叶番泻 *Cassia acutifolia* Delile的干燥小叶。狭叶番泻叶呈长卵形或卵状披针形,叶端急尖,叶基稍不对称,全缘。上表面黄绿色,下表面浅黄绿色,无毛或近无毛,叶脉稍隆起。革质。气微弱而特异,味微苦,稍有黏性。主产于印度。生用。尖叶番泻叶呈披针形或长卵形,略卷曲,叶端短尖或微突,叶基不对称,两面均有细短毛茸。主产于埃及。生用。

【性味归经】甘、苦，寒。归大肠经。

【功效与应用】

泻热行滞，通便，利水　用于热结积滞，便秘腹痛，水肿胀满。本品苦寒降泄，有泻下导滞，清导实热作用。治热结便秘、习惯性便秘及老人便秘，大多单味泡服；治腹水肿胀，可用本品泡服，或与牵牛子、大腹皮等同用。近年来广泛应用于 X 线腹部摄片及腹部、肛门疾病手术前，以清洁肠道。

【用法用量】煎服，2~6 g，后下。或开水泡服，1.5~3 g。

【使用注意】①孕妇慎用；②注意剂量，剂量过大，偶有恶心、呕吐、腹痛等副作用。

11.2　润下药

润下药多为植物的种仁或果仁，富含油脂，味甘质润，具有润燥滑肠作用，使大便易于排出，适用于血虚、阴虚、津枯所致的便秘。临床还根据不同病情，适当地与其他药物配伍应用，如热盛伤津而便秘者，可与养阴药配伍；血虚便秘者，可与补血药配伍；兼气滞者，须与理气药合用。

火麻仁《神农本草经》

火麻仁为桑科植物大麻 *Cannabis sativa* L.的干燥成熟种子，呈卵圆形。表面灰绿色或灰黄色，有微细的白色或棕色网纹，两边有棱，顶端略尖。果皮薄而脆，易破碎。种皮绿色，子叶 2，乳白色，富油性。气微，味淡。主产于东北及山东、河北、江苏等地。生用或炒用。

【性味归经】甘，平。归脾、胃、大肠经。

【功效与应用】

润肠通便　用于血虚津亏，肠燥便秘。本品体润多脂，能润肠通便，兼有滋养补虚作用。治老人、产妇及体弱津血不足之肠燥便秘，常与柏子仁、瓜蒌仁、郁李仁等同用；若血虚者，常与当归、熟地黄、苦杏仁等配伍，如益血润肠丸；治肠胃燥热、脾弱便秘，可与大黄、厚朴等同用，如麻子仁丸。

【用法用量】煎服，10~15 g。打碎入煎。

【使用注意】①脾肾不足之便溏、阳痿、遗精、带下慎服；②大量食用火麻仁会导致中毒。

郁李仁《神农本草经》

郁李仁为蔷薇科植物欧李 *Prunus humilis* Bge.、郁李 *Prunus japonica* Thunb.或长柄扁桃 *Prunus pedunculata* Maxim.的干燥成熟种子。前两种习称“小李仁”，后一种习称“大李仁”。小李仁呈卵形。表面黄白色或浅棕色，一端尖，另一端钝圆。尖端一侧有线形种脐，圆端中央有深色合点，自合点处向上具多条纵向维管束脉纹。种皮薄，子叶两片，乳白色，富油性。气微，味微苦。大李仁个大，表面黄棕色。主产于内蒙古。生用。

【性味归经】辛、苦、甘，平。归脾、大肠、小肠经。

【功效与应用】

①润肠通便　用于津枯肠燥，腹胀便秘。本品能润肠通便，兼行肠中气滞，多用于大肠气滞，肠燥便秘之证，常与柏子仁、苦杏仁等配伍，如五仁丸；对血虚肠燥便秘，可与当归、何首乌

等同用。

②下气行水　用于水肿，脚气，小便不利。本品能下气利水消肿。常与桑白皮、赤小豆等配伍，如郁李仁汤。

【用法用量】煎服，6~10 g。打碎入煎。

【使用注意】孕妇慎用。

11.3　峻下逐水药

峻下逐水药大多苦寒有毒，药力峻猛，泻下作用强烈，能使大量水分从大小便排出，以达到消除肿胀的目的，故适用于水肿、胸腹积水、痰饮结聚、喘满壅实等正气未衰之证。

本类药物药性峻猛，副作用大，易伤正气，且多具有毒性，使用时应中病即止，不可久服，体虚者慎用，孕妇忌用。还要注意药物炮制、剂量、用法及禁忌等，以确保用药安全有效。

甘遂《神农本草经》

甘遂为大戟科植物甘遂 *Euphorbia kansui* T.N.Liou ex T.P.Wang 的干燥块根。呈椭圆形、长圆柱形或连珠形。表面类白色或黄白色，凹陷处有棕色外皮残留。质脆，易折断，断面粉性，白色，木部微显放射状纹理；长圆柱状者纤维性较强。气微，味微甘而辣。主产于陕西、山西、河南等地。醋炙后用。

【性味归经】苦，寒；有毒。归肺、肾、大肠经。

【功效与应用】

①泻水逐饮　用于水肿，臌胀，胸胁停饮等证。本品泻水逐饮力峻。治胸水腹水、面浮水肿等症，可单用研末服，或与大戟、芫花为末，枣汤送服，如十枣汤。

②消肿散结　用于痈肿疮毒本品能消肿散结。可用甘遂末水调外敷。亦可配伍使用。

【用法用量】炮制后多入丸散用，0.5~1.5 g。外用适量，生用。

【使用注意】①孕妇禁用；②不宜与甘草同用；③体虚忌服。

巴豆霜《神农本草经》

巴豆霜为大戟科植物巴豆 *Croton tiglium* L.的干燥成熟果实的炮制加工品。为粒度均匀、疏松的淡黄色粉末，显油性。

【性味归经】辛，热；有大毒。归胃、大肠经。

【功效与应用】

①峻下冷积，逐水退肿　用于寒积便秘，水肿腹水。本品药性猛烈，为温通峻下药，能祛寒积而通便秘，泻积水而消水肿。可单用巴豆霜装胶囊服，或配大黄、干姜为丸服，即三物备急丸。治腹水臌胀，可用巴豆、苦杏仁炙黄为丸服。

②豁痰利咽　用于喉痹痰阻及寒实结胸。本品能祛痰利咽。对喉痹、痰涎壅塞气道，呼吸急促，甚至窒息欲死者，可用巴豆霜灌服或鼻饲。

③外用蚀疮　用于痈疽，疥癣，恶疮。本品外用可去疮毒，蚀腐肉。对痈疽成脓未溃者，常与乳香、没药等制成膏剂外贴患处，如验方咬头膏；痈疽溃后，腐肉不脱，可将本品炒至烟尽研敷；对疥癣，可用巴豆仁捣泥加雄黄和匀外搽。

【用法用量】多入丸散用，每次 0.1～0.3 g。外用适量。

【使用注意】①孕妇禁用；②不宜与牵牛子同用。

【附药】巴豆　呈卵圆形，一般具三棱。表面灰黄色，粗糙，有纵线 6 条，顶端平截。破开果壳，可见 3 室，每室含种子 1 粒。种子呈略扁的椭圆形；外种皮薄而脆，内种皮呈白色薄膜；种仁黄白色，油质。气微，味辛。主产于四川、广西、云南、广东等地。性味归经同巴豆霜。外用蚀疮，用于恶疮疥癣，疣痣。适量，研末涂患处，或捣烂以纱布包搽患处。孕妇禁用。

表 11.1　其他泻下药简表

分类	药　名	性味、归经、入药部位	功效与应用	用法用量
攻下药	芦荟	苦，寒；归肝、胃、大肠经；叶汁液的浓缩干燥物	泻下通便，清肝泻火，杀虫疗疳。用于热结便秘，惊痫抽搐，小儿疳积，外治癣疮	2～5 g，宜入丸散剂；外用适量
润下药	松子仁	甘，温；归肺、大肠经；成熟种仁	润肠通便，润肺止咳。用于肠燥便秘，肺燥干咳	5～10 g
攻下逐水药	京大戟	苦，寒；有毒；归肺、脾、肾经；根	泻水逐饮，消肿散结。用于水肿胀满，胸腹积水，痰饮积聚，气逆咳喘，二便不利，痈肿疮毒，瘰疬痰核	1.5～3 g，入丸散服，每次 1 g。内服醋制用；外用适量，生用
	红大戟	苦，寒；有小毒；归肺、脾、肾经；块根	泻水逐饮，消肿散结。用于水肿胀满，胸腹积水，痰饮积聚，气逆咳喘，二便不利，痈肿疮毒，瘰疬痰核	1.5～3 g，入丸散服，每次 1 g。内服醋制用；外用适量，生用
	芫花	苦、辛，温；有毒；归肺、脾、肾经；花蕾	泻水逐饮；外用杀虫疗疮。用于水肿胀满，胸腹积水，痰饮积聚，气逆咳喘，二便不利；外治疥癣秃疮，痈肿，冻疮	1.5～3 g。醋芫花研末吞服，一次 0.6～0.9 g，一日 1 次；外用适量
	牵牛子	苦、寒；有毒；归肺、肾、大肠经；种子	泻水通便，消痰涤饮，杀虫攻积。用于水肿胀满，二便不通，痰饮积聚，气逆喘咳，虫积腹痛	3～6 g。入丸散服，每次 1.5～3 g
	商陆	苦，寒；有毒；归肺、脾、肾、大肠经；根	逐水消肿，通利二便，外用解毒散结。用于水肿胀满，二便不通；外治痈肿疮毒	3～9 g。外用适量，煎汤熏洗
	千金子	辛，温；有毒；归肝、肾、大肠经；种子	泻下逐水，破血消癥，外用疗癣蚀疣。用于二便不通，水肿，痰饮，积滞胀满，血瘀经闭；外治顽癣，赘疣	1～2 g，去壳，去油用，多入丸散服。外用适量，捣烂敷患处

小 结

（一）性状

大黄，有锦纹和星点，味苦，嚼之粘牙，有沙粒感。芒硝，块状及粒状。质脆，易碎，断面呈玻璃样光泽。番泻叶，分狭叶番泻叶和尖叶番泻叶。火麻仁，表面有网纹，两边有棱，种仁富油性。郁李仁，一端尖，另端钝圆。具多条纵向维管束脉纹。巴豆，呈卵圆形，具三棱。顶端平截，种子3枚。

（二）功效

大黄、芒硝均具苦寒泻热通便之功，能峻下热结，泻火消肿，治实热积滞，大便燥结之阳明腑实证，多相须为用。大黄苦寒清降强，而芒硝咸寒长于软坚泻下。番泻叶性寒而善泻下通便，治热结便秘。力强而效速，主治热结便秘；又能行水消胀以治腹水鼓胀。火麻仁、郁李仁均为植物种仁，富含油脂，善于润肠通便，凡年老、体弱、久病及妇女经期、胎前产后血虚津枯肠燥便秘均为适用。火麻仁甘润兼能补虚，津血不足肠燥便秘用之效佳。而郁李仁质润苦降，且可下气利尿，长于治气滞津少肠燥便秘，又治水肿、脚气，兼便秘者尤佳。巴豆霜性温热而有毒，峻下逐水，治水肿鼓胀。性热而力强，善治寒积便秘；又祛痰利咽，治寒实结胸及喉痹痰阻；外用可蚀疮去腐。

目标检测

一、选择题

（一）单项选择题

1.具有泻下软坚，清热功效的是（　　）。

A.大黄　　B.芒硝　　C.番泻叶　　D.甘遂

2.除下列哪一项外均是大黄的功效（　　）。

A.泻下攻积　　B.利尿通淋　　C.凉血解毒　　D.逐瘀通经

3.实热积滞，大便燥结之证的最佳配伍用药是（　　）。

A.大黄配芒硝　　B.大黄配厚朴　　C.大黄配枳实　　D.大黄配番泻叶

4.大黄的星点存在于（　　）。

A.形成层　　B.皮部　　C.髓部　　D.木部

5.不属于巴豆性状特征的是（　　）。

A.呈卵圆形　　B.具三棱　　C.顶端平截　　D.具挥发油

（二）多项选择题

1.芒硝善治大便燥结，其作用在于（　　）。

A.行气滞　　B.软坚　　C.补血

D.泻下　　E.养阴生津

2.泻下药根据其泻下作用强弱不同,分为(　　)。

A.攻下药　　B.利水药　　C.润下药

D.峻下逐水药　　E.清热药

3.大黄的治疗作用,可用于(　　)。

A.大便燥结　　B.热毒疮疖　　C.跌打损伤

D.水肿腹水　　E.目赤肿痛

二、简答题

1.使用泻下药应注意些什么?

2.比较大黄与芒硝的功效及适应证之异同。

3.峻下逐水药毒性较强,使用时如何保证用药安全?

三、分析题

张某某,男,25岁。平素嗜食辛辣,大便干结。近日又食辛辣炙煿之品,致大便干结难解。症见唇干口臭,面赤身热,烦躁,小便短赤,舌红,苔黄燥,脉滑数。请结合中医药理论分析该患者应选用的药物。

第12章　祛风湿药

学习目标

掌握独活、木瓜、川乌、五加皮、桑寄生的性状识别要点、功效与应用、用法用量及使用注意。

熟悉祛风湿药的含义、功效、适应范围、使用注意、分类及各类的性能特点；威灵仙、徐长卿、蕲蛇、秦艽、防己性状识别、功效与应用、特殊用法用量及使用注意。

了解简表中金钱白花蛇等其他祛风湿药的功效与应用。

知识点

祛风湿药的含义、功用、适应范围、使用注意及分类。常用品种性状识别、功效与应用、用法用量等。

案例导入

某病区自2010年2月至2011年7月收治的34例膝关节骨性关节炎患者，经中医辨证属肝肾亏虚，复感风寒湿邪，属中医“膝痹”范畴。治疗方法：予独活寄生汤内服并外敷患膝。方药组成：独活15 g，桑寄生15 g，杜仲15 g，牛膝15 g，细辛3 g，秦艽10 g，茯苓15 g，肉桂6 g，防风10 g，川芎10 g，党参15 g，当归10 g，芍药10 g，干地黄15 g，甘草6 g。水煎服，1剂/d，分两次温服。外敷方法：以上药物经2次煎煮后，将剩余药渣趁热装入布袋中，摊平后外敷患膝，并可适当地揉擦按摩，若药袋温度下降，可再用砂锅加热后再次外敷，1次/d，30 min/次，2周为1个疗程。结果：经数理统计比较，经独活寄生汤治疗后，总有效率为94.1%。(王银丁.独活寄生汤内服外敷治疗膝关节骨性关节炎34例疗效观察[J].中医药导报，2012，18(1)：43- 45.)

提问：1.试分析独活寄生汤中独活、桑寄生有何功用？

2.独活、桑寄生的性状识别要点是什么？

凡以祛除风湿为主要功效，解除痹痛为主要作用的药物，称祛风湿药。

祛风湿药多辛香苦燥走散，性寒温不一，主归肝肾二经，具有升浮的作用趋向。善祛除留着肌表、经络的风湿，主治肢体或关节疼痛、酸楚、重着、麻木、关节屈伸不利、肿大甚至变形等风湿痹证。其中部分药物还分别兼有止痹痛、补肝肾、强筋骨的功效，适用于风湿痹痛、筋脉拘挛、麻木不仁、半身不遂、腰膝酸痛、下肢痿弱等证。

使用祛风湿药时，应当注意：①根据痹证的性质、部位及病程长短的不同，作适当的选择和相应的配伍。②祛风湿药性温燥，易耗伤阴血，故阴血亏虚者当慎用。③痹证多属慢性疾患,需长期用药治疗,可制成丸散剂及酒等剂型,方便服用。④有毒药物应严格控制用量。

独活《神农本草经》

独活为伞形科植物重齿毛当归 *Angelica pubescens* Maxim.f.*biserrata* Shan et Yuan 的干燥根。根头部膨大,圆锥状,多横皱纹,顶端有茎、叶的残基或凹陷。表面灰褐色或棕褐色,具纵皱纹,有横长皮孔样突起。质较硬,受潮则变软,断面皮部灰白色,有多数散在的棕色油室,木部灰黄色至黄棕色,形成层环棕色。有特异香气,味苦、辛、微麻舌。主产于四川。生用。

【**性味归经**】辛、苦,微温。归肾、膀胱经。

【**功效与应用**】

①祛风除湿　用于风寒湿痹痛。本品辛散苦燥温通,性善下行,善祛风湿、散寒而通痹止痛。虽为治风寒湿痹常用药,尤以下部痹痛、腰膝酸痛、两足痿痹、屈伸不利为宜。治风盛之行痹或寒盛之痛痹,常与附子、乌头、防风等同用;治肾气虚弱,当风受冷所致之冷痹,腰膝冷痛,酸软麻木或屈伸不利,常与桑寄生、杜仲、防风等配伍,如独活寄生汤。

②通痹止痛　用于头风头痛,风寒表证及表证夹湿。本品既能散风祛湿止痛,又能发汗解表。治头风头痛,常与白芷、川芎等同用;治风寒表证或风寒表证夹湿,多与羌活、防风、荆芥等同用,如荆防败毒散。

【**用法用量**】煎服,3~10 g。

【**使用注意**】①实热内盛者不宜使用;②辛散温燥之品,气血亏虚者慎用。

知识链接

独活伪品中有牛尾独活,为伞形科植物短毛独活 *Heracleum moellendorffii* Hance 或牛尾独活 *Heracleum vicinum* Boiss.的根。与独活的主要区别是,表面灰黄至灰棕色。断面皮部黄白色至淡棕色,木部淡黄色至黄白色,形成层环淡棕色,气微香,味微甘、辛辣。

知识拓展

独活含甲氧基欧芹素、当归醇、伞形花内酯等,具有镇静、镇痛、抗炎、解痉、抗菌、抗心律失常、降血压、兴奋呼吸等作用。

木瓜《名医别录》

木瓜为蔷薇科植物贴梗海棠 *Chaenomeles speciosa*(Sweet)Nakai 的干燥近成熟果实。长圆形,多纵剖成两半。外表面紫红色或红棕色,有不规则的深皱纹;剖面边缘向内卷曲,果肉红棕色,中心部分凹陷,棕黄色;种子扁长三角形,多脱落。质坚硬。气微清香,味酸。主产于安徽、四川、湖北等地。生用。

【性味归经】酸，温。归肝、脾经。

【功效与应用】

①舒筋活络　用于风湿痹痛，筋脉拘挛，脚气肿痛。本品善于舒筋活络，且能去湿除痹，为治风湿顽痹、筋脉拘急之要药。治风湿痹痛，日久不愈，常与威灵仙、蕲蛇等配伍；治筋急项强，不可转侧，常与乳香、没药等同用，如木瓜煎；治脚气肿痛，常与吴茱萸、槟榔等配伍，如鸡鸣散。

②和胃化湿　用于吐泻转筋。本品能化湿和胃，舒筋活络而缓挛急。治湿浊中阻之腹痛转筋偏寒者，常与吴茱萸、小茴香等配伍，如木瓜汤；偏热者，多配蚕沙、薏苡仁等，如蚕矢汤。

此外，本品尚能消食生津止渴，可用于津伤口渴、消化不良。

【用法用量】煎服，6~9 g。

【使用注意】胃酸过多者不宜用。

知识链接

光皮木瓜（榠楂）为蔷薇科植物木瓜（榠楂）*Chaenomeles sinensis*（Thouin）Koehne的干燥近成熟果实。长圆形。多纵剖为2~4瓣，外表红棕色，光滑无皱或稍粗糙，剖面果肉粗糙，显颗粒性；种子多数，扁三角形。气微，味微酸涩，功能祛风湿，平肝舒筋。本品非木瓜正品来源，不可当木瓜使用。

知识拓展

番木瓜为番木瓜科番木瓜 *Carica papaya* Linn.的成熟果实。性味甘，平，健胃消食，滋补催乳，舒筋通络，用于脾胃虚弱，食欲不振，乳汁缺少，风湿关节疼痛，肢体麻木，胃、十二指肠溃疡疼痛。本品常作为水果或蔬菜食用。

川乌《神农本草经》

川乌是毛茛科植物乌头 *Aconitum carmichaelii* Debx.的干燥母根。呈不规则的圆锥形，稍弯曲，顶端常有残茎，中部多向一侧膨大。表面棕褐色或灰棕色，皱缩，有小瘤状侧根及子根脱离后的痕迹。质坚实，断面类白色或浅灰黄色，形成层环纹呈多角形。气微，味辛辣、麻舌。主产于四川、云南等地。生用或炮制后用。

【性味归经】辛、苦，热；有大毒。归心、肝、肾、脾经。

【功效与应用】

①祛风除湿　用于风寒湿痹，拘急疼痛。本品辛散苦燥，性热散寒，长于祛风除湿、散寒止痛。治寒湿寒邪偏盛之风湿痹痛，常与麻黄、黄芪等同用，如乌头汤；治中风之手足不仁、筋脉挛痛，常与地龙、乳香、没药等同用，如小活络丹。

②温经止痛　用于心腹冷痛，寒疝作痛。本品辛散温通，散寒止痛之功显著。治心腹冷痛及手足厥冷，多与蜂蜜同煎，如大乌头煎。

此外，本品可用作麻醉止痛药，多与蟾酥、生南星、生半夏等配用，如外敷麻药方。

【用法用量】一般炮制后用。

【使用注意】①生品内服宜慎；②孕妇禁用；③不宜与半夏、瓜蒌、瓜蒌子、瓜蒌皮、天花粉、川贝母、浙贝母、平贝母、伊贝母、湖北贝母、白蔹、白及同用。

课堂活动

川乌与草乌有何异同？

【附药】制川乌　为不规则或长三角形的片。表面黑褐色或黄褐色，有灰棕色形成层环纹。气微，微有麻舌感。性味归经、功效与应用、使用注意同川乌，用法与用量为1.5~3 g，先煎、久煎。

草乌　为毛茛科植物北乌头 *Aconitum kusnezoffii* Reichb.的干燥块根。性味辛、苦，热；有大毒，功能祛风除湿，温经止痛，用于风寒湿痹，关节疼痛，心腹冷痛，寒疝作痛及麻醉止痛。用法用量及使用注意同川乌，但毒性更强。

知识拓展

川乌毒性极强，含多种生物碱，如乌头碱、次乌头碱、新乌头碱等。口服纯乌头碱0.2 mg即可中毒，3~5 mg可致死。中毒症状为流涎、恶心、呕吐、腹泻、头昏、眼花、口唇舌及四肢发麻，脉搏减少，呼吸困难，手足搐搦，神志不清，大小便失禁，血压及体温下降，心律紊乱等。

五加皮《神农本草经》

五加皮为五加科植物细柱五加 *Acanthopanax gracilistylus* W.W.Smith 的干燥根皮。呈不规则卷筒状。外表面灰褐色，有稍扭曲的纵皱纹和横长皮孔样"瘢痕"；内表面淡黄色或灰黄色，有细纵纹。体轻，质脆，易折断，断面不整齐，灰白色。气微香，味微辣而苦。主产于湖北、河南、安徽等地。生用。

【性味归经】辛、苦，温。归肝、肾经。

【功效与应用】

①祛风除湿　用于风湿痹痛。本品辛散苦燥，善祛风除湿，兼能温补肝肾。治风湿痹痛，肝肾不足者，可单用浸酒服，如五加皮酒；亦可与羌活、威灵仙等配伍。

②补益肝肾，强筋壮骨　用于筋骨痿软、小儿行迟。本品能补肝肾，强筋骨，凡肝肾亏虚所致之筋骨痿软可使用。治肝肾不足之腰膝软弱，常与怀牛膝、杜仲、淫羊藿等同用；治小儿行迟，常与牛膝、续断、龟甲等同用。

③利水消肿　用于水肿，脚气浮肿。本品有利尿之功。治水肿，常与茯苓皮、陈皮、大腹皮等同用，如五皮饮；治脚气浮肿，可与土茯苓、木瓜等配伍。

【用法用量】煎服，5~10 g。

【使用注意】本品辛苦温燥，阴虚火旺、舌干口苦者忌服。

【附药】香加皮　为萝藦科植物杠柳 *Periploca sepium* Bge.的干燥根皮。性味辛、苦，温；有毒。功能：利水消肿，祛风湿，强筋骨，用于下肢浮肿，心悸气短，风寒湿痹，腰膝酸软。用量为3~6 g。不可过量服用。往常有将此品当五加皮入药，目前还有个别混用，应注意区别。

桑寄生《神农本草经》

桑寄生为桑寄生科植物桑寄生 *Taxillus chinensis*(DC.) Danser 的干燥带叶茎枝。茎枝呈圆柱形；表面红褐色或灰褐色，有多数细小突起的棕色皮孔，嫩枝有的可见棕褐色茸毛；质坚硬。叶多卷曲，具短柄；叶片展平后呈卵形或椭圆形，表面黄褐色。幼叶被细茸毛。全缘，革质。气微，味涩。主产于广东、广西等地。生用。

【性味归经】苦、甘，平。归肝、肾经。

【功效与应用】

①祛风湿　用于风湿痹痛，腰膝酸软等。本品祛风湿，养血，补肝肾，强筋骨为治风湿痹痛，腰膝酸软之常用药，常与独活、杜仲、牛膝等配伍，如独活寄生汤。

②补肝肾，强筋骨　用于肝肾不足、筋骨无力等证。本品药性平和，专入肝肾，为补益肝肾之常用药。治老人体虚、妇女经多带下而肝肾不足、筋骨无力等证，常与杜仲、续断等配伍。

③安胎元　用于崩漏经多，妊娠漏血，胎动不安。本品既能补肝肾、养血，又能固冲任、安胎。常与续断、菟丝子等配伍，如寿胎丸。

【用法用量】煎服，9~15 g。

【附药】槲寄生　为桑寄生科植物槲寄生 *Viscum coloratum*(Komar.) Nakai 的干燥带叶茎枝。性味苦，平；归肝、肾经。功能祛风湿，补肝肾，强筋骨，安胎元，用于风湿痹痛，腰膝酸软，筋骨无力，崩漏经多，妊娠漏血，胎动不安，头晕目眩。用量为 9~15 g。

威灵仙《新修本草》

威灵仙为毛茛科植物威灵仙 *Clematis chinensis* Osbeck、棉团铁线莲 *Clematis hexapetala* Pall.或东北铁线莲 *Clematis manshurica* Rupr.的干燥根及根茎。根茎呈柱状，表面淡棕黄色；顶端残留茎基；质较坚韧，断面纤维性；下侧着生多数细根。根呈细长圆柱形，稍弯曲，表面黑褐色，有细纵纹，有的皮部脱落，露出黄白色木部；质硬脆，易折断，断面皮部较广，木部淡黄色，略呈方形，皮部与木部间常有裂隙。气微，味淡。主产于江苏。生用。

【性味归经】辛、咸，温。归膀胱经。

【功效与应用】

祛风湿，通经络　用于风湿痹痛，肢体麻木，筋脉拘挛。本品辛散善走，温通性猛，既能祛风湿，又能通络止痛，为治风湿痹痛之要药。可单用为末，温酒调服；常与羌活、独活、秦艽等同用。

【用法用量】煎服，6~10 g。

【使用注意】本品辛散走窜，易伤正气，体弱者慎用。

知识链接

威灵仙味咸，目前多数教材均记载本品能消骨鲠，用于诸骨鲠喉。可单用或加砂糖、米醋煎汤，分数次含口中，缓缓吞咽。2020 年版药典中已不再记载此功效。学习时要注意。

徐长卿《神农本草经》

徐长卿为萝藦科植物徐长卿 *Cynanchum paniculatum*(Bge.) Kitag.的干燥根和根茎。根茎呈不规则柱状，有盘节。有的顶端带有残茎，细圆柱形，断面中空；根茎节处周围着生多数根。根呈细长圆柱形，弯曲。表面淡黄白色至淡棕黄色或棕色。质脆，易折断，断面粉性，皮部类白色或黄白色，形成层环淡棕色，木部细小。气香，味微辛凉。主产于江苏、安徽、河北、湖南等地。生用。

【性味归经】辛，温。归肝、胃经。

【功效与应用】

①祛风　用于风湿痹痛。本品辛温行散，具有祛风除湿，通络止痛之效。治风寒湿痹，关节疼痛，可与防己、威灵仙等配伍；治肝肾亏虚，风寒湿痹，腰膝酸软者，可与杜仲、续断等配伍。

②止痛　用于胃脘胀痛、牙痛、腰痛、跌打伤痛。本品具有较强的止痛作用，常用于各种痛证。治脘腹痛，单用本品水煎或研末服，也可与木香、延胡索等同用；治牙痛，单用本品水煎漱口并内服，也可研末服；治跌打伤痛，瘀血内阻者，可与乳香、没药等同用。

③化湿，止痒　用于风疹，湿疹。本品具有祛风、化湿、止痒之功。治风疹湿疹，瘙痒不止者，可单用内服或外洗，亦可与苦参、地肤子、白鲜皮等同用。

【用法用量】煎服，3~12 g，后下。

蕲蛇《雷公炮炙论》

蕲蛇为蝰科动物五步蛇 *Agkistrodon acutus* (Güenther)的干燥体。呈圆盘状。头呈三角形而扁平，吻端向上，习称“翘鼻头”。上腭有管状毒牙，中空尖锐。背部两侧各有黑褐色与浅棕色组成的“V”形斑纹17~25个，其“V”形的两上端在背中线上相接，习称“方胜纹”，有的左右不相接，呈交错排列。腹部撑开或不撑开，灰白色，鳞片较大，有黑色类圆形的斑点，习称“连珠斑”；腹内壁黄白色，脊椎骨的棘突较高，呈刀片状上突，前后椎体下突基本同形，多为弯刀状，向后倾斜，尖端明显超过椎体后隆面。尾部骤细，末端有三角形深灰色的角质鳞片1枚(佛指甲)。气腥，味微咸。主产于湖北、江西、浙江等地。黄酒润透用。

【性味归经】甘、咸，温；有毒。归肝经。

【功效与应用】

祛风，通络，止痉　用于风湿顽痹，麻木拘挛，中风口眼㖞斜，半身不遂，抽搐痉挛，小儿急慢惊风，破伤风，麻风，疥癣等。本品性温而善走窜搜剔，功善祛风通络，定惊止痉，为治惊风抽搐之要药；又能外走肌表而祛风止痒，兼以毒攻毒。既治风湿顽痹之肢体痛麻或拘挛，又治中风之口眼㖞斜、半身不遂，常与防风、独活、天麻等配用，如白花蛇酒；治小儿惊风，属肝热急惊者，常与牛黄、天竺黄等配伍；属脾虚慢惊者，常与天麻、白术、山药等同用；治破伤风，常与乌梢蛇、蜈蚣同研末，煎酒调服，如定命散；治麻风，多与皂角刺、蝉蜕等配伍，如追风散；治疥癣，常与荆芥、天麻等同用。

【用法用量】煎服，3~9 g；研末吞服，一次1~1.5 g，一日2~3次。

【使用注意】本品性温，阴虚血热者忌服。

秦艽《神农本草经》

秦艽为龙胆科植物秦艽 *Gentiana macrophylla* Pall.、麻花秦艽 *Gentiana straminea* Maxim.、粗茎秦艽 *Gentiana crassicaulis* Duthie ex Burk.或小秦艽 *Gentiana dahurica* Fisch.的干燥根。前3种按性状不同分别习称"秦艽"和"麻花艽",后一种习称"小秦艽"。秦艽呈类圆柱形,上粗下细,扭曲不直。表面黄棕色或灰黄色,有纵向或扭曲的纵皱纹,顶端有残存茎基及纤维状叶鞘。质硬而脆,易折断,断面略显油性,皮部黄色或棕黄色,木部黄色。气特异,味苦、微涩。麻花艽呈类圆锥形,多由数个小根纠聚而膨大,质硬而脆,易折断。表面棕褐色,粗糙,有裂隙呈网状孔纹。断面多呈枯朽状。小秦艽呈类圆锥形或类圆柱形。表面棕黄色。主根通常1个。残存的茎基有纤维状叶鞘,下部多分支。断面黄白色。主产于陕西、甘肃、内蒙古、四川等地。生用。

【性味归经】辛、苦,平。归胃、肝、胆经。

【功效与应用】

①祛风湿,止痹痛　用于风湿痹痛,半身不遂,筋脉拘挛。本品苦燥辛散,为治风湿痹痛、筋脉拘挛的通用药,因其性微寒而兼清热,对兼热者更宜。治风湿热痹之关节红肿热痛,常与忍冬藤、虎杖、黄柏等同用;治风寒湿痹之肢节疼痛拘挛,常与羌活、川乌、川芎等配伍。

②清湿热　用于湿热黄疸。本品能清利湿热而退黄疸。治湿热蕴结肝胆之黄疸,可单用,或与茵陈、栀子、大黄等同用。

③退虚热　用于骨蒸潮热,小儿疳积发热。本品能退虚热,除骨蒸,为治虚热之要药。治骨蒸潮热,兼风湿者最宜,常与知母、地骨皮、鳖甲等同用,如秦艽鳖甲散;治小儿疳积发热,常与地骨皮、胡黄连等配伍。

【用法用量】煎服,3~10 g。

防己《神农本草经》

防己为防己科植物粉防己 *Stephania tetrandra* S.Moore 的干燥根。呈不规则圆柱形、半圆柱形或块状,多弯曲。表面淡灰黄色,在弯曲处常有深陷横沟而呈结节状的瘤块样。体重,质坚实,断面平坦,灰白色,富粉性,有排列较稀疏的放射状纹理(车轮纹)。气微,味苦。主产于浙江、安徽等地。生用。

【性味归经】苦,寒。归膀胱、肺经。

【功效与应用】

①祛风止痛　用于风湿痹痛。本品苦寒降泄,能祛风湿而止痛。最善治湿热痹痛,常与薏苡仁、蚕沙同用,如宣痹汤;对风寒湿痹之关节冷痛,常与附子、肉桂等同用,如防己汤。

②利水消肿　用于水肿脚气,小便不利,湿疹疮毒。本品能清湿热、利小便,尤善泄下焦血分湿热。治湿热壅滞之腹胀水肿,常与椒目、葶苈子、大黄配用,如己椒苈黄丸;治风邪外袭、水湿内阻之头面身肿、小便不利之风水证,常与黄芪、白术配伍,如防己黄芪汤;治一身肌肤悉肿、小便短少之皮水证,常与茯苓、黄芪、桂枝等合用,如防己茯苓汤。

【用法用量】煎服,5~10 g。

【使用注意】本品大苦大寒,易伤胃气,阴虚体弱、脾胃虚寒者慎用。

表 12.1　其他祛风湿药简表

分类	药　名	性味、归经、入药部位	功效与应用	用法用量
祛风湿散寒药	金钱白花蛇	甘、咸，温；有毒；归肝经；幼蛇干燥体	祛风，通络，止痉。用于风湿顽痹，麻木拘挛，中风口眼㖞斜，半身不遂，抽搐痉挛，破伤风，麻风，疥癣	2～5 g。研粉吞服 1～1.5 g
	乌梢蛇	甘，平；归肝经；干燥体	祛风，通络，止痉。用于风湿顽痹，麻木拘挛，中风口眼㖞斜，半身不遂，抽搐痉挛，破伤风，麻风，疥癣	6～12 g
	雷公藤	辛，苦，寒；有大毒；归心、肝经；藤茎	祛风除湿，通络止痛，活血消肿，杀虫解毒。用于风湿顽痹，疔疮肿毒，麻风，顽癣	1～5 g。宜久煎
	蚕沙	甘、辛，温；归肝、脾、胃经；粪便	祛风除湿，舒筋活络，化湿和中。用于风湿痹痛，吐泻转筋，止痒	5～15 g。包煎
	伸筋草	微苦、辛，温；归肝、脾、肾经；全草	祛风除湿，舒筋活络。用于关节酸痛，屈伸不利	3～12 g
	海风藤	辛、苦，微温；归肝经；藤茎	祛风湿，通经络，止痹痛。用于风寒湿痹，肢节疼痛，筋脉拘挛，屈伸不利	6～12 g
祛风湿清热药	青风藤	苦、辛，平；归肝、脾经；藤茎	祛风湿，通经络，利小便。用于风湿痹痛，关节肿胀，麻痹瘙痒	6～12 g
	马钱子	苦，温；有大毒；归肝、脾经；种子	通络止痛，散结消肿。用于跌打损伤，骨折肿痛，风湿顽痹，麻木瘫痪，痈疽疮毒，咽喉肿痛	0.3～0.6 g，炮制后入丸散用
	豨莶草	辛、苦，寒；归肝、肾经；地上部分	祛风湿，利关节，解毒。用于风湿痹痛，筋骨无力，腰膝酸软，四肢麻痹，半身不遂，风疹湿疮	9～12 g
	臭梧桐	辛、苦，凉；归肝经；叶	祛风除湿，通络止痛，降压。用于风湿痹痛，肢体麻木，半身不遂，高血压	5～15 g
	络石藤	苦，微寒；归心、肝、肾经；带叶藤茎	祛风通络，凉血消肿。用于风湿痹痛，筋脉拘挛，腰膝酸痛，喉痹，痈肿，跌打损伤	6～12 g
	丝瓜络	甘，平；归肺、胃、肝经；维管束	祛风，通络，活血，下乳。用于痹痛拘挛，胸胁胀痛，乳汁不通，乳痈肿痛	5～12 g
	两面针	苦、辛，平；有小毒，归肝、胃经；根	活血化瘀，行气止痛，祛风通络，解毒消肿。用于跌扑损伤，胃痛，牙痛，风湿痹痛。毒蛇咬伤；外治烧烫伤	5～10 g
	海桐皮	苦、辛，平；归肝经；树皮	祛风除湿，通络止痛，杀虫止痒。用于风湿痹痛，四肢拘挛，疥癣，风疹，湿疹	5～15 g

续表

分类	药 名	性味、归经、入药部位	功效与应用	用法用量
祛风湿清热药	桑枝	微苦，平；归肝经；嫩枝	祛风湿，利关节。用于风湿痹病，肩臂、关节酸痛麻木	9~15 g
	老鹳草	辛、苦，平；归肝、肾、脾经；地上部分	祛风湿，通经络，止泻痢。用于风湿痹痛，麻木拘挛，筋骨酸痛，泄泻痢疾	9~15 g
	路路通	苦，平；归肝、肾经；果序	祛风活络，利水，通经。用于关节痹痛，麻木拘挛，水肿胀满，乳少，经闭	5~10 g
祛风湿强筋骨药	狗脊	苦、甘，温；归肝、肾经；根茎	祛风湿，补肝肾，强腰膝。用于风湿痹痛，腰膝酸软，下肢无力	6~12 g
	千年健	苦、辛，温；归肝、肾经；根茎	祛风湿，壮筋骨。用于风寒湿痹，腰膝冷痛，拘挛麻木，筋骨痿软	5~10 g
	鹿衔草	甘、苦，温；归肝、肾经；全草	祛风湿，强筋骨，止血，止咳。用于风湿痹痛，肾虚腰痛，腰膝无力，月经过多，久咳劳嗽	9~15 g
	雪莲花	微苦、甘，温；归肝、肾经；全草	祛风湿，强筋骨，温肾阳，活血通经。用于风寒湿痹，筋骨无力，肾虚阳痿，月经不调，痛经，白带	3~10 g

小 结

(一)性状

独活，根头部膨大，受潮变软，断面棕色油室，形成层环，香气特异。木瓜有不规则的深皱纹，质坚硬，味酸。川乌顶端常有残茎，中部多向一侧膨大。断面形成层环纹呈多角形，味辛辣、麻舌。五加皮，质脆，易折断，气微香，味微辣而苦。徐长卿，根茎有盘节，节处周围着生多数根，质脆，易折断。蕲蛇，鉴别要点有翘鼻头，方胜纹，连珠斑，佛指甲。秦艽，分秦艽、麻花艽和小秦艽3种商品。防己，不规则圆柱形，多弯曲，断面灰白色，富粉性，车轮纹。

(二)功效

独活，辛散苦燥温通，善祛风除湿、通络止痛。主治腰以下风寒湿痹及少阴伏风头痛，风寒挟湿头痛。木瓜，性温，善舒筋活络，去湿除痹，为治风湿顽痹、筋脉拘急之要药。又能和胃化湿，为治湿浊中阻之呕吐泄泻、腹痛转筋之要药。川乌，辛苦性热，毒大而强，既能祛风除湿、温经止痛，又能麻醉止痛。善治风寒湿痹，关节疼痛，寒疝腹痛、心腹冷痛。生品毒大，内服宜慎。入煎剂当先煎久煎，不宜过量或久服。五加皮、桑寄生均性温而归肝肾经，均能祛风湿、补肝肾、强筋骨，善治风湿痹痛兼肝肾不足腰膝酸软者。但五加皮补肝肾力较强，可治肝肾亏虚之小儿行迟；还能利水，治水肿、小便不利及脚气浮肿。桑寄生则长于养血而补肝益肾,又治血虚兼风湿者;还能固冲任安胎,治胎漏下血及胎动不安。威灵仙性偏温而能祛风湿、通经络,善治风湿痹痛,肢体麻木,筋脉拘挛,屈伸不利。为治风湿痹痛之要药。又能软化鲠骨,治诸骨鲠喉。徐长卿,味辛温行散,既善祛风止痛,治风湿痹痛、脘腹痛,跌打损伤等;又有化湿、止痒之功,治疗风疹,湿疹。蕲蛇为虫类药,性温归肝经而善走窜搜剔,药力强。既善祛风通络,治风湿痹痛、肢体痉挛、中风半身不遂;又善祛风止痒,治麻风、疥癣;还能定惊止痉,治小儿急慢惊风、破伤风等。秦艽,微寒,治风湿痹痛,兼热者;还清湿热,退虚热,治骨蒸潮热、小儿疳热及湿热黄疸等。防己,味苦辛性寒,既祛风湿止痛,又利水消肿,最善治风湿热痹,并治水肿、脚气浮肿及小便不利等证。

目标检测

一、选择题

(一)单项选择题

1.根头部膨大,受潮变软,断面具棕色油室,有形成层环,香气特异的是(　　)。

A.秦艽　　B.独活　　C.威灵仙　　D.防己

2.顶端常有残茎,中部多向一侧膨大,断面形成层环纹呈多角形的是(　　)。

A.威灵仙　　B.徐长卿　　C.秦艽　　D.川乌

3.下列哪项不是祛风湿药的适应证(　　)。

A.风湿痹痛　　B.下肢萎弱　　C.麻木不仁　　D.震颤抽搐

4.独活最适合治疗哪种病证(　　)。

A.上半身风湿痹痛　　B.下半身风湿痹痛

C.筋脉拘急　　D.口眼㖞斜

5.祛风湿,强筋骨又能安胎的药是(　　)。

A.五加皮　　B.桑寄生　　C.木瓜　　D.威灵仙

(二)多项选择题

1.属于蕲蛇性状特征的有(　　)。

A.翘鼻头　　B.方胜纹　　C.连珠斑

D.佛指甲　　E.气腥,味微咸

2.治肝肾不足之风湿痹痛,腰膝酸软,筋骨无力的有(　　)。

A.五加皮　　B.桑寄生　　C.木瓜

D.威灵仙　　E.川乌

3.蕲蛇、金钱白花蛇、乌梢蛇都能(　　)。

A.祛风　　B.活络　　C.定惊

D.潜阳　　E.解毒

二、简答题

1.何谓祛风湿药？其性能特点是什么？

2.试述祛风湿药的功能、适应证、配伍方法及使用注意。

3.试比较羌活与独活、五加皮与桑寄生性能主治的异同。

三、分析题

杨某，女，70岁。四肢关节肿痛反复发作10余年，服用多种西药后，病情未能控制。近一月来午后低热，盗汗，形体消瘦，胃纳欠佳，关节肿痛固定在双手指、肘、膝关节，晨起关节僵硬，午后缓解。请结合中医药理论分析该患者应选用的药物。

第 13 章　化湿药

学习目标

掌握广藿香、厚朴、苍术、砂仁的性状识别要点、功效与应用、用法用量及使用注意。
熟悉芳香化湿药的含义、功效、适应范围、使用注意、分类及各类的性能特点。
了解简表中佩兰等其他芳香化湿药的功效与应用。

知识点

芳香化湿药的含义、功用、适应范围、使用注意及分类。常用品种性状识别、功效与应用、用法用量等。

案例导入

某病区自 2009 年 9 月至 2011 年 6 月收治的小儿秋季腹泻 33 例病人,经中医辨证属水液运化失常,清浊不分证,为中医学“泄泻”范畴。治疗方法:藿香正气散加减。处方:藿香、厚朴、木香、甘草各 3 g,茯苓、车前子各 10 g,陈皮、白术、半夏、竹茹、紫苏各 6 g。以上为 6 个月至1 岁婴幼儿的剂量。大于 1 岁患儿根据月份、体重加减。每日 1 剂,水煎分服。同时给予西药、饮食、补液、纠正电解质紊乱治疗,3 d 为 1 疗程。结果:经数理统计比较,经藿香正气散加减治疗后,总有效率为 90.9%。(杨莉颖,郭素香.藿香正气散加减治疗小儿秋季腹泻 33 例[J].陕西中医,2011,32(11):146-147.)

提问:1.试分析藿香正气散中广藿香、厚朴有什么功用?

2.广藿香、厚朴的性状识别要点是什么?

凡以化湿浊,运脾胃为主要功效,用以治疗湿阻中焦证的药物,称为化湿药。

本类药物大多气味芳香,又称为芳香化湿药。本类药物多辛香温燥,善芳香化燥除湿浊、舒畅气机而健运脾胃,具有化湿健脾、和中开胃之功。适用于脾为湿困、运化失常所致的脘腹痞满、呕吐泛酸、大便溏薄、食少体倦、口甘多涎、舌苔白腻等。本类药物亦可通过化湿而解暑,用于暑温、阴寒闭暑、湿温等证的治疗。

使用芳香化湿药应注意:①本类药多为辛温香燥之品,易耗气伤阴,故气阴虚及阴血燥者慎用;②因气味芳香,大多含挥发油,入汤剂不宜久煎,可做丸散剂。

广藿香《名医别录》

广藿香为唇形科植物广藿香 *Pogostemon cablin*(Blanco) Benth.的干燥地上部分。嫩茎略呈方柱形,老茎类圆柱形,多分支:质脆,易折断,断面中部有髓。叶对生,皱缩成团,两面均被灰白色绒毛;具大小不一的钝齿。气香特异,味微苦。主产于广东。生用。

课堂活动

广藿香与藿香性状有何区别?

【性味归经】辛,微温。归脾、胃、肺经。

【功能与应用】

①芳香化浊　用于湿浊中阻证。本品气味芳香,为芳香化湿浊之要药,适用于湿阻中焦、脘腹痞闷、神疲体倦等,常与苍术、厚朴等配伍,如不换金正气散。

②和中止呕　用于脘痞呕吐、腹痛吐泻。本品芳香辟秽浊而能和理脾胃,为治呕逆要药,常与紫苏叶、半夏、陈皮等同用。

③发表解暑　用于暑湿表证,湿温初起。本品能化湿解暑,兼发表。治暑月外感风寒、内伤生冷之恶寒发热、头痛脘闷、呕恶吐泻,常与紫苏叶、厚朴、半夏等配伍,如藿香正气散;治湿温时疫、邪在气分,属湿热并重者,常与黄芩、滑石等同用,如甘露消毒丹。

【用法用量】煎服,3~10 g。

【使用注意】阴虚血燥者慎用。

知识链接

藿香为唇形科植物藿香 *Agastache rugosa*(Fisch.et Mey.)O.Ktze. 的干燥地上部分。主产于四川、江西等地。性状与广藿香明显不同,味辛,微温,功能化湿,解暑,止呕。

知识拓展

广藿香原产于国外,由南洋华侨传入,在广东栽培已有百余年历史,故称广藿香。因广藿香很少开花结果,多用插枝繁殖,所以又称“枝香”。按栽培的产地不同,分石牌广藿香、高要海南广藿香及海南广藿香。其中以石牌广藿香质最优。

厚朴《神农本草经》

厚朴为木兰科植物厚朴 *Magnolia officinalis* Rehd.et Wils.或凹叶厚朴 *Magnolia officinalis* Rehd.et Wils.var.*biloba* Rehd.et Wils.的干燥干皮、根皮及枝皮。干皮呈卷筒状或双卷筒状(筒朴);近根部的干皮一端展开如喇叭口(靴筒朴)。外表面灰棕色或灰褐色,有明显椭圆形皮孔和纵皱纹;内表面紫棕色或深紫褐色,较平滑,划之显油痕。质坚硬,不易折断,断面颗粒性,有的可见多数小亮星(亮银星)。气香,味辛辣、微苦。根皮(根朴)呈单筒状或不规则块片;有的弯曲似鸡肠,习称“鸡肠朴”。枝皮(枝朴)呈单筒状。主产于四川、湖北。生用。

【性味归经】苦、辛,温。归脾、胃、肺、大肠经。

【功效与应用】

①燥湿消痰　用于湿滞伤中、脘腹胀满,痰饮喘咳。本品辛散苦燥,善燥湿行气、化痰,兼能下气平喘,为消胀除满之要药。治湿阻中焦、脾胃气滞之脘痞腹满、呕恶吞酸等症,常与苍

术、陈皮等同用，如平胃散。治痰湿内阻之胸闷喘咳、痰多清稀者，常与紫苏子、橘皮等同用，如苏子降气汤。治宿有喘病，新感风寒而发者，可与桂枝、苦杏仁等配伍，如桂枝加厚朴杏子汤。

②下气除满　用于食积气滞，腹胀便秘。本品能下气宽中、消积导滞，为治食滞胀满所常用。治肠胃积滞之大便秘结，常与枳实、大黄配伍，如厚朴三物汤；治热结肠胃之大便燥坚难下者，常与大黄、芒硝、枳实等配伍，如大承气汤。

【用法用量】煎服，3~10 g。

【使用注意】体虚者慎用。

【附药】厚朴花　为木兰科植物厚朴 *Magnolia officinalis* Rehd. et Wils.或凹叶厚朴 *Magnolia officinalis* Rehd.*et* Wils.var.*biloba* Rehd.et Wils.的干燥花蕾。味苦，微温，归脾、胃经，功能芳香化湿，理气宽中。用于脾胃湿阻气滞，胸脘痞闷胀满，纳谷不香者。

苍术《神农本草经》

苍术为菊科苍术属植物茅苍术 *Atractylodes lancea*(Thunb.)DC.或北苍术 *Atractylodes chinensis*(DC.)Koidz.的干燥根茎。茅苍术呈不规则连珠状或结节状圆柱形。表面灰棕色，有皱纹、横曲纹及残留须根，顶端具茎痕或残留茎基。质坚实，断面黄白色或灰白色，散有多数橙黄色或棕红色油室(朱砂点)，暴露稍久，可析出白色细针状结晶(起霜)。气香特异，味微甘、辛、苦。北苍术质较疏松，香气较淡。前者主产于江苏、湖北；后者主产于河北、内蒙古。生用或炒用。

【性味归经】辛、苦，温。归脾、胃、肝经。

【功效与应用】

①燥湿健脾　用于湿阻中焦，脘腹胀满，泄泻，水肿。本品温燥而辛烈，燥湿力强。治湿阻中焦之脘腹胀满、食欲不振、吐泻乏力、舌苔白腻等症，常与厚朴、陈皮等配伍，如平胃散；治湿热或暑湿证，可配知母、苦参；治湿热下注、脚膝肿痛、痿软无力者，可与黄柏、牛膝、薏苡仁等配伍。

②祛风散寒　用于风湿痹痛，风寒夹湿表证。本品能祛散风湿，兼发汗解表。治风寒湿痹，湿胜者尤宜，常与羌活、独活、威灵仙等配伍；治湿热痹痛，每与黄柏配伍，如二妙散；治风寒表证夹湿者，常与羌活、独活、防风等配伍；风热表证夹湿者，常与金银花、荆芥、防风等配伍。

③明目　用于夜盲，眼目昏涩。本品尚能明目，治夜盲症及眼目昏涩，可单用，或与羊肝、猪肝蒸煮同食。

【用法用量】煎服，3~9 g。

【使用注意】本品苦温燥烈，故阴虚内热、多汗者忌用。

砂仁《药性论》

砂仁为姜科植物阳春砂 *Amomum villosum* Lour.、绿壳砂 *Amomum villosum* Lour. var. *xanthioides* T.L.Wu et Senjen 或海南砂 *Amomum longiligulare* T.L.Wu 的干燥成熟果实。阳春砂、绿壳砂呈椭圆形或卵圆形，有不明显的三棱。表面棕褐色，密生刺状突起。果皮薄而软。种子集结成团，具 3 钝棱，中有白色隔膜，将种子团分成 3 瓣，每瓣有种子 5~26 粒。气芳香而浓烈，味辛凉、微苦。海南砂呈长椭圆形或卵圆形，有明显的三棱。表面被片状、分支的软刺。果皮厚而硬。种子团较小，每瓣有种子3~24粒。气味稍淡。主产于广东、海南。生用。

课堂活动

苍术、厚朴、广藿香、砂仁功用有何特点？

【性味归经】辛，温。归脾、胃、肾经。

【功效与应用】

①化湿开胃　用于湿阻中焦，脾胃气滞证。本品气味芳香，辛散温通，化湿、行气、温中之效佳。治湿阻脾胃气滞、脘腹胀满，常与陈皮、厚朴、木香等配伍，如香砂养胃丸；兼脾气虚弱者，常与木香、人参、白术等配伍，如香砂六君子汤。

②温脾止泻　用于脾胃虚寒吐泻。本品能开胃止呕、温脾止泻。治脾胃虚寒之呕吐、泄泻，可单用研末吞服，或与附子、干姜、炒白术等同用。

③理气安胎　用于妊娠恶阻、胎动不安。本品能行气安胎。治妊娠气滞恶阻之呕逆不能食，可单用本品炒熟研末服，或配陈皮、生姜、竹茹等；治妊娠气滞之胎动不安，可配苏梗、陈皮、香附等；兼体虚者可配人参、黄芪、白术等，如泰山磐石散。

【用法用量】煎服，3~6 g。后下。

【使用注意】阴虚有热者忌服。

表13.1　其他化湿药简表

药　名	性味、归经、入药部位	功效与应用	用法用量
佩兰	辛，平；归脾、胃、肺经；地上部分	芳香化湿，醒脾开胃，发表解暑。用于湿浊中阻，脘痞呕恶，口中甜腻，口臭，多涎，暑湿表证，湿温初起，发热倦怠，胸闷不舒	3~10 g
草果	辛，温；归脾、胃经；果实	燥湿温中，截疟除痰。用于寒湿内阻，脘腹胀痛，痞满呕吐，疟疾寒热，瘟疫发热	3~6 g
豆蔻	辛，温；归肺、脾、胃经；果实	化湿行气，温中止呕，开胃消食。用于湿浊中阻，不思饮食，湿温初起，胸闷不饥，寒湿呕逆，胸腹胀痛，食积不消	3~6 g，后下
草豆蔻	辛，温；归脾、胃经；种子	燥湿行气，温中止呕。用于寒湿内阻，脘腹胀满冷痛，嗳气呕逆，不思饮食	3~6 g
红豆蔻	辛，温；归脾、肺经；果实	散寒燥湿，醒脾消食。用于脘腹冷痛，食积胀满，呕吐泄泻，饮酒过多	3~6 g

小　结

（一）性状

广藿香，嫩茎方柱形，多分支，质脆，易折断，有髓。厚朴，以干皮、根皮及枝皮入药，形状各不相同，表面有明显椭圆形皮孔，断面颗粒性，有亮银星以及内表面划之显油痕。苍术，有茅苍术和北苍术，连珠或结节状，断面朱砂点，放置日久，会起霜，气香特异。砂仁，有阳春砂、绿壳砂和海南砂，前二者三棱不明显，密生刺状突起，果皮薄而软，种子团大；后者有明显的三棱。表面被片状、分支的软刺；果皮厚而硬；种子团较小。

（二）功效

广藿香，芳香辛散，能化里湿浊，解表暑湿，为芳香化湿浊之解暑要药。又能和中止呕，用于脘痞呕吐、腹痛吐泻，为治胃肠型感冒（表寒里湿）的要药。苍术与厚朴，均苦温燥湿，主治湿滞中焦与寒湿困脾之证。厚朴长于下气除满，凡胸腹胀满之证，无论邪气有形无形皆可用之，故为行气宽中，除满消胀良药。兼能下气平喘，用治痰湿喘咳之证。苍术燥性较强，长于燥湿健脾，祛风胜湿以治痹痛，发汗解表以治风寒夹湿表证，兼能明目用治夜盲证；砂仁芳香气浊，化湿醒脾，功偏中下焦，行气宽中，能温脾止泻，为和中、理气、安胎良药。

目标检测

一、选择题

（一）单项选择题

1.断面具有朱砂点，放置日久有结晶物析出，为（　　）。

A.厚朴　B.苍术　C.砂仁　D.广藿香

2.湿浊中阻之呕吐，应首选（　　）。

A.广藿香　B.佩兰　C.砂仁　D.豆蔻

3.适用于内外表里诸湿证的药物是（　　）。

A.广藿香　B.苍术　C.砂仁　D.厚朴

4.厚朴最适于治疗（　　）。

A.寒疝腹痛　B.脱肛胀闷　C.脘腹冷痛　D.两胁胀痛

5.功能化湿行气，温中止呕止泻，又能安胎的药物是（　　）。

A.苍术　B.佩兰　C.砂仁　D.厚朴

6.有明目之功，可治夜盲症的是（　　）。

A.苍术　B.广藿香　C.砂仁　D.厚朴

（二）多项选择题

1.砂仁的药用来源有（　　）。

A.砂仁　B.阳春砂仁　C.土砂仁
D.海南砂仁　E.绿壳砂仁

2.均能化湿（燥湿）行气，温中止呕的药物是（　　）。

A.砂仁　B.厚朴　C.豆蔻
D.草豆蔻　E.苍术

3.具有化湿止呕功能的是（　　）。

A.广藿香　B.砂仁　C.豆蔻
D.佩兰　E.苍术

二、简答题

1.简述芳香化湿药的性能与应用。

2.简述广藿香的功效与应用。

3.比较苍术与厚朴功效应用的异同点。

三、分析题

张某,男,32岁。1 d前因爬山后,突然呕吐,腹泻,发热恶寒,头痛无汗,苔薄白、脉浮紧。请结合中医药理论分析该患者应选用的药物。

第 14 章　利水渗湿药

学习目标

掌握茯苓、车前子、薏苡仁、茵陈、金钱草的性状识别要点、功效与应用、用法用量及使用注意。

熟悉利水渗湿药的含义、功效、适应范围、使用注意及性能特点;泽泻、猪苓、滑石、川木通的性状识别、功效与应用、特殊用法用量及使用注意。

了解简表中通草等其他利水渗湿药的功效与应用。

知识点

利水渗湿药的含义、功用、适应范围、使用注意。常用品种性状识别、功效与应用、用法用量等。

案例导入

某院自 2003 年 7 月至 2005 年 4 月收治 30 例水肿病人,经中医辨证属本虚标实,心气虚乃病之本,血脉瘀阻,水饮内停为标。治疗方法:在常规治疗的基础上加用五苓散。组方:茯苓 15 g,猪苓 12 g,泽泻 15 g,桂枝 9 g,炒白术 12 g。每日 1 剂,水煎服,14 d 后观察疗效。结果:经数理统计比较,五苓散加减治疗后,总有效率为 93.3%。(胡雯青,陈宏珪,吴伟.五苓散加减治疗充血性心力衰竭 30 例临床观察[J].中西医结合心脑血管病杂志,2008,6(1):14-15.)

提问:1.试分析方中猪苓、茯苓、泽泻有什么功用?

2.茯苓、猪苓、泽泻的性状识别要点是什么?

3.利水渗湿的代表药有哪些?

以通利水道,渗泄水湿为主要功效,常用以治疗水湿内停病证的药物,称为利水渗湿药。

利水渗湿药味多甘淡,淡能渗泄,具有利水消肿、利尿通淋、利湿退黄等功效。主要用于水肿、小便不利、淋证、黄疸、泄泻、带下、湿疮、湿疹、湿痹等水湿内停所致的各种病证。

使用利水渗湿药时,应注意:本类药物易耗伤津液,对阴亏津少、肾虚遗精遗尿者,宜慎用或忌用。

茯苓《神农本草经》

茯苓为多孔菌科真菌茯苓 *Poria cocos* (Schw.) Wolf 的干燥菌核。多于 7—9 月采挖,挖出后除去泥沙,堆置“发汗”后,摊开晾至表面干燥,再“发汗”,反复数次至现皱纹、内部水分大部分散失后，阴干，称为“茯苓个”；或将鲜茯苓按不同部位切制，阴干，分别称为“茯苓块”和“茯苓片”。呈类球形、椭圆形、扁圆形或不规则团块，大小不一。外皮薄而粗糙，棕褐色至黑褐色。体重，质坚实，断面颗粒性，外层淡棕色，内部白色，少数淡红色，有的中间抱有松根。气微，味淡，嚼之粘牙。主产于湖北、安徽、云南等地。生用。

课堂活动

茯苓有白茯苓、赤茯苓、茯苓皮、茯神之分，区分四者有何不同。

【性味归经】甘、淡，平。归心、肺、脾、肾经。

【功效与应用】

①利水渗湿　用于水肿、小便不利。本品甘补淡渗，药性平和，无寒热之偏，凡水湿为患之证，无论寒热虚实皆可用之，为利水渗湿之要药。治水湿壅滞，水肿、小便不利，常与猪苓、泽泻、白术等同用，如五苓散；治脾肾阳虚水肿，常与附子、白术等配伍，如真武汤；治脾虚湿盛，泛溢肌肤致一身悉肿，常与桑白皮、大腹皮、生姜皮等同用，如五皮饮。

②健脾　用于脾虚诸证。治脾胃虚弱，食少纳差，倦怠乏力，常与人参、白术、甘草同用，如四君子汤；治脾虚湿盛泄泻，常与人参、白术、薏苡仁等配伍，如参苓白术散；治脾虚停饮，常与桂枝、白术等同用，如苓桂术甘汤。

③宁心　用于心神不宁证。治心脾两虚、气血不足之心悸、失眠、健忘，常与人参、当归、酸枣仁等同用，如归脾汤；治水气凌心之心悸，常与桂枝、甘草、生姜同用，如茯苓甘草汤。

【用法用量】煎服，10~15 g。

【附药】茯苓皮　为茯苓的干燥外皮。性味甘、淡，平。利水消肿，用于水肿，小便不利。用量 15~30 g。

茯神　为茯苓菌核生长中天然抱有松根者。性味甘、淡，平。宁心安神，用于心悸、失眠、健忘等。用量 10~15 g。

猪苓《神农本草经》

猪苓为多孔菌科真菌猪苓 *Polyporus umbellatus*（Pers.）Fries 的干燥菌核。呈不规则条形、类圆形或扁块状，表面灰黑色或棕褐色，体轻质硬，能浮于水面，断面类白色或黄白色，略呈颗粒状。气微，味淡。主产于陕西、云南、河南、甘肃等地。生用。

【性味归经】甘、淡，平。归肾、膀胱经。

【功效与应用】

利水渗湿　用于水肿、小便不利，泄泻，淋浊。本品利水渗湿作用较强，利水作用较茯苓为优，凡水湿停滞者均可选用。治水肿、小便不利，常与茯苓、桂枝、白术等同用，如五苓散；治水热互结，热伤阴津，水肿、小便不利，可与滑石、阿胶、泽泻等同用，如猪苓汤；治脾虚湿盛水肿，常与茯苓、泽泻、白术同用，如四苓散；治中暑伤湿所致的水湿泄泻，常与茯苓、厚朴等同用，如胃苓汤。

【用法用量】煎服，6~12 g。

【使用注意】无水湿者忌用。

薏苡仁《神农本草经》

薏苡仁为禾本科植物薏苡 *Coix lacryma-jobi* L. var. *mayuen*（Roman.）Stapf 的干燥成熟种仁。呈宽卵形或长椭圆形，表面乳白色，光滑，背面圆凸，腹面有 1 条较宽而深的纵沟。质坚实，断面白色，粉性。气微，味微甜。主产于河北、福建等地。生用或炒用。

【性味归经】甘、淡，凉。归脾、胃、肺经。

【功效与应用】

①利水渗湿　用于水肿、小便不利。本品功似茯苓而力稍弱，具有利水渗湿及健脾作用，故脾虚湿滞者尤为适宜。治脾虚湿盛之水肿腹胀，食少泄泻，脚气浮肿等，常与人参、茯苓、白术等同用；治湿热淋浊，可单用，或与金钱草、车前子、滑石等同用。

②健脾止泻　用于脾虚泄泻。治脾虚湿盛所致之食少泄泻，常与党参、白术、山药同用，如参苓白术散。

③除痹　用于风湿痹证。本品既能除湿，又能缓和筋脉挛急，且其性凉，故适用于湿热痹痛证。治风湿身热发痛，可与麻黄、苦杏仁、炙甘草同用，如麻杏苡甘汤；风湿痹痛，日久不愈，或筋脉拘急，可以本品与粳米煮常服，也可与独活、防风、苍术等配伍。

④清热排脓　用于肺痈、肠痈。治肺痈胸痛，咳吐脓痰，常与苇茎、冬瓜仁、桃仁等同用，如苇茎汤；治肠痈，可与附子、败酱草同用，如附子薏苡败酱散。

⑤解毒散结　用于赘疣，癌肿。本品能解毒散结。临床可用于赘疣，癌肿。

【用法用量】煎服，9~30 g。清利湿热宜生用，健脾止泻宜炒用。本品力缓，用量宜大。除入汤、丸、散剂外，亦可作粥食用，为食疗佳品。

【使用注意】孕妇慎用。

泽泻《神农本草经》

泽泻为泽泻科植物泽泻 *Alisma orientale* (Sam.) Juzep.的干燥块茎。呈类球形、椭圆形或卵圆形。表面黄白色或淡黄棕色，有不规则的横向环状浅沟纹和多数细小突起的须根痕，底部有的有瘤状芽痕。质坚实，断面黄白色，粉性，有多数细孔。气微，味微苦。主产于福建、四川等地。生用，麸炒或盐水炒用。

【性味归经】甘、淡，寒。归肾、膀胱经。

【功效与应用】

①利水渗湿　用于水肿、小便不利。本品善通利水道，祛除水湿邪气。治水湿内停，水肿，小便不利，常与茯苓、猪苓、白术等同用，如五苓散；治水湿壅盛，泛溢肌肤，遍身水肿，可与大腹皮、赤小豆、木通等同用，如疏凿饮子；治水湿内停，浊阴上泛之头目昏眩，常与白术同用，如泽泻汤。

②泄热　用于湿热淋浊、带下。本品能泄肾与膀胱之热，故宜于下焦湿热证。治下焦湿热之小便淋浊、带下，常与龙胆、木通、车前子等配伍，如龙胆泻肝汤；治肾阴不足，相火偏亢的头晕耳鸣，腰膝酸软，遗精盗汗，可与熟地黄、山茱萸、山药等同用，如六味地黄丸。

③化浊降脂　用于高脂血症。本品利水渗湿，能化浊降脂，常用于高脂血症，可与决明子、何首乌、荷叶等配伍。

【用法用量】煎服，6~10 g。

车前子《神农本草经》

车前子为车前科植物车前 *Plantago asiatica* L.或平车前 *Plantago depressa* Willd.的干燥成熟种子。呈椭圆形、不规则长圆形或三角状长圆形。表面黄棕色至黑褐色，有细皱纹，一面有灰白色凹点状种脐。质硬。气微,味淡。主产于黑龙江、辽宁、吉林、河北等地。生用或盐水炙用。

【性味归经】甘,寒。归肝、肾、肺、小肠经。

【功效与应用】

①清热利尿通淋　用于湿热淋证。本品能清利湿热,利尿通淋,为治湿热下注,蕴结膀胱所致的小便淋沥涩痛之要药,常与木通、滑石、瞿麦等同用,如八正散;治水肿、小便不利,常与茯苓、泽泻等配伍。

②渗湿止泻　用于暑湿泄泻。本品能渗利水湿、分清泌浊而有止泻之效,即利小便以实大便。治水湿泄泻,可单用本品为末,米饮送服;或与茯苓、泽泻、薏苡仁等配伍。

③明目　用于肝热目疾。本品善于清肝热而明目。治肝热目赤肿痛,常与菊花、夏枯草、决明子等配伍;治肝肾阴亏,两目昏花,常与菟丝子、熟地黄等配伍。

④祛痰　用于痰热咳嗽。本品能清肺化痰止咳。治肺热咳嗽,痰多黄稠,常与瓜蒌、浙贝母、黄芩等配伍。

【用法用量】煎服,9~15 g,包煎。

【使用注意】本品包煎时,布不宜包得过紧,以免车前子在煎煮膨胀后,影响有效成分的析出,降低疗效。

【附药】车前草　为车前或平车前的干燥全草。性味功用同车前子,且能清热解毒。用治热毒疮痈,内服或用鲜品捣烂外敷。用量9~30 g。鲜品加倍,外用适量。

滑石《神农本草经》

滑石为硅酸盐类矿物滑石族滑石,主含含水硅酸镁[$Mg_3(Si_4O_{10})(OH)_2$]。呈不规则块状,白色、黄白色或淡蓝灰色,有蜡样光泽。质软,细腻,手摸有滑润感,无吸湿性,置水中不崩散。气微,味淡。主产于山东、江西、辽宁等地。研粉或水飞用。

【性味归经】甘、淡,寒。归膀胱、肺、胃经。

【功效与应用】

①利尿通淋　用于热淋,石淋。本品善渗泄水道,通利小便,排除水湿邪气。治水湿内停,肢体浮肿,小便不利,常与茯苓、猪苓、白术等同用,如五苓散;治湿温初起,头痛恶寒,身重疼痛,午后身热,常与薏苡仁、苦杏仁、白蔻仁配伍,如三仁汤。

②清热解暑　用于暑湿,湿温。治暑热烦渴,小便短赤,可与甘草配伍,如六一散,或与青蒿、西瓜翠衣等配伍;治湿温,发热身重,胸闷不饥,常与黄芩、通草、薏苡仁等配伍;治湿热、暑湿泄泻,亦可选用本品,与车前子、薏苡仁、茯苓等同用。

③外用祛湿敛疮　用于湿疹,湿疮,痱子。本品外用能祛湿敛疮。为治湿疹、湿疮的常用外用药,可单用,或与黄柏、煅石膏、枯矾等配伍,外敷或撒布于患处。治痱子,常与薄荷、甘草等配制成痱子粉使用。

【用法用量】煎服,10~20 g,先煎。外用适量。

【附药】滑石粉　系滑石经精选净制、粉碎、干燥制成。为白色或类白色、微细、无砂性的粉末,手摸有滑腻感。性味、功效、用量与滑石同。宜包煎。

川木通《证类本草》

川木通为毛茛科植物小木通 *Clematis armandii* Franch.或绣球藤 *Clematis montana* Buch.-Ham.的干燥藤茎。呈长圆柱形，略扭曲。表面黄棕色或黄褐色，有纵向凹沟及棱线；节处多膨大，残存皮部易撕裂。质坚硬，不易折断。切片残存皮部黄棕色，木部浅黄棕色或浅黄色，有黄白色放射状纹理及裂隙，其间布满导管孔，髓部较小，类白色或黄棕色，偶有空腔。气微，味淡。

【性味归经】苦，寒。归心、小肠、膀胱经。

【功效与应用】

①利尿通淋　用于湿热淋证，水肿、脚气。治膀胱湿热，小便短赤，淋沥涩痛，常与车前子、栀子、滑石等同用，如八正散；治水肿，小便不利，常与泽泻、茯苓、大腹皮等配伍；治脚气肿胀，小便不利，常与槟榔、猪苓等同用。

②清心除烦　用于心烦尿赤，口舌生疮。治心火上炎，心烦、口舌生疮，或心火下移小肠，尿涩赤痛，常与淡竹叶、地黄、甘草同用，如导赤散。

③通经下乳　用于血瘀经闭，乳少。治瘀血阻滞，月经不调，或经闭，常与桃仁、红花、丹参等同用；治产后气血郁滞，乳汁不通，常与通草、王不留行、穿山甲等同用；治产后气血不足，乳汁短少，常与黄芪、当归等配伍，或与猪蹄炖汤服。

【用法用量】煎服，3~6 g。

【附药】木通　为木通科植物木通、三叶木通或白木通的干燥藤茎。性味苦，寒，利尿通淋，清心除烦，通经下乳。用于淋证，水肿，心烦尿赤，口舌生疮，经闭乳少，湿热痹痛。用量3~6 g。

知识链接

关木通为马兜铃科植物东北马兜铃 *Aristolochia manshuriensis* Kom.的干燥藤茎，为中国东北地区习惯用药，历代本草未见记载。清光绪三十三年(1907)的《通化县志略》及1957年版的《辽宁药材》均称此为木通。《中华人民共和国药典》(1963年版一部)以关木通之名予以收载。

1993年，比利时公开披露了当地一些妇女因服含广防己的减肥丸后导致严重肾病。后经调查，发现大约一万名服该药的妇女中至少有110人罹患了晚期肾衰竭，其中66人进行了肾移植，部分病人还发现了尿道癌症；1999年英国又报道了2名妇女因服含关木通的草药茶治疗湿疹导致晚期肾衰竭的事件。这两起事件在国际上引起了轩然大波，欧美媒体曾将这种情况渲染为“中草药肾病”。因广防己、关木通等中药含有共同的致病成分马兜铃酸，后来国际上将此类情况改称为“马兜铃酸肾病”。

据考证，中国历代本草所记载使用的木通为木通科木通，而非关木通。

2003年，国家药监局印发《关于取消关木通药用标准的通知》，决定取消关木通的药用标准，在一般处方中用木通或川木通代替关木通。2005年版《中国药典》不再收载关木通、广防己、青木香3个品种(均含马兜铃酸)。

茵陈《神农本草经》

茵陈为菊科植物滨蒿 *Artemisia scoparia* Waldst.et Kit.或茵陈蒿 *Artemisia capillaris* Thunb.的干燥地上部分。春季采收的习称“绵茵陈”,秋季采收的称“花茵陈”。绵茵陈多卷曲成团状,灰白色或灰绿色,全体密被白色茸毛,绵软如绒。茎细小,叶片呈1~3回羽状分裂。气清香,味微苦。花茵陈,茎呈圆柱形,多分支,表面淡紫色或紫色,体轻,质脆,断面类白色。下部叶2~3回羽状深裂,两面密被白色柔毛;茎生叶1~2回羽状全裂,基部抱茎。头状花序卵形,多数集成圆锥状。瘦果长圆形,黄棕色。气芳香,味微苦。主产于陕西、山西、安徽等地。生用。

【性味归经】苦、辛,微寒。归脾、胃、肝、胆经。

【功效与应用】

①清利湿热　用于湿温,湿疹,湿疮。治湿温邪在气分,发热困倦、胸闷腹胀、小便短赤,常与藿香、滑石、木通等同用,如甘露消毒丹;治湿疮、湿疹,可与黄柏、苦参、地肤子等同用,内服或煎汤外洗均宜。

②利胆退黄　用于黄疸。本品善清利脾胃肝胆湿热,使之从小便排出,为治黄疸之要药。治湿热黄疸其热偏盛者,常与栀子、大黄同用,如茵陈蒿汤;湿偏重者,与茯苓、猪苓、泽泻等同用,如茵陈五苓散;治脾胃寒湿郁滞,阳气不得宣运之阴黄,常与附子、干姜等配伍,如茵陈四逆汤。

【用法用量】煎服,6~15 g。外用适量,煎汤熏洗。

金钱草《本草纲目拾遗》

金钱草为报春花科植物过路黄 *Lysimachia christinae* Hance 的干燥全草。常缠结成团,无毛或被疏柔毛。茎扭曲,表面棕色或暗棕红色,叶对生,基部微凹,全缘;主脉明显突起,花黄色,单生叶腋,具长梗。蒴果球形。气微,味淡。主产于四川、浙江等地。切段生用。

> **课堂活动**
>
> 金钱草、车前子、滑石、海金沙各擅治何种淋证?

【性味归经】甘、咸,微寒。归肝、胆、肾、膀胱经。

【功效与应用】

①利湿退黄　用于湿热黄疸。本品能清利肝胆湿热,为治湿热黄疸常用药。常与茵陈、大黄等同用。

②利尿通淋　用于石淋,热淋。本品有较强的利尿通淋、排石作用,为治石淋之要药。治石淋,可单用本品大剂量煎汤代茶饮,或与海金沙、车前子、滑石等配伍;治热淋,常与车前子、川木通等同用。

③解毒消肿　用于疮痈肿毒,蛇虫咬伤。治疮痈肿毒或毒蛇咬伤,可用鲜品捣汁内服,或捣烂外敷。亦可与蒲公英、野菊花、白花蛇舌草等同用。

【用法用量】煎服,15~60 g。

【附药】广金钱草　为豆科植物广金钱草的干燥地上部分。性味甘、淡,凉,功能利湿退黄,利尿通淋,用于黄疸尿赤,热淋,石淋,小便涩病,水肿尿少。用量15~30 g。

知识链接

全国各地作金钱草用的植物还有：①唇形科植物活血丹(连钱草)，药材称江苏金钱草，为江苏、浙江一带习用品。②伞形科植物白毛天胡荽，药材称江西金钱草，为江西一带习用品。③旋花科植物马蹄金，药材称小金钱草，为四川部分地区习用品。④豆科植物广金钱草，药材称广金钱草，为广东、广西一带习用品。而药用应以报春花科过路黄为正品，其他品种不应混称金钱草。

知识拓展

金钱草主要含槲皮素、查耳酮、谷甾醇、氨基酸、鞣质、挥发油、胆碱、钾盐等。其煎剂有显著利尿作用，能促进胆汁分泌和排泄，使胆管泥沙状结石易排出，胆管阻塞和疼痛减轻，黄疸消退。对金黄色葡萄球菌有抑制作用。

表 14.1　其他利水渗湿药简表

药　名	性味、归经、入药部位	功效与应用	用法用量
赤小豆	甘、酸，平；归心、小肠经；成熟种子	利水消肿，解毒排脓。用于水肿胀满，脚气浮肿，黄疸尿赤，风湿热痹，痈肿疮毒，肠痈腹痛	9~30 g
冬瓜皮	甘，凉；归脾、小肠经；外层果皮	利尿消肿。用于水肿胀满，小便不利，暑热口渴，小便短赤	9~30 g
玉米须	甘，平；归膀胱、肝、胆经；花柱及柱头	利水消肿，利湿退黄。用于水肿，小便不利，湿热淋痛，黄疸	15~30 g
小通草	甘、淡，寒；归肺、胃经；茎髓	清热，利尿，下乳。用于小便不利，淋证，乳汁不下	3~6 g
通草	甘、淡，微寒；归肺、胃经；茎髓	清热利尿，通气下乳。用于湿热淋证，水肿尿少，乳汁不下	3~5 g，孕妇慎用
石韦	甘、苦，微寒；归肺、膀胱经；叶	利尿通淋，清肺止咳，凉血止血。用于热淋，血淋，石淋，小便不通，淋沥涩痛，肺热喘咳，吐血，衄血，尿血，崩漏	6~12 g
冬葵子	甘，寒；归大肠、小肠、膀胱经；成熟种子	利水通淋，下乳，润肠通便。用于热淋涩痛，水肿，小便不利，产后乳汁不下，乳房胀痛，肠燥便秘	10~15 g

续表

药名	性味、归经、入药部位	功效与应用	用法用量
萹蓄	苦，微寒；归膀胱经；地上部分	利尿通淋，杀虫，止痒。用于热淋涩痛，小便短赤，虫积腹痛，皮肤湿疹，阴痒带下	9~15 g
瞿麦	苦，寒；归心、小肠经；地上部分	利尿通淋，活血通经。用于热淋，血淋，石淋，小便不通，淋沥涩痛，经闭瘀阻	9~15 g，孕妇慎用
海金沙	甘、咸，寒；归膀胱、小肠经；成熟孢子	清利湿热，通淋止痛。用于热淋，石淋，血淋，膏淋，尿道涩痛	6~15 g，包煎
绵萆薢	苦，平；归肾、胃经；根茎	利湿去浊，祛风除痹。用于膏淋，白浊，白带过多，风湿痹痛，关节不利，腰膝疼痛	9~15 g
虎杖	微苦，微寒；归肝、胆、肺经；根茎和根	利湿退黄，清热解毒，散瘀止痛，止咳化痰。用于湿热黄疸，淋浊，带下，风湿痹痛，痈肿疮毒，水火烫伤，经闭，癥瘕，跌打损伤，肺热咳嗽	9~15 g，孕妇慎用
地耳草	苦，平；归肝、胆经；全草	利湿退黄，清热解毒，活血消肿。用于湿热黄疸，肺痈，肠痈，热毒疮痈，跌打损伤，瘀血肿痛	15~30 g
垂盆草	甘、淡，凉；归肝、胆、小肠经；全草	利湿退黄，清热解毒。用于湿热黄疸，小便不利，痈肿疮疡	15~30 g
溪黄草	苦，寒；归肝、胆、大肠经；全草	清热利湿，利湿退黄，凉血散瘀。用于湿热黄疸，湿热泻痢，跌打损伤，瘀血肿痛	3~5 g，鲜品9~15 g

小 结

（一）性状

茯苓外皮棕褐色至黑褐色，体重，质坚实，断面颗粒性。猪苓表面灰黑色或棕褐色，体轻质硬。薏苡仁表面乳白色，光滑，背面圆凸，腹面有1条较宽而深的纵沟。泽泻呈类球形、椭圆形或卵圆形，表面有不规则的横向环状浅沟纹和多数细小突起的须根痕。车前子呈椭圆形、不规则长圆形或三角状长圆形，略扁，表面黄棕色至黑褐色。滑石表面有蜡样光泽，细腻，手摸有滑润感。川木通木部有黄白色放射状纹理及裂隙。绵茵陈多卷曲成团状，灰白色或灰绿色，全体密被白色茸毛，绵软如绒；花茵陈茎呈圆柱形，多分支。金钱草常缠结成团，无毛或被疏柔毛，茎扭曲，叶对生，花黄色。

（二）功效

茯苓、薏苡仁，均有利水渗湿和健脾功效，常用于各种水湿病证，如水肿、小便不利、泄泻、带下等，不论寒热虚实均可选用，都可用于脾虚泄泻等证。但茯苓作用强于薏苡仁，而薏苡仁性偏微寒，更宜于湿温、淋证等湿热病证。此外，茯苓能宁心，可用治心神不宁、失眠、心悸。薏苡仁又能舒筋，清热排脓，解毒散结，可用治风湿痹证，筋脉拘挛，肺痈、肠痈以及赘疣，癌肿。

茯苓、猪苓，两药同为甘淡性平之药，均有利水渗湿之功，可治水湿内停所致水肿、小便不利。但茯苓药性平和，利水不伤正气，为利水渗湿要药，此外，尚可健脾，宁心，用治脾虚诸证及心悸失眠。猪苓性主渗泄，功专利水，利水作用强于茯苓，以水湿滞留实证为宜。若治脾虚湿盛之水肿，常与茯苓相须为用，以利水而不伤正。

泽泻性甘淡寒而能利水渗湿、清热，治水湿内停之水肿、小便不利。能泄肾与膀胱之热，善治下焦湿热之水湿证及淋浊、带下等证。兼能化浊降脂，用于高脂血症。

车前子、滑石，两药性味甘寒、质滑利，均能利尿通淋，可用治小便不利、淋沥涩痛，为治湿热淋证常用之品。而车前子清热利水善治热淋涩痛，故对湿热下注膀胱之小便淋沥涩痛者尤为适宜；并能明目，治肝热目赤肿痛或肝肾亏损、目暗昏花；还能利水湿分清浊而止泻，可治暑湿泄泻；且可祛痰，用治痰热咳嗽。而滑石能渗湿利窍，善治石淋、热淋；且能清热解暑，用治暑湿、湿温；此外，还可收湿敛疮，可用治湿疹、湿疮、痱子。

川木通能清热利尿通淋、下乳，治湿热下注、热结膀胱所致的湿热淋证及产后乳少；此外，能上清心火、下泄小肠热，乃治心火上炎而下移小肠之口舌生疮、心烦尿赤之要药。

茵陈、金钱草，两药性寒，均有利胆退黄作用，用治湿热蕴结肝胆所致之湿热黄疸。茵陈功专清肝胆湿热而退黄疸，为治黄疸要药，无论阴黄、阳黄均可配伍应用。金钱草既可除湿退黄治肝胆湿热之证，又善利尿通淋、排除结石，为治石淋要药；且能解毒消肿，可治痈疮肿毒、毒蛇咬伤。

目标检测

一、选择题

(一)单项选择题

1.利水渗湿的味多(　　)。

A.甘淡　　B.苦咸　　C.甘苦　　D.酸甘

2.下列哪一项不是茯苓的适应证(　　)。

A.水肿　　B.肺气虚证　　C.心悸、失眠　　D.脾虚诸证

3.茯苓的药用部位是(　　)。

A.块根　　B.菌核　　C.果实　　D.花蕾

4.为治黄疸要药的是(　　)。

A.川木通　　B.黄柏　　C.金钱草　　D.茵陈

5.治石淋的要药是(　　)。

A.滑石　　B.海金沙　　C.金钱草　　D.石韦

6.既善利水渗湿，又能泄肾与膀胱之热的是(　　)。

A.猪苓　　B.知母　　C.黄柏　　D.泽泻

7.既能治石淋、热淋,又能退黄疸的是(　　)。

A.海金沙　　B.茵陈　　C.金钱草　　D.通草

8.甘补淡渗,性平作用缓和,可用治寒热虚实各种水肿的是(　　)。

A.薏苡仁　　B.茯苓　　C.通草　　D.滑石

9.上能清心火,下能利湿热的是(　　)。

A.玉米须　　B.车前子　　C.石韦　　D.川木通

10.既能利水渗湿,又能健脾的一组药物是(　　)。

A.茯苓、猪苓　　B.茯苓、薏苡仁　　C.猪苓、泽泻　　D.猪苓、薏苡仁

(二)多项选择题

1.茯苓的功效包括(　　)。

A.利尿通淋　　B.利水渗湿　　C.健脾补中

D.利湿退黄　　E.宁心安神

2.车前子的适应证包括(　　)。

A.湿热淋证　　B.脾虚泄泻　　C.水湿泄泻

D.目赤涩痛　　E.痰热咳嗽

3.金钱草的功效包括(　　)。

A.凉血止血　　B.利湿退黄　　C.利尿通淋

D.解毒消肿　　E.活血定痛

4.薏苡仁的功效包括(　　)。

A.健脾止泻　　B.利水渗湿　　C.清热解毒

D.清热排脓　　E.除痹

5.入汤剂宜包煎的是(　　)。

A.滑石粉　　B.冬葵子　　C.海金沙

D.通草　　E.车前子

6.茯苓与薏苡仁共同的功用是(　　)。

A.湿痹　　B.水肿　　C.肺痈

D.心悸失眠　　E.脾虚诸证

二、简答题

1.简述利水渗湿药的性能特点和使用注意。

2.比较茯苓与猪苓、车前子与滑石、茵陈与金钱草功效主治的异同。

三、分析题

张某,男,25岁。两天前因喝酒后,出现尿频尿急,尿时疼痛,淋漓不畅,今日尿色浑赤,伴小腹急满,口燥咽干,舌红苔黄腻,脉滑数。

请结合中医药理论分析该患者应选用的药物。

第 15 章　温里药

学习目标

掌握附子、干姜、肉桂的功效与应用、用法用量及使用注意。

熟悉温里药的含义、功效、适应范围、使用注意及性能特点；丁香、吴茱萸的性状识别、功效与应用、特殊用法用量及使用注意。

了解简表中高良姜等其他温里药的功效与应用。

知识点

温里药的含义、功用、适应范围、使用注意。常用品种性状识别、功效与应用、用法用量等。

案例导入

某院 2007 年 12 月至 2008 年 2 月收治的 68 例功能性腹痛病人，经中医辨证属寒邪侵袭，气血瘀滞证。治疗方法：自拟益气温中散寒汤。处方：红参 15 g，炙黄芪 30 g，白术、肉桂、干姜、木香、炙甘草、大枣各 10 g，炒杭白芍 20 g。每日 1 剂，14 d 为 1 个疗程，1~3 个疗程后统计疗效。结果：经数理统计比较，自拟益气温中散寒汤治疗后，总有效率为 94%。（高耀月. 自拟益气温中散寒汤治疗功能性腹痛疗效观察[J]. 中国社区医师：医学专业，2012，14(10)：220.）

提问：1. 试分析方中肉桂、干姜有什么功用？

2. 肉桂、干姜的性状识别要点是什么？

3. 温里药的代表药有哪些？

以温里祛寒为主要功效，用于治疗里寒证的药物，称为温里药，又称祛寒药。

温里药多味辛性温热，以其辛散温通、偏走脏腑而能温里散寒、温经止痛，个别药物还能助阳、回阳，故可治疗里寒证。

本类药主入脾胃二经，或分别兼入肾、心、肝、肺经。本类药物因其主要归经之不同而分别具有温中散寒，温肾助阳，回阳救逆，以及温阳通脉，温肺化饮，温肝散寒，散寒止痛等功效。适用于寒邪内侵，脾阳被困所致之脘腹冷痛，呕吐泄泻；肾阳衰弱，阴寒内盛所致之畏寒肢冷，面色苍白，小便清长；亡阳，厥逆证；胸阳痹阻，胸痹心痛，心悸气短；肺寒停饮，喘咳痰鸣；寒凝肝脉，痛经、寒疝腹痛、少腹冷痛等证。

使用温里药时，应注意：①本类药物多辛温燥烈，易于伤津耗液，凡属热证及阴虚者应忌用或慎用。②孕妇及气候炎热时慎用。

附子《神农本草经》

附子为毛茛科植物乌头 *Aconitum carmichaelii* Debx.的子根的加工品。6月下旬至8月上旬采挖,除去母根、须根及泥沙,习称"泥附子"。泥附子常加工成盐附子、黑顺片、白附片几种商品规格。盐附子呈圆锥形,表面灰黑色,被盐霜,顶端有凹陷的芽痕,周围有瘤状突起的支根或支根痕。体重,横切面灰褐色,可见充满盐霜的小空隙和多角形形成层环纹。气微,味咸而麻,刺舌。黑顺片为纵切片,上宽下窄,外皮黑褐色,切面暗黄色,油润具光泽,半透明状,并有纵向导管束。质硬而脆,断面角质样。气微,味淡。白附片无外皮,黄白色,半透明。主产于四川、陕西等地。

> **课堂活动**
>
> 附子为有毒之品,如何应用以保证临床用药的安全?

【性味归经】辛、甘,大热;有毒。归心、肾、脾经。

【功效与应用】

①回阳救逆　用于亡阳证。本品辛甘大热,属纯阳燥热之品,为回阳救逆之要药。治久病阳衰,或阴寒内盛,或大吐、大泻、大汗所致的四肢逆冷、脉微欲绝,与干姜、甘草同用,如四逆汤;治元气大亏,阳气暴脱所致的汗出黏冷、四肢不温、呼吸微弱、脉微欲绝者,常与人参同用,以回阳固脱,如参附汤。

②补火助阳　用于阳虚证。本品能上助心阳、中温脾阳、下助肾阳,凡心肾脾等多种阳虚证皆可选用。治肾阳不足,命门火衰所致的形寒肢冷、腰膝酸软、夜尿频多、阳痿、宫冷,常与肉桂、杜仲、山药等同用,如右归丸;治脾肾阳虚,寒湿内盛的脘腹冷痛、大便溏泄,与人参、白术、干姜同用,如附子理中汤;治心阳虚衰,胸阳痹阻之胸痹心痛、心悸气短,可与人参、桂枝等配伍。

③散寒止痛　用于寒湿痹痛。本品有较强的散寒止痛作用。治阳虚寒湿内侵,背寒身痛,可与人参、白术、白芍同用,如附子汤;治风湿日久,肢体疼痛肿大,可与桂枝、防风等同用,如桂枝芍药知母汤。

【用法用量】煎服,3~15 g,先煎,久煎。

【使用注意】①本品辛热燥烈,凡阴虚阳亢及孕妇慎用。②不宜与半夏、瓜蒌、瓜蒌子、瓜蒌皮、天花粉、川贝母、浙贝母、平贝母、伊贝母、湖北贝母、白蔹、白及同用。③因有毒,内服须经炮制,并注意用量和煎煮方法,以免中毒。

知识拓展

附子有毒,内服不慎可引起中毒。中毒症状多在服药后10 min至2 h出现,轻者,口、舌及全身发麻,恶心呕吐,胸部有重压感,呼吸紧迫;中度者,烦躁汗出,面色苍白,皮肤发冷,四肢抽搐,呼吸困难,血压下降,心律紊乱;重度者,口唇指端发绀,神志不清或昏迷,以至循环或呼吸衰竭而死亡。

轻度中毒者,可用绿豆60 g,黄连6 g,甘草15 g,生姜15 g,红糖适量,水煎服或鼻饲解救;还可用蜂蜜50~120 g,用凉开水冲服;严重中毒者,用大剂量阿托品解救。

干姜《神农本草经》

干姜为姜科植物姜 *Zingiber officinale* Rosc.的干燥根茎。呈扁平块状，具指状分枝。表面灰黄色或浅灰棕色，粗糙，具纵皱纹和明显的环节。质坚实，断面黄白色或灰白色，内皮层环纹明显，维管束及黄色油点散在。气香、特异，味辛辣。我国各地均产。生用。

【性味归经】辛，热。归脾、胃、肾、心、肺经。

【功效与应用】

①温中散寒　用于脘腹冷痛、寒呕、冷泻。本品辛热燥烈，主入脾胃经，长于温散中焦寒邪、健运脾阳。治脾胃虚寒，脘腹冷痛，呕吐泄泻，常与人参、白术、炙甘草同用，如理中汤；治胃寒呕吐，常与高良姜配伍，如二姜丸。

②回阳通脉　用于亡阳证。本品能温心回阳以通脉。治心肾阳衰，阴寒内盛或大吐大泻，阳气衰竭所致的亡阳厥逆，脉微欲绝，常与附子相须为用，如四逆汤。

③温肺化饮　用于寒饮咳喘。本品温肺化饮之力较强。治寒痰水饮迫肺所致的咳嗽、气喘、形寒背冷，常与麻黄、桂枝、细辛等同用，如小青龙汤。

【用法用量】煎服，3～10 g。

肉桂《神农本草经》

肉桂为樟科植物肉桂 *Cinnamomum cassia* Presl 的干燥树皮。呈槽状或卷筒状。外表面灰棕色，有不规则的细皱纹和横向突起的皮孔；内表面红棕色，划之显油痕。质硬而脆，易折断，断面不平坦，外层棕色较粗糙，内层红棕色而油润，两层间有 1 条黄棕色的线纹。气香浓烈，味甜、辣。主产于广东、广西、云南、福建等地。切片，生用。

> **课堂活动**
> 肉桂和桂枝有何异同？

【性味归经】辛、甘，大热。归肾、脾、心、肝经。

【功效与应用】

①补火助阳　用于肾阳虚证。本品辛甘大热，补火助阳，为治命门火衰之要药。治肾阳不足，命门火衰的阳痿宫冷、腰膝冷痛、夜尿频多、滑精早泄等，常与鹿角胶、菟丝子、附子等同用，如右归丸。

②引火归元　用于虚阳上浮证。治下元虚冷，虚阳上浮之面赤、虚喘、汗出、心悸，常与山茱萸、人参、牡蛎等同用，以引火归元。

③散寒止痛　用于寒凝血滞的脘腹冷痛、寒疝作痛等。本品甘热助阳以补虚，辛热散寒以止痛。治寒邪内侵或脾胃虚寒所致脘腹冷痛、呕吐、泄泻，可与附子、高良姜等同用；治肾阳衰弱，脾胃虚寒的脘腹冷痛，呕吐泄泻，四肢厥冷，常与附子、人参、白术同用，如附子理中丸。

④温通经脉　用于经闭、痛经。对于冲任虚寒，寒凝血滞引起的痛经、闭经，常与川芎、当归、蒲黄等同用，如少腹逐瘀汤。

【用法用量】煎服，1～5 g。

【使用注意】①本品辛热，耗阴动血，阴虚火旺，血热出血者忌用；②孕妇慎用；③不宜与赤石脂同用。

知识链接

肉桂可加工成不同的规格。①桂通(官桂):剥取栽培5~6年的幼树干皮和粗枝皮、老树枝皮,不经压制,自然卷成筒状。②企边桂:剥取生长10年以上的肉桂树干皮,两端削成斜面,突出桂心,夹在木制的凹凸板内,压成两侧向内卷曲的浅槽状。③板桂:剥取老年肉桂树近地面的干皮,夹在木制的桂夹内,晒至九成干时取出,纵横堆叠,加压,约1个月后即完全干燥。④桂碎:在肉桂加工过程中的碎块。

丁香《药性论》

丁香为桃金娘科植物丁香 *Eugenia caryophyllata* Thunb.的干燥花蕾。当花蕾由绿色转红时采摘,晒干。呈研棒状,花冠圆球形,花瓣4,覆瓦状抱合,棕褐色或褐黄色,萼筒圆柱状,略扁,上部有4枚三角状的萼片,十字状分开。质坚实,富油性。气芳香浓烈,味辛辣、有麻舌感。主产于坦桑尼亚、马来西亚、印度尼西亚等国;我国海南、广东、广西等地有栽培。生用。

【性味归经】辛,温。归脾、胃、肺、肾经。

【功效与应用】

①温中降逆　用于胃寒呕吐、呃逆。本品为治胃寒呕逆之要药。治胃寒呃逆,常与柿蒂、人参、生姜同用,如丁香柿蒂散;治脾胃虚寒,吐泻食少,常与砂仁、白术等同用,如丁香散;治胃寒脘腹冷痛,与高良姜、小茴香、甘草同用,如丁香止痛散。

②补肾助阳　用于肾虚阳痿。本品能补肾助阳。治肾阳虚衰之阳痿、腰膝酸痛,常与淫羊藿、巴戟天、附子等配伍。

【用法用量】煎服,1~3 g,内服或研末外敷。

【使用注意】不宜与郁金同用。

【附药】母丁香　为丁香的近成熟果实,又名鸡舌香。性味功效与公丁香相似,但气味较淡,功力较逊。用法用量与公丁香同。

吴茱萸《神农本草经》

吴茱萸为芸香科植物吴茱萸 *Euodia rutaecarpa* (Juss.) Benth.、石虎 *E. rutaecarpa* (Juss.) Benth. var. *officinalis* (Dode) Huang 或疏毛吴茱萸 *E. rutaecarpa* (Juss.) Benth. var. *bodinieri* (Dode) Huang 的干燥近成熟果实。呈球形或略呈五角状扁球形,表面暗黄绿色至褐色,粗糙,有多数点状突起或凹下的油点。顶端有五角星状的裂隙,基部残留有黄色茸毛的果梗。质硬而脆。气芳香浓郁,味辛辣而苦。主产于贵州、广西、湖南、云南等地。生用或炒制用。

【性味归经】辛、苦,热;有小毒。归肝、脾、胃、肾经。

【功效与应用】

①散寒止痛　用于寒凝疼痛证。本品为治肝寒气滞诸痛之要药。治冲任虚寒,瘀血阻滞之痛经,常与当归、川芎、桂枝等同用,如温经汤;治寒凝肝经,疝气疼痛,与小茴香、川楝子、木香同用,如导气汤;治肝郁胃寒,或中焦虚寒,脘腹冷痛,常与砂仁、高良姜、丁香等配伍;治中焦虚寒,肝气上逆的厥阴头痛,常与生姜等同用。对于寒湿外侵,脚气肿痛,常与槟榔、木瓜、

紫苏等配伍。

②降逆止呕　用于胃寒呕吐证。本品具有温中止呕之功,适用于胃寒呕吐、呃逆之证。与人参、大枣、生姜同用,如吴茱萸汤;治肝经火旺,横逆犯胃之胁肋疼痛、呕吐吞酸,与黄连同用,即左金丸。

③助阳止泻　用于虚寒泄泻。治脾肾阳虚之五更泻,与补骨脂、肉豆蔻、五味子同用,如四神丸。

【用法用量】煎服,2~5 g。外用适量。

【使用注意】本品辛热燥烈,易耗气动火,故不宜多用、久服。

表 15.1　其他温里药简表

药　名	性味、归经、入药部位	功效与应用	用法用量
高良姜	辛,热;归脾、胃经;根茎	温胃止呕,散寒止痛。用于脘腹冷痛,胃寒呕吐,嗳气吞酸	3~6 g
小茴香	辛,温;归肝、肾、脾、胃经;成熟果实	散寒止痛,理气和胃。用于寒疝腹痛,睾丸偏坠,痛经,少腹冷痛,脘腹胀痛,食少吐泻	3~6 g
八角茴香	辛,温;归肝、肾、脾、胃经;成熟果实	温阳散寒,理气止痛。用于寒疝腹痛,肾虚腰痛,胃寒呕吐,脘腹冷痛	3~6 g
荜茇	辛,热;归胃、大肠经;近成熟或成熟果穗	温中散寒,下气止痛。用于脘腹冷痛,呕吐,泄泻,寒凝气滞,胸痹心痛,头痛,牙痛	1~3 g,外用适量,研末塞龋齿中
荜澄茄	辛,温;归脾、胃、肾、膀胱经;成熟果实	温中散寒,行气止痛。用于胃寒呕逆,脘腹冷痛,寒疝腹痛,寒湿郁滞,小便浑浊	1~3 g
花椒	辛,温;归脾、胃、肾经;成熟果皮	温中止痛,杀虫止痒。用于脘腹冷痛,呕吐泄泻,虫积腹痛;外治湿疹,阴痒	3~6 g
胡椒	辛,热;归胃、大肠经;近成熟或成熟果实	温中散寒,下气,消痰。腹痛泄泻,食欲不振,癫痫痰多	0.6~1.5 g,研粉吞服

小　结

(一)性状

附子为川乌子根的加工品,盐附子呈圆锥形,横切面可见充满盐霜的小空隙和多角形形成层环纹;黑顺片外皮黑褐色,切面暗黄色,油润具光泽,半透明状,并有纵向导管束;白附片无外皮,黄白色,半透明。干姜表面灰黄色或浅灰棕色,粗糙,具纵皱纹和明显的环节,味辛辣。肉桂内表面红棕色,划之显油痕,断面有1条黄棕色的线纹,气香浓烈,味甜、辣。丁香呈研棒状,气芳香浓烈,味辛辣、有麻舌感。吴茱萸呈球形或略呈五角状扁球形,气芳香浓郁,味辛辣而苦。

(二)功效

附子、肉桂,两药均为辛甘性热之药,能补火助阳、散寒止痛,可用于治各种阳虚证,以及脾胃、经脉受寒的各种病症。但附子大热有毒,长于回阳救逆,为治亡阳证之要药。

肉桂以温补命门火为主,又能引火归元,善治下元虚冷诸证及虚阳上浮的面赤、虚喘等;且长于温经通脉,常用于寒凝血瘀及气血虚寒之证。

附子、干姜,均有回阳救逆、温中散寒之功,可用治亡阳证及脾胃寒证。但附子大热有毒,能上助心阳、中温脾阳、下助肾阳,其回阳救逆之功大于干姜,为回阳救逆之要药,又可补火助阳,用治各种阳虚证,还能散寒止痛,为治风寒湿痹常用之品。干姜辛热,能散寒止痛,用于脾胃受寒之脘腹冷痛、呕吐泄泻等证;并能温肺化饮,用治寒饮咳嗽。

吴茱萸辛热,入肝经,善散肝经之寒邪,治寒疝腹痛、厥阴头痛、寒湿脚气肿痛,为治寒滞肝脉诸痛之要药;又可疏肝下气降逆,治肝火犯胃、呕吐吞酸;并能助阳止泻,治脾肾阳虚,五更泄泻。

肉桂、桂枝,二者同源,性味与归经相似,均可温助阳气、温经通脉、散寒止痛,主治各种阳虚证及寒凝血瘀、寒痹等里寒证。但肉桂甘温性大热,长于温里散寒,并能补火助阳,温中止痛,且下行补肾阳,又可引火归元,常用治下元虚冷。桂枝气味轻薄,善祛外寒,有发汗解表之功,常用于风寒表证;又可助阳化气,用治水湿内停之痰饮、心悸等证。

目标检测

一、选择题

(一)单项选择题

1.被称为回阳救逆第一品药的是(　　)。

A.干姜　　B.附子　　C.丁香　　D.吴茱萸

2.温里药的性味大多是(　　)。

A.苦甘温　　B.苦温　　C.辛甘温　　D.辛温

3.附子的药用部位是(　　)。

A.主根　　B.子根　　C.果实　　D.根茎

4.附子的性味是(　　)。

A.辛苦热　　B.辛苦温　　C.辛大热　　D.苦咸大热

5.附子用治亡阳证,常与哪药相须为用(　　)。

A.肉桂　　B.丁香　　C.吴茱萸　　D.干姜

6.既能补火助阳,又能散寒止痛、温通经脉的是(　　)。

A.肉桂　　B.吴茱萸　　C.小茴香　　D.高良姜

7.治肝寒气滞诸痛之要药是(　　)。

A.荜茇　　B.肉桂　　C.吴茱萸　　D.干姜

8.治胃寒呕逆之要药的是(　　)。

A.高良姜　　B.丁香　　C.肉桂　　D.胡椒

9.关于附子的使用,不正确的是(　　)。

A.不宜久煎　　B.孕妇慎用

C.不宜与瓜蒌、半夏同用　　D.入汤剂宜先煎30~60 min

10.能引火归元的是(　　)。

A.干姜　　B.肉桂　　C.吴茱萸　　D.附子

(二)多项选择题

1.附子可用于治(　　)。

A.亡阳证　　B.脾阳不足　　C.脾肾阳虚

D.心阳衰弱　　E.寒湿痹痛

2.哪种情况应慎用温里药(　　)。

A.阴虚火旺者　　B.气候炎热时　　C.实热证

D.衄血病人　　E.孕妇

3.吴茱萸的功效是(　　)。

A.行气止痛　　B.散寒止痛　　C.健脾止泻

D.助阳止泻　　E.降逆止呕

4.肉桂的功效是(　　)。

A.温胃止呕　　B.温通经脉　　C.引火归元

D.补火助阳　　E.散寒止痛

二、简答题

1.简述温里药的性能特点和使用注意。

2.简述附子、肉桂的性状要点。

3.比较附子与干姜、附子与肉桂功效主治的异同。

三、分析题

张某,男,40岁。症见上腹部隐隐作痛,脘部觉凉,喜温喜按,空腹时痛甚,进食后可缓解,面色萎黄,神疲乏力,四肢欠温,大便溏薄,舌质淡,苔薄,脉象细。请结合中医药理论分析该患者应选用的药物。

第 16 章　理气药

学习目标

掌握陈皮、枳实、木香、香附的功效与应用、用法用量及使用注意。

熟悉理气药的含义、功效、适应范围、使用注意及性能特点；青皮、沉香、檀香、川楝子的性状识别、功效与应用、特殊用法用量及使用注意。

了解简表中乌药等其他理气药的功效与应用。

知识点

理气药的含义、功用、适应范围、使用注意。常用品种性状识别、功效与应用、用法用量等。

案例导入

某病区自 2009 年 7 月至 2011 年 12 月收治的 40 例胃痛病人，经中医辨证属气滞型胃痛。治疗方法：自拟疏肝理气止痛汤。药物组成：柴胡 20 g，香附 15 g，郁金 10 g，枳壳 10 g，川楝子 10 g，白芍 10 g，陈皮 10 g，厚朴 10 g，旋覆花 10 g，炙甘草 6 g。1 剂/d，水煎服，分早晚两次服用。2 周为 1 个疗程，观察 2 个疗程后判定疗效。结果：经数理统计比较，经疏肝理气止痛汤治疗后，总有效率为 95.0%。（林桂廷.自拟疏肝理气止痛汤治疗气滞胃痛 40 例临床疗效观察[J].中医临床研究，2013，5(3)：65-66.）

提问：1.试分析方中香附、枳壳、陈皮、川楝子有什么功用？

2.香附、枳壳、川楝子的性状识别要点是什么？

3.理气药的代表药有哪些？

以疏畅气机为主要功效，常用以治疗气滞证或气逆证的药物称理气药，也称行气药，行气力强者又称破气药。

本类药多为辛温芳香之品，多归脾胃经；部分药物还能行气疏肝，可归肝经；少数药物兼能宣降肺气，还可归肺经。

使用理气药时，应注意：①本类药物多辛温香燥，易耗气伤阴，气阴不足者慎用。②作用峻猛的破气药易耗气伤胎，孕妇慎用。③行气药多含挥发性成分，入汤剂一般不宜久煎，以免影响疗效。

陈皮《神农本草经》

陈皮为芸香科植物橘 *Citrus reticulata* Blanco 及其栽培变种的干燥成熟果皮。药材分为

"陈皮"和"广陈皮"。采摘成熟果实,剥取果皮,晒干或低温干燥。陈皮常剥成数瓣,基部相连,有的呈不规则的片状。外表面橙红色或红棕色,有细皱纹和凹下的点状油室;内表面浅黄白色,粗糙。质稍硬而脆。气香,味辛、苦。广陈皮常3瓣相连,形状整齐,厚度均匀,点状油室较大,对光照视,透明清晰。质较柔软。主产于广东、福建、四川、江苏等地。切丝生用。

【性味归经】苦、辛,温。归肺、脾经。

【功效与应用】

①理气健脾　用于脾胃气滞证。本品长于行脾胃之气,兼能降逆止呕,燥湿健脾,治脾胃气滞呕恶及湿阻气滞者尤宜。治中焦气滞,胃失和降,恶心呕吐,宜与半夏、生姜、竹茹等配伍;治湿浊中阻,脾胃气滞,脘腹胀满,常与苍术、厚朴等同用,如平胃散;治脾虚气滞,脘腹胀满,常与人参、茯苓、白术等配伍,如异功散;治肝气乘脾,腹痛泄泻,常与白术、白芍、防风配伍,如痛泻要方。

②燥湿化痰　用于湿痰、寒痰咳嗽。本品辛散温通,能行能降,既能燥湿化痰,又能宣降肺气。治痰湿壅滞,咳嗽痰多、胸闷呕恶,常与半夏、茯苓等同用,如二陈汤;治寒痰咳嗽,痰多清稀,常与干姜、细辛等配伍。

【用法用量】煎服,3~10 g。

【附药】橘红　为橘及其栽培变种的干燥外层果皮。性味辛、苦,温,散寒、燥湿、利气、化痰。用于风寒咳嗽,喉痒痰多,食积伤酒,呕恶痞闷。用量3~9 g。

橘核　为橘及其栽培变种的干燥成熟种子。性味苦,平,行气散结止痛。用于疝气、睾丸肿痛,乳房结块。用量3~10 g。

橘络　为橘及其栽培变种的中果皮及内果皮之间的维管束群。性味甘、苦,平,行气通络,化痰止咳。用于痰滞经络之胸胁作痛、咳嗽。用量3~5 g。

橘叶　为橘及其栽培变种的干燥叶。性叶辛、苦,平,疏肝行气,散结消肿。用于胁肋作痛,乳痈,乳房结块及癥瘕。用量6~10 g。

知识拓展

习惯认为新鲜陈皮味较辛辣,气较燥烈,放置陈久后,气味缓和,行而不峻,温而不燥,其质量为优,故名陈皮。

陈皮以广东新会所产的为佳品,奉为道地药材,又称为广陈皮或新会皮。传统按其规格质量分为头红、极红、苏红、二红、拣红、青皮6种货式。地方标准《新会陈皮》中规定,按采收时期可分为柑青皮、微红皮和大红皮3种货式。从果顶正三瓣开皮,留果蒂部相连,反皮,自然晒干和自然贮存,这种习惯做的新会陈皮用于药材,已成为国家颁布的标准要求。

青皮《本草图经》

青皮为芸香科植物橘 *Citrus reticulata* Blanco 及其栽培变种的干燥幼果或未成熟果实的果皮。5—6月收集自落的幼果,晒干,习称"个青皮";7—8月采收未成熟的果实,在果皮上纵剖成4瓣至基部,除尽瓤瓣,晒干,习称"四花青皮"。四花青皮是将果皮剖成4裂片,外表面灰绿色或黑绿色，密生多数油室；内表面类白色或黄白色，质稍硬，断面外缘有油室1~2列。气香，味苦、辛。个青皮呈类球形，表面灰绿色或黑绿色，有细密凹下的油室，顶端有稍突起的柱基。质硬。气清香，味酸、苦、辛。主产于山东、浙江等地。生用或醋炙用。

课堂活动

陈皮和青皮有何异同？

【性味归经】苦、辛，温。归肝、胆、胃经。

【功效与应用】

①疏肝破气　用于肝气郁滞证。本品药性峻烈，长于破气散结。若肝气郁结，胁肋胀痛，常与柴胡、香附、郁金等配伍；治乳房胀痛或结块，常与浙贝母、柴胡等配伍；治肝寒气滞，疝气疼痛、痛经，常与乌药、木香、小茴香等同用，如天台乌药散。

②消积化滞　用于食积腹痛。治食积气滞，脘腹胀痛，常与山楂、神曲、麦芽等配伍；治湿热积滞，腹满胀痛，可与大黄、木香、槟榔等同用，如木香槟榔丸。

【用法用量】煎服，3~10 g。醋炙后疏肝止痛力增强。

枳实《神农本草经》

枳实为芸香科植物酸橙 *Citrus aurantium* L.及其栽培变种或甜橙 *Citrus sinensis* Osbeck 的干燥幼果。呈半球形，外果皮黑绿色或棕褐色，具颗粒状突起和皱纹。切面中果皮略隆起，黄白色或黄褐色，边缘有1~2列油室，瓤囊棕褐色。质坚硬。气清香，味苦、微酸。主产于江西、四川、湖北、贵州等地。生用或麸炒用。

【性味归经】苦、辛、酸，微寒。归脾、胃经。

【功效与应用】

①破气消积　用于胃肠气滞证。本品辛散苦降，善行中焦之气，能破气散结，消除痞满，为破气消痞之要药。治脾虚食积，胸脘痞满，可与白术同用，如枳术丸；治湿热食积，脘腹胀痛，下痢泄泻，常与黄连、黄芩、大黄等同用，如枳实导滞丸；治阳明腑实，热结便秘，与大黄、芒硝、厚朴同用，如大承气汤。

②化痰散痞　用于痰阻气滞、胸痹等证。治脾虚痰阻，寒热互结，心下痞满，常与茯苓、半夏、白术等同用，如枳实消痞丸；治痰浊痹阻，胸阳不振，胸痹心痛，常与薤白、厚朴等同用，如枳实薤白桂枝汤。

此外，本品还可用治胃扩张、胃下垂、子宫脱垂、脱肛等脏器下垂之证。可与补气升阳之黄芪、人参、升麻、柴胡等配伍，以增强升提之效。

【用法用量】煎服，3~10 g。大量可用至30 g。麸炒后药性较平和。

【使用注意】孕妇慎用。

【附药】枳壳　为酸橙及其栽培变种的干燥未成熟果实。生用或麸炒用。性味、归经、功用与枳实同，但作用较缓和，长于行气宽中除胀。用法用量与枳实同。孕妇慎用。

木香《神农本草经》

木香为菊科植物木香 *Aucklandia lappa* Decne.的干燥根。呈圆柱形或半圆柱形，表面黄棕色至灰褐色，质坚，不易折断，断面灰褐色至暗褐色，有放射状纹理及散在的褐色点状油室。气香特异，味微苦。主产于云南。生用或煨用。

【性味归经】辛、苦，温。归脾、胃、大肠、三焦、胆经。

【功效与应用】

①行气止痛　用于胸胁、脘腹胀痛，泻痢后重。本品辛散苦降，既能行气调中，疏肝利胆，又能通行大肠之气，使肠道气机通畅。治湿热郁蒸，气机阻滞所致胁肋胀满疼痛，或黄疸，常与茵陈、金钱草、大黄等同用；治湿热泻痢、里急后重者，常与黄连配伍，如香连丸；治大肠湿热积滞，腹满胀痛、泄泻痢疾，常与槟榔、陈皮、大黄等同用，如木香槟榔丸。

②健脾消食　用于脾胃气滞，脘腹胀痛，食积不消，不思饮食。本品辛行苦泄温通，芳香气烈，善通行脾胃之滞气，又能健脾消食，故食积气滞尤宜。治脾虚气滞，脘腹胀痛，食少便溏，常与人参、白术等配伍，如香砂六君子汤；治脾虚食少，兼食积气滞，可配伍砂仁、枳实、白术等，如香砂枳术丸；治肝气郁结，腹胁胀满，常与乌药、香附、枳壳同用，如木香调气散。

【用法用量】煎服，3~6 g。生用行气力强，煨木香行气力缓而偏于实肠止泻。

香附《名医别录》

香附为莎草科植物莎草 *Cyperus rotundus* L.的干燥根茎。多呈纺锤形，有的略弯曲，表面棕褐色或黑褐色，有 6~10 个略隆起的环节，节上有未除净的棕色毛须和须根断痕。质硬。气香，味微苦。主产于山东、浙江等地。生用或醋炙用。

【性味归经】辛、微苦、微甘，平。归肝、脾、三焦经。

【功效与应用】

①疏肝解郁　用于肝郁气滞，胸胁胀痛。本品能疏肝解郁，行气止痛。治肝郁气滞，中焦寒凝之胃脘疼痛，常与高良姜同用，如良附丸；治肝气郁结，胁肋胀痛，常与柴胡、枳壳等配伍，如柴胡疏肝散。

②理气宽中　用于脾胃气滞，胀满疼痛。本品味辛能行，有行气宽中之功，故常用于脾胃气滞证。治脘腹胀痛，吞酸，纳呆，可与砂仁、甘草同用，如快气汤。

③调经止痛　用于月经不调，经闭痛经，乳房胀痛。本品善调畅气机，行气和血，为妇科调经之要药。治气郁血滞，冲任失调，经来腹痛，可单用；治月经不调、痛经，常与柴胡、川芎、当归等同用；治肝郁气滞，乳房胀痛，或结块，常与青皮、瓜蒌皮、柴胡等同用。

【用法用量】煎服，6~10 g。

沉香《名医别录》

沉香为瑞香科植物白木香 *Aquilaria sinensis*（Lour.）Gilg 含有树脂的木材。呈不规则块、片状或盔帽状，有的为小碎块。表面凹凸不平，可见黑褐色树脂与黄白色木部相间的斑纹。质较坚实，断面刺状。气芳香，味苦。主产于海南、广东、广西、台湾等地。锉末或磨粉，生用。

【性味归经】辛、苦，微温。归脾、胃、肾经。

【功效与应用】

①行气止痛　用于胸腹胀闷疼痛。治寒凝气滞，胸腹胀痛，常与乌药、木香、槟榔同用，如沉香四磨汤；治脾胃虚寒，脘腹冷痛，常与肉桂、干姜、附子等同用，如沉香桂附丸。

②温中止呕　用于胃寒呕吐。治寒邪犯胃，呕吐清水，常与胡椒、丁香、陈皮等配伍；治脾胃虚寒，呕呃日久，常与人参、丁香、豆蔻等配伍。

③纳气平喘　用于虚喘证。治下元虚冷、肾不纳气之虚喘证，常与肉豆蔻、附子、补骨脂等同用，如黑锡丹；治上盛下虚之痰饮喘咳，常与紫苏子、半夏、厚朴等同用。

【用法用量】煎服,1~5 g,后下。

檀香《名医别录》

檀香为檀香科植物檀香 *Santalum album* L.树干的干燥心材。为长短不一的圆柱形木段,外表面灰黄色或黄褐色,横截面呈棕黄色,显油迹;棕色年轮明显或不明显,纵向劈开纹理顺直。质坚实,不易折断。气清香,燃烧时香气更浓;味淡,嚼之微有辛辣感。主产于广东、云南、台湾等地。镑片或锯成小段,劈成小碎块。生用。

【性味归经】辛,温。归脾、胃、心、肺经。

【功效与应用】

①行气温中　用于寒凝气滞证。治寒凝气滞,胸痹心痛,常与细辛、高良姜、延胡索等同用,如宽胸丸。

②开胃止痛　用于胃脘冷痛。治胃脘寒痛、呕吐食少,可用本品研末,干姜汤送服,或配沉香、豆蔻、砂仁等同用。

【用法用量】煎服,2~5 g。

川楝子《神农本草经》

川楝子为楝科植物川楝 *MeLia toosendan* Sieb.et Zucc.的干燥成熟果实。冬季果实成熟时采收,除去杂质,干燥。呈类球形,表面金黄色至棕黄色,微有光泽,具深棕色小点。外果皮革质,与果肉间常成空隙,果肉松软,淡黄色,遇水润湿显黏性。果核球形或卵圆形,质坚硬,每室含黑棕色长圆形的种子1粒。气特异,味酸、苦。主产于甘肃、四川、云南等地。用时捣碎,生用或麸炒用。

【性味归经】苦,寒;有小毒。归肝、小肠、膀胱经。

【功效与应用】

①疏肝泄热,行气止痛　用于肝郁化火所致诸痛证。本品苦寒,能清肝火、泻郁热,尤宜于气滞而兼有肝热者,每与延胡索相配,如金铃子散;治肝郁气滞,胁肋胀痛,或肝胃不和,胁腹作痛,常与枳壳、柴胡、白芍等同用;治寒凝肝脉,疝气疼痛,常与吴茱萸、木香、小茴香等同用,如导气汤。

②杀虫　用于虫积腹痛。本品能驱蛔虫,又能行气止痛。治蛔虫腹痛,常与使君子、槟榔等同用。

【用法用量】煎服,5~10 g。外用适量,研末调涂。

【使用注意】本品有小毒,用量不可过大。

表16.1　其他理气药简表

药　名	性味、归经、入药部位	功效与应用	用法用量
薤白	辛、苦,温;归心、肺、胃、大肠经;鳞茎	通阳散结,行气导滞。用于胸痹心痛,脘腹痞满胀痛,泻痢后重	5~10 g
乌药	辛,温;归肺、脾、肾、膀胱经;块根	行气止痛,温肾散寒。用于寒凝气滞,胸腹胀痛,气逆喘急,膀胱虚冷,遗尿尿频,疝气疼痛,经寒腹痛	6~10 g

续表

药名	性味、归经、入药部位	功效与应用	用法用量
香橼	辛、苦、酸,温;归肝、脾、肺经;成熟果实	疏肝理气,宽中,化痰。用于肝胃气滞,胸胁胀痛,脘腹痞满,呕吐噫气,痰多咳嗽	3~10 g
化橘红	辛、苦,温;归肺、脾经;外层果皮	理气宽中,燥湿化痰。用于咳嗽痰多,食积伤酒,呕恶痞闷	3~6 g
佛手	辛、苦、酸,温;归肝、脾、胃、肺经;果实	疏肝理气,和胃止痛,燥湿化痰。用于肝胃气滞,胸胁胀痛,胃脘痞满,食少呕吐,咳嗽痰多	3~10 g
九香虫	咸,温;归肝、脾、肾经;九香虫的干燥虫体	理气止痛,温中助阳。用于胃寒胀痛,肝胃气痛,肾虚阳痿,腰膝酸痛	3~9 g
玫瑰花	甘、微苦,温;归肝、脾经;花蕾	行气解郁,和血,止痛。用于肝胃气痛,食少呕恶,月经不调,跌扑伤痛	3~6 g
荔枝核	甘、微苦,温;归肝、肾经;成熟种子	行气散结,祛寒止痛。用于寒疝腹痛,睾丸肿痛	5~10 g
刀豆	甘,温;归胃、肾经;成熟种子	温中,下气,止呃。用于虚寒呃逆,呕吐	6~9 g
甘松	辛、甘,温;归脾、胃经;根及根茎	理气止痛,开郁醒脾;外用祛湿消肿。用于脘腹胀满,食欲不振,呕吐;外用治牙痛,脚气肿毒	3~6 g。外用适量,泡汤漱口,或煎汤洗脚,或研末敷患处

小 结

(一)性状

陈皮以广陈皮为地道,常3瓣相连,形状整齐,点状油室较大。青皮为幼果或未成熟果实的果皮,收集自落的幼果,晒干,习称"个青皮";采集未成熟的果实,将果皮上纵剖成4瓣至基部,除尽瓤瓣,晒干,习称"四花青皮"。枳实半球形,外果皮黑绿色或暗棕绿色。切面中果皮略隆起,边缘有1~2列油室。木香表面黄棕色至灰褐色,断面灰褐色至暗褐色,有放射状纹理及散在的褐色点状油室,气香特异。沉香呈不规则块、片状或盔帽状,可见黑褐色树脂与黄白色木部相间的斑纹,气芳香。檀香横截面呈棕黄色,显油迹;棕色年轮明显或不明显,纵向劈开纹理顺直,气清香,燃烧时香气更浓。川楝子呈类球形,表面金黄色至棕黄色,具深棕色小点。

(二)功效

陈皮、青皮均有行气的功效,但陈皮作用温和,主要行散脾胃及肺之气滞,广泛用于多种脾胃气滞证;青皮较为峻烈,能破气散结,主要行散肝及脾胃之气滞,主治肝气郁滞诸证,食积气滞腹痛及气滞血瘀,月经失调、癥瘕积聚等。前人有"陈皮主高,青皮主低"之说。此外,陈皮还可燥湿与化痰,常用于湿痰、寒痰咳嗽(及湿阻中焦)等证。

枳实、枳壳来源相同，为芸香科酸橙等的果实，其中幼果为枳实，接近成熟者为枳壳。两药性味功用相似，均苦辛微寒，能行气除痞，化痰消积，用治脾胃气滞证及痰阻胸痞等。但枳实破气作用猛烈，长于破气除痞，消除积滞，为治脾胃气滞证要药，尤宜于食积气滞者。而枳壳性缓，长于行气宽中除胀，用治气滞胸满腹胀者。

木香、香附均能行气止痛，用治气滞腹痛、胁痛。木香香气浓烈，能通行三焦气分，尤善行胃肠滞气，健脾消食，故气滞之脘腹胀痛、泻痢里急后重多用；还能行气健脾，疏泄肝胆而用于湿热郁蒸，气机阻滞之腹痛、黄疸。香附疏肝解郁、行气止痛力强，尚能理气宽中、调经止痛，用于肝郁胁痛、月经不调、痛经、乳房胀痛等。

目标检测

一、选择题

（一）单项选择题

1.理气药的主治病证是（　　）。

A.气滞血瘀证　B.气滞或气逆证　C.食积腹痛证　D.气虚下陷证

2.陈皮的功效是（　　）。

A.理气健脾，消食化积　B.疏肝解郁，燥湿化痰
C.理气宽胸，散寒调中　D.理气健脾，燥湿化痰

3.木香的功效有（　　）。

A.疏肝破气　B.破气消积　C.行气止痛　D.理气宽胸

4.能行气止痛，温中止呕，纳气平喘的是（　　）。

A.香附　B.沉香　C.木香　D.香橼

5.枳实的功效是（　　）。

A.破气消积，化痰除痞　B.破气活血，化痰消积
C.健脾和中，化痰消积　D.疏肝理气，降气化痰

6.川楝子能（　　）。

A.行气止痛，理气化痰　B.理气宽胸，杀虫
C.行气止痛，杀虫　D.行气散结，散寒止痛

7.妇科调经的要药是（　　）。

A.薤白　B.木香　C.陈皮　D.香附

8.陈皮的性味是（　　）。

A.苦、辛，温　B.辛、酸，温　C.苦、酸，平　D.酸、涩，寒

9.理气药的性味多是（　　）。

A.辛平而芳香　B.辛温而芳香　C.苦温而芳香　D.苦凉而芳香

10.有“气病之总司，女科之主帅”之称的是（　　）。

A.丹参　B.香附　C.川芎　D.柴胡

(二) 多项选择题

1.陈皮的主治证有(　　)。
A.脾胃气滞证　B.湿痰咳嗽　C.风痰咳嗽
D.寒痰咳嗽　E.湿热黄疸

2.木香可用于(　　)。
A.脾胃气滞证　B.泻痢里急后重证　C.肝胆气滞之腹痛胁痛证
D.痰阻胸痹证　E.风湿痹痛

3.具有止痛作用的药物是(　　)。
A.木香　B.檀香　C.香附
D.沉香　E.九香虫

4.治疗脾胃气滞证的药物有(　　)。
A.枳实　B.檀香　C.木香
D.陈皮　E.荔枝核

5.具有疏肝作用的药物有(　　)。
A.青皮　B.柴胡　C.川楝子
D.香附　E.薄荷

二、简答题

1.偏理脾胃之气、偏疏肝理气和能降上逆之气的药物有哪些?

2.比较陈皮与青皮、木香与香附功效应用的异同点。

三、分析题

李某,女,38岁。2月前因工作调整不顺心,渐觉咽中如有物阻,咯之不出,吞咽不下,胸中满闷,时呕吐,两胁疼痛,舌苔黄腻,脉弦滑。请结合中医药理论分析该患者应选用的药物。

第 17 章　消食药

学习目标

掌握山楂、麦芽、莱菔子、鸡内金的性状识别要点、功效与应用、用法用量及使用注意。

熟悉消食药的含义、功效、适应范围、使用注意及性能特点。

了解简表中神曲等其他消食药的功效与应用。

知识点

消食药的含义、功用、适应范围、使用注意。常用品种性状识别、功效与应用、用法用量等。

案例导入

某病区收治45例小儿食积病人，经中医辨证属饮食停积脾胃，运化失健证。治疗方法：予保和丸治疗。处方：焦山楂10 g，炒神曲6 g，炒莱菔子6 g，陈皮6 g，半夏6 g，茯苓10 g，连翘6 g。每日1剂，水煎服，每日3次。服法：1岁以内，每次服20 mL，1~2岁，每次服30 mL，2~3岁，每次50 mL，3岁以上，每次服100 mL，同时配合捏脊疗法，14 d统计疗效。结果：经数理统计比较，经保和丸治疗后，总有效率为96%。（杨春梅，禄林，蒋天秀.保和丸结合捏脊治疗小儿食积45例[J].长春中医药大学学报，2010，25(6)：747.）

提问：1.试分析保和丸中山楂、莱菔子有何功用？

2.山楂、莱菔子的性状识别要点是什么？

3.消食药代表药有哪些？

以消导食积，促进消化，用以治疗饮食积滞为主要作用的药物，称为消食药。

消食药性味多甘平，主归脾胃二经，能消食导滞、健运脾胃。主要用于因饮食积滞所引起的脘腹胀闷、嗳腐吞酸、恶心呕吐、不思饮食、大便失常，以及脾胃虚弱之消化不良等证。

使用消食药时，应注意：①本类药物多属渐消缓散之品，适用于病情较缓、积滞不甚者。②部分消食药有耗气之弊，对气虚食滞者当以调养脾胃为主，不宜过用消食药，以免耗伤正气。

山楂《新修本草》

山楂为蔷薇科植物山里红 *Crataegus pinnatifida* Bge. var. *major* N. E. Br.或山楂 *Crataegus pinnatifida* Bge.的干燥成熟果实。外皮红色，具皱纹，有灰白色小斑点。果肉深黄色至浅棕色。中部横切片具5粒浅黄色果核，但核多脱落而中空。气微清香，味酸、微甜。主产于河

课堂活动

"焦三仙"含有哪些药物？生山楂和焦山楂功效有何不同？

南、江苏、安徽、湖北等地。生用或炒用。

【**性味归经**】酸、甘，微温。归脾、胃、肝经。

【**功效与应用**】

①消食健胃　用于各种饮食积滞证。本品酸甘，功善消食化积，为治油腻肉食积滞之要药。单用本品煎服有效，或与神曲、麦芽等配伍，如大山楂丸；治食积气滞腹胀满痛较甚者，可配陈皮、枳实、砂仁等同用。

②行气散瘀　用于产后瘀阻，瘀血痛经。本品活血散瘀作用较为温和，对产后瘀阻腹痛及恶露不尽者，可与香附、红花、当归尾等同用；治瘀血痛经，可单味煎汤饮，可配川芎、当归、益母草等同用。

③化浊降脂　用于高脂血症。本品能化浊降脂，现代单用生山楂或与丹参、葛根等治高脂血症，以及冠心病、高血压病。

【**用法用量**】煎服，9～12 g。大剂量可用至 30 g。生山楂长于消食散瘀；炒山楂长于消食健胃；焦山楂长于消食导滞；山楂炭偏于收涩。

【**附药**】山楂叶　为山里红或山楂的干燥叶。性味酸、平，归肝经，活血化瘀，理气通脉，化浊降脂。用于气滞血瘀，胸痹心痛，胸闷憋气，心悸健忘，眩晕耳鸣以及高脂血症。用量 3～10 g；或泡茶饮。

知识链接

南山楂为同属植物野山楂 *Crataegus cuneata* Sieb.et Zucc.的干燥成熟果实。主产于江苏、浙江、广东、广西等地，多为野生。果实圆球形或扁球形，体型较小，表面棕色至棕红色，有细纹和灰白色小点；气微，味酸、微涩。

1977 年版及 1985 年版的《中国药典》(一部)将其收载在山楂项。因认为南山楂的有机酸含量及含糖量比山楂低，或几乎不存在这两种成分，故 1990 年版药典将南山楂删除。

知识拓展

山楂能增加胃中消化酶的分泌，促进消化，所含脂肪酶可促进脂肪分解，所含多种有机酸能提高蛋白酶的活性，使肉食易被消化。山楂提取物有强心、降血压、增加冠脉流量及抗心律失常作用。山楂总黄酮和三萜酸类均有降压、降血脂和抗动脉粥样硬化作用。

因本品有强心、增加冠脉流量、降血压、降血脂等作用，临床用以治疗冠心病、高血压病、高脂血症等，有一定疗效。

麦芽《药性论》

麦芽为禾本科植物大麦 *Hordeum vulgare* L.的成熟果实经发芽干燥的炮制加工品。呈梭形,表面淡黄色,背面为外稃包围,基部胚根处生出幼芽和须根,幼芽长约 5 mm。须根纤细,质硬,断面白色,粉性。气微,味微甘。我国各地均产。生用或炒黄用。

【性味归经】甘,平。归脾、胃经。

【功效与应用】

①行气消食,健脾开胃　用于食积不消。本品性味甘平,消食化积作用较强,可用于各种食物引起的食积证,尤适于过食米面薯芋之食滞证,可单用本品煎服,也常与山楂、神曲等配伍。如治脾虚食少,食后饱胀,可与党参、白术、陈皮等同用。

> **课堂活动**
>
> 麦芽产生回乳消胀作用,如何使用?

②回乳消胀　用于断乳或乳汁郁积引起的乳房胀痛。单用生麦芽或炒麦芽 120 g 或生、炒麦芽各 60 g,煎服。

此外,本品具升发之性,有一定的疏肝解郁作用,用于肝气郁滞或肝胃不和之胁痛、脘腹痛。

【用法用量】煎服,10~15 g;回乳炒用 60 g。生麦芽健脾和胃,疏肝行气。炒麦芽行气消食回乳。焦麦芽消食化滞。

【使用注意】①哺乳期妇女不宜使用;②本品对乳汁有双向调节作用,小剂量催乳,大剂量回乳。

莱菔子《日华子本草》

莱菔子为十字花科植物萝卜 *Raphanus sativus* L.的干燥成熟种子。呈类卵圆形或椭圆形,稍扁,表面黄棕色、红棕色或灰棕色。一端有深棕色圆形种脐,一侧有数条纵沟。种皮薄而脆,子叶 2 枚,黄白色,有油性。气微,味淡、微苦辛。全国各地均产。生用或炒用,用时捣碎。

【性味归经】辛、甘,平。归肺、脾、胃经。

【功效与应用】

①消食除胀　用于饮食停滞证。本品既能消食和中,又可行气消胀,尤宜于食积气滞所致的脘腹胀满、腹痛等证,常与山楂、神曲、陈皮等配伍,如保和丸;治胃肠气滞而无食积者,可与木香、厚朴等配伍。

②降气化痰　用于痰壅喘咳证。治痰涎壅盛、喘逆上气、胸闷食少之证,常与白芥子、苏子同用,如三子养亲汤。

【用法用量】煎服,5~12 g。生用长于祛痰;炒用长于消食除胀。

【使用注意】①本品辛散耗气,故气虚及无食积、痰滞者慎用;②不宜与人参同用。

鸡内金《神农本草经》

鸡内金为雉科动物家鸡 *Gallus gallus domesticus* Brisson 的干燥沙囊内壁。为不规则卷片,厚约 2 mm。表面黄色、黄绿色或黄褐色,薄而半透明,具明显的条状皱纹。质脆,易碎,断面角质样,有光泽。气微腥,味微苦。生用或炒用。

【性味归经】甘,平。归脾、胃、小肠、膀胱经。

【功效与应用】

①健胃消食　用于饮食积滞、小儿疳积。本品消食作用较佳,并有健脾作用,对食积兼脾虚者尤为适宜。食积较轻者,可单用研末服;若食积较重,可与山楂、麦芽同用;治小儿脾虚疳积,可与人参、白术、使君子等同用。

②涩精止遗　用于肾虚遗尿、遗精。治遗精,可与芡实、菟丝子、莲肉等同用;治遗尿,常与桑螵蛸、覆盆子、益智等同用。临床亦有以本品炒焦研末,黄酒送服治遗精者。

③通淋化石　用于砂石淋证及胆结石。本品有化坚消石之功,治泌尿道结石,常与金钱草、海金沙、车前子等同用;治胆结石,常与金钱草、茵陈等配伍。

【用法用量】煎服,3~10 g。

表 17.1　其他消食药简表

分类	药名	性味、归经、入药部位	功效与应用	用法用量
消食药	神曲	甘、辛,温;归脾、胃经;为面粉和其他药物混合后经发酵而成的加工品	消食和胃。用于饮食积滞证	6~15 g
	谷芽	甘,温;归脾、胃经;成熟果实经发芽干燥的炮制加工品	消食和中,健脾开胃。用于食积不消,腹胀口臭,脾胃虚弱,不饥食少	9~15 g
	鸡矢藤	甘、苦,微寒;归脾、胃、肝、肺经;全草	消食健胃,化痰止咳,清热解毒,止痛。用于饮食积滞,小儿疳积,热痰咳嗽	15~60 g

小结

(一)性状

山楂外皮红色,有灰白色小斑点,味酸、微甜。麦芽基部胚根处生出幼芽和须根,幼芽长约 5 mm。莱菔子呈类卵圆形或椭圆形,子叶 2 枚,有油性。鸡内金薄而半透明,断面角质样,有光泽,气微腥。

(二)功效

山楂、麦芽,均有化食消积之功,用治饮食积滞或脾虚食少、消化不良等证。山楂消食化滞之中,尤长于消油腻肉积;且兼行滞止泻之功,可治伤食泄泻,炒焦用并能止痢;又入肝经以通行气血,可治产后瘀滞腹痛、经闭、痛经,并能化浊降脂。麦芽长于消散,能和胃消食,且疏肝行滞,尤宜于米面薯芋类食滞不化;又能回乳,用于断乳或乳汁郁积引起的乳房胀痛;还兼有疏肝解郁的作用,可治肝郁气滞证。

山楂、莱菔子,两药均有良好的消食化积作用,善治饮食积滞及脾虚食少、消化不良等。其中山楂酸甘微温,尤善消化油腻肉积,治油腻肉食积滞证尤宜。而莱菔子辛甘性平,善行气消胀,多用于食积气滞证;且能降气化痰,用于咳喘痰多、胸闷食少等。

鸡内金功善消食健胃、磨谷消积,适用于诸种食积;兼能化瘀消石,治结石癥块;且能固肾涩精、摄约膀胱以治遗精、遗尿。

目标检测

一、选择题

(一)单项选择题

1.山楂的性味是(　　)。

A.甘,平　B.酸,微温　C.酸、甘,平　D.酸、甘,微温

2.善消化油腻肉食积滞之要药是(　　)。

A.莱菔子　B.山楂　C.麦芽　D.枳实

3.既能消食除胀,又能降气化痰的是(　　)。

A.莱菔子　B.鸡内金　C.谷芽　D.神曲

4.下列除哪一项外,均是麦芽的主治证(　　)。

A.脾虚食少　B.瘀阻痛经　C.米面薯芋食滞证　D.断乳、乳房胀痛

5.下列哪项不是鸡内金的功效?(　　)

A.通淋化石　B.健胃消食　C.行气止痛　D.涩精止遗

(二)多项选择题

1.习称"焦三仙"的药物是指(　　)。

A.焦山楂　B.焦鸡内金　C.焦麦芽

D.焦神曲　E.焦谷芽

2.下列属于平性药物的是(　　)。

A.麦芽　B.薏苡仁　C.猪苓

D.茯苓　E.山楂

二、简答题

1.简述消食药的性能特点和使用注意。

2.简述山楂、鸡内金的性状要点。

3.比较山楂与莱菔子功效主治的异同。

三、分析题

张某,男,48岁。前几天因聚会,暴饮暴食,现症见脘腹胀满,嗳腐吞酸,不欲饮食,舌苔厚腻,脉沉缓。请结合中医药理论分析该患者应选用的药物。

第18章　止血药

学习目标

掌握大蓟、槐花、三七、蒲黄、艾叶、白及的性状识别要点、功效与应用、用法用量及使用注意。

熟悉止血药的含义、功效、适应范围、使用注意及性能特点；小蓟、地榆、茜草、炮姜、仙鹤草的性状识别、功效与应用及使用注意。

了解简表中白茅根等其他止血药的功效与应用。

知识点

止血药的含义、功用、适应范围、使用注意及分类。常用品种性状识别、功效与应用、用法用量等。

案例导入

某院收治的上消化道出血51例病人，经中医辨证属血证范畴。治疗方法：人参三七汤。处方：人参20 g，白芍、仙鹤草、益母草各15 g，蒲黄炭、白及、海螵蛸各10 g，三七末（兑服）3 g。服药至血止后，再继续服5 d以巩固疗效。每日1剂，7 d为1个疗程，1个疗程后统计疗效。结果：经数理统计比较，人参三七汤加减治疗后，总有效率为91.2%。（黄晓燕，黄绍彬.中药治疗上消化道出血51例[J].云南中医中药杂志，2007，28(11)：10-11.）

提问：1.试分析本方中三七、白及、蒲黄有何功用？

2.三七、白及的性状识别要点是什么？

3.止血药分为几类？代表药有哪些？

以制止体内外出血为主要功效，用于治疗出血证的药物，称为止血药。

止血药大多味苦涩或甘，其性寒温有异，均入血分，以归心、肝、脾经为主。止血药以止血为主要功效，主要适用于体内外出血病证，如咯血、咳血、衄血、吐血、便血、尿血、崩漏、紫癜以及外伤出血等。

根据止血药药性寒、温、敛、散之不同特点，可分为凉血止血药、化瘀止血药、收敛止血药和温经止血药四类。使用时，需根据出血证的不同病因和病情，进行合理选择。

使用止血药时，应注意：①多数药物炒炭后药味多苦、涩，可产生或增强止血效力。但有些药物生用或鲜品入药，止血效果更佳，并不宜炒炭入药。②使用止血药不可一味止涩或清泄，使用大剂量收敛止血药或凉血止血药时，可适当加入活血之品以止血不留瘀。③出血过多，气随血脱，单用止血药缓不济急，当峻补元气，益气固脱以救其急。

18.1 凉血止血药

凉血止血药性寒凉,多入血分,能清泄血分之火热而止血。适用于血热妄行之出血证,症见出血量多而色鲜红,伴心烦、口渴、便秘、尿黄、舌红、苔黄、脉数为特点。出血之证,以血热出血为多见,故在止血药中,凉血止血药数量较多,应用也较广。

本类药物因药性寒凉,易凉遏伤阳留瘀,当中病即止,不宜过量久服,原则上不宜用于虚寒性出血。某些药物用鲜品捣汁内服,可增强清热凉血之效,部分药物炒炭后止血作用更强。

大蓟《名医别录》

大蓟为菊科植物蓟 *Cirsium japonicum* Fisch.ex DC.的干燥地上部分。茎呈圆柱形,表面绿褐色或棕褐色,有数条纵棱,被丝状毛。完整叶片展平后呈倒披针形或倒卵状椭圆形,羽状深裂,边缘具不等长的针刺;上表面灰绿色或黄棕色,下表面色较浅,两面均具灰白色丝状毛。头状花序顶生,球形或椭圆形,总苞黄褐色,羽状冠毛灰白色。气微,味淡。主产于安徽、山东、江苏等地。生用或炒炭用。

【性味归经】甘、苦,凉。归心、肝经。

【功效与应用】

①凉血止血　用于血热出血证。本品凉血止血,略有化瘀之力,止血而不留瘀。治血热妄行之吐血、咯血、衄血、尿血、崩漏等,可单用,或配伍小蓟、侧柏叶等同用,如十灰散。

②散瘀解毒消痈　用于痈肿疮毒。治外痈,可单用捣敷或配伍其他清热解毒药内服,尤以鲜品为佳。

【用法用量】煎服,9~15 g。鲜品可用30~60 g;外用适量。

【附药】小蓟　为菊科植物刺儿菜 *Cirsium setosum*(Willd.)MB.的干燥地上部分。茎呈圆柱形,表面灰绿色或带紫色,具纵棱及白色柔毛。叶互生,无柄或有短柄;叶片完整者展平后呈长椭圆形或长圆状披针形,全缘或微齿裂至羽状深裂,齿尖具针刺;上表面绿褐色,下表面灰绿色,两面均具白色柔毛。头状花序单个或数个顶生;总苞钟状,苞片5~8层,黄绿色;花紫红色。全国大部分地区均产。性味归经、功效与应用同大蓟。用量5~12 g。

槐花《日华子本草》

槐花为豆科植物槐 *Sophora japonica* L.的干燥花及花蕾。夏季花开放或花蕾形成时采收。前者习称"槐花",后者习称"槐米"。槐花皱缩而卷曲,花瓣多散落,完整者花萼钟状,黄绿色,花瓣5,黄色或黄白色;气微,味微苦。槐米呈卵形或椭圆形,萼的上方为黄白色未开放的花瓣。体轻,手捻即碎。气微,味微苦涩。主产于辽宁、河北、河南、山东等地。生用或炒用、炒炭用。

【性味归经】苦,微寒。归肝、大肠经。

【功效与应用】

①凉血止血　用于血热出血证,如吐血、衄血、便血、痔疮出血等。本品寒凉而苦降,善清泄大肠火热而凉血止血,尤擅治痔血、便血,常与地榆相须为用,如脏连丸;治吐血、衄血,常与白茅根、仙鹤草等同用。

②清肝泻火　用于肝火上炎之目赤肿痛、头胀头痛等。对肝火上炎之证，可单用本品煎水代茶饮，或配伍夏枯草、菊花同用。现代临床用槐花煎汤代茶饮，治疗高血压属于肝火炽盛者。

【用法用量】煎服，5~10 g。槐花生品长于清肝泻火，清热凉血；炒槐花清热凉血作用减弱，槐花炭偏于收敛止血。

地榆《神农本草经》

地榆为蔷薇科植物地榆 *Sanguisorba officinalis* L.或长叶地榆 *Sanguisorba officinalis* L.var. *longifolia*（Bert.）Yü et Li 的干燥根。后者习称"绵地榆"。地榆呈不规则纺锤形或圆柱形，表面灰褐色至暗棕色，有纵纹；质硬，断面粉红色或淡黄色，木部略呈放射状排列；气微，味微苦涩。绵地榆呈长圆柱形，着生于短粗的根茎上；表面红棕色或棕紫色；质坚韧，断面黄棕色或红棕色，皮部有多数黄白色或黄棕色绵状纤维；气微，味微苦涩。地榆主产于东北、内蒙古等地，绵地榆主产于安徽、浙江等地。生用或炒炭用。

【性味归经】苦、酸、涩，微寒。归肝、大肠经。

【功效与应用】

①凉血止血　用于各种血热出血证。本品性苦寒沉降，长于凉血止血，尤宜于下焦血热所致的便血、痔血、血痢及崩漏。治便血、痔血，常与槐花、栀子同用；治血痢，可与黄连、木香同用；治崩漏，常配地黄、蒲黄等同用。

②解毒敛疮　用于水火烫伤，湿疹，痈肿疮毒。本品既能清火解毒，外用又善收湿敛疮，为治烧烫伤之要药。治烧烫伤，可单用研末，麻油调敷，或与大黄、虎杖同用，或与黄连、冰片同用，可减少渗出，减轻疼痛，促进愈合；治湿疹及皮肤溃烂，可将本品浓煎，纱布浸药外敷，或配煅石膏、枯矾研末，加凡士林调膏外涂；治疮疡，可单用捣敷，或与清热解毒药配伍内服或外用皆宜。

【用法用量】煎服，9~15 g。外用适量，研末涂敷患处。生地榆凉血解毒止血力强，炒炭后，以收敛止血为主。

【使用注意】大面积烧伤，不宜外涂，以防鞣质被大量吸收而引起中毒性肝炎。

18.2　化瘀止血药

化瘀止血药既能止血，又能化瘀，能消散瘀血而止血，适用于因瘀血内阻而血不循经之出血。症见出血血色紫暗或夹有血块，或疼痛部位固定不移，或有包块，舌质紫暗或有紫斑。亦可配伍其他各类止血药，用于各种内外出血证，亦有止血而不留瘀的优点。又因其能化瘀而消肿止痛，亦常用于跌打损伤、瘀滞心腹疼痛、经闭、痛经等多种瘀滞疼痛证。

三七《本草纲目》

三七为五加科植物三七 *Panax notoginseng*（Burk.）F.H.Chen 的干燥根和根茎。支根习称"筋条"，根茎习称"剪口"。主根呈类圆锥形或圆柱形，表面灰褐色或灰黄色，顶端有茎痕，周围有瘤状突起；体重，质坚实，断面灰绿色、黄绿色或灰白色，木部微呈放射状排列；气微，味苦回甜。筋条呈圆柱形或圆锥形。剪口呈不规则的皱缩块状或条状，表面有数个明显的茎痕及环纹，断面中心灰绿色或白色，边缘深绿色或灰色。主产于云南、广西等地。晒干，生用。

【性味归经】甘、微苦，温。归肝、胃经。

【功效与应用】

①散瘀止血　用于体内外各种出血证。本品能止血，又善散瘀止痛，对出血兼有瘀滞者尤为适宜，有“止血不留瘀，化瘀而不伤正”的特点。治咳血、吐血、便血、尿血、衄血、崩漏、外伤出血等，单味内服或外用即可奏效，亦可与花蕊石、血余炭同用，如化血丹。

②消肿定痛　用于跌打损伤，瘀肿疼痛。本品活血消肿定痛力强，为伤科要药。可单味内服或外敷；或配桃仁、红花、骨碎补等同用，如跌打丸。

此外，本品还用治冠心病心绞痛、缺血性脑血管疾病、脑出血后遗症等，均有较好疗效。还对其他多种内科、妇科瘀血证，也有一定疗效。

【用法用量】煎服，3~9 g；研粉吞服，一次 1~3 g。外用适量。

【使用注意】孕妇慎用。

知识链接

三七的等级按每斤(500 g)三七包含的个数，分为一等“20 头”、二等“30 头”、三等“40 头”、四等“60 头”、五等“80 头”、六等“120 头”、七等“160 头”、八等“200 头”、九等“250 头”、十等“300 头”、十一等“无数头”、十二等“筋条”、十三等“绒根”(指三七的须根)等。

三七常见的伪品有：①菊科植物菊三七的根茎，民间习称“土三七”。呈拳形块状，表面灰棕色或棕黄色，全体有瘤状突起；质坚实，断面淡黄色，环纹不明显，皮部与木部不易分离，中心有髓部。②落葵科植物落葵薯的块茎，习称“藤三七”。呈类圆形，珠芽呈不规则的块状；断面粉性，经水煮者角质样；味微甜，嚼之有黏性。③姜科植物蓬莪术、广西莪术，或温郁金的根茎加工品。呈卵形或圆锥形，表面有环节；切面具蜡样光泽，有内皮层环纹；气香，味辛、微苦。

蒲黄《神农本草经》

蒲黄为香蒲科植物水烛香蒲 *Typha angustifolia* L.、东方香蒲 *Typha orientalis* Presl 或同属植物的干燥花粉。为黄色粉末。体轻，放水中则漂浮水面，手捻有滑腻感，易附着手指上。气微，味淡。主产于江苏、浙江、山东、安徽等地。生用或炒炭用。

【性味归经】甘、平。归肝、心包经。

【功效与应用】

①止血　用于各种内外伤出血证。本品性平，既能止血，又可化瘀。对出血证，无论属寒属热皆可应用；对出血而夹瘀者尤宜。治血热出血，可单味冲服，或与大蓟、小蓟、白茅根等同用；治外伤出血，可单味外敷。

课堂活动

比较蒲黄和三七功效的异同。

②化瘀　用于血瘀痛证。本品活血化瘀而止痛，多用于胸、腹瘀

血疼痛证,常与五灵脂相须为用,如失笑散。

③通淋　用于淋证。本品既能利尿通淋,又能化瘀止血,故多用于血淋。治血淋,小便涩痛,常与冬葵子同用,如蒲黄散,或与小蓟、栀子等同用。

现代又用于治疗冠心病心绞痛、高脂血症等。

【用法用量】煎服,5~10 g,包煎。外用适量,研末撒或调敷。止血多炒用,化瘀多生用。

【使用注意】孕妇慎用。

茜草《神农本草经》

茜草为茜草科植物茜草 *Rubia cordifolia* L.的干燥根和根茎。根茎呈结节状,丛生粗细不等的根。根呈圆柱形,表面红棕色或暗棕色,皮部脱落处呈黄红色。质脆,易折断,紫红色,木部宽广,浅黄红色,导管孔多数。气微,味微苦,久嚼刺舌。主产于陕西、江苏、安徽等地。生用或炒炭用。

【性味归经】苦,寒。归肝经。

【功效与应用】

①凉血,止血　用于血热出血证及外伤出血。本品能凉血、止血,尤宜于血热夹瘀所致者之吐血、衄血、崩漏等证。治血热妄行之呕血、吐血、咯血、衄血、尿血等,可与小蓟、侧柏叶、白茅根等烧灰存性,如十灰散;治气虚不摄,冲任虚损,漏下不止者,可配黄芪、地黄、海螵蛸等同用,如安冲汤。

②祛瘀,通经　用于血瘀经闭,风湿痹痛,跌扑肿痛等。本品能祛瘀,通经脉,尤多用于妇科之瘀滞证。治瘀血经闭,可与当归、红花、丹参等同用;治热痹,常与络石藤、秦艽等同用;治跌扑肿痛,常与红花、续断、骨碎补等同用。

【用法用量】煎服,6~10 g。止血宜炒炭用,其他生用或炒用。

18.3　温经止血药

本类药药性温热,既能温通血脉,消散瘀滞、促进血液循经运行,并扶助阳气,统摄血液,而有利于止血,又具独立的止血作用。主要适用于脾阳虚不能统摄血液或冲脉失固之虚寒性出血证,症见出血日久,血色暗淡,且有全身虚寒表现者。本类药物还能温中以止泻、止呕,或温经散寒以调经、止痛等,故可主治多种里寒证。

艾叶《名医别录》

艾叶为菊科植物艾 *Artemisia argyi* Lévl.et Vant.的干燥叶。多皱缩、破碎,有短柄。完整叶片展平后呈卵状椭圆形,羽状深裂,裂片椭圆状披针形,边缘有不规则的粗锯齿;上表面灰绿色或深黄绿色,有稀疏的柔毛和腺点;下表面密生灰白色绒毛。质柔软。气清香,味苦。主产于湖北、山东、安徽、河北等地。生用、捣绒或制炭用。

【性味归经】辛、苦,温;有小毒。归肝、脾、肾经。

【功效与应用】

①温经止血　用于虚寒性出血。本品辛温,能温经脉,暖胞宫。治中阳亏虚,统摄无权之吐血、衄血、便血,可与党参、黄芪、干姜等配伍;治血热出血证,可与地黄、生荷叶、生侧柏叶等

同用,如四生丸。

②散寒止痛　用于下焦虚寒或寒客胞宫所致的月经不调、痛经或宫冷不孕等。本品辛散温热,能温经脉而调经,又有止痛之效。治血虚气滞、下焦虚寒所致的月经不调、痛经,常与吴茱萸、肉桂、当归等同用,如艾附暖宫丸。也可制成艾条,于穴位烧灸,温运气血,通达经络。

③祛湿止痒　用于湿疹瘙痒等证。本品外用能祛湿止痒。治皮肤湿疹瘙痒,可用本品煎汤熏洗。

【用法用量】煎服,3~9 g。外用适量,煎水熏洗、捣敷或捣碎作艾条、艾柱熏灸。醋艾炭温经止血,用于虚寒性出血。

知识拓展

艾灸,是我国古代治疗疾病的重要手段。艾灸疗法约形成于秦汉时期,魏晋时期得到稳步发展,唐宋时期我国艾灸疗法广泛应用于内、外、妇、五官科等疾病,具有温阳补气、祛寒止痛、补虚固脱、消瘀散结等作用。

艾叶以陈旧者为佳,李时珍提到:"凡用艾叶,需用陈旧者,治令细软,谓之熟艾。若生艾,灸火则易伤人肌脉。"现今艾叶制品也有"三年陈""五年陈"之别。

炮姜《珍珠囊》

炮姜为姜科植物姜 *Zingiber officinale* Rosc.的干燥根茎的炮制加工品。呈不规则膨胀的块状,具指状分支。表面棕黑色或棕褐色。质轻泡,断面边缘处显棕黑色,中心棕黄色,细颗粒性,维管束散在。气香、特异,味微辛、辣。主产于四川、贵州等地。

课堂活动

生姜、干姜、炮姜三者在来源和功效上有何异同?

【性味归经】辛,热。归脾、胃、肾经。

【功效与应用】

①温经止血　用于虚寒性出血。本品为治疗脾阳虚、脾不统血之出血证的要药。治血痢不止,可单用本品为末,米饮调服;治冲任虚寒、崩漏下血,常与棕榈炭、乌梅炭等同用;亦可与艾叶炭、侧柏炭同用。

②温中止痛　用于虚寒腹痛、腹泻等。治脾肾阳虚,腹痛久泻,可配炮附子、煨肉豆蔻等同用;治中焦虚寒腹痛,常与高良姜同用,如二姜丸。

【用法用量】煎服,3~9 g。

【使用注意】本品性温助热,凡温热病、阴虚阳盛及血热妄行、月经过多者应忌用。

18.4　收敛止血药

本类药物大多味涩,或为炭类,或质黏,长于收敛止血,且性多平,凉而不寒,广泛用于各种出血证。但本类药物味涩收敛,易留瘀恋邪,故以治疗出血而无明显邪气和血瘀者为宜,且多配伍化瘀止血药或活血化瘀药同用。

白及《神农本草经》

白及为兰科植物白及 *Bletilla striata*（Thunb.）Reichb.f.的干燥块茎。呈不规则扁圆形，多有2~3个爪状分枝。表面灰白色或黄白色，有数圈同心环节和棕色点状须根痕，上面有突起的茎痕，下面有连接另一块茎的痕迹。质坚硬，不易折断，断面类白色，角质样。气微，味苦，嚼之有黏性。主产于贵州、四川、云南等地。生用。

> **课堂活动**
> 白及长于治疗哪些部位的出血？

【性味归经】苦、甘、涩，微寒。归肺、肝、胃经。

【功效与应用】

①收敛止血　用于体内外诸出血证。本品质黏而涩，为收敛止血之要药。长于治肺、胃出血证，常与三七配伍同用，既可加强止血作用，又不致瘀血留滞。治诸内出血证，可单用研末，糯米汤调服，如验方独圣散；治肺络受损之咯血，若属肺阴不足，常配枇杷叶、阿胶等，如白及枇杷丸；若属肺气不足者，配人参、黄芪等益气摄血；治胃出血之吐血、便血，常配乌贼骨，如乌及散；治外伤出血，可研末外撒或水调外敷。

②消肿生肌　用于疮疡肿毒，烫伤及肛裂、手足皲裂等。治疮疡初起者，可与金银花、皂角刺、天花粉等同用，如内消散；若痈肿已溃，久不收口，可研粉外用；治烫伤，可与虎杖同用，能消肿生肌止痛；治手足皲裂、肛裂，可研末外用，麻油调敷，能促进裂口愈合。

【用法用量】煎服，6~15 g；研末吞服3~6 g。外用适量。

【使用注意】不宜与川乌、制川乌、草乌、制草乌、附子同用。

知识拓展

> 白及主要含黏液质，其主要成分为白及甘露聚糖。白及有缩短凝血时间及抑制纤溶作用，具有良好的局部止血效果，对胃黏膜损伤有保护作用，能促进烫伤创面愈合。现代临床用治上消化道出血及肺结核空洞出血，不仅有良好的止血作用，对促进溃疡愈合、结核病灶的吸收、空洞闭合、痰菌转阴等均有效。此外，白及尚有抗肿瘤及抗菌作用。

仙鹤草《滇南本草》

仙鹤草为蔷薇科植物龙芽草 *Agrimonia pilosa* Ledeb.的干燥地上部分。全体被白色柔毛。茎下部圆柱形，红棕色，上部方柱形，四面略凹陷，绿褐色，有纵沟和棱线，有节。单数羽状复叶互生，暗绿色。总状花序细长，花萼下部呈筒状，萼筒上部有钩刺，先端5裂，花瓣黄色。气微，味微苦。全国各地均产。切段生用。

【性味归经】苦、涩，平。归心、肝经。

【功效与应用】

①收敛止血　用于多种出血证。本品味涩性平，善收敛止血，无论属寒属热皆可应用。治咯血、吐血、衄血、便血、崩漏等血热妄行之出血证，配鲜地黄、牡丹皮、侧柏叶等同用；若属虚寒性出血者，可与党参、炮姜、艾叶等同用。

②截疟　用于疟疾。可研末单用，于疟发前2 h吞服，或水煎服。

③止痢　用于泻痢。本品具涩敛之性,兼能补虚,又可止血,故对血痢及久病泻痢尤为适宜,可单用或随证配伍其他药同用。

④解毒　用于痈肿疮毒。本品尚能解毒,可用治痈肿疮毒。可单用或者配伍其他清热解毒药同用。

⑤补虚　用于脱力劳伤。常与大枣同用,或配伍党参、熟地黄、龙眼肉等同用。

【用法用量】煎服,6~12 g。外用适量。

表 18.1　其他止血药简表

分　类	药　名	性味、归经、入药部位	功效与应用	用法用量
凉血止血药	白茅根	甘,寒;归肺、胃、膀胱经;根茎	凉血止血,清热利尿。用于血热吐血,衄血,尿血,热病烦渴,湿热黄疸,水肿尿少,热淋涩痛	9~30 g
	侧柏叶	苦、涩,寒;归肺、肝、脾经;枝梢和叶	凉血止血,化痰止咳,生发乌发。用于吐血,衄血,咯血,便血,崩漏下血,肺热咳嗽,血热脱发,须发早白	6~12 g,外用适量
化瘀止血药	花蕊石	酸、涩,平;归肝经;变质岩类岩石蛇纹大理岩	化瘀止血。用于咯血,吐血,外伤出血,跌扑伤痛	4.5~9 g,多研末服。外用适量
收敛止血药	血余炭	苦,平;归肝、胃经;人发制成的炭化物	收敛止血,化瘀,利尿。用于吐血,咯血,衄血,血淋,尿血,便血,崩漏,外伤出血,小便不利	5~10 g
	棕榈炭	苦、涩,平;归肺、肝、大肠经;叶柄煅炭	收敛止血。用于吐血,衄血,尿血,便血,崩漏	3~9 g
	藕节	甘、涩,平;归肝、肺、胃经;根茎节部	收敛止血,化瘀。用于吐血,咯血,衄血,尿血,崩漏	9~15 g
温经止血药	灶心土	辛,温;归脾、胃、肝经;久经烧柴草熏烧灶底中心的焦黄土	温中止血,温胃止呕,温脾止泻。用于脾气虚寒不能统血之吐血、便血及崩漏,虚寒性呕吐、妊娠恶阻,脾虚久泻	15~30 g,布包先煎

小　结

(一)性状

大蓟叶片羽状深裂,边缘具不等长的针刺。槐花完整者花萼钟状,黄绿色;槐米为槐的花蕾,呈卵形或椭圆形,萼的上方为黄白色未开放的花瓣,体轻,手捻即碎。地榆呈不规则纺锤形或圆柱形,质硬,断面粉红色或淡黄色,木部略呈放射状排列;绵地榆呈长圆柱形,着生于短粗的根茎上,质坚韧,断面黄棕色或红棕色,皮部有多数黄白色或黄棕色绵状纤维。三七主根呈类圆锥形或圆柱形,顶端周围有瘤状突起,体重,质坚实,味苦回甜。蒲黄呈黄色粉末状,体轻,放水中则漂浮于水面,手捻有滑腻感。茜草根茎呈结节状,根呈圆柱形,表面红棕色或暗棕色,断面紫红色,木部宽广,浅黄红色,导管孔多数。艾叶叶片羽状深裂,边缘有不规则的粗锯齿,上表面有稀疏的柔毛和腺点,下表面密生灰白色绒毛,质柔软,气清香。炮姜呈不规则膨胀的块状,具指状分枝,质轻泡,气香、特异。白及呈不规则扁圆形,多有2~3个爪状分枝,断面类白色。仙鹤草全体被白色柔毛。

(二)功效

大蓟味甘性凉,具有凉血止血、散瘀解毒消痈的功效,用于治血热妄行之各类出血证及热毒疮疡。地榆、槐花,均味苦性微寒,有凉血止血之功,用于治血热出血证,且二药善清大肠之火,故尤宜于大肠火盛所致的便血、痔血、血痢等,常相须为用。地榆味酸,兼有收敛之性,止血之功优于槐花;且能解毒敛疮,外用可治烫伤、湿疹及痈疮肿毒。槐花兼有清肝火的功效,用于治肝火上炎之头痛目赤。

三七、蒲黄、茜草,三药均能化瘀止血,有止血不留瘀、化瘀不伤新血之优点,既善治瘀血阻滞而血不归经之出血证,又常用于血瘀经闭、痛经、产后瘀阻、心腹瘀痛及外伤肿痛。其中三七为止血、化瘀、止痛之良药,善治体内外多种出血证,也是治跌打损伤肿痛常用之品,为伤科要药。蒲黄性平,血瘀出血不论寒热均可应用;生用活血化瘀止血,兼能利尿,故常治尿血及血淋;炒炭后偏于收涩止血,故对出血而无明显瘀血者适宜。茜草生用能凉血祛瘀,用于治瘀血阻滞之胸胁痛及经闭、痛经;炒炭后偏于止血祛瘀,对血热夹瘀者尤宜。

艾叶、炮姜二药均有温经止血之功,适用于虚寒性出血证。其中,艾叶长于治疗虚寒性的月经过多、崩漏或妊娠下血;又能散寒湿、理气血,故常用治经寒不调、腹中冷痛等证;还能祛痰止咳平喘,用于治寒性咳喘痰多。此外,将艾叶外用作烧灸原料,可透经络、暖气血。而炮姜长于温脾阳,散中寒,主治脾不统血之虚寒性出血;又能温中止痛、止泻,可用于治中焦虚寒之腹痛、腹泻。

目标检测

一、选择题

(一)单项选择题

1.既能凉血止血,又能散瘀解毒消痈的是(　　)。

A.大蓟、小蓟　　B.大蓟、地榆
C.小蓟、侧柏叶　　D.小蓟、白茅根

2.除哪一项外,均为地榆的适应证(　　)。

A.各种血热性出血证　　B.烫伤　　C.湿疹　　D.淋证

3.性味苦微寒,善清泄大肠火热而凉血止血的是(　　)。

A.地黄　　B.侧柏叶　　C.槐花　　D.血余炭

4.蒲黄的煎煮方法为(　　)。

A.先煎　　B.包煎　　C.后下　　D.冲服

5.茜草的功效是(　　)。

A.凉血,止血,祛瘀,通经 B.凉血止血,安胎

C.化瘀止血,利尿 D.化瘀止血,安胎

6.功能化瘀止血、活血定痛的是(　　)。

A.川芎 B.三七 C.蒲黄 D.续断

7.伤科要药是(　　)。

A.三七 B.地榆 C.续断 D.骨碎补

8.收敛止血之要药是(　　)。

A.蒲黄 B.槐花 C.三七 D.白及

9.功能收敛止血,善治肺胃出血的是(　　)。

A.血余炭 B.藕节 C.白及 D.仙鹤草

10.既能温经止血,又能温中止痛的是(　　)。

A.干姜 B.炮姜 C.生姜 D.灶心土

(二)多项选择题

1.三七的适应证包括(　　)。

A.各种出血证 B.跌打损伤 C.虚寒腹痛

D.热淋涩痛 E.瘀肿疼痛

2.艾叶的功效包括(　　)。

A.温经止血 B.散寒止痛 C.调经安胎

D.祛痰止咳 E.祛湿止痒

3.蒲黄可用于(　　)。

A.用于各种内外伤出血证 B.血瘀痛证 C.胎动不安

D.血淋 E.肺痈

4.具有收敛止血作用的药物为(　　)。

A.侧柏叶 B.白及 C.荆芥

D.三七 E.地榆

二、简答题

1.何谓止血药?简述其作用、适应证及分类。

2.止血药是否都必须炒炭?

3.地榆、槐花、蒲黄、小蓟、三七、艾叶各善治何种出血证?

三、分析题

代某,男,43岁。平素喜饮酒,嗜食辛辣,脘腹胀闷作痛,反复发作3年余,昨天多饮白酒,饭后出现呕吐,血暗红,夹有食物残渣,伴口臭,大便色黑,舌质红,苔黄腻,脉滑数。请结合中医药理论分析该患者应选用的药物。

第 19 章　活血化瘀药

学习目标

掌握川芎、延胡索、丹参、红花、桃仁、益母草、牛膝的性状识别要点、功效与应用、用法用量及使用注意。

熟悉活血化瘀药的含义、功效、适应范围、使用注意；郁金、莪术、水蛭、王不留行性状识别、功效与应用、特殊用法用量及使用注意。

了解简表中乳香等其他活血化瘀药的功效与应用。

知识点

活血化瘀药的含义、功用、适应范围；常用品种的性状识别、功效与应用、用法用量、使用注意等。

案例导入

某病区收治的冠心病心绞痛病人 88 例，经中医辨证为气滞血瘀证。治疗方法：治疗组复方丹参滴丸每次口服 10 粒，3 次/d；对照组复方丹参片组 42 例，每次口服 3 片，3 次/d。两组疗程均为 5 周。结果：经数理统计比较，治疗组有效率为 93%，对照组有效率为 75%，差异有统计学意义。（刘芳.复方丹参滴丸与丹参片治疗冠心病疗效观察.[J] 中国误诊学杂志，2009，9（10）：2332-2333.）

提问：1.为什么复方丹参滴丸和复方丹参片能有效治疗心绞痛？

2.丹参的性状识别要点是什么？

3.活血化瘀药代表药有哪些？

凡以通利血脉，促进血行，消散瘀血为主要功效，用于治疗瘀血病证的药物，称活血化瘀药。其中活血作用较强者，又称破血药。

本类药物味多辛、苦，能散、能行，主归心、肝二经，且均入血分，故能行血活血，使血脉通畅，瘀滞消散，达到活血止痛、活血调经、活血消肿、活血疗伤、活血消痈、破血消癥等作用。适用于一切瘀血阻滞之证，主治范围很广，遍及内、外、妇、儿、伤等各科。依据其作用强弱的不同，有活血行血、活血散瘀、破血逐瘀之分。

根据“气行则血行”的理论，运用活血化瘀药时应与理气药或补气药同用，以增强活血药的作用。本类药物行散力强，易耗血动血，不宜用于妇女月经过多以及其他出血证无瘀血现象者；对于孕妇尤应慎用或禁用。

川芎《神农本草经》

川芎为伞形科植物川芎 *Ligusticum chuanxiong* Hort.的干燥根茎。根茎为不规则拳形团块。表面黄褐色,粗糙皱缩,顶端有凹窝状茎痕,下侧及轮节上有多数细小的瘤状根痕。质坚实,断面黄白色或灰黄,形成层呈波状环纹。饮片为不规则厚片,外表皮黄褐色,切面黄白色或灰黄色,具有明显波状环纹或多角形纹理(又称蝴蝶片),散生黄棕色油点。香气浓郁,味苦,辛,微甘,稍有麻舌感。主产于四川。生用或酒炒、麸炒。

【性味归经】辛,温。归肝、胆、心包经。

【功效与应用】

①活血行气　用于血瘀气滞诸证。本品辛行温通,既活血又行气,为"血中气药",又善"下调经水,中开郁结",为妇科调经要药。治血瘀经闭、痛经,常与赤芍、桃仁等配伍,如血府逐瘀汤;治肝郁胁痛,常与柴胡、香附等配伍,如柴胡疏肝散;治心脉瘀阻、胸痹心痛者,可单用为末,以酒服之;治中风偏瘫、肢体麻木,与黄芪、地龙等,如补阳还五汤;治疮疡痈肿,脓成难溃者,与当归、皂角刺等配伍,如透脓散;治跌扑损伤、瘀血肿痛,与三七、乳香、没药等配伍,以消肿止痛。

②祛风止痛　用于头痛。本品性升散,善上行头目,祛风止痛,为治头痛之要药,正如古人云"头痛不离川芎",可随证配伍用之。若外感风寒头痛,常与白芷、细辛等配伍,如川芎茶调散;治风热头痛,与菊花、石膏等配伍,如川芎散;治风湿头痛,与羌活、藁本等配伍,如羌活胜湿汤。

用于风湿痹痛。本品有祛风散寒、活血通经作用。若治风湿痹痛、肢体麻木,本品能"旁通络脉",常与独活、羌活等配伍,如蠲痹汤。

【用法用量】煎服,3~10 g。

【使用注意】阴虚火旺、舌红少津、多汗以及妇女月经过多者均不宜使用。

延胡索(元胡)《雷公炮炙论》

延胡索为罂粟科植物延胡索 *Corydalis yanhusuo* W.T.Wang 的块茎。块茎呈不规则扁球形。表面黄色或黄褐色,有不规则的网状细皱纹。顶端有略凹陷的茎痕,底部常有疙瘩状突起。质硬而脆,断面黄色,角质样,有蜡样光泽。气微,味苦。主产于浙江。生用或醋制。

【性味归经】辛、苦,温。归肝、脾经。

【功效与应用】

活血,行气,止痛　用于血瘀气滞诸痛。本品既活血,又行气,是疗效确切的止痛佳品,"能行血中气滞,气中血滞,故专治一身上下诸痛",治各种痛证,均可随证配伍应用。如心血瘀阻,胸痹心痛,可与丹参、川芎等配伍;治胃脘痛偏寒者配桂枝,偏热者配川楝子,偏气滞者配木香,偏血瘀者配丹参;治肝郁气滞,胸胁胀痛,可与柴胡、郁金等配伍;治痛经、产后瘀滞腹痛,可与当归、红花等配伍;治跌打损伤,可与乳香、没药等配伍。

近代临床用治内脏性疼痛、神经痛、局部麻醉均有较好疗效。

【用法用量】煎服,3~10 g;研末吞服,一次 1.5~3 g。醋制可加强止痛功效。

知识链接

由于延胡索的价值较高,且有不同的炮制方法,属于极易造假掺伪品种。常见的有:

其一,以染色石子加工掺杂在延胡索药材中,外形和延胡索相似,大小不一,但无明显顶端和底部之分,质地重而坚实,水洗后褪色而水呈黄色。

其二,掺入经过加工的薯蓣科植物山药藤上的珠芽(也称零余子或山药蛋),极似延胡索的制品,珠芽的断面有细小的纤维点,无茎痕孔,切面质地不够光滑细腻,黑褐色,味不苦。

其三,以与延胡索同属其他植物的块茎冒充延胡索药材,主要有夏天无、齿瓣延胡索、全缘叶延胡索和东北延胡索等的块茎,这些块茎外形和延胡索较为相似。夏天无表面灰黄色,有众多瘤状突起,顶端钝圆;齿瓣延胡索呈不规则球形,表面黄棕色,皱缩;全缘叶延胡索呈圆球形或圆锥形,表面灰棕色,皱缩。以上3种延胡索个体一般较延胡索较大,为地方用品种,但其不含有延胡索活性成分延胡索乙素,因此不能当成延胡索入药使用。

其四,掺入提取过的延胡索,整体性状似延胡索,但颜色灰黑,片形皱缩且有裂隙,苦味淡。如果用染色及处理过的,则显褐黄色,但切面较粗糙。

郁金《药性论》

郁金为姜科植物温郁金 *Curcuma wenyujin* Y.H.Chen et C.Ling、姜黄 *Curcuma longa* L.、广西莪术 *Curcuma kwangsiensis* S.G.Lee et C.F.Liang 或蓬莪术 *Curcuma phaeocaulis* Val.的干燥块根。前两者分别习称“温郁金”和“黄丝郁金”,其余按性状不同习称“桂郁金”或“绿丝郁金”。温郁金块根呈长圆形或卵圆形,稍扁,两端渐尖。表面灰褐色或灰棕色,具不规则纵皱纹,纵纹隆起处色较浅。质坚,断面灰棕色,角质样;内皮层环明显。气微,味微苦。黄丝郁金块根呈纺锤形,有的一端细长。表面棕灰或灰黄色,具细皱纹。断面橙黄色,外周棕黄色至棕红色。气芳香,味辛辣。桂郁金块根呈长圆锥形或长圆形。表面具疏浅纵纹或较粗糙网状皱纹。气微,味微辛、苦。绿丝郁金块根呈长椭圆形,较粗壮。气微,味淡。主产于四川、浙江、广西等地。生用。

【性味归经】辛、苦,寒。归肝、心、肺经。

【功效与应用】

①活血止痛　用于血瘀气滞之胸胁腹痛。本品能活血行气、开郁止痛。治胸腹胁肋胀痛、刺痛,属血瘀有热者,常与香附、延胡索、丹参等同用。

②行气解郁　用于肝郁化火,火热迫血妄行之吐血、衄血、尿血及妇女倒经等血热瘀滞,气火上逆之证。常与牛膝、牡丹皮等同用。

③清心凉血　用于热病神昏、癫痫等证。本品性寒清心,解郁开窍。治湿浊蒙蔽,热入心包,神志不清者,常与石菖蒲、竹沥、栀子等配伍。

④利胆退黄　用于肝胆湿热证。本品能清湿热而利胆退黄。治湿热黄疸、尿赤口苦等

证，常与茵陈、栀子、大黄等配伍。

【用法用量】煎服，3～10 g。

【使用注意】不宜与丁香、母丁香同用。

丹参《神农本草经》

丹参为唇形科草本植物丹参 *Salvia miltiorrhiza* Bge.的根及根茎。根茎粗短，根数条，长圆柱形，表面棕红色或暗棕色，粗糙，具纵皱纹。老根外皮疏松，多显紫棕色，常呈鳞片状剥落。质硬而脆，断面疏松有裂隙或略平整而致密，皮部棕红色，木部灰黄色或紫褐色，黄白色维管束放射状排列。气微，味微苦涩。全国大部分地区均有。主产于四川、安徽等地。生用或酒炙用。

【性味归经】苦，微寒。归心、肝经。

【功效与应用】

①活血祛瘀　用于心腹疼痛、癥瘕积聚等证。本品能活血祛瘀、消癥散结，为活血化瘀之要药。治血瘀气滞所致心腹、胃脘疼痛，与檀香、砂仁配伍，如丹参饮；治癥瘕积聚，与三棱、莪术等配伍；治肢体关节疼痛，常与没药、当归等同用。

②通经止痛　用于血瘀经闭、痛经、月经不调，产后瘀滞腹痛等证。本品善活血祛瘀，调经止痛，为妇科调经要药。治瘀血所致的痛经、闭经、月经不调，常与红花、桃仁、益母草等配伍，如丹参散。

③清心除烦　用于温热病热入营血、烦躁不安及心悸失眠等证。本品性寒入心经血分，能清心除烦安神。治温热病热入营血，烦躁不安，与地黄、玄参等配伍，如清营汤；治心血不足，虚热内扰之心悸、失眠，常与酸枣仁、人参等同用，如天王补心丹。

④凉血消痈　用于疮疡痈肿。本品既凉血活血，又散瘀消痈。治疗疮痈肿或乳痈初起，常与金银花、蒲公英等配伍。

【用法用量】煎服，10～15 g。酒炒可增强活血之功效。

【使用注意】不宜与藜芦同用。

知识链接

丹参的主要伪品包括云南鼠尾根及根茎、拟丹参根、毛地黄鼠尾根、番薯根。

云南鼠尾根及根茎：外观呈纺锤形，簇生，表面暗棕红色，粗糙，断面、质地和气味与丹参类似。

拟丹参根：外观呈圆柱形，常弯曲，表面棕褐色，具皱缩；质坚，易折断，断面皮部与木部分离，木部淡黄白色；闻之亦气微，但口尝味微苦涩。

毛地黄鼠尾根：外观细长，根常数条相互缠绕，表面淡红褐色；质柔软，易折断，断面木部黄白色；闻之亦气微，口尝味微苦涩。

番薯根：为不规则扁圆柱形，略弯曲，有数条不定根，表面褐色或淡灰棕色，两端断开处有黑褐色分泌物。质坚韧，不易折断，气微，味淡。

知识拓展

丹参含丹参酮、原儿茶醛、原儿茶酸、丹参素等。能扩张冠脉、增加冠脉流量,改善心肌缺血;扩张外周血管,改善微循环,抗凝、促进纤溶、降血脂、抑制血小板聚集,抑制血栓形成、抑菌、增强免疫、降低血糖及抗肿瘤等;抑制肝细胞变性、坏死,促进肝细胞再生,并抗纤维化。临床广泛应用于心、脑血管疾病和肝炎等疾病。

常见的丹参制剂包括提取物丹参酮胶囊、复方丹参片和复方丹参滴丸等。近年更有将丹参提取物加入化妆品中,可改善青春痘、痤疮,治疗陈旧性疤痕等皮肤病,有广泛应用前景。

红花《新修本草》

红花为菊科植物红花 *Carthamus tinctorius* L.的花。为不带子房的管状花,花皱缩弯曲散乱成团或散在。表面红黄色或红色。花冠筒细长,上端呈管状,先端5裂,雄蕊及柱头黄色,质柔软。气微香,味微苦。主产于河南等地。生用。

【性味归经】辛,温。归心、肝经。

【功效与应用】

课堂活动

试比较红花与桃仁的应用特点。

①活血通经　用于血瘀痛经、闭经,产后瘀滞腹痛等证。红花活血祛瘀之功甚佳,善通利经脉,能泻能补,是破血、行血、活血、调血之药。多用则破血,少用则活血养血。治血瘀经闭、痛经,常与桃仁、当归等配伍,如桃红四物汤、膈下逐瘀汤等;亦可治腹中血气刺痛,单用本品加酒煎服。

②散瘀止痛　用于癥瘕积聚、跌打损伤、心腹瘀阻疼痛等证。治跌打损伤、瘀阻疼痛,常与川芎、乳香等配伍;治心脉瘀阻、胸痹心痛,常与桂枝、瓜蒌、丹参等配伍;治癥瘕积聚,常与三棱、莪术等配伍。治血热瘀滞斑疹紫暗,常与当归、紫草、大青叶等配伍,如当归红花散。

【用法用量】煎服,3~10 g。

【使用注意】孕妇慎用。

【附药】西红花　为鸢尾科植物番红花 *Crocus sativus* L.的干燥柱头。本品呈线形,三分枝。暗红色,上部较宽而略扁平,顶端边缘显不整齐的齿状,内侧有一短裂隙,下端有时残留一小段黄色花柱。体轻,质松软,干燥后质脆易断。气特异。味甘性平,活血化瘀,凉血解毒,解郁安神,用于经闭癥瘕,产后瘀阻,温毒发斑,忧郁痞闷,惊悸发狂。煎服或沸水泡服。用量1~3 g。

知识链接

西红花又称藏红花、番红花。以往多自国外经西藏或香港输入我国，货少价贵，现我国已有生产。味甘性寒。有与红花相似的活血祛瘀、通经作用，而力量较强，又兼有凉血解毒之功，尤其适宜斑疹大热、疹色不红活及温病热入血分之证。

无论红花还是西红花，市场上常见掺假造假，一般多以添加杂质来加重分量，也有用其他花类染色后加工而掺入红花中。常见杂质有细沙、滑石粉、玉米糖稀、红颜色及杏黄色加工而成。伪品则多由陈菊花、黄连须等粉碎后染色加工而成。尤其红花与菊花药性相反，误用伪品，不能治病还会加重病情。

桃仁《神农本草经》

桃仁为蔷薇科植物桃 *Prunus persica*（L.）Batsch 或山桃 *Prunus davidiana*（Carr.）Franch. 的干燥成熟种子。呈扁长卵形，表面黄棕色至红棕色，密布颗粒状突起。一端尖，中部膨大，另端钝圆稍偏斜，边缘较薄。尖端一侧有短线形种脐，圆端有颜色略深不甚明显的合点，自合点处散出多数纵向维管束。种皮薄，子叶类白色，富油性。气微，味微苦。山桃仁呈类卵圆形，较桃仁小而肥厚。全国大部分地区均产。生用或炒用，用时捣碎。

【性味归经】苦、甘，平。归心、肝、大肠经。

【功效与应用】

①活血祛瘀　用于多种血瘀证。本品祛瘀力较强，有破血之功。治血瘀痛经、闭经，常与红花、当归等配伍，如桃红四物汤；治跌打损伤，血瘀刺痛，常与大黄、穿山甲等配伍，如复元活血汤；治癥瘕积聚，常与桂枝、牡丹皮等配伍，如桂枝茯苓丸；治血热瘀滞所致肺痈、肠痈，常与苇茎、冬瓜仁或鱼腥草等配伍，如苇茎汤；治肠痈，可配大黄、牡丹皮等，如大黄牡丹皮汤。

②润肠通便　用于阴虚津亏肠燥便秘。本品富含油脂，能润燥滑肠，常与火麻仁、郁李仁等同用，如五仁丸。

③止咳平喘　用于咳嗽气喘。本品有止咳平喘之效，常与苦杏仁同用，如双仁丸。

【用法用量】煎服，5～10 g，用时捣碎。

【使用注意】孕妇慎用。过量可致中毒，出现头晕、心悸，甚至呼吸衰竭而死亡。

益母草《神农本草经》

益母草为唇形科植物益母草 *Leonurus japonicus* Houtt.的新鲜或干燥地上部分。茎呈方柱形。表面灰绿色或黄绿色，体轻，质韧，断面中部有髓。叶片灰绿色，皱缩破碎，易脱落。叶对生。轮伞花序腋生，花萼筒状，花冠二唇形。气微，味微苦。我国各地均有分布。用鲜品，生用或熬膏用。

【性味归经】苦、辛，微寒。归肝、心包、膀胱经。

【功效与应用】

①活血调经　用于妇人血瘀经产诸证。本品有活血通经、祛瘀生新作用，是治妇女血瘀所致经产诸证之良药，故有“益母草”之称。治瘀血阻滞的痛经、闭经、产后恶露不尽者，可单用熬膏内服，如益母草膏；治跌打损伤，常与乳香、没药等配伍，内服或外敷。

②利尿消肿　用于水肿，小便不利。尤宜用于水瘀互阻之水肿，可单用，亦可与白茅根、泽兰等配伍。

③清热解毒　用于疮痈肿毒，皮肤痒疹。可单用鲜品捣敷或煎汤外洗，也可配苦参、黄柏等煎水内服。

【用法用量】煎服，9~30 g；鲜品 12~40 g。或熬膏用。外用适量捣敷或煎汤外洗。

【使用注意】孕妇慎用。

知识链接

益母草是常用活血调经中药，除了鲜品和药材外，还有益母草膏、益母草颗粒等制剂，方便服用。益母草能加快子宫收缩复旧，适用于产后妇女恶露不行、恶露不尽一类的产后瘀血疼痛证，或者一些瘀滞的出血证，由于瘀热引起的经闭痛经也可使用。益母草不只惠利女性，除了妇科血瘀证用得多外，其他如跌打损伤，现冠心病、心绞痛属于血瘀证范畴均可随证使用，不分男女。

牛膝《神农本草经》

牛膝为苋科植物牛膝 *Achyranthes bidentata* Bl.的干燥根。根呈细长圆柱形。表面灰黄色或淡棕色，有微扭曲纵皱纹及稀疏的根痕和皮孔突起。质硬而脆，易折断，受潮返软。断面平坦，淡棕色，略呈角质样而油润，木质部较大，黄白色，其外围散有多数黄白色点状维管束，断续排列成 2~4 轮。气微，味微甘而稍苦涩。大量栽培于河南等地。切片生用或酒炒用。

【性味归经】苦、甘、酸，平。归肝、肾经。

【功效与应用】

①逐瘀通经　用于血瘀之痛经、闭经等证。本品有活血通经、引血下行作用，常与桃仁、红花等配伍，也可单用本品以酒蒸服；治跌打损伤、血瘀内停者，常与续断、红花等同用。

②补肝肾，强筋骨　用于肝肾不足，腰膝酸软无力。本品治下半身腰膝关节酸痛为其专长，常与杜仲、续断等配伍，如续断丸；风湿痹痛日久，损及肝肾，腰膝酸痛，常与独活、桑寄生等配伍，如独活寄生汤；若湿热下注，下肢痿弱麻木，常与黄柏、苍术配伍，如三妙丸。

③利尿通淋　用于淋证，水肿，小便不利。本品性沉降下行，治疗热淋、血淋、石淋等，常与瞿麦、滑石等配伍，如牛膝汤。

④引血下行　用于上部火热证。本品其性主降，能引火下行。治吐血、衄血等上部出血证，常与栀子、白茅根等配伍；治肝阳上亢头痛，眩晕、目赤，常与赭石、生龙骨、牡蛎等配伍，如镇肝熄风汤；治胃火上炎牙龈肿痛、口舌生疮，常与石膏、知母等配伍，如玉女煎。

【用法用量】煎服，5~12 g。

【使用注意】孕妇及月经过多者慎用。

【附药】川牛膝　为苋科植物川牛膝 *Cyathula officinalis* Kuan 的干燥根。味甘、微苦，性平，逐瘀通经，通利关节，利尿通淋，用于经闭癥瘕，胞衣不下，跌扑损伤，风湿痹痛，足痿痉挛，尿血血淋。

知识链接

《药典》将牛膝(怀牛膝)和川牛膝分开收载。两者植物来源、产地均不同,但均能活血通经、补肝肾、强筋骨、利尿通淋、引火(血)下行。不同的是川牛膝长于活血通经,牛膝长于补肝肾、强筋骨。使用时宜区分。

王不留行《神农本草经》

王不留行为石竹科植物麦蓝菜 *Vaccaria segetalis* (Neck.) Garcke 的干燥成熟种子。种子呈球形,直径约2 mm。表面黑色,少数红棕色,略有光泽,有细密颗粒状突起,一侧有1凹陷的纵沟。质硬。气微,味微涩、苦。除华南外,广布于我国各地。生用或炒用。

【性味归经】苦,平。归肝、胃经。

【功效与应用】

①活血通经　用于血瘀痛经、闭经。本品其性通利,走而不留,有活血通经之功效,常与香附、郁金等配伍。

②下乳消肿　用于产后乳汁不通或乳汁减少。常与穿山甲、木通、通草等配伍。如治乳痈初起,常配瓜蒌、蒲公英等。

③利尿通淋　用于热淋、血淋、石淋等证。常与滑石、石韦、瞿麦等同用。

此外,王不留行生品质硬而表面光滑,可利用此特性以胶布贴于局部穴位上按压进行辅助治疗。

【用法用量】煎服,5~10 g。

【使用注意】孕妇慎用。

知识链接

桑科植物薜荔是南方常见藤本植物,广东、广西等地也称之为王不留行,入药部位为干燥花序托,别名又称为薜荔果、凉粉果、木莲、木馒头。性味酸平,具有壮阳固精、止血、下乳的功效,用于遗精、阳痿、久痢脱肛、乳汁不通等病证。与药典收载的王不留行功效有相似之处,但是两种不同的药物,应予以区别。

莪术《药性论》

莪术为姜科植物蓬莪术 *Curcuma phaeocaulis* Val.、广西莪术 *Curcuma kwangsiensis* S.G.Lee et C.F.Liang 或温郁金 *Curcuma wenyujin* Y.H.Chen et C.Ling 的干燥根茎。后者习称"温莪术"。蓬莪术呈卵形、锥形或长纺锤形,顶端多钝尖,基部钝圆,表面灰黄色至灰棕色,上部环节突起,有圆形微凹的须根痕或残留的须根,体重,质坚实,断面灰褐色至蓝褐色,蜡样,皮层与中柱易分离,内皮层环纹棕褐色。气微香,味微苦而辛。广西莪术环节稍突起,断面黄棕色至棕色,常附有淡黄色粉末,内皮层环纹黄白色。温莪术断面黄棕色至棕褐色,常附有淡黄色至黄棕色粉末。气香或微香。主产于广西、四川、浙江等地。切片生用或醋制用。

【性味归经】辛、苦,温。归肝、脾经。

【功效与应用】

①行气破血　用于血瘀气滞所致的闭经,癥瘕痞块,心腹刺痛。本品温通行滞,既能破血,又能行气。治疗上述病证,常与三棱相须配伍,以增强疗效。

②消积止痛　用于食积气滞,脘腹胀痛。常与三棱、木香、枳实等配伍。

【用法用量】煎服,6~9 g。

【使用注意】孕妇禁用。月经过多者慎用。

水蛭《神农本草经》

水蛭为水蛭科动物蚂蟥 *Whitmania pigra* Whitman、水蛭 *Hirudo nipponica* Whitman 或柳叶蚂蟥 *Whitmania acranulata* Whitman 的干燥全体。蚂蟥呈扁平纺锤形,有多数环节,背部黑褐色或黑棕色,稍隆起;腹面平坦,棕黄色。前端略尖,后端钝圆,两端各具 1 吸盘,前吸盘不显著,后吸盘较大。质脆,易折断,断面胶质状。气微腥。水蛭扁长圆柱形。柳叶蚂蟥狭长而扁。全国各地均产。干燥后生用或用滑石粉烫至微鼓起用。

【性味归经】咸、苦,平;有小毒。归肝经。

【功效与应用】

破血通经,逐瘀消癥。用于血瘀经闭、癥瘕痞块及跌打损伤等证。本品咸苦,破血逐瘀力较猛,常与桃仁、红花、三棱等配伍,以增强活血消癥之力;治跌打损伤,常与苏木、自然铜等配伍。

现代有用于血小板增多症、高脂血症、脑出血、颅内血肿、冠心病心绞痛、肝硬化等病症。

【用法用量】煎服,1~3 g。

【使用注意】孕妇禁用。

知识链接

1 500 年前,埃及人首创水蛭放血疗法,到 20 世纪初,欧洲人更用水蛭吮去人体内的病血,任何疾病均用水蛭进行放血治疗。后来随着医学的发展,这种带有迷信色彩的治疗方法才逐渐被放弃。

水蛭体内有强抗凝剂——水蛭素,以及扩张血管的类组胺物质。水蛭素是已知最有效的天然抗凝剂,其作用优于肝素,具有抗凝血、溶解血栓的作用,即中医所说的活血化瘀作用。因此,在处理诸如败血休克、动脉粥样硬化、脑血管梗塞、心血管病、高血压、眼科以及多种缺少抗凝血酶的疾病方面,显示出巨大的前景。

表 19.1 其他活血化瘀药简表

分类	药 名	性味、归经、入药部位	功效与应用	用法用量
活血化瘀药	鸡血藤	苦、甘,温;归肝、肾经;藤茎	活血补血,调经止痛,舒筋活络。用于月经不调,痛经,经闭,风湿痹痛,麻木瘫痪,血虚萎黄	9~15 g
	姜黄	辛、苦,温;归脾、肝经;根茎	破血行气,通经止痛。用于胸胁刺痛,胸痹心痛,痛经经闭,癥瘕,风湿肩臂疼痛,跌扑肿痛	3~10 g,外用适量
	骨碎补	苦,温;归肝、肾经;根茎	疗伤止痛,补肾强骨。外用消风祛斑。用于跌扑闪挫,筋骨折伤,肾虚腰痛,筋骨痿软,耳鸣耳聋,牙齿松动;外治斑秃,白癜风	3~9 g
	苏木	甘、咸,平;归心、肝、脾经;心材	活血祛瘀,消肿止痛。用于跌打损伤,骨折筋伤,瘀滞肿痛,经闭痛经,产后瘀阻,胸腹刺痛,痈疽肿痛	3~9 g
	儿茶	苦、涩,微寒;归肺、心经;干燥煎膏	活血止痛,止血生肌,收湿敛疮,清肺化痰。用于跌扑伤痛,外伤出血,吐血衄血,疮疡不敛,湿疹、湿疮,肺热咳嗽	1~3 g,包煎;多入丸散服。外用适量
	乳香	辛、苦,温;归心、肝、脾经;树脂	活血定痛,消肿生肌。用于胸痹心痛,胃脘疼痛,痛经经闭,产后瘀阻,癥瘕腹痛,风湿痹痛,筋脉拘挛,跌打损伤,痈肿疮疡	煎汤或入丸、散,3~5 g;外用适量,研末调敷
	没药	辛、苦,平;归心、肝、脾经;树脂	散瘀定痛,消肿生肌。用于胸痹心痛,胃脘疼痛,痛经经闭,产后瘀阻,癥瘕腹痛,风湿痹痛,跌打损伤,痈肿疮疡	3~5 g,炮制去油,多入丸散用
	自然铜	辛,平;归肝经;铁矿	散瘀止痛,续筋接骨。用于跌打损伤,筋骨折伤,瘀肿疼痛	3~9 g,多入丸散服,若入煎剂宜先煎。外用适量
	血竭	甘、咸,平;归心、肝经;树脂	活血定痛,化瘀止血,生肌敛疮。用于跌打损伤,心腹瘀痛,外伤出血,疮疡不敛	研末,1~2 g,或入丸剂。外用研末撒或入膏药用
	五灵脂	苦、甘,温;归肝经;干燥粪便	活血止痛,化瘀止血。用于心腹血气诸痛,妇女闭经,产后瘀滞腹痛,崩漏下血	5~10 g;或入丸、散。外用适量,研末撒或调敷

续表

分类	药 名	性味、归经、入药部位	功效与应用	用法用量
破血消癥药	三棱	辛、苦，平；归肝、脾经；块茎	破血行气，消积止痛。用于癥瘕痞块，痛经，瘀血经闭，胸痹心痛，食积胀痛	5~10 g
	土鳖虫（䗪虫）	咸，寒；有小毒；归肝经；雌虫干燥体	破血逐瘀，续筋接骨。用于跌打损伤，筋伤骨折，血瘀经闭，产后瘀阻腹痛，癥瘕痞块	3~10 g
	虻虫	苦、微咸，凉；有毒；归肝经；雌虫	逐瘀，破积，通经。治癥瘕，积聚，少腹蓄血，血滞经闭，扑损瘀血	煎汤，1.5~3 g；研末，0.3~0.6 g；或入丸剂。外用适量，研末敷或调擦
	斑蝥	辛，热；有大毒；归肝、胃、肾经；干燥虫体	破血逐瘀，散结消癥，攻毒蚀疮。用于癥瘕，经闭，顽癣，瘰疬，赘疣，痈疽不溃，恶疮死肌	0.03~0.06 g，炮制后多入丸散用。外用适量，研末或浸酒醋，或制油膏涂敷患处，不宜大面积用

小 结

（一）性状

川芎根茎切片为蝴蝶形，外皮黄褐，切面黄白或灰黄，有黄棕色油点；香气浓郁。延胡索为不规则扁球形，外皮黄色或黄褐色，质硬而脆，断面黄色，角质有蜡样光泽。郁金来源有四，温郁金长圆形或卵圆形，表面灰褐有纵皱纹，断面灰棕色，角质样，有内皮层环；黄丝郁金呈纺锤形，表面棕灰有细皱纹，断面橙黄色；桂郁金长圆锥形，表面有浅纵纹或网状皱纹；绿丝郁金长椭圆形，较粗壮。丹参粗短长圆柱形，表面棕红粗糙有纵皱纹，质硬而脆，断面疏松有裂隙。红花表面红黄色或红色，花冠筒细长，呈管状，质柔软。桃仁扁长卵形，表面棕色密布颗粒，边缘较薄，皮薄，子叶类白色，富油性。益母草茎呈方柱形，表面绿色，断面中部有髓。牛膝细长圆柱形，表面黄棕色有纵皱纹及根痕、皮孔突起，质硬而脆，断面淡棕色，角质样而油润，木质部黄白色，外围散有多数黄白色点状维管束2~4轮。王不留行球形，表面黑色略有光泽，质硬。莪术来源有三，蓬莪术呈卵形、锥形或长纺锤形，表面灰黄棕色，断面褐色；广西莪术环节稍突起，断面棕色，内皮层环纹黄白色；温莪术断面棕色，常附有黄棕色粉末，气香。水蛭为动物药，扁平纺锤形，有多数环节，腹面棕黄色，断面胶质状。

（二）功效

川芎、延胡索、郁金均能活血行气止痛，为血中之气药，治疗血瘀气滞所致的诸痛证。其中，川芎活血力强，能通行全身，能祛风止痛，调经。延胡索止痛力强，治疗血瘀气滞诸痛证。郁金性寒，凉血清心，治血瘀气滞挟热者为佳，又能利胆退黄。

丹参、红花、桃仁均能活血通经,治疗妇科瘀血阻滞证及胸痹、跌打损伤等瘀血证。其中,丹参性寒凉,血热瘀滞者最宜,还能清心除烦、凉血消痈,凡热入营血、烦躁不安及疔疮痈肿均可用之,有"一味丹参散,功同四物汤"之说。红花、桃仁常相须配伍治疗瘀血证。桃仁长于破瘀生新,润肠通便。红花活血散瘀,疗斑疹紫暗。

益母草性寒凉,能活血调经、利水消肿,用于血瘀挟热者,为妇科经产要药。

牛膝有川、怀之分,二者均能下行,能利尿通淋,引药下行。川牛膝长于活血通经,利关节;怀牛膝补益肝肾、强壮筋骨。二者一偏补一偏泻,要区分应用。

王不留行祛瘀血、通经络,用于瘀血经闭等证;又能通经下乳、消痈散结,适用于经闭不通,乳汁不下等证。

莪术破血行气、消积止痛,常与三棱相须为用。治癥瘕痞块,胸腹胀痛,食积不消,血滞经闭等证。多以醋制,增强止痛之力。但药力峻猛,属破血药,用时须注意。

水蛭属破血药,用于癥瘕积聚。其作用缓慢而持久,毒小力强为常用佳品。

目标检测

一、选择题

(一)单项选择题

1."专治一身上下诸痛"的药物,止痛效果极佳的是(　　)。

A.川芎　　B.郁金　　C.延胡索　　D.姜黄

2.既能活血,又能凉血,并能清心除烦的药物是(　　)。

A.丹参　　B.大黄　　C.益母草　　D.牛膝

3.桃仁既能活血祛瘀,又能润肠通便,还能(　　)。

A.行气止痛　　B.止咳平喘　　C.利水消肿　　D.化瘀止血

4.在十八反中,与丹参不宜同用的药物是(　　)。

A.五灵脂　　B.莱菔子　　C.藜芦　　D.甘草

5.牛膝的主要产地是(　　)。

A.四川　　B.云南　　C.广东　　D.河南

6.用药部位为管状花,红黄色或红色,花冠筒细长,上端呈管状,雄蕊及柱头黄色的是(　　)。

A.菊花　　B.旋覆花　　C.金银花　　D.红花

7.为了增强活血化瘀疗效,常配伍(　　)。

A.解表药　　B.理气药　　C.止血药　　D.化湿药

8.有活血调经、利水消肿功效的是(　　)。

A.牛膝　　B.益母草　　C.川芎　　D.丹参

9.切片为蝴蝶片,具有明显波状环纹或多角形纹理,散生黄棕色油点的是(　　)。

A.郁金　　B.牛膝　　C.川芎　　D.丹参

10.属于动物药的是(　　)。

A.自然铜　B.桃仁　C.水蛭　D.儿茶

11.对桃仁性状特点描述不正确的是(　　)。

A.呈扁长卵形　B.表面密布颗粒状突起

C.边缘肥厚　D.子叶类白色,富油性

(二)多项选择题

1.既能活血,又能行气的药物是(　　)。

A.丹参　B.延胡索　C.川芎

D.牛膝　E.郁金

2.丹参可应用于(　　)。

A.产后瘀滞腹痛　B.血瘀心胸腹痛　C.癥瘕积聚

D.风湿痹痛　E.心悸失眠

3.药性峻猛,属于破血药,孕妇禁用的有(　　)。

A.莪术　B.川芎　C.益母草

D.水蛭　E.三棱

4.丹参的性状特征包括(　　)。

A.根茎表面棕红色或暗棕色,粗糙有纵皱纹

B.质硬而脆

C.断面疏松有裂隙

D.断面中心黄白色维管束放射状排列

E.气味芳香浓烈

5.长于活血疗伤,可用于外伤骨折的活血化瘀药有(　　)。

A.乳香、没药　B.丹参、益母草　C.自然铜、骨碎补

D.水蛭、斑蝥　E.延胡索、川芎

二、简答题

1.简述活血化瘀药的性能特点、配伍特点和使用注意。

2.简述川芎、丹参、桃仁、红花的性状要点。

3.比较桃仁与红花、川芎与丹参功效主治的异同。

三、分析题

于某,女,45岁。平素思虑过度,气滞郁结,形寒肢冷,腹中常觉绞痛拒按,近两年时见月经数月不行,或经行腹痛更甚,得温稍减,血块多色紫黑。舌紫暗,脉沉实。请结合中医药理论分析该患者应选用的药物。

第 20 章　止咳化痰平喘药

学习目标

掌握半夏、天南星(胆南星)、川贝母、浙贝母、瓜蒌、桔梗、苦杏仁、百部的性状识别要点、功效与应用、用法用量及使用注意。

熟悉止咳化痰平喘药的含义、功效、适应范围、使用注意;旋覆花、芥子、枇杷叶、紫苏子、葶苈子、桑白皮的性状识别、功效与应用、特殊用法用量及使用注意。

了解简表中白附子等其他止咳化痰平喘药的性状、功效与应用。

知识点

止咳化痰平喘药的含义、功用、适应范围、使用注意及分类。常用品种的性状识别、功效与应用、用法用量等。

案例导入

某病区自 2007 年 10 月—2009 年 10 月收治的 36 例小儿顽固性咳嗽患者,经中医辨证属风寒咳嗽证。治疗方法:以通宣理肺丸为基础方化裁。处方:茯苓 10 g,前胡、法半夏、苦杏仁各 8 g,枳壳、桔梗各 6 g,紫苏叶 5 g,陈皮 4 g,麻黄、炙甘草、黄芩各 3 g。每日 1 剂,水煎,取汁 100~250 mL,分早晚 2 次口服。结果:经数理统计比较,通宣理肺丸加减治疗后,总有效率为 91.67%。(邓暖繁,兰琴.通宣理肺丸治疗小儿顽固性咳嗽 36 例疗效观察[J].新中医,2011,43(2):96.)

提问:1.试分析通宣理肺丸中半夏、苦杏仁有何功用?

2.半夏、苦杏仁性状特征有哪些?

3.止咳化痰平喘代表药有哪些?

凡以消痰或祛痰为主要作用,用以治疗痰证的药物,称化痰药;凡以制止或减轻咳嗽喘息为主要作用,用以治咳、喘证的药物,称止咳平喘药。因为部分化痰药兼止咳、平喘功效;而止咳平喘药也常兼化痰功效;而且在病证上,痰、咳、喘三者相互兼杂,所以将化痰药与止咳平喘药合在一起介绍。

本类药物具有辛、苦或甘味,药性寒凉或温热;辛能宣通肺气,苦能燥湿化痰,降泄肺气,温以散寒,凉可清热,甘润肺燥。由于痰有寒痰和热痰两种不同性质,根据本类药物的性能特点及临床应用的不同,一般将其分为温化寒痰药、清化热痰药和止咳平喘药三类。

使用本类药物时必须注意,药性温燥的温化寒痰药,不宜用于热痰、燥痰;药性寒凉的清化热痰药不宜用于寒痰、湿痰；凡咳嗽兼咯血或痰中带血等有出血倾向者，或胃肠有出血以及孕妇，不宜使用作用强烈而有刺激性的化痰药，以免加重出血或引起胎动不安；有毒性的药物，应注意炮制、用法与用量及不良反应的防治。

20.1 温化寒痰药

本类药物大多辛温苦燥；能宣肺散寒，燥湿化痰，降泄肺气，主要用于寒痰、湿痰犯肺所引起的咳嗽气喘，痰多易咯，清稀色白，舌苔白腻；痰浊上壅，蒙蔽清窍的眩晕，或肝风挟痰所引起的癫痫惊厥、中风痰迷；以及痰阻经络所引起的瘿瘤、瘰疬、肿瘤等。

半夏《神农本草经》

半夏为天南星科植物半夏 *Pinellia ternata*（Thunb.）Breit.的块茎。分为生半夏和制半夏。块茎呈类球形，直径 1~1.5 cm。表面白色或浅黄色，顶端中心有凹陷的茎痕，周围密布根痕（麻点）；下端钝圆光滑。质坚实，断面洁白，富粉性。气微，味辛、麻舌而刺喉。以长江流域生产最多。

【性味归经】辛，温；有毒。归脾、胃、肺经。

【功效与应用】

①燥湿化痰　用于湿痰寒痰，咳喘痰多，痰饮眩悸，风痰眩晕，痰厥头痛。本品为治疗湿痰、寒痰咳嗽之要药。尤善治脏腑之湿痰，能燥脾湿以除生痰之源。治痰多常配橘皮、茯苓等，如二陈汤；治寒痰常配干姜、细辛等，如小青龙汤；治湿痰头痛眩晕，多与天麻、白术等同用，如半夏白术天麻汤。

②降逆止呕　用于呕吐反胃。本品善降逆和胃，为止呕要药。对痰饮或胃寒所致的胃气上逆呕吐尤宜。治痰饮或胃寒呕吐，常配生姜，如小半夏汤；治胃热呕吐，常配黄连、竹茹等。

③消痞散结　用于胸脘痞闷，胸痹，结胸，梅核气。治痰浊阻滞之胸痹、真心痛，配瓜蒌、薤白；治痰热互结的胸脘痞闷，配瓜蒌、黄连；治气郁痰凝之梅核气，配紫苏叶、厚朴等，如半夏厚朴汤。

本品外治痈肿痰核，可用生品研末调敷或鲜品捣敷。

【用法用量】煎服，3~9 g，内服一般宜制过用。炮制品中主要有清半夏（白矾炮制）、姜半夏（姜汁、白矾等炮制）、法半夏（甘草、生石灰等炮制）、半夏曲（加面粉、姜汁等制曲）、竹沥半夏（竹沥拌透阴干）。其中姜半夏长于降逆止呕；法半夏长于燥湿且温性较弱；半夏曲则有化痰消食之功；竹沥半夏，能清化热痰，主治热痰、风痰之证。外用适量。

【使用注意】不宜与川乌、制川乌、草乌、制草乌、附子同用；生品内服宜慎。

知识链接

水半夏又名土半夏、土田七、疯狗薯等，为天南星科植物鞭檐犁头尖 *Typhonium flagelliforme*（Lodd.）Blume 的块茎。分布于广东、广西、云南等地，主产广西。秋冬采挖块茎，除去外皮及须根，洗净，晒干。性温，味辛；有毒。燥湿化痰，解毒消肿，止血。主要用于咳嗽痰多，痈疮疖肿，无名肿毒，毒虫螫伤，外伤出血。本品呈尖圆锥形或椭圆形。表面类白色或淡黄色，具细皱纹和隐约可见的须根痕。一端类圆形，常有叶痕和芽痕，另一端略尖。质坚实，断面白色，粉性。气微，味辛辣，有麻舌刺喉感。炮制品分清水半夏、姜水半夏、法水半夏。水半夏在广西、广东、福建等地区使用，尽管功效和半夏相似，但偏于治疗痈疮疖肿、毒虫咬伤。

制天南星《神农本草经》

制天南星为天南星科植物天南星 *Arisaema erubescens*（Wall.）Schott、异叶天南星 Arisaema heterophyllum Bl. 或东北天南星 *Arisaema amurense* Maxim. 的干燥块茎的炮制加工品。制天南星呈类圆形或不规则形的薄片。黄色或淡棕色，质脆易碎，断面角质状。气微，味涩，微麻。生天南星呈扁球形。表面类白色或淡棕色，较光滑，顶端有凹陷的茎痕，周围有麻点状根痕，有的块茎周边有小扁球状侧芽。质坚硬，不易破碎，断面不平坦，白色，粉性。气微辛，味麻辣。天南星主产于河南、河北、四川等地；异叶天南星主产于江苏、浙江等地；东北天南星主产于辽宁、吉林等地。生姜、白矾制过后用。

【性味归经】苦、辛，温；有毒。归肺、肝、脾经。

【功效与应用】

①燥湿化痰　用于湿痰、寒痰证。本品苦温辛烈，毒烈之性强于半夏，有较强的燥湿祛痰作用，善治寒湿顽痰，常与半夏相须为用。治顽痰咳喘，配半夏、枳实等，如导痰汤；治寒痰咳嗽，配干姜、细辛等；治肺热咳嗽痰黄，配黄芩、瓜蒌等。

②祛风止痉　用于风痰所致的眩晕、中风、癫痫及破伤风。本品性走窜，专走经络，善祛经络中的风痰而止痉挛，为祛风痰的要药。治风痰所致的眩晕、中风、癫痫及破伤风等风痰上蒙的头痛、眩晕，配半夏、天麻等；治风痰留滞经络中风，半身不遂，手足顽麻，口眼㖞斜等，配半夏、川乌、白附子等；治破伤风角弓反张，牙关紧闭者，配白附子、天麻、防风等，如玉真散。

③散结消肿　用于痈疽肿痛，瘰疬痰核，毒蛇咬伤。本品外用有散结消肿止痛之功。治痈疽肿痛、痰核，可研末以醋调敷；治毒蛇咬伤，可配雄黄为末外敷。

【用法用量】煎服，3~9 g。

【使用注意】孕妇慎用。

【附药】①天南星　为天南星、异叶天南星或东北天南星的干燥块茎。性味苦、辛，温；有毒，散结消肿，外用治痈肿，蛇虫咬伤。取生品适量，研末以醋或酒调敷患处。孕妇慎用；生品内服宜慎。

② 胆南星　为制天南星的细粉与牛、羊或猪胆汁经加工而成，或为生天南星细粉与牛、

羊或猪胆汁经发酵加工而成。性味苦、微辛，凉，清热化痰，息风定惊，用于痰热咳嗽，咯痰黄稠，中风痰迷，癫狂惊痫等证。煎服，用量 3~6 g。

芥子《名医别录》

> **课堂活动**
>
> 半夏、天南星、芥子都善于温化寒痰，三者的作用有何区别？

芥子为十字花科植物白芥 *Sinapis alba* L.或芥 *Brassica juncea*(L.) Czern.et Coss.的成熟种子。前者习称“白芥子”，后者习称“黄芥子”。白芥子呈球形，表面灰白色至淡黄白色，光滑，在放大镜下观察，可见细微的网纹，有明显的点状种脐。黄芥子较小，表面黄色至棕黄色，少数呈暗红棕色。研碎后加水浸湿，则产生辛烈的特异臭气。主产于安徽、河南等地。生用或炒用。

【性味归经】辛，温。归肺经。

【功效与应用】

①温肺豁痰利气　用于寒痰壅肺，悬饮。本品辛温气锐，性善走散，有温肺祛痰，驱逐饮邪的作用，常与苏子、莱菔子同用，如三子养亲汤。

②散结通络止痛　用于寒痰阻滞经络之肢体关节肿痛，阴疽流注。本品善于温通经络，善散“皮里膜外之痰”。治痰滞经络肢体麻木或关节肿痛，配马钱子、没药等，如白芥子散。

由于本品研末外用能使局部皮肤发泡产生刺激作用，也可用作穴位贴药。

【用量用法】内服 3~9 g，炒制用效果更好。外用适量，用散剂或膏剂外敷。

【使用注意】本品辛温走散，耗气伤阴，久咳肺虚及阴虚火旺者忌用。用量不宜过大，过量易致胃肠炎，产生腹痛，腹泻。有消化道溃疡、出血者忌用；对皮肤黏膜有刺激，易发泡，皮肤过敏者忌用。

旋覆花《神农本草经》

旋覆花为菊科植物旋覆花 *Inula japonica* Thunb.或欧亚旋覆花 *Inula britannica* L.的干燥头状花序。呈扁球形或类球形。总苞由多数苞片组成，呈覆瓦状排列，苞片披针形或条形，灰黄色，表面被白色茸毛；舌状花 1 列，黄色，多卷曲，常脱落；管状花多数，棕黄色，长约 5 mm。体轻，易散碎。气微，味微苦。主产于河南、河北、江苏等地。生用或蜜炙用。

【性味归经】苦、辛、咸，微温。归肺、脾、胃、大肠经。

【功效与应用】

①降气，消痰，行水　用于痰饮壅肺或痰饮蓄结证。本品善降气消痰化饮而平喘，下气化痰行水而除痞。治痰饮壅肺、肺气上逆的咳喘痰多，常与紫苏子、半夏等配伍；治肺有痰热者，配桑白皮、瓜蒌等。

②止呕　用于噫气，呕吐。本品善消痰饮、降胃气而止噫。治痰浊中阻、胃气上逆之噫气、呕吐，配赭石、半夏、生姜等，如旋覆代赭汤。

【用法用量】煎服，3~9 g。包煎。

【使用注意】阴虚劳嗽，津伤燥咳者忌用。因本品头状花序有绒毛，入汤剂浮悬难澄净，易刺激咽喉作痒而致呛咳呕吐，故须布包入煎。

知识链接

黄花莲为菊科植物山黄菊的花,分布于江西、福建、广东、广西、云南等地,别名广东旋覆花。与旋覆花相似,功效清热解毒,清肺化痰。性味苦凉,用于感冒,咽痛。本品容易散碎,完整的头状花序呈半球形,总苞片由2~3列条状披针形的苞片组成,苞片外面密被茸毛。舌状花1列,黄色,长矩圆形,其管状花密集在凸起的花托上,特点是每一管状花基部伴生一草质托片,约与管状花等长,宿存。气微香,味微苦。

20.2 清化热痰药

本类药物多属甘寒质润之品,有清化热痰,润燥化痰的功效,部分药物兼有软坚散结功效。主要用于治疗由于热痰壅肺所引起的咳嗽气喘,痰多黄稠,舌红苔黄腻;或燥痰犯肺所引起的咳嗽气喘,痰少稠黏,咯痰不爽;部分药物还可用于治疗痰火郁滞经络所致的瘿瘤、瘰疬等。

川贝母《神农本草经》

川贝母为百合科植物川贝母 *Fritillaria cirrhosa* D.Don.、暗紫贝母 *Fritillaria unibracteata* Hsiao et K.C.Hsia、甘肃贝母 *Fritillaria przewalskii* Maxim.、梭砂贝母 *Fritillaria delavayi* Franch.、太白贝母 *Fritillaria taipaiensis* P.Y.Li 或瓦布贝母 *Fritillaria unibracteata* Hsiao et K.C.Hsia var. *wabuensis*(S.Y.Tang et S.C.Yue)Z.D.Liu,S.Wang et S.C.Chen 的干燥鳞茎。按性状不同分别习称“松贝”“青贝”“炉贝”和“栽培品”。主产于四川、云南、甘肃等地。生用。

松贝呈类圆锥形或近球形,体型小,表面类白色,外层鳞叶2瓣,大小悬殊,大瓣紧抱小瓣,未抱部分呈新月形,习称“怀中抱月”,先端钝圆或稍尖,底部平,质硬而脆,断面白色,富粉性。气微,味微苦。青贝呈类扁球形,体型稍大,外层鳞叶2瓣,大小相近,相对抱合,习称“观音合掌”,质地较松贝略疏松,断面粉白色。气微,味微苦。炉贝呈长圆锥形,体型更大,表面类白色或浅棕黄色,有的具棕色斑点,习称“马牙”“虎皮斑”,无光泽,质较松脆,断面粗糙,白色,粉性,气微,味微苦。栽培品类扁球形或短圆柱形,表面类白色或浅棕黄色,稍粗糙,有的具浅黄色斑点,外层鳞叶2瓣,大小相近,顶部多开裂而较平。

【性味归经】苦、甘,微寒。归肺、心经。

【功效与应用】

①清热润肺,化痰止咳　用于肺热肺燥及肺阴虚咳嗽。本品味甘质润,能清肺泄热、润肺化痰而止咳,用于治疗多种原因之咳嗽,尤宜于肺虚久咳、肺热燥咳。治肺热肺燥咳嗽,常与知母相须为用,如二母丸,或与麦冬、紫菀配伍,如贝母散;治肺肾阴虚久咳少痰,配百合、麦冬、熟地黄等,如百合固金汤。

②散结消痈　用于瘰疬及乳痈、肺痈、疮痈等。本品能清热化痰、解郁散结。治痰火郁结之瘰疬,配玄参、牡蛎等,如消瘰丸;治热毒壅结之乳痈、肺痈,配蒲公英、鱼腥草等;治疮痈肿痛,配金银花、乳香、没药等,如仙方活命饮。

【用法用量】煎服,3~10 g;研末服1~2 g。

【使用注意】不宜与川乌、制川乌、草乌、制草乌、附子同用。脾胃虚寒及有湿痰者不宜用。

浙贝母《本草正》

浙贝母为百合科植物浙贝母 *Fritillaria thunbergii* Miq.的干燥鳞茎。大者除去芯芽，习称“大贝”“元宝贝”；小者不去芯芽，习称“珠贝”。鳞茎趁鲜切成厚片，干燥，习称“浙贝片”。鳞茎外表面类白色至淡黄色，内表面白色或淡棕色，被有白色粉末。质硬而脆，易折断，断面白色至黄白色，富粉性。气微，味微苦。浙贝片呈椭圆形或类圆形，边缘表面淡黄色，切面平坦，粉白色。质脆，易折断，断面粉白色，富粉性。主产于浙江鄞县。生用。

课堂活动

试比较川贝母、浙贝母的来源及性能主治的异同？

【性味归经】苦，寒。归肺、心经。

【功效与应用】

①清热化痰止咳　用于风热、痰热咳嗽。本品苦寒，能清化热痰止咳。治外感风热咳嗽，配桑叶、前胡等；治痰热郁肺之咳嗽痰黄稠，配瓜蒌、知母等。

②解毒散结消痈　用于瘰疬、瘿瘤、疮痈、肺痈等。本品苦寒开泄，清火散结力大。治痰火郁结之瘰疬，配玄参、牡蛎等，如消瘰丸；治瘿瘤，配海藻、昆布等；治热毒疮痈，配连翘、蒲公英等；治肺痈，配鱼腥草、芦根等药。

【用法用量】煎服，5～10 g。

【使用注意】不宜与川乌、制川乌、草乌、制草乌、附子同用。脾胃虚寒及有湿痰者不宜用。

知识链接

除了川贝母、浙贝母，尚有湖北贝母、平贝母、伊贝母、土贝母 4 种，相关性状请参照 2020 版药典。

瓜蒌《神农本草经》

瓜蒌为葫芦科藤本植物栝楼 *Trichosanthes kirilowii* Maxim.和双边栝楼 *Trichosanthes rosthornii* Harms 的成熟果实。皮、仁合称全瓜蒌，果皮称瓜蒌皮，种子称瓜蒌子。全瓜蒌类球形或宽椭圆形，表面橙红色或橙黄色，皱缩或较光滑，顶端有花柱残基，具残存果柄。质脆易破，内面黄白色，附有红黄色筋络，果瓤橙黄色，黏稠，与多数种子黏结成团，味微酸、甘，具焦糖气，压扁，切丝或切块。瓜蒌子呈扁平椭圆形，表面浅棕色至棕褐色，平滑，沿边缘有 1 圈沟纹，顶端较尖或平截，基部钝圆或较狭，种皮坚硬，子叶黄白色，富油性，气微，味淡。生用或炒用，或以仁制霜用。

【性味归经】甘、微苦，寒。归肺、胃、大肠经。

【功效与应用】

①清热涤痰　用于痰热咳喘。本品甘寒清润，善于清肺热，能润肺燥而化热痰、燥痰。治痰热内结，咳痰黄稠，常配黄芩、胆南星、枳实等，如清气化痰丸；治燥热伤肺，咯痰不爽，配川贝母、天花粉、桔梗等，如贝母瓜蒌散。

②宽胸散结　用于胸痹、结胸等。本品既能清肺胃之热而化痰，又能利气散结而宽胸。治痰气痹阻、胸阳不通之胸痹，常配薤白、半夏，如瓜蒌薤白白酒汤、瓜蒌薤白半夏汤；治痰热

互结所致的胸膈痞满，常与黄连、半夏等配伍，如小陷胸汤。

③用于肺痈、肠痈、乳痈等　本品能消肿散结消痈。治肺痈咳吐脓血，配鱼腥草、桃仁等；治肠痈，配败酱草、薏苡仁等；治乳痈初起，红肿热痛，常配蒲公英、金银花等同用。

④润燥滑肠　用于肠燥便秘。瓜蒌仁能润肠通便。治胃肠实热，肠燥便秘，常配火麻仁、郁李仁等同用。

【用法用量】煎服，全瓜蒌 9~15 g。瓜蒌皮 6~10 g，功偏利气宽胸。瓜蒌子9~15 g，打碎入煎，或炒用，功偏润肺滑肠。

【使用注意】不宜与川乌、制川乌、草乌、制草乌、附子同用。本品甘寒而滑，脾虚便溏者及寒痰、湿痰证忌用。

知识链接

本品入药又有全瓜蒌、瓜蒌皮、瓜蒌仁之分。瓜蒌皮之功，重在清热化痰，利气宽胸；瓜蒌仁之功重在润肺化痰，滑肠通便，也可去油压霜成瓜蒌仁霜；全瓜蒌则兼有瓜蒌皮、瓜蒌仁之功效。

桔梗《神农本草经》

桔梗为桔梗科植物桔梗 *Platycodon grandiflorum*（Jacq.）A.DC.的根。根圆柱形或略呈纺锤形。顶端有较短的根茎（芦头），其上有数个半月形的茎痕（芦碗）。表面淡黄色至黄色，不去外皮者表面黄棕色至灰棕色。全体有不规则纵扭皱纹，并有横长的皮孔样斑痕及支根痕。质脆，断面不平坦，形成层环棕色，皮部类白色，有裂隙，木部淡黄白色，习称“金井玉栏”。气微，味微甜后苦。粉末加少量水振摇有持久泡沫。华北、东北、华东均产。生用或炒用。

【性味归经】苦、辛，平。归肺经。

【功效与应用】

①宣肺，祛痰　用于肺气不宣的咳嗽痰多。本品有辛散苦泄，宣开肺气，化痰宽胸的作用，无论寒热皆可应用。治风寒咳嗽，痰白清稀，配紫苏叶、苦杏仁等，如杏苏散；治风热或温病初起咳嗽痰黄而稠者，配桑叶、菊花、苦杏仁等，如桑菊饮。

②排脓　用于热毒壅肺之肺痈。本品性散上行，善利肺气排脓。治肺痈胸痛发热，咳吐脓血，痰黄腥臭，配甘草，如桔梗汤；或与鱼腥草、薏苡仁、芦根等配伍，以清肺排脓。

③利咽　用于咽喉肿痛，失声。本品能宣肺泄邪以利咽开音。治风热犯肺，咽痛失声者，配甘草、薄荷、牛蒡子，如加味甘桔汤；治热毒盛壅，咽喉肿痛，配射干、马勃、板蓝根等；治风寒犯肺，声音嘶哑，常与防风、荆芥等配伍，如防风通圣散。

此外，取其开宣肺气之壅滞而通二便，用治癃闭、便秘。取其性主上行，载药上行之功，在清泄肺热的方药中加入桔梗，以引药上行。

【用法用量】煎服，3~10 g。

【使用注意】本品性升散，凡气机上逆，呕吐、呛咳、眩晕、阴虚火旺咳血等不宜用，胃、十二指肠溃疡者慎服。用量过大易致恶心呕吐。

20.3　止咳平喘药

本类药物味多辛、苦或甘，为辛开苦降之品，药性寒凉或温，有宣肺祛痰、降气平喘、润肺止咳的功效。主要用治由于外感风寒、风热、燥热导致肺失宣肃；或内伤肺脾肾，肺阴不足，虚火灼肺；肺肾两虚，摄纳无权等所致的咳嗽气喘。

苦杏仁《神农本草经》

苦杏仁为蔷薇科植物山杏 *Prunus armeniaca* L.var. *ansu* Maxim.、西伯利亚杏 *Prunus sibirica* L.、东北杏 *Prunus mandshurica*（Maxim.）Koehne 或杏 *Prunus armeniaca* L.的干燥成熟种子。呈扁心形，表面棕色或暗棕色，顶端略尖，基部钝圆，肥厚，左右不对称。尖端有一短棱线形种脐，圆端合点处向上具多数深棕色的脉纹。种皮薄，子叶 2 片，乳白色，富油性。无臭，味苦。加水研磨有特殊苯甲醛香气。主产我国东北、华北、西北及长江流域。生用或炒用。

【性味归经】苦，微温。有小毒。归肺、大肠经。

【功效与应用】

①降气止咳平喘　用于咳喘诸证。本品苦泄性微温，主入肺经气分，功善降气，止咳平喘，还兼宣通肺气，为肺家要药。凡咳嗽喘满，无论新久、寒热经，随证配伍均可应用。治风寒咳嗽痰多，紫苏叶、半夏、茯苓等，如杏苏散；治风热咳嗽，配桑叶、菊花等，如桑菊饮；治燥热咳嗽，配桑叶、川贝母、沙参，如桑杏汤、清燥救肺汤；治肺热咳喘，常配石膏，如麻杏石甘汤；治寒痰咳喘，痰白清稀，配干姜、半夏等同用。

②润肠通便　用于肠燥便秘。本品质润多脂，有降气润肠，通利大便作用。治津液不足肠燥便秘，配柏子仁、郁李仁等，如五仁丸。

【用法用量】煎服，5~10 g，生品入煎剂后下，宜打碎入煎，或入丸、散。

【使用注意】阴虚咳喘及大便溏泻者忌用。本品有小毒，用量不宜过大；婴儿慎用。

知识链接

苦杏仁和桃仁均来自蔷薇科植物的干燥种子，性状多有相似，可从表 20.1 几点进行比较。

表 20.1　苦杏仁与桃仁的区别

性　状	苦杏仁	桃仁
形　状	扁心形	扁长圆形
边　缘	肥厚	薄
基　部	左右不对称	钝圆偏斜
表面颜色	黄棕色至深棕色	黄棕色至红棕色
表面特征	背部有纵棱 5 条	密布颗粒状突起
气　味	苦，加水研磨有特殊苯甲醛香气	微苦

百部《名医别录》

百部为百部科植物直立百部 *Stemona sessilifolia*（Miq.）Miq.、蔓生百部 *Stemona japonica*（Bl.）Miq.或对叶百部 *Stemona tuberosa* Lour.的干燥块根。直立百部呈纺锤形，上端较细长，皱缩弯曲，表面黄白色或淡棕黄色，有不规则深纵沟，间或有横皱纹。质脆，易折断，断面平坦，角质样，淡黄棕色或黄白色，皮部较宽，中柱扁缩。气微，味甘、苦。蔓生百部两端稍狭细，表面多不规则皱褶和横皱纹。对叶百部呈长纺锤形或长条形，表面浅黄棕色至灰棕色，具浅纵皱纹或不规则纵槽。质坚实，断面黄白色至暗棕色，中柱较大，髓部类白色。主产于华东、中南、华南等地区。生用或蜜炙用。

【性味归经】甘、苦，微温。归肺经。

【功效与应用】

①润肺下气止咳　用于新久咳嗽，顿咳，肺痨咳嗽。本品甘润苦降性平，主入肺经，有润肺止咳作用，无论外感、内伤、暴咳、久嗽，皆可用之，尤其为治肺痨咳嗽、久咳虚嗽的要药。治风寒咳嗽，配荆芥、桔梗、紫菀等，如止嗽散；治风热咳嗽，配浙贝母、葛根、石膏等；治气阴两虚，久咳者，配黄芪、沙参、麦冬等；治阴虚肺痨咳嗽、痰中带血，配阿胶、川贝母等药；治顿咳，配苦杏仁、桔梗、麦冬等。

②杀虫灭虱　用于蛲虫、阴道滴虫、头虱及疥癣等。本品有杀虫灭虱作用。可单用或配蛇床子、苦参等同用。治蛲虫病，浓煎灌肠；治阴道滴虫，可单用，或配蛇床子、苦参等煎汤坐浴外洗；治头虱、体虱及疥癣，可制成20%乙醇液，或50%水煎剂外擦患处。

【用法用量】3~9 g。外用适量，水煎或酒浸。

枇杷叶《名医别录》

枇杷叶为蔷薇科植物枇杷 *Eriobotrya japonica*（Thunb.）Lindl.的干燥叶。叶片呈长圆形或倒卵形，先端尖，基部楔形，边缘有疏锯齿。上表面灰绿色、黄棕色或红棕色，较光滑；下表面密被黄色绒毛，主脉于下表面显著突起，侧脉羽状。革质而脆，易折断。气微，味微苦。主产于广东、江苏、浙江、福建等地。生用或蜜炙用。

【性味归经】苦，微寒。归肺、胃经。

【功效与应用】

①清肺止咳　用于肺热咳嗽。本品苦微寒，性善降泄，有清肃肺热，化痰止咳之功。治肺热咳嗽，配桑白皮、前胡、黄芩等；治燥热伤肺，配梨、白蜜炖汤代茶饮，或配桑叶、苦杏仁、麦冬等，如清燥救肺汤；治肺虚久咳，配梨、白蜜、莲子肉等为膏，如枇杷膏。

②降逆止呕　用于胃热呕逆。本品有清胃热、降胃气、止呕逆作用。治胃热呕吐、呃逆，配竹茹、黄连、橘皮等。此外，取其清胃止渴之功，用于热病口渴及消渴，常配天花粉、知母等。

【用法用量】煎服，6~10 g。止咳宜炙用；止呕宜生用。鲜品加倍。

紫苏子《名医别录》

紫苏子为唇形科植物紫苏 *Perilla frutescens*（L.）Britt.的干燥成熟果实。呈卵圆形或类球形，直径约1.5 mm 。表面灰棕色或灰褐色，有微隆起的暗紫色网纹，基部稍尖，有灰白色点状果梗痕。果皮薄而脆，易压碎。种子黄白色，类白色，有油性。压碎有香气，味微辛。主产于江苏、安徽、河南等地。生用或微炒，用时捣碎。

【性味归经】辛，温。归肺经。

【功效与应用】

①降气化痰，止咳平喘　用于痰壅气逆咳喘，痰多胸痞，甚则不能平卧之证，或上盛下虚之久咳痰喘。本品辛温而不燥，质润下降，善利膈下气，有消痰止咳定喘之功。治咳喘痰多，胸闷食少，配白芥子、莱菔子，如三子养亲汤；治肺寒痰热的哮喘，常与麻黄、桑白皮等同用，如定喘汤。

②润肠通便　用于肠燥便秘。本品长于降泄肺气以助大肠传导，且质润多脂，有滑肠通便的作用，常配苦杏仁、火麻仁、瓜蒌仁等，如紫苏麻仁粥。

【用法用量】3~10 g。

【使用注意】阴虚喘咳及脾虚便溏者慎用。

知识链接

同科植物白苏的果实，与紫苏子功效基本相同，亦入药，名玉苏子。紫苏子和玉苏子除药用外，还可供食用或榨油、制皂等。

葶苈子《神农本草经》

葶苈子为十字花科植物独行菜 *Lepidium apetalum* Willd.或播娘蒿 *Descurainia sophia* (L.) Webb.ex Prantl.的干燥成熟种子。前者称“北葶苈子”，主产于河北、辽宁等地；后者称“南葶苈子”，主产于江苏、山东等地。北葶苈子种子扁卵形，表面黄棕色或红棕色，一端钝圆，另端尖而微凹，种脐位于凹入端。味微辛辣，黏性较强。南葶苈子长圆形略扁，较北葶苈子小，表面棕色或红棕色，微有光泽，具纵沟 2 条，其中 1 条较明显，一端钝圆，另一端微凹或较平截，中央凹入，种脐位于凹下处。气微，味微辛，略带黏性。生用或炒用，捣碎入药。

【性味归经】辛、苦，大寒。归肺、膀胱经。

【功效与应用】

①泻肺平喘　用于痰涎壅盛咳喘。本品苦降辛散，其性寒凉，功专泻肺气之实，有清泻痰火，泻水饮平喘作用。治痰涎壅盛，咳喘痰多，配大枣同用，如葶苈大枣泻肺汤；治肺热停饮，面目浮肿，喘咳不得平卧，常配桑白皮、地骨皮、大腹皮等。

②行水消肿　用于胸腹积水实证。本品能通调水道，泻肺行水。治肺气壅实、水饮停聚，水肿胀满，小便不利，常配牵牛子、椒目、郁李仁等；治痰热结胸之胸胁积水，配苦杏仁、大黄、芒硝等，如大陷胸丸。

【用法用量】煎服，3~10 g，宜包煎。

【使用注意】肺虚寒喘促、脾虚肿满者忌服。

课堂活动

试归纳本节药物中哪些止咳，哪些平喘，哪些止咳平喘兼备？

桑白皮《神农本草经》

桑白皮为桑科植物桑 *Morus alba* L.的干燥根皮。呈扭曲的卷筒状、槽状或板片状，长短宽窄不一。外表面白色或淡黄白色，较平坦，有的残留橙黄色或棕黄色鳞片状粗皮；内表面黄白色或灰黄色，有细纵纹。体轻，质韧，纤维性强，难折断，易纵向撕裂，撕裂时有粉尘飞扬。气微，味微甘。生用或蜜炙用。

【性味归经】甘，寒。归肺经。

【功效与应用】

①泻肺平喘　用于肺热咳喘。本品性寒，能清泻肺热，兼泻肺中水气而止咳平喘。治热邪郁肺，肺气上逆咳喘、发热，配地骨皮、甘草、粳米等，如泻白散；治肺热气虚，咳喘痰多，配人参、连翘、苦杏仁等；治水饮停肺，咳逆上气，喘息不得平卧，配紫苏子、细辛、五味子等。

②利水消肿　用于阳水实证。本品能肃降肺气，通调水道而利水消肿。治肺气不宣，全身水肿，面目肌肤浮肿，配茯苓皮、大腹皮、生姜皮等，如五皮饮。

【用法用量】煎服，6~12 g。泻肺利水，平肝清火宜生用；肺虚咳嗽宜蜜炙用。

【使用注意】本品性寒主降，肺寒咳喘，小便量多者慎用。

知识链接

桑白皮和葶苈子二药均能泻肺平喘，即清泻肺中实邪，以治疗喘咳。区别在于桑白皮是甘寒之品，略有养阴作用，适宜用于肺热较盛且肺阴初伤。尤其儿科当中，桑白皮清肺平喘用得非常普遍，如泻白散。葶苈子所泻之邪主要是壅滞肺窍的痰，痰水或者痰浊等有形之邪，泻肺热是较次要的。二者虽然都能泻肺平喘，但桑白皮偏重于清泻肺热，葶苈子偏重于泻肺实、泻痰水。

表 20.2　其他化痰止咳平喘药简表

分类	药　名	性味、归经、入药部位	功效与应用	用法用量
温化寒痰药	白附子	辛，温，有毒；归胃、肝经；块茎	祛风痰，定惊搐，解毒散结，止痛。用于中风痰壅，口眼㖞斜，语言謇涩，惊风癫痫，破伤风，痰厥头痛，偏正头痛，瘰疬痰核，毒蛇咬伤	3~6 g。一般炮制后用，外用生品适量捣烂，熬膏或研末以酒调敷患处
	白前	辛、苦，微温；归肺经；根茎和根	降气，消痰，止咳。用于肺气壅实，咳嗽痰多，胸满喘急	3~10 g
清化热痰药	前胡	苦、辛，微寒；归肺经；根	降气化痰，散风清热。用于痰热喘满，咯痰黄稠，风热咳嗽痰多	3~10 g
	竹茹	甘，微寒；肺、胃、心、胆经；茎秆中间层	清热化痰，除烦，止呕。用于痰热咳嗽，胆火挟痰，惊悸不宁，心烦失眠，中风痰迷，舌强不语，胃热呕吐，妊娠恶阻，胎动不安	5~10 g
	竹沥	甘，寒；归心、肺、肝经；液汁	清热滑痰，定惊利窍。用于肺热痰壅咳喘，中风痰迷，痰热惊痫	冲服，15~30 mL
	天竺黄	甘，寒；归心、肝经；分泌液干燥物	清热豁痰，凉心定惊。用于热病神昏，中风痰迷，小儿痰热惊痫、抽搐、夜啼	3~9 g
	海藻	苦、咸，寒；归肝、胃、肾经；藻体	消痰软坚散结，利水消肿。用于瘿瘤，瘰疬，睾丸肿痛，痰饮水肿	6~12 g
	昆布	咸，寒；归肝，胃、肾经；叶状体	消痰软坚散结，利水消肿。用于瘿瘤，瘰疬，睾丸肿痛，痰饮水肿	6~12 g

续表

分类	药　名	性味、归经、入药部位	功效与应用	用法用量
清化热痰药	瓦楞子	咸，平；归肺、胃、肝经；贝壳	消痰化瘀，软坚散结，制酸止痛。用于顽痰胶结，黏稠难咯，瘿瘤，瘰疬，癥瘕痞块，胃痛泛酸	9～15 g，先煎
	海浮石	咸，寒；归肺经；虫体骨骼	清热化痰，软坚散结。用于痰热咳喘，瘿瘤，瘰疬，湿热淋，小便淋沥涩痛，或血淋、砂淋、石淋	10～15 g，宜打碎先煎
	胖大海	甘，寒；归肺、大肠经；成熟种子	清热润肺，利咽开音，润肠通便。用于肺热声哑，干咳无痰，咽喉干痛，热结便闭，头痛目赤	2～3 枚，沸水泡服或煎服
	罗汉果	甘，凉；归肺、大肠经；果实	清热润肺，利咽开音，滑肠通便。用于肺热燥咳，咽痛失音，肠燥便秘	9～15 g
止咳平喘药	紫菀	辛、苦，温；归肺经；根和根茎	润肺下气，消痰止咳。用于痰多喘咳，新久咳嗽，劳嗽咳血	5～10 g
	款冬花	辛、微苦，温；归肺经；花蕾	润肺下气，止咳化痰。用于新久咳嗽，喘咳痰多，劳嗽咳血	5～10 g
	白果	甘、苦、涩，平；有毒；归肺、肾经；成熟种子	敛肺定喘，止带缩尿。用于痰多喘咳，带下白浊，遗尿尿频	5～10 g，生食有毒
	马兜铃	苦，微寒；归肺、大肠经；成熟果实	清肺降气，止咳平喘，清肠消痔。用于肺热咳喘，痰中带血，肠热痔血，痔疮肿痛	3～9 g
	银杏叶	甘、苦、涩，平；归心、肺经；叶	活血化瘀，通络止痛，敛肺平喘，化浊降脂。用于瘀血阻络，胸痹心痛，中风偏瘫，肺虚咳喘，高脂血症	9～12 g
	洋金花	辛，温；有毒；归肺、肝经；花	平喘止咳，解痉定痛。用于哮喘咳嗽，脘腹冷痛，风湿痹痛，小儿慢惊；外科麻醉	0.3～0.6 g，宜入丸散；亦可作卷烟分次燃吸（一日量不超过 1.5 g）。外用适量

小　结

（一）性状

半夏类球形，上端麻点下端光滑，白色粉性，辛辣刺喉。天南星类球形，上端麻点虎掌茎痕，白色粉性，辛辣。川贝白色粉性，松贝怀中抱月，青贝观音合掌，炉贝马牙虎皮斑。浙贝母体型较川贝母大，切片外面黄色，中心白色，粉性。瓜蒌外皮橙色，内瓤橙黄，种子结团，质脆，有焦糖气。桔梗圆柱或纺锤形，芦头有半月形茎痕，有纵皱沟纹，断面金井玉栏。苦杏仁心形，边缘肥厚，皮薄棕色，味苦。百部纺锤形或长条形，表面纵皱纹多,断面角质样,味甘微苦。旋覆花头状花序扁球形,管状花全黄色,有白色粗糙冠毛。白芥子圆球形,黄白色,质脆,研碎味辛辣。枇杷叶叶片厚,革质,棕绿色,叶脉背面突出,边沿有锯齿。紫苏子卵圆形,外表灰棕色或灰褐色,有网状纹理,味微辛辣。葶苈子细小,扁卵形,红棕色。桑白皮卷筒状、片状,白色或淡黄白色,体轻,质韧,纤维性强。

(二)功效

半夏、天南星性味均为辛温有毒,既燥湿化痰,为治寒痰、湿痰要药,又能消肿止痛。半夏善除脾胃湿痰,还能降逆止呕;并能消痞散结,治胸脘痞闷、梅核气等证。天南星温燥之性强于半夏,善治顽痰,又善祛经络风痰而止痉。

旋覆花能降气化痰,治咳嗽气急痰多;又归胃经善降胃气,治胃气上逆之噫气、呕吐等。

川贝母、浙贝母药性均寒凉,具化痰止咳、清热散结作用,善治痰热咳嗽、瘰疬、疮痈等证。川贝母甘润,能润肺止咳,肺燥及肺肾阴虚等虚证咳嗽多用;浙贝母苦泄力大,清热化痰、散结力强,外感风热或痰热实证咳嗽及痰火、热毒郁结的瘰疬疮痈等证多用。

桔梗性平,开宣肺气,治咳嗽或咽痛或音哑,属肺气不宣无论寒热均宜,又能利肺气而排脓、治肺痈咳唾脓痰。

苦杏仁、紫苏子均性温,能止咳平喘、润肠通便。苦杏仁有小毒,兼能宣肺,为治咳喘要药,治各种咳喘均宜;紫苏子善于降气消痰,既治咳喘痰多气逆,又治上盛下虚之久咳痰喘。

紫苏子、芥子均治寒痰喘咳。紫苏子功善降气消痰平喘,善治寒痰壅肺之咳喘;而芥子则长于温肺利气消痰,善治皮里膜外之痰。

百部润肺止咳,无论新久咳嗽皆可应用。善治肺痨咳嗽及百日咳,又能杀虫灭虱,治蛲虫、头虱等。

桑白皮、葶苈子性寒,均有泻肺平喘,利水消肿之功。桑白皮甘寒,药性较和缓,善泻肺中邪热,常用于肺热喘咳。葶苈子苦寒,药力较峻猛,专泻肺中痰水,善治痰水阻肺,肺气不降的咳逆痰多、喘息不得平卧。

枇杷叶能清肺化痰止咳,治肺热咳嗽。兼能润肺而治燥咳,又能和胃降逆,治胃热呕吐。

目标检测

一、选择题

(一)单项选择题

1.下列药物具有“怀中抱月”性状特征的是(　　)。

A.松贝　　B.炉贝　　C.青贝　　D.土贝母

2.入煎剂须包煎的是(　　)。

A.桔梗　　B.半夏　　C.旋覆花　　D.天南星

3.被誉为“舟楫之剂”,能载药上行之品为(　　)。
A.柴胡　B.升麻　C.桔梗　D.前胡
4.善治脏腑湿痰的药物是(　　)。
A.白前　B.半夏　C.天南星　D.芥子
5.川贝母与浙贝母药性功效的主要区别是(　　)。
A.川贝母偏于甘润,浙贝母偏于苦泄
B.川贝母能清化热痰,浙贝母能润肺化痰
C.川贝母质优效佳,浙贝母质次效逊
D.川贝母益气润肺,浙贝母散结消痞
6.治疗痰热咳嗽兼有便秘者,宜首选(　　)。
A.川贝母　B.浙贝母　C.瓜蒌仁　D.半夏
7.能降气化痰,止咳平喘的药物为(　　)。
A.桔梗　B.紫苏子　C.百部　D.紫菀
8.桑白皮最宜用于(　　)。
A.水肿兼恶寒发热,汗出　B.全身水肿兼肺热喘咳
C.脾虚水肿见便溏　D.肾虚水肿下身肿
9.外皮橙色,内瓤橙黄,种子结团,质脆,有焦糖气的是(　　)。
A.紫苏子　B.半夏　C.旋覆花　D.瓜蒌
10.外观细小,扁卵形,红棕色;功效泻肺平喘的是(　　)。
A.紫苏子　B.芥子　C.葶苈子　D.瓜蒌子
11.善治“皮里膜外之痰”的药物是(　　)。
A.半夏　B.天南星　C.桔梗　D.芥子

(二)多项选择题

1.既能止咳化痰,又能润肠通便的药物是(　　)。
A.紫苏子　B.苦杏仁　C.桔梗
D.罗汉果　E.百部
2.下列药物中,善治热痰的是(　　)。
A.竹茹　B.浙贝母　C.瓜蒌
D.胆南星　E.姜半夏
3.百部的适应证包括(　　)。
A.风寒咳嗽　B.风热咳嗽　C.肺热咳嗽
D.肺痨咳嗽　E.百日咳
4.有毒性,内服一般须经炮制的是(　　)。
A.半夏　B.天南星　C.芥子
D.苦杏仁　E.葶苈子
5.生品口尝有麻舌感的有(　　)。
A.半夏　B.天南星　C.瓜蒌
D.苦杏仁　E.紫苏子

6.桔梗的性状特征包括(　　)。

A.圆柱或纺锤形　　B.芦头有半月形茎痕　　C.表面有纵皱沟纹

D.断面金井玉栏　　E.根皮粗糙,时有剥落

二、简答题

1.简述化痰止咳平喘药的含义、分类、性能特点及使用注意。

2.简述半夏、川贝母、桔梗的性状要点。

3.比较半夏与天南星、川贝母与浙贝母功效主治的异同。

三、分析题

王某,女,50岁。入秋后反复干咳,缠绵难愈,偶有黄痰,但胶结难咳出,伴有轻微口干、咽痛,时常便秘,舌质红、苔薄黄,脉细数。请结合中医药理论分析该患者应选用的药物。

第 21 章　安神药

学习目标

掌握酸枣仁、远志、朱砂的性状识别要点、功效与应用、用法用量及使用注意。

熟悉安神药的含义、功效、适应范围、使用注意、分类及各类的性能特点；龙骨、磁石的性状识别、功效与应用、特殊用法用量及使用注意等。

了解简表中琥珀等其他安神药的功效与应用。

知识点

安神药的含义、功用、适应范围、使用注意及分类。常用品种性状识别、功效与应用、用法用量等。

案例导入

某医院收治 30 例顽固性失眠患者，经中医辨证为肝肾阴虚，肝阳上亢证。治疗方法：酸枣仁汤加味治疗(酸枣仁 20 g，茯苓 15 g，知母、半夏、川芎各 10 g，夜交藤 20 g，石菖蒲、郁金各 10 g，丹参 20 g，陈皮 15 g，枸杞子 20 g，胆南星 9 g，夏枯草 10 g，白芍 15 g，熟地黄 20 g，五味子 10 g)，每日 1 剂，水煎服，1 个月为 1 个疗程。结果：治愈 12 例，好转 14 例，未愈 4 例，总有效率 86.7%。(周宏军，付宝峰.加味酸枣仁汤治疗顽固性失眠 30 例[J].辽宁中医杂志，2006，33(5)：574.)

提问：1.试分析酸枣仁汤中酸枣仁有何功用。

2.酸枣仁的性状识别要点是什么？

3.安神药分为几类？各类代表药有哪些？

以安定神志为主要功效，常用以治疗神志失常病证的药物，称安神药。

安神药主入心、肝经，多以矿石、贝壳或植物的种子入药，质重沉降，善养心安神或重镇安神，主要用于心气虚、心血虚或心火旺盛以及其他原因所致的心神不宁、心悸怔忡、失眠多梦以及惊风、癫狂等证的辅助治疗。部分安神药又可用治热毒疮肿、肝阳眩晕、自汗盗汗、肠燥便秘、痰多咳喘等证。根据其性能特点和功效主治的不同，安神药可分为养心安神药和重镇安神药两类。

安神药多属对证治标之品，特别是矿石类重镇安神药及有毒药物，只宜暂用，不可久服，应中病即止。矿石类安神药，如作丸散剂服时，须配伍养胃健脾之品，以免伤胃耗气。

21.1　养心安神药

养心安神药多为植物种子、种仁,多入心、肝经,善养心益阴,滋养心肝,养阴补血,主要用于阴血不足、心脾两虚等证,症见心悸怔忡、虚烦不眠、健忘多梦等。

酸枣仁《神农本草经》

酸枣仁为鼠李科落叶灌木或乔木酸枣 *Ziziphus jujuba* Mill. var. *spinosa* (Bunge) Hu ex H.F. Chou 的干燥成熟种子。种子扁圆形,表面紫红色或紫黑色,一面较平坦,中间有一条纵线纹,另一面稍凸起,顶端有细小突起合点;一端凹陷,可见线形种脐。气微、味淡。主产于河北、陕西、河南等地。生用或炒用,用时捣碎。

> **课堂活动**
> 一般种仁能润肠通便,酸枣仁有无此功效?

【性味归经】甘、酸,平。归心、肝、胆经。

【功效与应用】

①养心补肝,宁心安神　用于心悸失眠。本品能养心阴,益肝血,为养心安神要药。治心脾气虚之心悸失眠,常与黄芪、当归、党参等配伍,如归脾汤;治肝虚有热之虚烦不眠,常与知母、茯苓、甘草等配伍,如酸枣仁汤。

②敛汗　用于自汗、盗汗。本品能收敛止汗。治自汗、盗汗,可与五味子、牡蛎、黄芩等同用。

③生津　用于津伤口渴。本品味酸收敛,能生津敛阴止渴。治津伤口渴咽干者,常与地黄、麦冬、天花粉等配伍。

【用法用量】煎服,10~15 g。研末吞服,每次 1.5~3 g,宜睡前服。本品炒后疗效增强。

知识链接

> 滇枣仁又名缅枣仁或黄枣仁,为鼠李科植物缅枣干燥成熟的种子,主产于缅甸和我国云南,为酸枣仁常见伪品,不能替代酸枣仁使用。其药材性状与酸枣仁相似,唯表面颜色不同,呈黄棕色至红棕色,中间隆起的纵线纹较不明显,种脐一端较窄,呈猪拱嘴状,另一端宽而钝圆。

远志《神农本草经》

远志为远志科植物远志 *Polygala tenuifolia* Willd. 或卵叶远志 *Polygala sibirica* L. 的干燥根。呈圆柱形,略弯曲。表面灰黄色至灰棕色,有较密并深陷的横皱纹、纵皱纹及裂纹,老根的横皱纹较密,更深陷,略呈结节状。质硬而脆,易折断,断面皮部棕黄色,木部黄白色,皮部易与木部剥离。气微,味苦、微辛,嚼之有刺喉感。主产于山西、陕西、吉林等地。生用或炙用。

【性味归经】苦、辛,温。归肺、心、肾经。

【功效与应用】

①安神益智,交通心肾　用于心肾不交之心神不宁、失眠、惊悸。本品性善宣泄通达,既

能开心气而宁心神，又能通肾气而强志不忘，为交通心肾、安定神志、益智强识之佳品。常与茯神、人参等同用，如安神定志丸。

②祛痰　用于癫痫昏仆、痉挛抽搐。本品能利心窍，逐痰涎，可用治痰阻心窍所致之癫痫抽搐惊风发狂，可与半夏、天麻、全蝎等配伍。治惊风狂证发作，常与石菖蒲、郁金、白矾等同用。本品能促使痰涎排出，以治咳嗽、咯痰不爽，常与苦杏仁、川贝母等同用。

③消肿　用于痈疽疮毒，乳房肿痛。本品功擅疏通气血之壅滞而消散痈肿。内服、外用均有疗效。

【用法用量】煎服，3～10 g。外用适量。化痰止咳宜炙用。

【使用注意】凡实热或痰火内盛者，以及有胃溃疡或胃炎者慎用。

21.2　重镇安神药

本类药物多为矿石、化石类药物，具有质重沉降之性，重则能镇，重可祛怯，故有镇安心神、平惊定志、平肝潜阳等作用。主要用于心火炽盛、痰火扰心、肝郁化火及惊吓等引起的实证，症见心神不宁、心悸失眠及惊痫、肝阳眩晕等。

朱砂《神农本草经》

朱砂为硫化物类矿物辰砂族辰砂，主含硫化汞（HgS）。粒状或块状集合体。鲜红色或暗红色，条痕红色至褐红色，手触之不染指。片状者质脆；块状者质较坚硬；粉末状者有闪烁光泽。无臭，味微甘。主产于湖南、贵州、四川、广西等地。处方名：丹砂、辰砂。水飞成极细粉末。

【性味归经】甘，微寒。有毒。归心经。

【功效与应用】

①清心镇惊，安神　用于心神不宁，心悸，失眠，惊风、癫痫。本品专入心经，既可重镇安神，又能清心安神，为镇心、清火、安神定志之药，兼有止痉之功。治心火亢盛，内扰神明之心神不安、惊悸不眠，常与黄连、莲子心等同用；治心血虚所致失眠，可与当归、地黄等配伍，如朱砂安神丸；治高热神昏、惊厥，常与牛黄、麝香等同用，如安宫牛黄丸；治小儿急惊风，多与牛黄、钩藤等配伍，如牛黄散。

②解毒　用于疮疡肿毒，咽喉肿痛，口舌生疮。本品性寒，不论内服、外用，均有清热解毒作用。治疮疡肿毒，多与雄黄、山慈菇等配伍，如紫金锭；治咽喉肿痛、口舌生疮，多与冰片、硼砂等同用，如冰硼散。

③明目　用于视物昏花。本品可清心降火，明目。治心肾不交之视物昏花，耳鸣耳聋，常与磁石、神曲同用，如磁朱丸。

【用法用量】0.1～0.5 g，多入丸散服，不宜入煎剂。外用适量。

【使用注意】本品有毒，不宜大量服用，也不宜少量久服；孕妇及肝肾功能不全者禁用。入药只宜生用，忌火煅。

知识拓展

朱砂主含硫化汞,有解毒防腐作用,外用可抑制或杀灭皮肤真菌和寄生虫。长期服用朱砂制剂可引起慢性汞中毒,以神经衰弱证候群为主,以及肝肾功能损害、性功能减退等。

龙骨《神农本草经》

龙骨为古代哺乳类动物象类、三趾马类、犀类、鹿类、牛类等骨骼的化石,分为龙骨、五花龙骨和龙齿3种。龙骨呈骨骼状或不规则块状,表面白色、灰白色至淡棕色,多较平滑,有的具纵纹裂隙或具棕色条纹与斑点。断面不平坦,色白或黄白色。关节处膨大,断面有蜂窝状小孔。五花龙骨又称五色龙骨,呈圆筒状或不规则块状。淡灰白色、淡黄白色或淡黄棕色,夹有蓝灰色及红棕色深浅粗细不同的花纹,偶有不具花纹者。一般表面平滑,有时外层成片剥落,不平坦,有裂隙。质较酥脆,破碎后,断面粗糙,可见宽窄不一的同心环纹。龙齿为古代大型哺乳动物如象、犀牛、三趾马等的牙齿骨骼化石,呈完整的齿状或破碎成不规则的块状。主要为犬齿及臼齿。犬齿呈圆锥形,先端弯而尖,近尖端处常中空。臼齿呈圆柱形或方柱形,一端较细,略弯曲,多有深浅不同的沟棱。表面牙白色、青灰色或暗棕色,粗糙或可见具光泽的珐琅质。质坚硬,断面不平坦,粗糙。龙骨的三种形态吸湿力都较强。无臭,无味。主产于山西、内蒙古、河南等地。生用或煅用。

【性味归经】甘、涩,平。归心、肝、肾经。

【功效与应用】

①镇惊安神　用于心神不宁,心悸失眠,惊痫抽搐。本品质重,入心、肝经,能镇静安神,为重镇安神常用药。治心神不宁、心悸失眠、健忘多梦等证,常与石菖蒲、远志等配伍,如孔圣枕中丹。

②平肝潜阳　用于肝阴不足,肝阳上亢证。本品入肝经,质重沉降,有较强的平肝潜阳作用。治肝阳上亢之头晕目眩、烦躁易怒,常与赭石、牡蛎、牛膝等同用,如镇肝息风汤。

③收敛固涩　用于滑脱诸证以及湿疮痒疹、疮疡久溃不愈。本品煅用能收敛固涩。治肾虚遗精、滑精,常与牡蛎、沙苑子、芡实等配伍,如金锁固精丸;治心肾两虚,小便频数者,常与桑螵蛸、龟甲、茯神等配伍,如桑螵蛸散;治表虚自汗、阴虚盗汗者,常配黄芪、牡蛎等以收敛固表止汗;治湿疮痒疹、疮疡久溃不愈,常与枯矾等分,共为细末,掺敷患处。

【用法用量】煎服,15~30 g,先煎。外用适量。镇静安神、平肝潜阳多生用。收敛固涩宜煅用。

【附药】龙齿　为药材龙骨原动物的牙齿化石。性味甘、涩,凉,长于镇惊安神,用于惊痫癫狂、心悸、失眠等证。用法用量与龙骨相同。

知识链接

龙骨伪品一般较龙骨骨骼小或呈不规则块状,表面附着较多的白色粉末,砸开可见骨质部分,断面多呈蜂窝状小孔(系风化而成),以舌舐之无吸湿力。

知识拓展

龙骨主含钙盐,尚含铁、钾、钠、氯等。其所含钙盐被吸收后,有促进血液凝固、降低血管通透性及抑制骨骼肌兴奋等作用。

磁石《神农本草经》

磁石为氧化物类矿物尖晶石族磁铁矿,主含四氧化三铁(Fe_3O_4)。块状集合体,呈不规则块状,或略带方形,多具棱角。灰黑色或棕褐色,条痕黑色,具金属光泽。体重,质坚硬,断面不整齐。具磁性。有土腥气,无味。主产于河北、山东、辽宁等地。照煅淬法煅至红透,醋淬,碾成粗粉用。

【性味归经】咸、寒。归肝、心、肾经。

【功效与应用】

①镇惊安神　用于心神不宁、惊悸、失眠及癫痫。本品质重沉降,能镇惊安神;味咸入肾,能顾护真阴,镇摄浮阳。治肾虚肝旺,肝火上炎,扰动心神及惊恐气乱之心神不宁、惊悸、失眠、癫痫等证,常与朱砂、神曲等配伍,如磁朱丸。

②平肝潜阳　用于肝阴不足,肝阳上亢证。本品能平潜肝阳,益肾阴而敛浮阳。治肝阳上亢之头晕目眩、急躁易怒等症,常与石决明、牡蛎、白芍等配伍。

③聪耳明目　用于肝肾亏虚,目暗耳聋。本品能益肾阴,聪耳明目。治肾虚耳鸣、耳聋,常与熟地黄、山茱萸、五味子等配伍,如耳聋左慈丸。

④纳气平喘　用于肾气不足,摄纳无权之虚喘。本品能益肾纳气平喘,常与五味子、桃仁、蛤蚧等同用。

【用法用量】煎服,9~30 g;宜打碎先煎。入丸、散,每次1~3 g。

【使用注意】因吞服后不易消化,如入丸散,不可多服,脾胃虚弱者慎用。

表21.1　其他安神药简表

分类	药　名	性味、归经、入药部位	功效与应用	用法用量
养心安神药	柏子仁	甘、平;归心、大肠、肾经;种仁	养心安神,润肠通便,止汗。用于阴血不足,虚烦失眠,心悸怔忡,肠燥便秘,阴虚盗汗	3~10 g
	合欢皮	甘、平;归心、肝、肺经;树皮	解郁安神,活血消肿。用于心神不安,忧郁失眠,肺痈,疮肿,跌扑伤痛	6~12 g,外用适量,研末调敷

续表

分类	药　名	性味、归经、入药部位	功效与应用	用法用量
养心安神药	首乌藤	甘、平；归心、肝经；干燥藤茎	养血安神，祛风通络。用于失眠多梦，血虚身痛，风湿痹痛，皮肤瘙痒	9～15 g，外用适量，煎水洗患处
	灵芝	甘、平；归心、肺、肝、肾经；子实体	补气安神，止咳平喘。用于心神不宁，失眠心悸，肺虚咳喘，虚劳短气，不思饮食	6～12 g
重镇安神药	琥珀	甘、平；归心、肝、膀胱经；树脂	镇惊安神，活血散瘀，利尿通淋。用于心神不宁，痛经闭经，癥瘕积聚，淋证，癃闭	研末冲服，1.5～3 g
	珍珠	甘、咸、寒；归心、肝经	安神定惊，明目消翳，解毒生肌，润肤祛斑。用于惊悸失眠，惊风癫痫，目赤翳障，疮疡不敛，皮肤色斑	0.1～0.3 g，多入丸散用。外用适量

小　结

（一）性状

酸枣仁，种子扁圆形，紫红色或紫黑色，一面平坦，另一面凸起。远志根为圆柱形，表面灰黄色，有较密并深陷的横皱纹，略呈结节状。朱砂为鲜红色或暗红色，条痕红色至褐红色，手触之不染指。龙骨多呈白色、灰白色至淡棕色，表面平滑无粉，有的具纵纹裂隙，质较酥脆，断面粗糙，吸湿力较强。磁石呈不规则块状，为灰黑色或棕褐色，质坚硬，具磁性，有土腥气。

（二）功效

酸枣仁养心补肝，宁心安神，用治阴血虚、心神失养之心神不宁。酸枣仁益肝血，尤宜于心肝血虚之心神不宁，因其味酸敛汗、生津，用治自汗、盗汗、津伤口渴等证。

远志辛开苦泄，能开心气、通肾气而有交通心肾之长，宁心安神之效。又能祛痰、消肿，用治痰阻心窍之癫痫及痰迷癫狂、痈疽疮毒、乳房肿痛等。

朱砂质重镇怯，清心镇惊，安神，用于各种原因之心神不宁、惊悸失眠、惊风、癫痫；其性寒，能清泻心火，亦收清心安神之功；清热解毒作用亦较强，用治口舌生疮，咽喉肿痛，疮疡肿痛等热毒证；尚能明目。

龙骨与磁石均质重沉降、入心经和肝经，皆能镇惊安神、平肝潜阳。但磁石味咸、性寒，又有益肾阴之长，宜用治肾虚肝旺，肝火上炎扰动心神或惊恐失眠；龙骨味甘、性平，可用治各种神志失常疾患。磁石补肝肾、聪耳明目，用治肝肾亏虚耳鸣、耳聋、目暗不明之证；亦可纳气平喘。龙骨煅用，收敛固涩之功甚佳，用治遗精、遗尿、自汗、盗汗等滑脱诸证。煅龙骨研末外用，还能收湿，敛疮，生肌，用治湿疮痒疹及疮疡久溃不敛。

目标检测

一、选择题

(一)单项选择题

1.朱砂内服的方法是(　　)。

A.先煎,久煎　　B.单煎　　C.浸酒服　　D.研末冲服

2.既可养心安神,又有收敛止汗作用的药物是(　　)。

A.柏子仁　　B.合欢皮　　C.酸枣仁　　D.薏苡仁

3.朱砂内服的用量是(　　)。

A.10~15 g　　B.1~3 g　　C.1.5~3 g　　D.0.1~0.5 g

4.既能宁心安神,又能化痰开窍的药物是(　　)。

A.合欢皮　　B.远志　　C.酸枣仁　　D.柏子仁

5.舐之能粘舌的中药是(　　)。

A.赭石　　B.龙骨　　C.牡蛎　　D.明矾

(二)多项选择题

下列药物中具有养心安神作用的是(　　)。

A.酸枣仁　　B.柏子仁　　C.远志

D.磁石　　E.龙骨

二、简答题

1.简述朱砂的用法用量及使用注意。

2.简述酸枣仁、远志的性状要点。

三、分析题

谭某,男,42岁。近来工作压力大,心烦多梦,头晕耳鸣,腰膝酸软,健忘,舌红少苔,脉细数。请结合中医药理论分析该患者应选用的药物。

第22章　平肝息风药

学习目标

掌握石决明、羚羊角、钩藤、天麻、全蝎的性状识别要点、功效与应用、用法用量及使用注意。

熟悉平肝息风药的含义、功效、适应范围、使用注意、分类及各类的性能特点；牡蛎、赭石、地龙的性状识别、功效与应用、特殊用法用量及使用注意。

了解简表中珍珠母等其他平肝息风药的功效与应用。

知识点

平肝息风药的含义、功用、适应范围、使用注意及分类。常用品种性状识别、功效与应用、用法用量等。

案例导入

某病区自1997—2011年收治的偏头痛病人30名，经中医辨证属风火上逆，邪犯清窍证。治疗方法：羚角钩藤汤加减[羚羊角1 g，钩藤15 g(后下)，菊花9 g，细辛4.5 g，全蝎、蜈蚣各1.5 g(研粉吞服)，川贝母3 g(研粉吞服)，天麻9 g，姜半夏9 g，延胡索12 g，茯苓12 g，生甘草4.5 g]，每日1剂，服药2周。结果：经数理统计比较，羚角钩藤汤加减治疗后，总有效率为87%。(王克俭.羚角钩藤汤治疗偏头痛30例.山东中医杂志，2002，21(5)：284-285.)

提问：1.试分析羚角钩藤汤中羚羊角有何功用？

2.羚羊角、钩藤的性状识别要点是什么？

3.平肝息风药分为几类？各类代表药有哪些？

以平息肝风或潜阳镇静为主要功效，用治肝阳上亢或肝风内动病证的药物，称为平肝息风药。

本类药物性多偏寒凉，主归肝经，多为介类、昆虫等动物药及矿物药，具有平肝潜阳(或平抑肝阳)、息风止痉及镇静安神等作用。适用于肝阳上亢、肝风内动的病证，症见眩晕头痛，抽搐震颤，猝然昏倒，不省人事，半身不遂等。部分药物还可用治心神不宁、目赤肿痛、呕吐、呃逆、喘息、血热出血等证。依其功效主治之不同，分为两类：一是平肝潜阳药，以平肝阳为主要作用；二是息风止痉药，以息肝风，止痉搐为主要作用。

使用平肝息风药时，应根据引起肝阳上亢，肝风内动的病因、病机及兼证的不同，进行相应的配伍。本类药物有性偏寒凉或性偏温燥之不同，故应注意使用。若脾虚慢惊者，不宜用寒凉之品；阴虚血亏者，忌温燥之品。

22.1 平肝潜阳药

凡能平抑或潜镇肝阳，主要用治肝阳上亢病证的药物，称平肝潜阳药，又称平抑肝阳药。

本类药物多为质重之介类或矿石类药物，具有平肝潜阳或平抑肝阳之功效，以及清肝热、安心神等作用。主要用治肝阳上亢之头晕目眩、头痛、耳鸣和肝火上攻之面红、口苦、目赤肿痛、烦躁易怒、头痛头昏等证。

本类药物还常与息风止痉药配伍，治疗肝风内动痉挛抽搐；与安神药配伍，治疗浮阳上扰之烦躁不眠。

石决明《名医别录》

石决明为鲍科动物杂色鲍 *Haliotis diversicolor* Reeve、皱纹盘鲍 *Haliotis discus hannai* Ino、羊鲍 *Haliotis ovina* Gmelin、澳洲鲍 *Haliotis ruber*（Leach）、耳鲍 *Haliotis asinina* Linnaeus 或白鲍 *Haliotis laevigata*（Donovan）的贝壳。杂色鲍呈长卵圆形，内面观略呈耳形。表面暗红色。内面光滑，具珍珠样彩色光泽。壳较厚，质坚硬。皱纹盘鲍呈长椭圆形，表面灰棕色，生长线明显，末端 4~5 个开孔，孔口突出壳面，壳较薄。羊鲍近圆形，体形小。壳顶位于近中部而高于壳面，螺旋部与体螺部各占 1/2。澳洲鲍呈扁平卵圆形，体形大。表面砖红色，螺旋部约为壳面的 1/2，末端 7~9 个开孔，孔口突出壳面。耳鲍狭长，略扭曲，呈耳状。表面光滑，具翠绿色、紫色及褐色等多种颜色形成的斑纹，螺旋部末端 5~7 个开孔，壳薄，质较脆。白鲍呈卵圆形。表面砖红色，光滑，壳顶高于壳面，生长线颇为明显，螺旋部末端 9 个开孔。前三种主产于广东、福建、海南、辽宁等地；后三种主产于澳大利亚、新西兰。

【性味归经】咸，寒。归肝经。

【功效与应用】

①平肝潜阳　用于肝肾阴虚、肝阳上亢证。本品专入肝经，清泄肝热，镇潜肝阳，利头目，为凉肝、镇肝之要药。治肝肾阴虚、肝阳上亢之眩晕，常与牡蛎、地黄、白芍等配伍；治肝阳上亢，肝火亢盛之头晕头痛、烦躁易怒者，可与羚羊角、钩藤等同用，如羚羊角汤。

②清肝明目　用于目赤，翳障，视物昏花。本品清肝火而明目退翳，为治目疾之常用药。治肝火上炎之目赤肿痛，可与夏枯草、决明子等配伍；治阴虚血少之目暗不明、雀盲眼花者，常与熟地黄、枸杞子、菟丝子等同用。

【用法用量】煎服，6~20 g；打碎先煎。平肝、清肝宜生用，外用点眼宜煅用、水飞。

【使用注意】本品咸寒易伤脾胃，故脾胃虚寒、食少便溏者慎用。

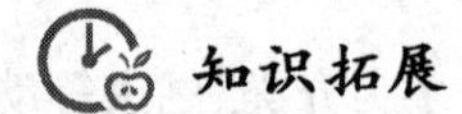

石决明的主要化学成分 90%以上为硫酸钙，有机质 3.67%，其中含有珍珠样光泽的角质蛋白。经盐水解得 16 种氨基酸，尚含少量镁、铁、锌、锶、硒、铜、碘等无机元素，煅烧后有机物分解，残留无机物。此外，石决明含有极为丰富的易为人体吸收的 SiO_2，其含量在已知种类的矿物药材中居首位。现代药理研究表明，石决明补充了人体中缺乏而又很难补充的各种微量元素，提高晶状体内酶系活性，对抗膜过氧化作用，增强透明质酸、硫酸软骨素等的合成，从而保护眼睛晶状体、玻璃体、角膜。

牡蛎《神农本草经》

牡蛎为牡蛎科动物长牡蛎 *Ostrea gigas* Thunberg.、大连湾牡蛎 O.*talienwhanensis* Crosse 或近江牡蛎 *O.rivularis* Gould 的贝壳。其中,长牡蛎呈长片状,背腹缘几平行。右壳较小,鳞片坚厚,层状或层纹状排列。壳外面平坦或具数个凹陷,淡紫色、灰白色或黄褐色;内面瓷白色,壳顶二侧无小齿。左壳凹陷深,鳞片较右壳粗大,壳顶附着面小。质硬,断面层状,洁白。气微,味微咸。大连湾牡蛎呈类三角形,背腹缘呈八字形。右壳外面淡黄色,具疏松的同心鳞片,鳞片起伏呈波浪状,内面白色。左壳同心鳞片坚厚,自壳顶部放射肋数个,明显,内面凹下呈盒状,铰合面小。近江牡蛎呈圆形、卵圆形或三角形等。右壳外面稍不平,有灰、紫、棕、黄等色,环生同心鳞片,幼体者鳞片薄而脆,多年生长后鳞片层层相叠,内面白色,边缘有的淡紫色。我国沿海一带均有分布,主产于广东、辽宁、山东。用时打碎。生用或煅用。

【性味归经】咸,微寒。归肝、胆、肾经。

【功效与应用】

①潜阳补阴　用于肝阳上亢,头晕目眩。本品咸寒质重,有类似石决明之平肝潜阳作用。治水不涵木,阴虚阳亢,眩晕耳鸣,常与龟甲、龙骨、牛膝等配伍,如镇肝息风汤;治热病后期,虚风内动,四肢抽搐,常与龟甲、鳖甲、地黄等同用,如大定风珠。

②重镇安神　用于惊悸失眠。本品质重能镇,有重镇安神之功。治心神不安,惊悸怔忡,失眠多梦等证,常与龙骨相须为用,如桂枝甘草龙骨牡蛎汤。

③软坚散结　用于痰核、瘰疬、癥瘕积聚等证。本品味咸,用治痰火郁结之痰核、瘰疬,常与浙贝母、玄参等配伍,如消瘰丸;治血瘀气结之癥瘕痞块,多与鳖甲、丹参、莪术等配伍。近代常用治肝、脾肿大。

④收敛固涩　用于滑脱证。本品煅后能收敛固涩,常与煅龙骨相须为用,用治自汗、盗汗、遗精、遗尿、崩漏、带下等滑脱证,须配伍补虚药或其他收涩药。

⑤制酸止痛　用于胃痛泛酸。煅牡蛎能收敛制酸。常与海螵蛸、瓦楞子等同用。

【用法用量】煎服,9~30 g。宜打碎先煎。外用适量。收敛固涩、制酸止痛宜煅用,其他宜生用。

知识拓展

牡蛎的主要成分是碳酸钙(约占50%)、磷酸钙及硫酸钙。煅烧后碳酸盐分解,产生氧化钙等,有机质则被破坏。药理实验表明,本品所含钙盐有抗酸及轻度镇静、消炎、降低肌肉兴奋而抑制抽搐作用。牡蛎多糖具有降血脂、抗凝血、抗血栓及促进机体免疫功能、抗白细胞下降等作用。

知识链接

龙骨与牡蛎均有重镇安神、平肝潜阳、收敛固涩作用，可用于治心神不安、惊悸失眠、阴虚阳亢、头晕目眩及各种滑脱证。但龙骨长于镇惊安神，且收敛固涩力优于牡蛎；牡蛎潜阳补阴之力为优，兼有软坚散结、制酸止痛之功。

赭石《神农本草经》

赭石为氧化物类矿物刚玉族赤铁矿。主含三氧化二铁（Fe_2O_3），多呈不规则厚板状或块状。棕红色至暗棕红色或铁青色。条痕樱红色或棕红色。半金属光泽。一面分布较密的“钉头”，呈乳头状，另一面与突起相对应处有同样大小的凹窝。气微，味淡。处方名：代赭石。主产于山西、河南、河北等地。生用或醋淬研粉用。

课堂活动

试比较磁石与赭石来源及性能主治的异同？

【性味归经】苦，寒。归肝、心、肺、胃经。

【功效与应用】

①平肝潜阳　用于肝阳上亢、头目眩晕、目胀耳鸣。本品为矿石类药物，质重沉降，长于镇潜肝阳，又性味苦寒，善消肝火，故为重镇潜阳常用之品。

②重镇降逆　用于呕吐、呃逆、噫气不止等证。本品质重性降，为重镇降逆要药。尤善降上逆之胃气而具止呕、止噫之效，常与旋覆花、半夏、生姜等配伍，如旋覆代赭汤。

③凉血止血　用于血热吐衄。本品苦寒，入心肝血分，具凉血止血之功。治血热妄行之吐血、衄血，可与竹茹、牛蒡子等同用，如寒降汤。本品又善于降气、降火。尤适宜于气火上逆，迫血妄行之出血证。

【用法用量】煎服，10～30 g。宜打碎先煎。入丸、散，每次1～3 g。外用适量。降逆、平肝宜生用，止血宜煅用。

【使用注意】孕妇慎用。因含微量砷，故不宜长期服用。

知识拓展

磁石主要含Fe_3O_4。所含铁质能促进红细胞及血红蛋白的新生；对肠管有兴奋作用，使肠蠕动亢进；对中枢神经有镇静作用，对离体蛙心有抑制作用。

22.2　息风止痉药

凡以平息肝风为主要作用，主治肝风内动惊厥抽搐病证的药物，称息风止痉药。本类药物主入肝经，以息肝风、止痉抽为主要功效，适用于温热病热极动风、肝阳化风、血虚生风等所致之眩晕欲仆、项强肢颤、痉挛抽搐，以及癫痫、破伤风惊风抽搐、角弓反张等证。

部分息风止痉药物还能平肝潜阳、清泻肝火，可用治肝阳上亢之头晕目眩及肝火上攻目赤、头昏等证。

羚羊角《神农本草经》

羚羊角为牛科动物赛加羚羊 *Saiga tatarica* Linnaeus 的角。呈长圆锥形，略呈弓形弯曲；类白色或黄白色，基部稍呈青灰色。嫩枝对光透视有“血丝”或紫黑色斑纹，光润如玉，无裂纹，老枝则有细纵裂纹。除尖端部分外，有10~16个隆起环脊，间距约2 cm，用手握之，四指正好嵌入凹处。角的基部横截面圆形，直径3~4 cm，内有坚硬质重的角柱，习称“骨塞”，骨塞长约占全角的1/2或1/3，表面有突起的纵棱与其外面角鞘内的凹沟紧密嵌合，从横断面观，其结合部呈锯齿状。除去“骨塞”后，角的下半段成空洞，全角呈半透明，对光透视，上半段中央有一条隐约可辨的细孔道直通角尖，习称“通天眼”。质坚硬。气微，味淡。主产于新疆、青海、甘肃等地。镑片或粉碎成细粉用。

课堂活动

试比较羚羊角与牛黄的性能主治特点？

【性味归经】咸，寒。归肝、心经。

【功效与应用】

①平肝息风　用于肝风内动，惊痫抽搐。本品主入肝经，咸寒质重，善能清泄肝热，平肝息风，镇惊解痉，故为治惊痫抽搐之要药。治温热病热邪炽盛，热极动风之高热神昏、惊厥抽搐，常与钩藤、菊花、白芍等配伍，如羚角钩藤汤。

②清肝明目　用于肝火上炎，目赤头痛。本品善清泻肝火而明目，常与决明子、黄芩、龙胆等同用，如羚羊角散。

③散血解毒　用于热病壮热神昏，热毒发斑。本品入心、肝二经，性寒清热，能气血两清，泻火解毒。治热病神昏、壮热、躁狂、抽搐等症，常与石膏、寒水石等配伍，如紫雪丹；治热毒发斑，每与地黄、赤芍等同用，如清营解毒汤。

【用量用法】煎服，1~3 g；宜单煎2 h以上。磨汁或研粉服，每次0.3~0.6 g。

【使用注意】本品性寒，脾虚慢惊者忌用。

【附药】山羊角　为牛科动物青羊 *Naemorkedus goral Ltardwicke* 的角。性味咸，寒，功能平肝，镇惊，用于肝阳上亢之头目眩晕、肝火上炎之目赤肿痛以及惊风抽搐等证。用量10~15 g。

知识链接

我国羚羊角一直依靠进口，价格昂贵，远远不能满足临床需要，常有伪品出现。伪品为山羊角刨片，呈不规则长方形薄片，多折曲，淡黄白色，略透明，表面具刨痕，一拉易断。隔汤炖蒸液汁具角腥气，味淡。

钩藤《神农本草经》

钩藤为茜草科植物钩藤 *Uncaria rhynchophylla*（Miq.）Miq.ex Havil、大叶钩藤 *Uncaria macrophylla* Wall.、毛钩藤 *Uncaria hirsuta* Havil.、华钩藤 *Uncaria sinensis*（Oliv.）Havil.或无柄果钩藤*Uncaria sessilifructus* Roxb.的干燥带钩茎枝。茎枝呈圆柱形或类方柱形。表面红棕色至

紫棕色或棕褐色。茎上具略突起的环节,对生两个向内弯曲的钩或仅一侧有钩。体轻,质硬。横断面外层棕红色,髓部淡棕色或淡黄色,疏松如海绵状。华钩藤与钩藤相似。大叶钩藤为单细胞非腺毛多见,多细胞非腺毛2~15细胞。毛钩藤为非腺毛1~5细胞。无柄果钩藤少见非腺毛,1~7细胞。可见厚壁细胞,类长方形。气微,味淡。主产于长江以南至福建、广东、广西等地。生用。

【性味归经】甘,凉。归肝、心包经。

【功效与应用】

①息风定惊　用于肝风内动,惊风抽搐。本品入肝、心包二经,能息风止痉,为治肝风内动、惊痫抽搐之常用药,多用于小儿。治小儿惊风壮热神昏、牙关紧闭、手足抽搐等症,常与天麻、全蝎等同用,如钩藤饮;治温热病热极生风,痉挛抽搐,多与羚羊角、白芍等配伍,如羚角钩藤汤;治诸痫啼叫,痉挛抽搐,可与天麻、全蝎、僵蚕等同用,如钩藤饮子。

②清热平肝　用于头胀头痛,眩晕。本品主入肝经,既能清肝热,又能平肝阳。治肝火上攻者,常与夏枯草、栀子、黄芩等配伍;肝阳上亢者,常配天麻、石决明、菊花等。

【用法用量】煎服,3~12g,后下。

知识拓展

本品化学成分复杂,主要含生物碱类、黄酮类、三萜类化合物。其中生物碱是其主要药效成分,具有降血压作用,其机理主要是直接和反射性地抑制了血管运动中枢,以及阻滞交感神经及其神经节,使外周血管扩张,阻力降低。

天麻《神农本草经》

天麻为兰科植物天麻 *Gastrodia elata* Bl.的干燥块茎。呈椭圆形或长条形,略扁,皱缩而稍弯曲,表面黄白色至淡黄棕色,有纵皱纹及由潜伏芽排列而成的横环纹多轮,有时可见棕褐色菌索。顶端有红棕色至深棕色鹦嘴状的芽或残留茎基;另端有圆脐形疤痕。质坚硬,不易折断,断面较平坦,呈黄白色至淡棕色,角质样。气微,味甘。主产于四川、云南、贵州等地,用时润透切片。

【性味归经】甘,平。归肝经。

【功效与应用】

①息风止痉　用于肝风内动,惊痫抽搐。本品主入肝经,味甘质润,药性平和,可治各种病因之肝风内动,惊痫抽搐。不论寒热虚实,皆可配伍应用。治小儿急惊风,可与羚羊角、钩藤等配伍,如钩藤饮子;治破伤风痉挛抽搐、角弓反张,常与天南星、白附子等配伍,如玉真散。

②平抑肝阳　用于眩晕、头痛。本品既息肝风,又平肝阳,为治眩晕、头痛之要药。治小儿急惊风,常与羚羊角、钩藤等配伍,即钩藤饮子;治破伤风之痉挛抽搐、角弓反张,常与天南星、白附子、防风等配伍,如玉真散。

③祛风通络　用于肢体麻木,手足不遂,风湿痹痛。本品还能祛外风,通经络,止痛。治风中经络手足不遂、肢体麻木、痉挛抽搐等证,常与川芎配伍,如天麻丸;治风湿痹痛,关节屈伸不利,常与秦艽、桑枝等同用,如秦艽天麻汤。

【用法用量】煎服,3~10 g。研末冲服,每次1~1.5 g。

知识链接

天麻是一种名贵的药材，常有伪品混充，较常见的伪品有马铃薯、紫茉莉、大丽菊、巴蕉芋、商陆、天花粉等的干燥根，性状鉴别时应从药材长度、直径大小，表面的颜色、光滑度、环节及疤痕、药材质地及气味等方面与正品相区分。

地龙《神农本草经》

本品为钜蚓科动物参环毛蚓 *Pheretima aspergillum*（E. Perrier）、通俗环毛蚓 *Pheretima vulgaris* Chen、威廉环毛蚓 *Pheretima guillelmi*（Michaelsen）或栉盲环毛蚓 *Pheretima pectinifera* Michaelsen 的干燥体。前一种习称"广地龙"，主产于广东、广西、福建等地。呈长条状薄片，弯曲，边缘略卷。全体具环节，背部棕褐色至紫灰色，腹部浅黄棕色；第 14~16 环节为生殖带，习称"白颈"。体前端稍尖，尾端钝圆，刚毛圈粗糙而硬，色稍浅。体轻，略呈革质，不易折断。气腥，味微咸。后三者习称"沪地龙"，主产上海、浙江、江苏等地。沪地龙全体具环节，背部棕褐色至紫灰色，腹部浅黄棕色。第 18 环节有一对雄生殖孔。通俗环毛蚓的雄交配腔能全部翻出，呈花菜状或阴茎状；威廉环毛蚓的雄交配腔孔呈纵向裂缝状；栉盲环毛蚓的雄生殖孔内侧有 1 或多个小乳突。

【性味归经】咸，寒。归肝、脾、膀胱经。

【功效与应用】

①清热定惊　用于高热抽搐等证。本品性寒，入肝，善清热定惊，又息风止痉。治温病热极生风神昏谵语、痉挛抽搐，可单用本品煎服取效或与全蝎、牛黄、僵蚕等配伍。治小儿惊风高热、惊厥抽搐，可与朱砂共为丸服。

②通络　用于气虚血滞，半身不遂。本品长于通行经络。治中风后经络不通、半身不遂、口眼㖞斜等证，常与黄芪、当归、川芎等配伍，如补阳还五汤。

③平喘　用于肺热哮喘。用以平定气喘，对哮喘偏于热证者为宜，可研末单用，或配麻黄、苦杏仁等同用。

④利尿　用于热结膀胱，小便不利或尿闭不通。本品清热而利小便，对热结膀胱、小便不利，甚则引起水肿的病证，可与车前子、冬瓜皮等同用。

【用法用量】煎服，5~10 g。鲜品 10~20 g。研末吞服，每次 1~2 g。外用适量。

全蝎《蜀本草》

全蝎为钳蝎科动物东亚钳蝎 *Buthus martensii* Karsch 的干燥体。头胸部与前腹部呈扁平长椭圆形，后腹部呈尾状，皱缩弯曲。头胸部呈绿褐色，前面有 1 对短小的螯肢及 1 对较长大的钳状脚须，形似蟹螯，背面有梯形背甲，腹面有足 4 对，均为 7 节。前腹部由 7 节组成。背面绿褐色，后腹部棕黄色，6 节，节上均有纵沟，末节有锐钩状毒刺。气微腥，味咸。"春蝎"品质较佳；夏季产量较多，称为"伏蝎"。分淡全蝎和盐全蝎。如单用尾，名为蝎尾。主产于河南、山东、湖北等地。阴干。

【性味归经】辛，平。有毒。归肝经。

【功效与应用】

①息风镇痉　用于惊痫抽搐、破伤风等病症。本品主入肝经，性善走窜，有较强的镇痉作用。治各种原因之痉挛抽搐，常配蜈蚣，研细末服，如止痉散；治风中经络，口眼㖞斜，可与僵蚕、白附子等药配伍，如牵正散。

②通络止痛　用于风湿顽痹。本品善于搜风通络止痛。对风寒湿痹日久不愈，筋脉拘挛，甚则关节变形之顽痹，作用颇佳。

③攻毒散结　用于疮疡肿痛。本品味辛有毒，有散结、攻毒之功。治诸疮肿毒，用全蝎、栀子各7个，麻油煎黑去渣，入黄蜡为膏，外敷；消颌下肿硬，以本品10枚，焙焦，分两次，黄酒下。

【用法用量】煎服，3~6 g。外用适量。

【使用注意】本品有毒，用量不宜过大。孕妇禁用。

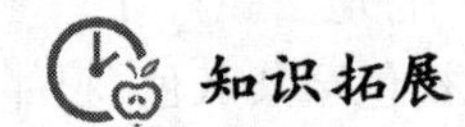
知识拓展

全蝎含三甲胺、甜菜碱、牛磺酸、卵磷脂等成分，有抗惊厥、降压、镇静及镇痛、抑制血栓形成和抗肿瘤作用。所含蝎毒为一种类似蛇毒神经毒的蛋白质，主要危害是可引起呼吸麻痹、蛋白尿、神经中毒等。

表22.1　其他平肝息风药简表

分类	药　名	性味、归经、入药部位	功效与应用	用法用量
平肝潜阳	珍珠母	咸，寒；归肝、心经；贝壳	平肝潜阳，安神定惊，明目退翳。用于头痛眩晕，惊悸失眠，目赤翳障，视物昏花	10~25 g；宜打碎先煎
	蒺藜	辛、苦，微温；有小毒；归肝经；果实	平肝解郁，活血祛风，明目，止痒。用于头痛眩晕，胸胁胀痛，乳闭乳痈，目赤翳障，风疹瘙痒	6~10 g
	罗布麻叶	甘、苦，凉；归肝经；叶	平肝安神，清热利水。用于肝阳眩晕，心悸失眠，浮肿尿少	6~12 g
息风止痉	僵蚕	咸、辛，平；归肝、肺、胃经；干燥体	息风止痉，祛风止痛，化痰散结。用于肝风夹痰，惊痫抽搐，小儿急惊，破伤风，中风口㖞，风热头痛，目赤咽痛，风疹瘙痒，发颐痄腮	5~10 g
	蜈蚣	辛，温；有毒；归肝经；干燥体	息风镇痉，通络止痛，攻毒散结。用于肝风内动，痉挛抽搐，小儿惊风，中风口㖞，半身不遂，破伤风，风湿顽痹，偏正头痛，疮疡，瘰疬，蛇虫咬伤	3~5 g

小 结

(一)性状

石决明,为杂色鲍、盘大鲍的贝壳,前者呈长卵圆形,内面观略呈耳形。表面暗红色,内面光滑,壳较厚;后者呈长椭圆形,表面灰棕色,壳较薄。牡蛎,呈不规则片状、扁长圆形或扁卵形,外表面灰白色,粗糙,内表面乳白色,较平滑。断面白色,呈层片状。赭石,呈棕红色至暗棕红色或铁青色。一面分布较密的"钉头",呈乳头状,另一面与突起相对应处有同样大小的凹窝。羚羊角,类白色或黄白色,基部稍呈青灰色,嫩枝透视有"血丝"或紫黑色斑纹,光滑如玉,无裂纹,老枝则有细纵裂纹。钩藤茎枝呈圆柱形或类方柱形,茎上具略突起的环节,对生两个向内弯曲的钩或仅一侧有钩。天麻表面呈黄白色,微透明,有纵皱及沟纹,并具由点状斑痕组成的环纹,底部有圆脐形疤痕,断面平坦,角质样,内心有裂隙。

(二)功效

石决明咸寒质重,凉肝镇肝,滋养肝阴,故无论实证、虚证之目疾均可应用,多用于血虚肝热之羞明、目暗、青盲等。牡蛎质重沉降,平肝潜阳,用于肝阳上亢头晕目眩之证。又善收敛固涩,煅用功增以治遗精、遗尿、崩漏、带下、自汗、盗汗等滑脱证。牡蛎善软坚散结,常用治痰核、瘰疬、癥瘕积聚等证;煅后可制酸止痛,用于治胃痛泛酸。赭石苦寒沉降,既能平肝潜阳,又能降肺胃上逆之气而平喘止呕。临床对肝阳上亢,肝火上炎,肾虚喘咳及胃失和降、呕吐呃逆等证用之适宜。

羚羊角,主入肝经,功能清热息风、定惊止痉,治肝风内动之惊痫抽搐。长于清肝热,又善平肝阳、明目,为治肝热、阳亢眩晕、肝热或肝虚目赤、目昏之常用;又能清解心经热毒,治高热神昏之证。

天麻、钩藤均入肝经,功能息风止痉、平降肝阳,治肝风内动之惊痫抽搐、肝阳上亢之眩晕。然天麻味甘性凉,润而不燥,凡头晕目眩、肝风内动之证,不论虚实,皆有良效;兼有祛风通络之功,尚可治偏正头痛、风湿痹痛证。钩藤药性微寒,兼能清肝,治肝热动风、肝火头痛等证。

地龙、僵蚕,均能息风止痉,治惊痫抽搐。其中,地龙咸寒清热,质滑下行,其性走窜,凡惊痫抽搐属肝热者为宜;又能平喘、利尿、通络,故可用治痰热喘咳、热痹疼痛及热淋尿闭等证。僵蚕辛散祛风、咸软痰结,既能疏散风热以治外风,又能息风止痉以治内风,兼有化痰散结之功,风热头痛、小儿惊风及痰核瘰疬等证宜用之。

全蝎、蜈蚣味辛有毒,均能息风止痉、解毒散结、通络止痛功用,为治风之要药,两者常相须为用,以加强止痉定搐之力。但全蝎性平,毒力较弱,息风止痉、解毒散结之力不及蜈蚣;蜈蚣力猛性温燥,善走窜通达,息风止痉之力强,毒力亦较大,攻毒疗疮,通痹止痛之力亦优。在息风止痉方面,全蝎偏于频频抽搐、手足震颤者;蜈蚣则对角弓反张、强直痉挛者疗效较好。

目标检测

一、选择题

(一)单项选择题

1.治疗热病高热,热极生风,惊痫抽搐的要药是(　　)。

A.地龙　　B.羚羊角　　C.钩藤　　D.天麻

2.功似石决明,又能镇惊安神的药物是(　　)。

A.琥珀　　B.龙骨　　C.珍珠母　　D.牡蛎

3.呈圆柱形,表面棕黄色至灰棕色,质硬而脆,断面皮部棕黄色,木部黄白色,嚼之有刺喉感的药材是(　　)。

A.天麻　　B.石菖蒲　　C.远志　　D.黄连

(二)多项选择题

1.具有平肝潜阳的药物是(　　)。

A.石决明　　B.赭石　　C.龙骨

D.珍珠母　　E.磁石

2.具有平肝潜阳,清肝明目的药物是(　　)。

A.石决明　　B.珍珠母　　C.紫贝齿

D.刺蒺藜　　E.菊花

二、简答题

1.简述天麻的性状要点、功效应用。

2.简述羚羊角的性状要点。

三、分析题

张某,男,45岁。症见头晕目眩,耳鸣,头痛且胀,每因恼怒而加剧,烦躁失眠,面色潮红,口苦,舌红苔黄。请结合中医药理论分析该患者应选用的药物。

第 23 章 开窍药

学习目标

掌握麝香、冰片的性状识别要点、功效与应用、用法用量及使用注意。

熟悉开窍药的含义、功效、适应范围、使用注意及性能特点；石菖蒲的性状识别、功效与应用、用法用量及使用注意。

了解简表中苏合香、蟾酥、樟脑等其他开窍药的功效与应用。

知识点

开窍药的含义、功用、适应范围、使用注意及分类。常用品种性状识别、功效与应用、用法用量等。

案例导入

某病区自 2007 年 1 月—2008 年 12 月收治的急性中风病人 32 例，经中医辨证属本虚标实之证，在本为阴阳偏胜，气机逆乱；在标为风火相煽，痰浊壅塞。治疗方法：在常规综合抢救治疗的基础上，加服安宫牛黄丸，每次半丸，凉开水溶化后口服或鼻饲，每日 2 次，疗程 3~5 d。结果：经数理统计比较，配合安宫牛黄丸治疗后，总有效率为 87.5%。（罗清运.安宫牛黄丸治疗急性中风 32 例疗效观察[J].中国民族民间医药，2009，21(2)：45-46.）

提问：1.试分析安宫牛黄丸中麝香、冰片有何功用？

2.麝香的性状识别要点是什么？

凡具辛香走窜之性，以开窍醒神为主要作用，用以治疗闭证神昏的药物，称为开窍药。

开窍药味辛、其气芳香，善于走窜，归心经，具有通关开窍、启闭回苏、醒脑复神的作用。部分开窍药以其辛香行散之性，尚兼活血、行气、止痛、辟秽、解毒等功效。主要用治温病热陷心包、痰浊蒙蔽清窍之神昏谵语，以及惊风、癫痫、中风等猝然昏厥、痉挛抽搐等证。又可用治血瘀、气滞疼痛，目赤咽肿、痈疽疔疮等证。

开窍药辛香走窜，为救急、治标之品，且能耗伤正气，故只宜暂服，不可久用。因本类药物性质辛香，其有效成分易于挥发，内服多不宜入煎剂，只入丸剂、散剂服用。

麝香《神农本草经》

麝香为鹿科动物林麝 *Moschus berezovskii* Flerov、马麝 *M.sifanicus* Przewalski 或原麝 *M.moschiferus* Linnaeus 成熟雄体香囊中的干燥分泌物，习称“毛壳麝香”。用时剖开香囊，除去囊壳，称“麝香仁”，其中呈颗粒状者称“当门子”。主产于四川、西藏、云南等地。阴干或用干燥器密闭干燥。

毛壳麝香为扁圆形或类椭圆形的囊状体。开口面的皮革质,棕褐色。密生白色或灰棕色短毛,从两侧围绕中心排列,中间有一小囊孔。另一面为棕褐色略带紫的皮膜,微皱缩,稍有弹性。剖开后可见中层皮膜呈棕褐色或灰褐色,半透明,内层皮膜呈棕色,内含颗粒状、粉末状的麝香仁和少量细毛及脱落的内层皮膜(习称"银皮")。

麝香仁野生者质柔、油润、疏松,其中颗粒状者习称"当门子",呈不规则圆球形或颗粒状,表面多呈紫褐色,油润光亮,微有麻纹,断面深棕色或黄棕色;粉末者多呈棕褐色或黄棕色,习称"黄香",并有少量脱落的内层皮膜和细毛。饲养者呈颗粒状、短条状或不规则的团块;表面不平,紫黑色或深棕色,显油性,微有光泽,并有少量毛和脱落的内层皮膜。气香浓烈而特异,味微辣、微苦带咸。

【性味归经】辛,温。归心、脾经。

【功效与应用】

①开窍醒神　用于邪蒙心窍、神志昏迷。本品辛温,气极香,走窜之性甚烈,有很强的开窍通闭、辟秽化浊作用,为醒神回苏之要药。无论寒闭、热闭,皆可应用。治温病热陷心包、痰热蒙蔽心窍及中风痰厥等热闭神昏,常与牛黄、冰片等配伍,如安宫牛黄丸、至宝丹、牛黄抱龙丸等;治中风猝昏、食物不洁等属寒湿或痰湿阻闭心窍之寒闭神昏四肢厥冷者,常配苏合香、檀香、安息香等,如苏合香丸。

②活血通经　用于血瘀经闭,癥瘕,跌打损伤,风寒湿痹等证。本品辛香,开通走窜,可行血中之瘀滞,开经络之壅遏。治经闭、癥瘕,常与红花、桃仁、川芎等配伍,如通窍活血汤;治跌打损伤、骨折扭伤,可配乳香、没药、红花等,如七厘散或八厘散;治痹证疼痛,顽固不愈者,可与独活、威灵仙、桑寄生等药同用。

③消肿止痛　用于疮疡肿毒,瘰疬痰核。本品辛香行散,有良好的活血散结、消肿止痛作用。常与雄黄、乳香、没药等同用。

【用法用量】0.03~0.1 g,多入丸散用。外用适量。

【使用注意】孕妇禁用。

冰片《新修本草》

冰片为龙脑香科植物龙脑香树 *Dryobalanops aromatica* Gaertn.f.树脂加工品,或龙脑香树的树干、树枝切碎,经蒸馏冷却而得的结晶,称"龙脑冰片",亦称"梅片"。由菊科植物艾纳香(大艾)*Blumea balsamifera* L. DC.叶中经升华物经加工劈削而成者,称"艾片(左旋龙脑)"。现多用松节油、樟脑等,经化学方法合成,称"合成龙脑"。龙脑香主产于印度尼西亚;艾纳香主产于广东、广西、云南等地。冰片成品须贮于阴凉处,密闭。研粉用。

【性味归经】辛、苦,微寒。归心、脾,肺经。

【功效与应用】

①开窍醒神　用于闭证神昏。本品味辛气香,有开窍醒神之功效,功似麝香但力较弱,二者常相须为用。冰片性偏寒凉,为凉开之品,更宜用于热病神昏。治温热病神昏、痰热内闭等,常与麝香、牛黄、黄连等配伍,如安宫牛黄丸。倘若与温里祛寒及性偏温热的开窍药配伍,也可用治寒闭。

②清热止痛　用于目赤肿痛,喉痹口疮,疮疡肿痛,疮溃不敛。本品苦寒,有清热止痛、泻

火解毒、明目退翳、消肿之功。治咽喉肿痛、口舌生疮,常与硼砂、朱砂、玄明粉共研细末,吹敷患处;治疮疡溃后日久不敛,可配伍牛黄、珍珠、炉甘石等。

【用法用量】入丸、散,每次 0.15~0.3 g。外用适量。

【使用注意】孕妇慎用。

石菖蒲《神农本草经》

石菖蒲为天南星科植物石菖蒲 *Acorus tatarinowii* Schott 的干燥根茎。根茎呈扁圆柱形,表面棕褐色、棕红色或灰黄色,粗糙,多环节,上侧有略呈扁三角形的叶痕,左右交互排列。质硬脆,折断面纤维性,类白色或微红色。气芳香,味苦、微辛。我国长江流域以南各省均有分布。生用。

【性味归经】辛、苦,温。归心、胃经。

【功效与应用】

①开窍豁痰　用于痰湿蒙蔽清窍之神昏、头晕、耳鸣。本品辛开苦燥温通,芳香走窜,擅治痰湿秽浊之邪蒙蔽清窍所致神志昏乱、舌强不能语。治痰热蒙蔽,高热、神昏谵语者,常与郁金、半夏、竹沥等配伍,如菖蒲郁金汤;治湿浊蒙蔽,头晕、嗜睡、健忘、耳鸣、耳聋等证,又常与茯苓、远志、龙骨等配伍,如安神定志丸。

②醒神益智　用于健忘、失眠、耳鸣。本品入心经,开心窍、益心智、安心神、聪耳明目。常与人参、茯神、远志等配伍,如不忘散。

③化湿开胃　用于脘痞不饥,胀闷疼痛。本品辛温芳香,善化湿浊、醒脾胃、行气滞、消胀满。治湿浊中阻,脘痞不饥,常与砂仁、苍术、厚朴等配伍。

【用法用量】煎服,3~10 g。鲜品加倍。

表 23.1　其他开窍药简表

药　名	性味、归经、入药部位	功效与应用	用法用量
苏合香	辛,温。归心、脾经。树脂	开窍,辟秽,止痛。用于中风痰厥,猝然昏倒,胸痹心痛,胸腹冷痛,惊痫	0.3~1 g,宜入丸散服
蟾蜍	辛,温。有毒。归心经。分泌物	解毒,止痛,开窍醒神。用于痈疽疔疮,咽喉肿痛,中暑神昏,痧胀腹痛吐泻	0.015~0.03 g,入丸、散。外用适量

小　结

(一)性状

麝香,为雄体香囊中的干燥分泌物,毛壳麝香为扁圆形或类椭圆形的囊状体。麝香仁为毛壳麝香剖开香囊,除去囊壳的内含物,紫黑色或深棕色,显油性,质柔,油润,疏松。冰片分天然冰片和合成冰片,后者颜色更为洁白。石菖蒲表面棕褐色、棕红色或灰黄色,多环节,折断面纤维性。

(二)功效

麝香、冰片均辛香走窜,归心脾经。开窍醒神止痛,用于温热病热入心包,神昏惊厥,中风痰厥，惊痫等闭证，常相须为用。麝香辛温，走窜之性甚烈，醒神开窍力强，为治邪蒙心窍，神志昏迷之要药，无论寒、热闭证均可应用；冰片微寒味苦，开窍醒神之力稍逊麝香，善清热解毒、止痛止痒、防腐，为治喉证、口疮、目疾、痉挛之要药。宜用于热闭证。

石菖蒲长于芳香化湿，祛痰开窍，用治湿浊蒙蔽清窍所致神志昏乱，头目不清，耳聋不聪，精神迟钝，记忆模糊，癫狂痴呆者。开窍复苏之力较弱，兼化湿开胃，多用于湿浊中阻之胸腹闷痛、噤口痢等。

目标检测

一、选择题

(一)单项选择题

1.治疗痰湿或湿浊之邪蒙蔽心窍或清窍所致之神志昏乱宜用(　　)。

A.石菖蒲　B.苏合香　C.蟾蜍　D.冰片

2.冰片的功效是(　　)。

A.开窍醒神，活血通经　B.开窍醒神，清热止痛

C.开窍醒神，止痛催产　D.开窍醒神，解毒散结

3.既可治疗寒闭神昏，又可治疗热闭神昏的药物是(　　)。

A.麝香　B.苏合香　C.石菖蒲　D.牛黄

4.无色透明或白色半透明，易挥发的片状松脆结晶药物是(　　)。

A.麝香　B.冰片　C.赭石　D.牛黄

(二)多项选择题

1.下列药物中有开窍醒神作用的是(　　)。

A.冰片　B.苏合香　C.牛黄

D.郁金　E.石菖蒲

2.关于石菖蒲性状描述正确的有(　　)。

A.根茎扁圆柱形　B.表面棕褐色或灰棕色　C.表面无环节

D.质硬，断面纤维性　E.气芳香

二、简答题

1.简述麝香、石菖蒲的性状要点。

2.简述麝香的功用。

三、分析题

张某，男，41岁。症见高热烦躁，神昏谵语，舌红，苔黄燥，脉数。请结合中医药理论分析该患者应选用的药物。

第 24 章　补益药

学习目标

掌握补益药的含义、分类及适用范围;掌握人参、西洋参、党参、黄芪、白术、山药、甘草、当归、熟地黄、阿胶、何首乌、白芍、鹿茸、淫羊藿、巴戟天、肉苁蓉、补骨脂、杜仲、冬虫夏草、麦冬、石斛、枸杞子、百合的性状识别要点、功效与应用。

熟悉海马、蛤蚧、紫河车、益智、北沙参、南沙参、龟甲、鳖甲的性状识别、功效与应用。

了解简表中太子参等其他补益药的功效与应用。

知识点

补益药的定义、功用、分类、适应范围及使用注意。常用品种的性状识别、功效与应用、用法用量等。

案例导入

某病区收治的120例动力障碍型功能性消化不良患者病人,经中医辨证为脾气虚弱证。治疗方法:在西药吗丁啉治疗的基础上,加用加味四君子汤。处方:党参、佩兰各10 g,茯苓、陈皮、香附、竹茹、炒麦芽各15 g, 白术12 g,甘草、砂仁各6 g,鸡内金20 g,广木香8 g。每日1剂,水煎服。7 d为1个疗程,连服2个疗程观察疗效。结果:经数理统计比较,加味四君子汤治疗后,总有效率为100%。(孙占杰.加味四君子汤治疗动力障碍型功能性消化不良60例[J].山西中医,2009,25(1):16.)

提问:1.试分析加味四君子汤中人参、白术有什么功用。

2.人参、白术的性状识别要点是什么?

3.补益药分为几类? 代表药有哪些?

以补益正气、增强体质及提高抗病能力为功效,常用以治疗虚证的药物,称为补益药。补益药多具有甘味,主入脾、肝、肾经,能滋养补虚、补充人体气血阴阳之不足,改善脏腑功能,增强体质,提高抗病能力。部分补益药还具有调和药性、缓解疼痛和解毒的功效。主要用于机体活动能力减弱或衰退的气虚或阳虚;机体精血津液的损耗或枯竭的血虚与阴虚。根据其性能特点和功效主治的不同,补益药可分为补气、补血、补阴和补阳四类。

使用补益药时,应当注意:①入煎剂,宜久煎,使药味尽出。②凡身体健康,并无虚弱表现者,不宜滥用,以免导致阴阳平衡失调,气血不和,“误补益疾”;实证未解者不宜使用,以免加重病情。③根据虚证的证候正确选药。④补血补阴药性多滋腻碍脾,凡脾胃虚弱、湿浊中阻、腹胀便溏者,不宜使用,补阳药性多温燥,伤阴助火,阴虚火旺者不宜使用。

24.1 补气药

补气药性味多属甘温或甘平,归经多归脾、肺经,主要能补益脾肺之气。主要用于脾气虚证,症见神疲乏力,食欲不振,脘腹虚胀,大便溏薄,浮肿,脱肛;用于肺气虚证,症见少气懒言,语音低微,喘促,易出虚汗等证。

本类药物性偏温燥,容易伤阴动火,平素阴液亏虚、热证体质者慎用。

人参《神农本草经》

课堂活动

人参的商品规格有哪些?其作用是什么?

人参为五加科植物人参 *Panax ginseng* C.A.Mey.的干燥根和根茎。目前中国人参主要以人工栽培为主。野生人参习称"山参",栽培品习称"园参",鲜人参称"水子"或"水参"。一般经过加工成不同规格的商品出售,主要有:生晒参、红参、白参(糖参)。人参一般分芦、艼、体、腿、须等部。其上部的根茎称"芦头",长 1~4 cm,直径为 0.3~1.5 cm。芦头上凹窝状茎痕,习称"芦碗"。芦头上不定根,习称"艼",多为 2~3 支。主根称"体",纺锤形或圆柱形,长 3~15 cm,直径 1~2 cm。表面灰黄色,上部或全体有疏浅断续的粗横纹及明显的纵皱。质较硬,断面淡黄白色,显粉性,形成层环纹棕黄色,皮部有黄棕色的点状树脂道及放射状裂隙。香气特异。支根为腿,分支为 3~5 不等,腿生有细须根,其上有小突起,习称"珍珠点"。主产于吉林、辽宁、黑龙江等地。切片或研粉用。

【性味归经】甘、微苦,微温。归脾、肺、心、肾经。

【功效与应用】

①大补元气,复脉固脱　用于大出血、大汗、大吐、大泻、元气虚衰等所致的体虚欲脱,脉虚欲绝之证。本品补气力强,为治气脱之要药。可单独使用,如独参汤。若兼有四肢厥冷、汗出如珠为亡阳,宜配附子,如参附汤。

②补脾益肺　用于脾肺气虚证。本品补气健脾益肺作用强,常与其他健脾益气的药物配伍使用,治各种脾肺气虚病证,如四君子汤、人参蛤蚧散。

③生津养血　用于气虚津伤口渴,内热消渴;气血亏虚,久病虚羸。本品能补气生津,补气生血、养血。治气津两伤之证,常与石膏、知母等同用,如白虎加人参汤;治热伤气阴之口渴多汗、气虚脉弱者,常与麦冬、五味子配伍,如生脉散;治消渴证,可与天花粉、地黄、黄芪等同用,如玉泉丸;治气血亏虚,久病虚羸者,可与白术、当归、熟地黄等配伍,如八珍丸。

④安神益智　用于气血亏虚所致的心神不安、失眠、多梦、惊悸、健忘等。常配当归、酸枣仁、柏子仁等,如归脾丸、天王补心丹。

【用法用量】另煎兑服,3~9 g;也可研粉吞服,一次 2 g,一日 2 次。

【使用注意】反藜芦,畏五灵脂。服用时不宜吃萝卜或喝茶,不宜与莱菔子同用。

【附药】红参为五加科植物人参 *Panax ginseng* C.A.Mey.的栽培品经蒸制后的干燥根和根茎。性味甘、微苦,温。归脾、肺、心、肾经。大补元气,复脉固脱,益气摄血,用于体虚欲脱,肢冷脉微,气不摄血,崩漏下血。煎服,3~9 g,另煎兑服。不宜与藜芦、五灵脂同用。

人参叶为五加科植物人参 *Panax ginseng* C.A.Mey. 的干燥叶。性味苦、甘，寒，归肺、胃经。补气，益肺，祛暑，生津，用于气虚咳嗽，暑热烦躁，津伤口渴，头目不清，四肢倦乏。煎服，3~9 g。不宜与藜芦、五灵脂同用。

知识链接

生晒参主根纺锤形或圆柱形，表面灰黄色，体轻，质较硬，断面淡黄白色，形成层环棕黄色，皮部有棕色点状树脂道和放射状裂隙。气香而特异，味微苦、甘。

生晒山参呈人字形、菱形或圆柱形，表面灰黄色，具纵纹，上端有紧密而深陷的环状横纹，习称“铁线纹”；支根多为 2 条，须根细长，有明显的疣状突起，习称“珍珠疙瘩”；根茎细长，上部具密集的茎痕，不定根较粗，形似枣核，习称“枣核艼”。

红参表面红棕色、半透明，具纵向顺纹；断面平坦、角质，可见菊花纹。

糖参表面淡黄白色，外皮松泡，全体可见刺孔残痕，嚼之可溶化。

知识拓展

人参作为一味贵重药材，以假乱真的现象很多。常见伪品有：①茄科植物华山参的根，呈棕褐色，顶端有一至数个根茎，质硬脆，断面有细密的放射状纹理，味微苦，稍麻舌，有毒性，服用后常引起中毒。②豆科植物豇豆的根，呈圆锥形或纺锤形，少分支，略扁曲，无芦碗。表面呈红棕色，有横向浅色皮孔和纹沟，无人参特有的横纹，外表剥离时呈纤维性。横断面略呈 1~2 层棕色环。味淡有豆腥气。③商陆科植物商陆的根，呈圆柱形，少分支，较饱满肥大，红棕色。上端残留圆柱形茎，中空。横断面有多层明显淡棕色同心环纹。味微甜后苦，久嚼麻舌。生用有毒。除了以上常见的伪品外，还有一些以次充好的劣品，只要按照人参的基本特征：有无芦头、芦碗、细横纹，断面有无菊花纹等来鉴定就不难识别。

西洋参《本草备要》

西洋参为五加科植物西洋参 *Panax quinquefolium* L.的干燥根。呈纺锤形、圆柱形或圆锥形。表面浅黄褐色或黄白色，可见横向环纹及线状皮孔，并有细密浅纵皱纹及须根痕。主根中下部有一至数条侧根；有的上端有“芦头”，环节明显，“芦碗”圆形或半圆形，具不定根艼或已折断。体重，质坚实，不易折断，断面浅黄白色，略显粉性，皮部可见黄棕色点状树脂道，形成层环纹棕黄色，木部略呈放射状纹理。气微而特异，味微苦、甘。原产于美国、加拿大及法国，我国东北、华北、西北等地区亦有栽培。秋季采挖。晒干或低温干燥。切片入药或用时捣碎。

【性味归经】甘、微苦,凉。归心、肺、肾经。

【功效与应用】

①补气养阴　用于气阴两虚证。本品药性偏凉,补气作用弱于人参,兼有养阴生津的功效。常与麦冬、五味子等同用,治气津耗伤所致的神疲乏力,心烦口渴等证。

②清热生津　用于热病伤阴、阴虚火旺证。本品补气养阴兼能清热,适用于热病伤津所致的身热汗多,口渴心烦,体倦少气者,常与西瓜翠衣、竹叶等同用,如清暑益气汤。

【用法用量】另煎兑服,3~6 g。

【使用注意】不宜与藜芦同用。

党参《本草从新》

党参为桔梗科党参 *Codonopsis pilosula*(Franch.)Nannf.、素花党参 *Codonopsis pilosula* Nannf.var.*modesta*(Nannf.)L.T.Shen 和川党参 *Codonopsis tangshen* Oliv.的根。呈长圆柱形,稍弯曲。表面黄棕色至灰棕色,根头部有多数疣状突起的茎痕及芽,习称"狮子头",根头下有致密的环状横纹,向下渐稀疏。全体有纵皱纹和散在的横长皮孔样突起,支根断落处常有黑褐色胶状物,习称"豆豉尾"。质稍硬或略带韧性,断面有裂隙或放射状纹理,皮部淡黄白色于淡棕色,木质部淡黄色—菊花心。有特殊香气,味微甜。主产于山西、陕西、甘肃、四川等省及东北各地。生用。

【性味归经】甘,平。归脾、肺经。

【功效与应用】

①健脾益肺　用于脾肺气虚证。本品性味甘平,主归脾肺二经,以补脾肺之气为主要作用。用于中气不足的体虚倦怠,食少便溏等证,常与白术、茯苓等同用;对肺气亏虚的咳嗽气促,语声低弱等证,可与黄芪、蛤蚧等同用。其补益脾肺之功与人参相似而力较弱,临床常用以代替古方中的人参,用以治疗脾肺气虚的轻证。

②养血生津　用于气血两虚,气津两伤证。本品能补气,补血,生津。治气虚不能生血,或血虚无以化气之面色苍白或萎黄,常与黄芪、当归、熟地黄等配伍;治热伤气津之气短口渴,内热消渴,可与麦冬、五味子等同用。

【用法用量】煎服,9~30 g。

【使用注意】不宜与藜芦同用。

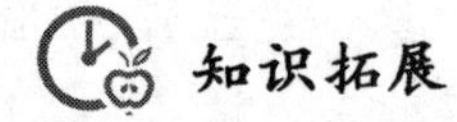

党参为补气健脾之要药,所含皂苷、菊糖、淀粉等对人体多脏器有不同程度的强壮作用。药理实验表明,能抗溃疡、增加肠张力、调节胃运动,在调理肠胃制剂中重用党参,对慢性腹泻、溃疡性结肠炎、胃窦炎、慢性萎缩性胃炎等疗效佳。此外,该品亦常与解表药、攻下药等祛邪药配伍,用于气虚外感或里实热结而气血亏虚等邪实正虚之证,以扶正祛邪,使攻邪而不伤正。

黄芪《神农本草经》

黄芪为豆科植物蒙古黄芪 *Astragalus membranaceus*(Fisch.)Bge. var. *mongholicus*(Bge.)Hsiao 和膜荚黄芪 *Astragalus membranaceus*(Fisch.)Bge.的干燥根。呈圆柱形,有的有分支,上端较粗;表面淡棕黄色或淡棕褐色,有不整齐的纵皱纹或纵沟;质硬而韧,纤维性强,并显粉性,皮部黄白色,木部淡黄色,有放射状纹理及裂隙,老根中心偶呈枯朽状,黑褐色或呈空洞。气微,味微甜,嚼之有豆腥味。主产于内蒙古、山西、黑龙江、甘肃等地。生用或蜜炙用。

【性味归经】甘,微温。归肺、脾经。

【功效与应用】

①补气升阳　用于脾气虚所致的食少神疲、怠倦乏力、便溏者;肺气虚,气短神疲,咳喘日久者,常配伍党参、蛤蚧等;用于中气下陷证时,本品长于升阳举陷,为治疗脾虚中气下陷所致的脱肛,内脏下垂之要药,常与党参、柴胡、升麻等配伍,如补中益气汤。

②固表止汗　用于防治肺气虚的风寒感冒证。本品能益卫固表,若卫气不固,则表虚自汗而易感风寒邪,可配白术、防风等预防感冒,如玉屏风散;气虚自汗证,可配浮小麦、麻黄根、牡蛎等,如牡蛎散。

③利水消肿　用于脾虚水肿证。本品既能补脾益气,又能利水消肿,标本兼治,为治疗气虚水肿之要药,常与防己、白术等配伍,如防己黄芪汤。

④生津养血　用于气虚所致的气血两虚证,本品补脾益气作用强,因"气旺则血旺"而治气血两虚的面色萎黄、神疲体倦等。用于脾不统血所致的失血证,常与人参、白术等同用,如归脾汤;用于脾虚之消渴,常与天花粉、葛根等同用,如玉液汤。

⑤行滞通痹　用于气虚血滞的半身不遂或肢体麻木疼痛,常与当归、川芎、地龙等配伍,如补阳还五汤。

⑥托毒排脓,敛疮生肌　用于气虚的痈疮脓成不溃,本品能扶助正气以抗御外邪,故能托毒外出。常与当归、川芎、穿山甲等配伍,如透脓散;疮疡后期,疮疡溃后久不收口,可与当归、党参等配伍。

【用法用量】煎服,9~30 g。炙黄芪长于补益中气,生黄芪长于固表止汗、利水消肿,托毒生肌。

【使用注意】表实邪盛,气滞湿阻,食积停滞,痈疽初起或溃后热毒尚盛等实证,以及阴虚阳亢者,均须禁服。

知识链接

红芪,为豆科植物多序岩黄芪 *Hedysarum polybotrys* Hand.-Mazz.的干燥根。春、秋二季采挖,除去须根和根头,晒干。呈圆柱形,少有分支,上端略粗。表面灰红棕色,有纵皱纹、横长皮孔样突起及少数支根痕,外皮易脱落,剥落处淡黄色。质硬而韧,不易折断,断面纤维性,并显粉性,皮部黄白色,木部淡黄棕色,射线放射状,形成层环浅棕色。气微,味微甜,嚼之有豆腥味。功效与黄芪相似,可通用。

白术《神农本草经》

白术为菊科植物白术 *Atractylodes macrocephala* Koidz.的干燥根茎。为不规则的肥厚团块，表面黄色或灰棕色，有瘤状突起及断续的纵皱和沟纹，并有须根痕，顶端有残留茎基和芽痕。质坚硬不易折断，断面不平坦，呈黄白色至淡棕色，有棕黄色的点状油室散在；烘干者断面角质样，色较深或有裂隙。气清香，味甘、微辛，嚼之略带黏性。主产于浙江、安徽、湖北等地。生用或土炒、麸炒用。

> **课堂活动**
> 比较白术和苍术功效应用的异同。

【性味归经】苦、甘，温。归脾、胃经。

【功效与应用】

①健脾益气　用于脾虚所致诸证。本品为治疗脾虚诸证的要药，脾虚食少神疲，常与茯苓同用；脾胃虚寒的腹痛泄泻，常与干姜、人参等同用，如理中丸；脾虚湿滞之泄泻便溏，与白扁豆、山药等配伍，如参苓白术散。

②燥湿利水　用于脾虚水湿内停诸证。本品既善于补气健脾，又能燥湿利水，治脾虚水肿，常配伍茯苓、泽泻等；治脾虚所致的痰饮内停，常与桂枝、茯苓同用，如苓桂术甘汤；治脾虚湿浊下注所致的妇女带下，常与山药、人参等同用，如完带汤。

③止汗　用于气虚自汗证。本品补脾益气，益气固表止汗的作用与黄芪相似而力稍逊，常与黄芪、防风等配伍，如玉屏风散。

④安胎　用于脾虚胎动不安。本品能补气健脾而安胎。如气虚兼有内热者，可配黄芩以清热安胎；兼气滞胸腹胀满者，常与紫苏梗、砂仁等配伍；气血亏虚，胎动不安者，常与黄芪、人参、当归等同用，如泰山磐石散。

【用法用量】煎服，6~12 g。燥湿利水宜生用，健脾止泻宜炒用。

【使用注意】阴虚燥渴及热病伤阴者不宜使用。

山药《神农本草经》

山药为薯蓣科植物薯蓣 *Dioscorea opposita* Thunb.的根茎。根据加工方法不同分“毛山药”和“光山药”。毛山药略呈圆柱形，弯曲而稍扁，表面黄白色或淡黄色，有纵沟、纵皱纹及须根痕，偶有浅棕色外皮残留。体重，质坚实，不易折断，断面白色，粉性。气微，味淡、微酸，嚼之发黏。光山药呈圆柱形，两端平齐，表面光滑，白色或黄白色。主产于河南省北部，山东、河北、山西及中南、西南等地区也有栽培，其中尤以古怀庆府（今河南焦作境内）所产山药名贵，习称“怀山药”。生用。

【性味归经】甘，平。归脾、肺、肾经。

【功效与应用】

①补脾养胃　用于脾胃虚弱证。本品性味甘平，能补脾益气，滋养脾阴，止泻。治脾气虚弱导致食少、消瘦体倦、泄泻，常与人参、茯苓等配伍，如参苓白术散；治脾虚湿浊下注所致的妇女带下，常与白术、苍术等配伍，如完带汤。

②生津益肺　用于肺气虚证。本品补益脾肺，兼能滋阴。治肺虚咳喘或肺肾两虚久咳久喘，常与人参、麦冬、五味子等配伍；治消渴，常与黄芪、天花粉、知母等同用。

③补肾涩精　用于肾虚证。本品能补肾气滋肾阴，固涩。治肾气亏虚所致的腰膝酸软，夜尿频多，遗尿，常与附子、肉桂等配伍；治肾阴亏虚所致的骨蒸潮热，遗精早泄等，常与地黄、茯苓、泽泻等配伍，如六味地黄丸。

【**用法用量**】煎服，15~30 g。补阴生津宜生用，脾虚腹泻宜炒用。

知识链接

山药常见伪品如下：

木薯：常呈切片状，外皮多已除去，残留外皮棕色或棕褐色，切面白色，粉性，近皮部可见明显的筋脉环纹，中央有一小木心，有的显裂隙，手摸有滑石粉样的感觉。气微、味淡。

参薯：呈不规则圆柱形或圆锥形，残留栓皮较厚，黄褐色或红褐色，木质斑块鲜土黄色，较易剥落。质坚实，断面淡黄白色，粉性，有少数淡棕色点状物。无臭，味甘，微酸，嚼之发黏。

番薯：类圆形或不规则形的厚片，残存的外皮较厚，淡红色或灰褐色。切面白色或淡黄白色，稍具弹性，可见淡黄棕色的“筋脉”点或线纹，近皮部可见一圈淡黄棕色环纹。质脆，粉性、味甘甜。

甘草《神农本草经》

甘草为豆科植物甘草 *Glycyrrhiza uralensis* Fisch.、胀果甘草 *Glycyrrhiza inflata* Bat.或光果甘草 *Glycyrrhiza glabra* L.的干燥根及根茎。根呈圆柱形，外皮松紧不一。表面红棕色或灰棕色，具显著的纵皱纹、沟纹、皮孔及稀疏的细根痕。质坚实，断面略显纤维性，黄白色，粉性，形成层环明显，射线放射状，有的有裂隙。根茎呈圆柱形，表面有芽痕，断面中部有髓。气微，味甜而特殊。主产于内蒙古、甘肃、新疆等地。生用或蜜炙用。

【**性味归经**】甘，平。归心、肺、脾、胃经。

【**功效与应用**】

①补脾益气　用于心脾气虚证。本品既能补益心气，又能补益脾气。治心气不足的心动悸、脉结代，常与人参、阿胶、桂枝等同用，如炙甘草汤；治脾气虚弱证，常与人参、白术、黄芪等配伍。

②清热解毒　用于热毒证及药物、食物中毒。本品在解毒方面应用十分广泛，如热毒疮疡，常与紫花地丁、连翘等配伍；咽喉肿痛常与板蓝根、桔梗等同用；本品对附子等多种有毒药物所致中毒及食物中毒，均有一定的解毒作用。

③祛痰止咳　用于多种咳嗽气喘证。本品既能祛痰止咳，又能益气润肺，还有一定的平喘作用。治风寒咳嗽，常配麻黄、紫苏叶、白前等；治风寒咳喘，配麻黄、苦杏仁，如三拗汤；治风热咳嗽，配桑叶、桔梗、前胡等；治肺热咳喘，配麻黄、苦杏仁、石膏，如麻杏石甘汤；治寒饮咳

喘，常配细辛、干姜等，如小青龙汤。

④缓急止痛　用于脘腹及四肢挛急疼痛。本品性甘，能缓急，善于止痛，常与白芍合用，如芍药甘草汤。

⑤调和诸药　用于复方中，以缓和烈性、毒性药的烈性及毒性。本品在许多方剂中都可发挥调和药性的作用。另外，甘草甜味浓郁，也可矫正方中药物的滋味。

【用法用量】煎服，2~10 g。用于药物或食物中毒可用30 g。炙甘草补脾和胃，益气复脉。用于脾胃虚弱，倦怠乏力，心动悸，脉结代。

【使用注意】不宜与海藻、京大戟、红大戟、甘遂、芫花同用。湿盛胀满、浮肿者不宜用，久服较大剂量的生甘草，可引起浮肿。

24.2　补血药

补血药的药性多甘温或甘平，质地滋润，多入心、肝、脾、肾经，能补肝养心或益脾，而以滋生血液为主。主要适用于心肝血虚所致的面色萎黄，唇爪苍白，眩晕耳鸣，心悸怔忡，失眠健忘，或月经愆期，量少色淡，甚至经闭，脉细弱等。有的还兼能滋养肝肾，可用于肝肾精血亏虚所致的眩晕耳鸣，腰膝酸软，须发早白等。

本类药多滋腻黏滞，妨碍运化。故凡湿滞脾胃，脘腹胀满，食少便溏者应慎用。必要时，可配伍健脾消食药，以助运化。

当归《神农本草经》

当归为伞形科植物当归 *Angelica sinensis* (Oliv.) Diels 的干燥根。略呈圆柱形，下部有支根，表面黄棕色至棕褐色，具纵皱纹和横长皮孔样突起。根头具环纹，上端圆钝，或具数个明显突出的根茎痕，有紫色或黄绿色的茎和叶鞘的残基；主根表面凹凸不平；支根多扭曲，有少数须根痕。质柔韧，断面黄白色或淡黄棕色，皮部厚，有裂隙和多数棕色点状分泌腔，木部色较淡，形成层环黄棕色。有浓郁的香气，味甘、辛、微苦。主产于甘肃、云南、四川等地，各地均有栽培。生用或酒炙用。

【性味归经】甘、辛，温。归肝、心、脾经。

【功效与应用】

①补血活血　用于血虚诸证。本品长于补血，有“血家百病此药通”之美誉，用于血虚证或贫血，症见眩晕、疲倦乏力、面色萎黄、舌质淡、脉细等，以及血虚腹痛、头痛。常与熟地黄、白芍等配伍，如四物汤。

②调经止痛　用于月经不调、经闭、痛经等。本品为补血要药，妇科要药，有“妇科圣药”之称，无论血虚、血瘀、气血不和、冲任不固等所致月经不调、经闭、痛经均可应用；用于血虚有寒之腹痛，常与桂枝、生姜、白芍等同用，如当归建中汤；另可用于跌打损伤瘀血疼痛及风寒痹痛。

③润肠通便　用于血虚肠燥便秘。本品补血以润肠通便，常与肉苁蓉、牛膝等同用，治血虚肠燥便秘。

【用法用量】一般生用，煎服，6~12 g。当归身长于补血，当归尾长于活血，全当归具有补血活血的作用,酒炒活血作用增强。

【使用注意】脾湿中满、脘腹胀闷、大便稀薄或腹泻者慎服;里热出血者忌服。

知识链接

当归常见伪品有:

欧当归:本品为伞形科植物欧当归的根。呈圆柱形,有的有分支。表面灰棕色或棕色,有纵皱纹及横状皮孔状疤痕。质柔韧,断面黄白色或棕黄白色。气微,味微甜而麻舌。

野当归:本品为伞形科植物野当归的根。呈圆锥形,表面棕色、红棕色或黑棕色,根头部具横环纹,顶端有叶柄及茎的残痕或成枯洞,全体饱满或有的有纵皱纹及皮孔状疤痕。质坚硬,断面黄白色。略有当归样香气,味微甜而后苦,稍麻舌。

大独活:本品为伞形科植物大独活的根。根头部短粗,表面有横环纹,顶端有叶基痕,下生数个支根。表面有纵皱纹及多数横向突起的皮孔状疤痕,可见渗出的棕褐色黏稠树脂样物质,质脆,断面皮部灰白色,木质部黄白色。气芳香,味微甜而后辛苦。

兴安白芷:本品为伞形科植物兴安白芷的根。呈不规则圆锥形,主根短,表面棕黄色或褐黄色。质干瘪,无当归香气,味辛辣麻舌。

熟地黄《本草拾遗》

熟地黄为玄参科植物地黄 *Rehmannia glutinosa* Libosch.的块根经加黄酒拌蒸至内外色黑、油润,或直接蒸至黑润而成。呈不规则的块片、碎块,大小、厚薄不一。表面乌黑色,有光泽,黏性大。质柔软而带韧性,不易折断,易粘连。断面乌黑色,有光泽。气微,味甜或微有酒气。主产于河南省。

课堂活动

比较地黄和熟地黄性状及功效应用的异同。

【性味归经】甘,微温。归肝、肾经。

【功效与应用】

①补血滋阴　用于血虚诸证及肝肾阴虚诸证。本品为养血补虚之要药。用于血虚萎黄,心悸怔忡,月经不调,崩漏下血等,常与当归、白芍等同用,如四物汤;用于肝肾阴虚之腰膝酸软,骨蒸潮热,遗精盗汗、耳鸣耳聋及消渴等,常与山药、山茱萸等配伍,如六味地黄丸。

②益精填髓　用于肾精亏虚诸证。本品能益精血,填骨髓,为治疗肾精亏虚之要药,用于精血不足,须发早白,常与何首乌、牛膝、菟丝子等同用,如七宝美髯丹;用于肝肾不足,五迟五软,常与龟甲、锁阳、狗脊等配伍,如虎潜丸。

【用法用量】煎服,9~15 g。用于崩漏等血虚出血证时,常将熟地黄炒炭。

【使用注意】脾胃虚弱,气滞痰多,腹满便溏者忌服。

知识链接

熟地黄为地黄经过炮制加工而成,药性由微寒转微温,补益性增强。现代研究证实,熟地黄所含的地黄多糖具有明显的免疫抑瘤活性,还有显著的强心、利尿、保肝、降血糖、抗增生、抗炎、抗真菌、抗放射等作用。

阿胶《神农本草经》

阿胶为马科动物驴 *Equus asinus* L.的干燥皮或鲜皮经煎煮、浓缩制成的固体胶。呈长方形块、方形块或丁状。棕色至黑褐色,有光泽。质硬而脆,断面光亮,碎片对光照视呈棕色半透明状。气微,味微甘。主产山东、浙江等地。以山东省东阿县的产品最著名。捣成碎块或以蛤粉烫炒成珠用。

【性味归经】甘,平。归肺、肝、肾经。

【功效与应用】

①补血滋阴　用于血虚萎黄,眩晕,心悸等。本品为补血佳品。治血虚诸证,常与熟地黄、当归、黄芪等配伍。

②润燥　用于阴虚肺燥、热病伤阴及阴虚风动等证。治温燥伤肺,干咳无痰,常与麦冬、苦杏仁等配伍,如清燥救肺汤;治热病伤阴,虚烦不眠,配白芍、黄连等,如黄连阿胶汤;治温病后期,阴虚风动,配龟甲、白芍、地黄等,如大定风珠。

③止血　用于多种出血证。本品为止血要药,对出血而兼气虚、血虚证者,尤为适宜。治血热吐衄,配伍蒲黄、地黄等;治肺结核咯血,常配炙甘草、马兜铃等;治脾虚便血或吐血,配白术、灶心土、附子等,如黄土汤;治冲任不固,崩漏及妊娠下血,配地黄、艾叶等,如胶艾汤。

【用法用量】烊化兑服。3~9 g。

【使用注意】忌油腻食物。凡脾胃虚弱,呕吐泄泻,腹胀便溏、咳嗽痰多者慎用。

知识链接

阿胶常见的伪品有杂皮胶、明胶、骨胶、新阿胶。其性状特征如下:

杂皮胶:为其他杂皮掺入少量驴皮加工而成。呈长方块,表面黑棕色或褐色,无光泽,半透明或不透明,质硬不脆,易发软粘合。气腥或带异臭味,味甜。水溶液有腥气和豆油味。

明胶:为工业或医用明胶仿制,呈长方块,表面棕红色或黑色,平滑,光亮,透明。质脆易碎,断面棕黄色,具玻璃样光泽,味淡。

骨胶:多为长方块,表面棕黄色,不透明,无光泽,质坚韧,不易打碎,断面棕色,角质样,无光泽,气微臭,味淡。

新阿胶:为猪皮熬制而成,呈方块状,表面棕褐色,对光照视不透明,断面不光亮,于水中加热融化,液面有一层脂肪油,具肉皮汤味。

制何首乌《日华子本草》

何首乌为蓼科植物何首乌 *Polygonum multiforum* Thunb.的干燥块根。秋、冬二季叶枯萎时采挖,削去两端,洗净,切厚片,干燥,称生何首乌;以黑豆汁为辅料,照炖法或蒸法炮制,得制何首乌。生何首乌呈团块状或不规则纺锤形;表面红棕色或红褐色,有浅沟,并有横长皮孔样突起和细根痕;不易折断,断面浅黄棕色或浅红棕色,显粉性,皮部有 4~11 个类圆形异型维管束环列,形成云锦状花纹,中央木部较大,有的呈木心。制何首乌呈不规则皱缩状的块片,厚约表面黑褐色或棕褐色,凹凸不平。质坚硬,断面角质样,棕褐色或黑色。二者均气微,味微甘而苦涩。主产于河南、广东、贵州、四川等地。

【性味归经】苦、甘、涩,微温。归肝、心、肾经。

【功效与应用】

①补肝肾,益精血,乌须发,强筋骨　用于肝肾、精血亏虚诸证。本品善于补肝肾,益精血,乌须发,强筋骨,不寒,不燥,不腻,为滋补良药。治肝肾亏虚,头晕眼花,腰膝无力,常与杜仲、牛膝、女贞子等配伍,如首乌强身片;治肝肾阴虚、头痛、头晕、目眩等,常与天麻、熟地等同用,如天麻首乌胶囊;治精血亏虚之证,常与当归、枸杞子、菟丝子等同用,如七宝美髯丹;治血虚萎黄、失眠健忘等,有补血宁神之效,常与熟地黄、当归、酸枣仁等配伍。

②化浊降脂　用于高血脂证。现代研究证明,本品能阻止胆固醇在肝内沉积,清除肝脏和血液中的低密度脂蛋白及保肝作用,降低血脂,防治动脉粥样硬化的功能。

附:

何首乌　为蓼科植物何首乌的干燥块根。苦、甘、涩,微温,解毒,消痈,截疟,润肠通便,用于疮痈,瘰疬,风疹瘙痒,久疟体虚,肠燥便秘。用量 3~6 g。

【用法用量】制何首乌 6~12 g。

【使用注意】大便溏泄及痰湿较重者不宜用。

知识拓展

何首乌所含的纤维蛋白具有溶解活性,可减少动脉粥样硬化患者血栓或微血栓的形成,能直接减少或避免心、脑血管病变的发生,改善、纠正并防治脑血管意外等病症。

现代药理研究证明,何首乌煎剂对血糖有先升后降的作用。它所含的主要成分卵磷脂有促进血细胞新生和发育作用。它所含的蒽醌类物质(如大黄素等)有缓泻作用,这对老年性便秘有治疗效果。

白芍《神农本草经》

白芍为毛茛科植物芍药 *Paeonia lactiflora* Pall.的干燥根。呈圆柱形,平直或稍弯曲,两端平截。表面类白色或淡棕红色,光洁或有纵皱纹及细根痕。质坚实,不易折断,断面较平坦,类白色或微带棕红色,形成层环明显,射线放射状。气微,味微苦、酸。主产浙江、安徽、四川等地。生用或炒用、酒炙用。

课堂活动

比较赤芍和白芍在性状及功效应用上的异同。

【性味归经】苦、酸，微寒。归肝、脾经。

【功效与应用】

①养血调经　用于血虚、月经不调、崩漏等证。本品有养血柔肝、调经止痛之效，为治疗血虚、月经不调之要药。治肝血亏虚所致的月经不调、崩漏等，常与当归、熟地黄等同用，如四物汤；治血虚有热，月经不调者，常配伍黄芩、黄柏、续断等，如保阴煎；治血虚崩漏不止，可与阿胶、艾叶等同用。

②敛阴止汗　用于各种汗证。本品味酸收敛，有止汗之效。治营卫不和之汗出恶风，常与桂枝配伍，调和营卫而止汗，如桂枝汤；治阴虚盗汗，可配地黄、牡蛎、浮小麦等，敛阴而止汗；治虚劳自汗不止，常配黄芪、白术等，如芍药黄芪汤。

③柔肝止痛　用胁肋脘腹疼痛及四肢拘挛作痛等证。本品养血柔肝，缓急止痛，止痛作用较好。治肝郁胁肋疼痛，常配柴胡、香附等，如柴胡疏肝汤；治阴血亏虚之手足挛急疼痛，常配甘草同用，如芍药甘草汤；治肝脾不和，腹痛泄泻，常配防风、白术等同用，如痛泻要方；治痢疾腹痛，与木香、黄连等同用，如芍药汤。

④平抑肝阳　用于肝阳上亢之头痛眩晕。本品能养血敛阴，平抑肝阳。常与赭石、牛膝、龙骨等同用，如镇肝息风汤。

【用法用量】煎服，6~15 g。

【使用注意】不宜与藜芦同用。

24.3　补阳药

补阳药的药性味多甘温，或咸温，或辛热，能温补人体之阳气。主要用于肾阳不足的畏寒肢冷，腰膝酸软，性欲淡漠，阳痿早泄，宫冷不孕，尿频遗尿；肾阳虚而不能纳气的呼多吸少，咳嗽喘促；肾阳衰微，火不生土，脾失温运的腹中冷痛，黎明泄泻；肾阳虚而精髓亦虚的眩晕耳鸣，须发早白，筋骨痿软，小儿发育不良，囟门不合，齿迟行迟；肾阳虚而气化不行的水泛为肿；以及下元虚冷，冲任失调，崩漏不止，带下清稀等证。

本类药性多温燥，易助火伤阴，故阴虚火旺者不宜使用。

鹿茸《神农本草经》

鹿茸为鹿科动物梅花鹿 *Cervus nippon* Temminck 或马鹿 *Cervus elaphus* Linnaeus 的雄鹿未骨化密生茸毛的幼角。前者习称“花鹿茸”，后者习称“马鹿茸”。花鹿茸呈圆柱状分枝，具一个分枝者习称“二杠”，外皮红棕色或棕色，多光润，表面密生红黄色或棕黄色细茸毛。分岔间具 1 条灰黑色筋脉，皮茸紧贴。锯口黄白色，外围无骨质，中部密布细孔。具二个分枝者，习称“三岔”，略呈弓形，微扁，枝端略尖，下部多有纵棱筋及突起疙瘩；皮红黄色，茸毛较稀而粗。体轻。气微腥，味微咸。马鹿茸较花鹿茸粗大，分枝较多，侧枝一个者习称“单门”，二个者习称“莲花”，三个者习称“三岔”，四个者习称“四岔”或更多。按产地分为“东马鹿茸”和“西马鹿茸”。主产于吉林、黑龙江、新疆等地。炮制成“鹿茸片”，或劈成碎块，研成细粉用。

【性味归经】甘、咸，温。归肾、肝经。

【功效与应用】

①壮肾阳　用于肾阳不足，精血亏虚证。本品甘咸温，入肝肾经，为温肾壮阳、益精血之要药。治肾阳亏虚、精血不足，阳痿早泄，宫寒不孕，尿频不禁，头晕耳鸣，腰膝酸痛等。单用研末服或同山药浸酒服；亦可配伍人参、巴戟天等为丸服，如参茸固本丸。

②益精血，强筋骨　用于肾精不足的筋骨痿软及小儿迟齿迟行等。本品既能温补肾阳，又能益精血而强筋骨，常配伍山茱萸、熟地黄等同用；亦可治骨折后期，愈合不良，与骨碎补、自然铜等配伍。

③调冲任　用于冲任虚寒，崩漏带下。本品甘、咸，性温，有补肝肾，调冲任，固崩止带之效。治崩漏不止，可配当归、阿胶、蒲黄等，如鹿茸散；治带下清稀过多，与狗脊、白蔹等配伍，如白蔹丸。

④托疮毒　用于疮疡久溃不敛，脓出清稀，或阴疽内陷不起。本品有温补精血，托毒外出和生肌之效。可与黄芪、当归、肉桂等配伍，如阳和汤。

【用法用量】研末吞服，1~2 g。

【使用注意】宜从小量开始，缓缓增加用量，不可骤用大量，以免阳升风动，头晕目赤，或伤阴动血。凡外感热病、胃火盛或肺有痰热、血分有热及阴虚阳亢者，均应忌服。

知识链接

茸片分为四个等级，各个等级茸片的性状特征如下：

一等茸片：为鹿茸顶端的一段切成，习称“蜡片”或“血片”。性状特征：①切面平滑无海绵样孔隙；②呈胶质状，黄或淡黄棕色如蜡样光洁；③外壁皮层较厚，棕褐色。

二等茸片：为上中段切成，习称“粉片”“细砂片”。性状特征：外壁皮层略厚，棕红色，中央密布海绵样细孔隙。

三等茸片：为中下段切成，习称“粗砂片”。性状特征：外壁皮略薄棕红色，中央海绵样孔隙稍大。

四等茸片：为最下段切成，习称“骨砂片”。性状特征：①切面黄棕或带血污；②外壁皮层薄棕红色，周围已显骨化，海绵样孔隙较大。

知识拓展

鹿茸为尚未骨化密生茸毛的幼角。补肾阳，益精血的力量强，为补肾壮阳的要药。并能强筋骨，调冲任，托疮毒。

鹿角为已成长骨化的角。补肾助阳的作用与鹿茸相似而药力相对较弱，兼能活血散瘀消肿，可以作为鹿茸的代用品。

鹿角胶为鹿角经水煎熬浓缩而成的固体胶。效似鹿茸而温壮肾阳之力较逊，善于益精血、止血，多用于肾阳虚弱，精血不足，虚劳羸瘦及吐、衄、崩漏、尿血等虚寒证者。

淫羊藿《神农本草经》

淫羊藿为小檗科植物淫羊藿 *Epimedium brevicornu* Maxim.、箭叶淫羊藿 *Epimedium sagittatum*(Sieb.et Zucc.) Maxim.、柔毛淫羊藿 *Epimedium pubescens* Maxim.或朝鲜淫羊藿 *Epimedium koreanum* Nakai 的干燥叶。卵圆形,边缘具黄色刺毛状细锯齿。上表面黄绿色,下表面灰绿色,主脉 7~9 条,基部有稀疏细长毛,细脉两面突起,网脉明显;叶片近革质。气微,味微苦。主产陕西、辽宁、山西、四川等地。晒干或阴干。切丝生用或羊脂油炙用。

【性味归经】辛、甘,温。归肝、肾经。

【功效与应用】

①补肾阳　用于肾阳虚的阳痿,不孕及尿频等证。本品能温肾壮阳。治肾阳虚之阳痿可单味浸酒服,如淫羊藿酒;亦可与巴戟天、熟地黄等同用,如赞育丸;治妇女肾阳虚,宫冷不孕,与鹿茸、当归、仙茅等同用。

②强筋骨,祛风湿　用于肝肾不足之风湿痹痛,肢体麻木。本品辛温散寒,祛风胜湿,入肝肾强筋骨。治风湿痹痛,肢体麻木,可单用浸酒服,或与威灵仙、苍耳子、川芎等同用,如仙灵脾散。

【用法用量】6~10 g。

【使用注意】阴虚火旺者忌服。

知识拓展

现代药理研究表明,淫羊藿煎剂及醇浸出液有降压、扩冠强心、抗心律失常、镇咳、祛痰、平喘、抗炎、抗衰老等作用。淫羊藿多糖、淫羊藿总黄酮有增强免疫作用,对骨髓灰质炎病毒及其他肠道病毒有抑制作用。此外,本品还有降血糖、降血脂、预防骨质疏松、抗缺氧等作用。

巴戟天《神农本草经》

巴戟天为茜草科植物巴戟天 *Morinda officinalis* How 的干燥根。扁圆柱形,略弯曲,表面灰黄色或暗灰色,具纵纹和横裂纹,有的皮部横向断离露出木部;质韧,断面皮部厚,紫色或淡紫色,易与木部剥离;木部坚硬,黄棕色或黄白色。气微,味甘而微涩。主产广东、广西、福建等地。生用或盐水炙用。

> **课堂活动**
> 淫羊藿与巴戟天功效相似,在应用上有何区别?

【性味归经】甘、辛,微温。归肾、肝经。

【功效与应用】

①补肾阳　用于肾阳虚诸证。本品甘温质润,能温肾壮阳,益精血。治肾阳亏虚之阳痿遗精、尿频遗尿、宫寒不孕、月经不调等,常与高良姜、肉桂、枸杞子等同用。

②强筋骨,祛风湿　用于肝肾不足的筋骨痿弱,腰膝疼痛,或风湿痹痛。本品既可补阳益精血而强筋骨,又能祛风除湿,常与杜仲、肉苁蓉等同用;治肝肾不足的筋骨痿弱,腰膝疼痛,如金刚丸;治肝肾不足,风寒侵袭,腰膝痹痛,常与羌活、肉桂、牛膝等同用,如巴戟散。

【用法用量】煎服,3~10 g。

【使用注意】阴虚火旺或有湿热者不宜用。

知识拓展

羊角藤、四川虎刺与巴戟天同为茜草科植物的干燥根,为巴戟天常见伪品。

羊角藤呈圆柱形,略弯曲,长短不等,表面灰黄色或灰黄棕色,具不规则皱纹或较粗的纵皱纹,并有深陷的横纹,有的皮部断裂而露出木部,形成长短不等的节状,质坚硬,折断面皮部薄,淡紫色,木部宽广,呈齿轮状或星状,坚硬,气微,味淡微甜。

四川虎刺呈短圆柱状或连珠状,长短不等,表面土棕黄色至棕黄褐色,具不规则的纵皱纹和横裂纹,皮部断裂处常有表皮包被而不露出木部。质坚硬,易折断,断面皮部厚,紫色或黄白色,木部窄小。气微,味微甘,嚼之稍发黏。

肉苁蓉《神农本草经》

肉苁蓉为列当科植物肉苁蓉 *Cistanche deserticola* Y.C.Ma 或管花肉苁蓉 *Cistanche tubulosa* (Schenk) Wight 的干燥带鳞叶的肉质茎。呈扁圆柱形,稍弯曲,表面棕褐色或灰棕色,密被覆瓦状排列的肉质鳞叶,通常鳞叶先端已断。体重,质硬,微有柔性,不易折断,断面棕褐色,有淡棕色点状维管束,排列成波状环纹。气微,味甜、微苦。主产内蒙古、甘肃、新疆、青海等地。生用或酒制用。

【性味归经】甘、咸,温。归肾、大肠经。

【功效与应用】

①补肾阳,益精血　用于肾阳不足,精血亏虚诸证。本品温而不燥,补而不峻,为补肾阳,益精血之良药。治宫冷不孕,常与熟地黄、菟丝子、五味子等配伍;治阳痿不育;常配巴戟天、杜仲等,如金刚丸;治腰膝酸软,筋骨无力,常配鹿角胶、当归、紫河车等,如肉苁蓉丸。

②润肠通便　用于肠燥便秘。本品性温质润,能温养精血而润燥滑肠。适用于虚人、老人津枯便秘、阳虚便秘,而对肾阳不足,精血亏虚者尤宜。单用大剂量煎服即效,亦常配当归、枳壳等同用,如济川煎。

【用法用量】煎服,6~10 g。

【使用注意】阴虚火旺,大便溏泄及胃肠实热便结者忌服。

知识拓展

肉苁蓉是一种寄生在沙漠树木梭梭、红柳根部的寄生植物,分布于内蒙古、宁夏、甘肃和新疆,素有“沙漠人参”之美誉,具有极高的药用价值,是我国传统的名贵中药材。现代研究证明,肉苁蓉水浸液对实验动物有降低血压作用,且能促进小鼠唾液分泌。有抗家兔动脉粥样硬化的作用,还能调整内分泌,促进代谢,增强记忆、强壮筋骨等,亦有一定程度的抗衰老作用。

补骨脂《药性论》

补骨脂为豆科植物补骨脂 *Psoralea corylifolia* L.的干燥成熟果实。呈肾形，略扁，表面黑色、黑褐色或灰褐色，具细微网状皱纹。顶端圆钝，有一小突起，凹侧有果梗痕。质硬。果皮薄，与种子不易分离；有油性，气香，味辛、微苦。主产河南、四川、陕西等地。生用或盐水炙用。

【性味归经】辛、苦，温。归肾、脾经。

【功效与应用】

①温肾助阳　用于肾阳不足，命门火衰之腰膝冷痛，阳痿，遗精，尿频等证。本品有温补命门，壮阳，强腰，固精，缩尿之效。治腰膝冷痛，常配杜仲、胡桃肉，如青娥丸；治肾虚阳痿，常配菟丝子、胡桃肉，如补骨脂丸；治遗精，可与青盐等分同炒为末服；治肾气虚冷，小便频数，以之同茴香等分为丸服，如破故纸丸。

②纳气平喘　用于肾不纳气的虚喘证。本品能补肾助阳，纳气平喘，常与胡桃肉配伍，如治喘方；也配人参、木香等同用，治劳嗽虚喘，如劳嗽方。

③温脾止泻　用于五更泄泻。本品能补肾阳以暖脾止泻，治脾肾阳虚泄泻，常与五味子、肉豆蔻、吴茱萸等配伍，如四神丸。

④外用消风祛斑　用于白癜风、斑秃。本品外用能消风祛斑。治白癜风、斑秃，将本品研末用酒浸制成酊剂，外涂患处。

【用法用量】6~10 g。外用20%~30%酊剂涂患处。

【使用注意】阴虚火旺及大便秘结者忌服。

杜仲《神农本草经》

杜仲为杜仲科植物杜仲 *Eucommia ulmoides* Oliv.的干燥树皮。呈板片状或两边稍向内卷，外表面淡棕色或灰褐色，有明显的皱纹或纵裂槽纹。有的树皮较薄，未去粗皮，可见明显的皮孔。内表面暗紫色，光滑。质脆，易折断，断面有细密、富弹性的银白色橡胶丝相连。气微，味稍苦。主产于云南、陕西、贵州、湖南张家界、湖北神农架地区，以及河南洛阳等地，张家界为杜仲之乡。生用或盐水炙用。

【性味归经】甘，温。归肝、肾经。

【功效与应用】

①补肝肾，强筋骨　用于肝肾不足诸证。本品善补肝肾而强筋骨，暖下元。为治肝肾不足之腰膝酸痛、筋骨痿软之要药。单用浸酒服即效；或常配补骨脂、胡桃肉等以增效，如青娥丸；治肾虚阳痿尿频，可与山萸肉、菟丝子、覆盆子等同用，如十补丸。此外，本品治疗腰痛效果显著，亦可用于治风湿腰痛及外伤腰痛。

②安胎　用于肝肾亏虚之胎动不安或习惯性流产。本品有补肝肾，调冲任，固经安胎之效。治肝肾亏虚，冲任不固之胎动不安，与菟丝子、续断等配伍，如杜仲丸；治习惯性流产，可与川断、山药同用。

【用法用量】煎服，6~10 g。炒用比生用效果好。

【使用注意】阴虚火旺者慎服。

知识拓展

以杜仲叶为原料加工成的杜仲茶成为常见的健康饮品之一。一般在杜仲叶初长成、生长最旺盛、花蕾将开放时,或在花盛开而果实种子尚成熟时采收,以做杜仲茶。其中嫩芽杜仲茶品质最高。

研究表明,杜仲叶与皮的化学成分基本一致,在药理药效方面,杜仲叶与皮具有同等功效。杜仲茶中所含桃叶珊瑚苷具有利尿、通便、增强肠道蠕动作用,对便秘有疗效,亦有降血压作用。

冬虫夏草《本草从新》

冬虫夏草为麦角菌科真菌冬虫夏草菌 *Cordyceps sinensis*(BerK.)Sacc.寄生在蝙蝠蛾科昆虫幼虫上的子座和幼虫尸体的干燥复合体。药材由虫体与从虫头部长出的真菌子座相连而成。虫体似蚕;表面深黄色至黄棕色,有环纹,近头部的环纹较细;头部红棕色,足8对;质脆,易折断,断面略平坦,淡黄白色。子座细长圆柱形,表面深棕色至棕褐色,有细纵皱纹,上部稍膨大;质柔韧,断面类白色。气微腥,味微苦。主产四川、西藏、青海、云南等地。生用。

【性味归经】甘,平。归肺、肾经。

【功效与应用】

①补肾益肺　用于肾虚腰痛,阳痿遗精,肺肾两虚之喘证。本品有补肾阳、益精起痿、补肺肾之气、益肺肾之阴之效。治肾虚腰痛,阳痿遗精,可单用浸酒服,或配伍淫羊藿、巴戟天、菟丝子等同用;治疗肺肾两虚之喘证,常与人参、胡桃肉、蛤蚧等同用。

②止血化痰　用于劳嗽痰血。本品能定喘嗽,止血化痰,为治劳嗽痰血之要药。可单用,或配伍北沙参、川贝母、阿胶等同用。

此外,病后体虚不复,自汗畏寒等,可以之同鸭、鸡、猪肉等炖服,有补虚扶弱之效。

【用法用量】3~9 g。

【使用注意】有表邪者不宜应用。

知识链接

冬虫夏草常见的伪品有:

①蛹草:习称“北虫草”。虫体呈椭圆形似蛹状;子座头部椭圆形,顶端钝圆,橙黄或橙红色。

②亚香棒虫草:子座柄弯曲,黑色。上部光滑,下部有细绒毛;头部短圆柱形。

③凉山虫草:虫体粗(幼虫不同),子座长,达13 cm。

虫草花又称虫草菌,是人工培育出的蛹虫草。虫草花外观上没有“虫体”,而只有橙色或者黄色的“草”。研究表明,虫草花含有丰富的蛋白质、18种氨基酸、17种微量元素、12种维生素,是传统冬虫夏草的理想代用品。

海马《本草拾遗》

海马为海龙科动物线纹海马 *Hippocampus kelloggi* Jordan et Snyder、刺海马 *Hippocampus histrix Kaup*、大海马 *Hippocampus kuda* Bleeker、三斑海马 *Hippocampus trimaculatus* Leach 或小海马(海蛆) *Hippocampus japonicus* Kaup 的干燥体。呈扁长形而弯曲,体长约 30 cm。表面黄白色。头略似马头,有冠状突起,具管状长吻,口小,无牙,两眼深陷。躯干部七棱形,尾部四棱形,渐细卷曲,体上有瓦楞形的节纹并具短棘。体轻,骨质,坚硬。气微腥,味微咸。主产广东、福建、台湾等沿海地区。捣碎或研末用。

【性味归经】甘、咸,温。归肝、肾经。

【功效与应用】

①温肾壮阳　用于肾阳虚衰诸证。本品善补肾壮阳益精,适用于肾阳虚衰的阳痿精少,宫冷不孕,腰膝酸软,尿频等。可单用研末或浸酒服,即有疗效;亦可与补骨脂、淫羊藿、覆盆子等同用。

②散结消肿　用于癥瘕积聚及跌扑损伤。本品既能温肾阳,又能活血散结、消肿止痛。对年久阳虚的癥瘕积聚尤为适宜,与大黄、青皮等配伍,如海马汤;治跌打损伤,可与苏木、红花等同用。

【用法用量】煎服,3~9 g。外用适量,研末敷患处。

【使用注意】孕妇及阴虚火旺者忌服。

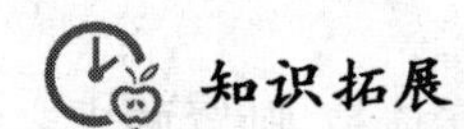

海龙,也称杨枝鱼、管口鱼,主产于广东阳江、惠阳等地。以条大、色白、头尾整齐不碎者为佳。

海龙全身呈长形而略扁,中部略粗,尾端渐细而略弯曲,头部具管状长嘴。表面黄白色或灰棕色,黄白色者则背棱两侧有两条灰棕色带。中部以上具 5 条突起的纵棱,中部以下则有 4 条纵棱,具圆形突起的花纹,并有细横棱。骨质坚硬。气微腥,味微咸。

海龙性味功用与海马相同,力量较海马强。

蛤蚧《雷公炮炙论》

蛤蚧为壁虎科动物蛤蚧 *Gekko gecko* Linnaeus 的干燥体。呈扁片状,头颈部约占 1/3,头略呈扁三角状,两眼多凹陷成窟窿,口内有细齿,无异型大齿,吻部半圆形;腹背部呈椭圆形,腹薄;背部呈灰黑色或银灰色,有黄白色或灰绿色斑点散在或密集成不显著的斑纹,有的背部及腹部分布着明显的橙红色斑点,脊椎骨及两侧肋骨突起;四足均具 5 趾,足趾底有吸盘;尾细而坚实,与背部颜色相同,有 6~7 个明显的银灰色环带,有的再生尾较原生尾短,且银灰色环带不明显。全身密被圆形或多角形微有光泽的细鳞,有的具橙黄色至橙红色的斑点散在。气腥,味微咸。主产广西、江苏等地。用时除去鳞片及头足,切成小块;或取蛤蚧块,黄酒浸润后,烘干。

【性味归经】咸,平。归肺、肾经。

【功效与应用】

①补肺益肾,纳气定喘　用于肺肾两虚,肾不纳气之咳喘。本品善补肺肾之气而纳气平喘,为治多种虚证咳喘之佳品。常与人参、苦杏仁、川贝母等同用,如人参蛤蚧散。

②助阳益精　用于肾虚阳痿。本品有补肾助阳,益精血,固本培元的功效。可用于肾阳不足,精血亏虚的阳痿。单用浸酒服,或配补骨脂、益智、巴戟等同用,如养真丹。

【用法用量】煎服,3~6 g,多入丸、散或酒剂。

紫河车《本草拾遗》

紫河车为健康人的干燥胎盘。呈圆形或碟状椭圆形,厚薄不一。黄色或黄棕色,一面凹凸不平,有不规则沟纹,另一面较平滑,常附有残余的脐带。质硬脆,有腥气。砸成小块或研成细粉用。

【性味归经】甘、咸,温。归心、肺、肾经。

【功效与应用】

①温肾补精　用于肾阳不足、精血亏虚诸证。本品性温味甘咸,入肺、心、肾经,有补肾益精,益气养血之功。用于肾气不足,精血虚亏,阳痿遗精,腰酸耳鸣,或不孕,单用研末吞服即有效,亦可与鹿角胶、当归等同用;治肺肾两虚,喘息短气,可与蛤蚧、胡桃肉等配伍。

②益气养血　用于气血亏虚诸证。本品善大补气血,为治气血不足、虚劳诸证之良药。适用于气血不足,消瘦食少,体倦乏力,或产后乳少,可与黄芪、当归、党参等同用。

【用法用量】2~3 g,研末吞服。

【使用注意】阴虚火旺,有实邪者不宜用。

知识拓展

> 研究表明,胎盘含蛋白质、糖、钙、维生素、免疫因子、雌性激素、助孕酮、类固醇激素、促性腺激素、促肾上腺皮质激素等,能促进乳腺、子宫、阴道、睾丸的发育,对甲状腺也有促进作用,研末口服或灌肠可预防麻疹或减轻其症状。

益智《本草拾遗》

益智为姜科植物益智 *Alpinia oxyphylla* Miq.的干燥成熟果实。呈椭圆形,两端略尖,表面棕色或灰棕色,有纵向凹凸不平的突起棱线,顶端有花被残基,基部常残存果梗。果皮薄而稍韧,与种子紧贴,种子集结成团,中有隔膜将种子团分为3瓣。种子呈不规则的扁圆形,略有钝棱,表面灰褐色或灰黄色,外被淡棕色膜质的假种皮;质硬,胚乳白色。有特异香气,味辛、微苦。主产于海南、广东、广西等地。生用或盐水炙用,用时捣碎。

【性味归经】辛,温。归脾、肾经。

【功效与应用】

①暖肾固精缩尿　用于肾虚遗尿,小便频数,遗精白浊等。本品性温能补肾助阳,且性兼收涩,尤善于固精缩尿。治遗精,可配补骨脂、金樱子等;治遗尿或夜尿频多,可与山药、乌药等同用。

②温脾止泻摄唾　用于脾寒泄泻，口多涎唾等。本品有温脾止泻，开胃摄唾之效。治脾胃虚寒泄泻，常与白术、干姜等同用；治口多涎唾或小儿流涎不禁，可与党参、白术、陈皮等配伍。

【用法用量】煎服，3～10 g。

【使用注意】阴虚火旺或体内有热者均忌服。

24.4　补阴药

补阴药性味大多甘寒质润，能补阴、滋液、润燥，主要用于阴虚之证。阴虚证多见于热病后期及慢性疾病。最常见的证候为肺、胃及肝、肾阴虚。肺阴虚多见干咳少痰、痰中带血、咽痛音哑等证；胃阴虚多见咽干口渴、舌绛苔剥及胃中嘈杂不饥，或大便秘结等证；肝阴虚多见两目干涩昏花、眩晕、或耳鸣耳聋等证；肾阴虚多见腰膝酸痛、五心烦热、潮热盗汗，或遗精等证。

补阴药大多甘寒滋腻，凡脾胃虚弱，痰湿内阻，腹满便溏者均不宜用。

麦冬《神农本草经》

麦冬为百合科植物麦冬 *Ophiopogon japonicus*（L.f）Ker-Gawl.的干燥块根。呈纺锤形，两端略尖，表面黄白色或淡黄色，有细纵纹。质柔韧，断面黄白色，半透明，中柱细小。气微香，味甘、微苦。主产四川、浙江、江苏、湖北等地。生用。

> **课堂活动**
> 麦冬与天冬合称为“二冬”，常相须为用，试比较两者功效应用的异同。

【性味归经】甘、微苦，微寒。归心、肺、胃经。

【功效与应用】

①养阴生津　用于胃阴虚或热伤胃阴证。本品性偏苦寒，能益胃生津、清热润燥，为治胃阴不足诸证之佳品。治热伤胃阴的口渴，常配玉竹、沙参等，如益胃汤；治热病津伤之肠燥便秘，常与玄参、地黄等同用，如增液汤。

②润肺清心　用于心肺阴虚诸证。本品有养肺阴、清肺热、润肺燥而止咳之效。适用于肺阴虚有燥热的干咳痰黏、劳嗽咳血等，可与桑叶、天冬、阿胶等同用；治阴虚火旺咳嗽，常与黄柏、知母等同用，如麦门冬饮。此外，本品能养阴清心，除烦安神。适用于心阴虚及温病热邪扰及心营，心烦不眠，舌绛而干等，常与地黄、竹叶心、酸枣仁等同用。

【用法用量】煎服，6～12 g。

【使用注意】外感风寒或痰饮湿浊的咳嗽，以及脾胃虚寒泄泻者均忌服。

知识链接

山麦冬为百合科植物湖北麦冬 *Liriope spicata*（Thunb.）Lour. var.*prolifera* Y.T.Ma 或短葶山麦冬 *Liriope muscari*（Decne.）Baily 的干燥块根。功效与麦冬相似。

湖北麦冬呈纺锤形，两端略尖。表面淡黄色至棕黄色，具不规则纵皱纹。质柔韧，干后质硬脆，易折断，断面淡黄色至棕黄色，角质样，中柱细小。气微，味甜，嚼之发黏。

短葶山麦冬稍扁，具粗纵纹。味甘、微苦。

功效方面，山麦冬与麦冬相似。

石斛《神农本草经》

石斛为兰科植物金钗石斛 *Dendrobium nobile* Lindl.、鼓槌石斛 *Dendrobium chrysotoxum* Lindl.或流苏石斛 *Dendrobium fimbriatum* Hook.的栽培品及其同属植物近似种的新鲜或干燥茎。金钗石斛呈扁圆柱形。表面金黄色或黄中带绿色,有深纵沟。质硬而脆,断面较平坦而疏松。气微,味苦。鼓槌石斛呈粗纺锤形,具3~7节。表面光滑,金黄色,有明显凸起的棱。质轻而松脆,断面海绵状。气微,味淡,嚼之有黏性。流苏石斛呈长圆柱形。表面黄色至暗黄色,有深纵槽。质疏松,断面平坦或呈纤维性。味淡或微苦,嚼之有黏性。主产于广西、广东、云南、四川等地。生用。

【性味归经】甘,微寒。归胃、肾经。

【功效与应用】

①益胃生津　用于胃阴虚证。本品善养胃阴,生津液,适宜于胃阴不足之口渴咽干,食少呕逆,胃脘嘈杂、隐痛或灼痛,舌光少苔等。单用煎汤代茶服即可见效,亦可配麦冬、竹茹等同用。

②滋阴清热　用于热病伤津之证。本品有养阴生津、清退虚热之效。适宜于热病伤津所致的低热烦渴,口燥咽干,舌红苔少及阴虚津亏、虚热不退等,常与地黄、麦冬等配伍。

此外,石斛还有补肾、养肝、明目及强筋骨的作用。治肾虚筋骨痿弱,常与熟地黄、怀牛膝、杜仲等同用;治肾虚目暗,视力减退等,常与菊花、枸杞子等配伍,如石斛夜光丸。

【用法用量】煎服,6~12 g;鲜品15~30 g。

【使用注意】温热病、湿热病早期忌服。

知识链接

铁皮石斛为兰科植物铁皮石斛的干燥茎。11月至翌年3月采收,除去杂质,剪去部分须根,边加热边扭成螺旋形或弹簧状,烘干;或切成段,干燥或低温烘干。前者习称"铁皮枫斗"(耳环石斛),后者习称"铁皮石斛"。铁皮石斛功效应用与石斛相似,用于热病津伤,口干烦渴,胃阴不足,食少干呕,病后虚热不退,阴虚火旺,骨蒸劳热,目暗不明,筋骨痿软。

枸杞子《神农本草经》

枸杞子为茄科植物宁夏枸杞 *Lycium barbarum* L.的干燥成熟果实。呈类纺锤形或椭圆形,表面红色或暗红色,顶端有小突起状的花柱痕,基部有白色的果梗痕。果皮柔韧,皱缩;果肉肉质,柔润。种子类肾形,扁而翘,表面浅黄色或棕黄色。气微,味甜。嚼之唾液呈红黄色。以粒大、肉厚、籽小、色红、质柔、味甜者为佳。主产宁夏、甘肃等地。生用。

【性味归经】甘、平。归肝、肾经。

【功效与应用】

①滋补肝肾　用于肝肾不足诸证。本品为平补肝肾之品。治肝肾不足的腰酸遗精、须发早白、头晕目眩、失眠多梦等，常与熟地黄、沙苑子、菟丝子等配伍；治消渴，常与地黄、天花粉等同用。

②益精明目　用于精血亏虚所致视力障碍。本品有益精血，明目之效。常配菊花、地黄等配伍，如杞菊地黄丸。

【用法用量】煎服，6～12 g。

百合《神农本草经》

百合为百合科植物卷丹 *Lilium lancifolium* Thunb.、百合 *Lilium brownii* F.E.Brown var.*viridulum* Baker 或细叶百合 *Lilium pumilum* DC.的干燥肉质鳞叶。呈长椭圆形，表面类白色、淡棕黄色或微带紫色，有数条纵直平行的白色维管束。顶端稍尖，基部较宽，边缘薄，微波状，略向内弯曲。质硬而脆，断面较平坦，角质样。气微，味微苦。主产于湖南、浙江等地。生用或蜜炙用。

【性味归经】甘，寒。归心、肺经。

【功效与应用】

①养阴润肺　用于肺阴虚，燥热咳嗽及劳嗽久咳，痰中带血等。本品能养阴清肺润燥止咳。治燥热咳嗽，痰中带血，常与款冬花配伍，如百花膏；治肺虚久咳，劳嗽咯血，常配地黄、玄参、川贝母等，如百合固金汤。

②清心安神　用于阴虚有热之失眠心悸。本品能清心安神，适宜于热病余热未清之虚烦惊悸，失眠多梦等，常配知母、地黄同用，如百合知母汤。

【用法用量】煎服，6～12 g。清心宜生用，润肺宜蜜炙用。

【使用注意】风寒咳嗽，中寒便溏者忌服。

北沙参《本草汇言》

北沙参为伞形科植物珊瑚菜 *Glehnia littoralis* Fr.Schmidt ex Miq.的干燥根。呈细长圆柱形，偶有分支，表面淡黄白色，略粗糙，偶有残存外皮，不去外皮的表面黄棕色。全体有细纵皱纹和纵沟，并有棕黄色点状细根痕；顶端常留有黄棕色根茎残基；上端稍细，中部略粗，下部渐细。质脆，易折断，断面皮部浅黄白色，木部黄色。气特异，味微甘。主产江苏、山东、福建、广东等地。切段，生用。

【性味归经】甘、微苦，微寒。归肺、胃经。

【功效与应用】

①养阴清肺　用于肺阴虚诸证。本品能养肺阴而清燥热，为养阴清热之要药。治肺阴虚的肺热燥咳，干咳少痰，或久咳咳血，咽干音哑，常与麦冬、玉竹、冬桑叶等配伍，如沙参麦冬汤。

②益胃生津　用于胃阴虚证。本品既有养胃阴之效，又有清胃热生津之功。适宜于胃阴虚或热伤胃阴，津液不足的口渴咽干、舌质红绛，大便干结或胃脘隐痛、胃胀、干呕等。单用即

有效,亦可配麦冬、石斛等同用。

【用法用量】煎服,5~12 g。

【使用注意】不宜与藜芦同用。

南沙参《神农本草经》

南沙参为桔梗科植物轮叶沙参 *Adenophora tetraphylla* (Thunb.) Fisch. 或沙参 *Adenophora stricta* Miq. 的干燥根。呈圆锥形或圆柱形,略弯曲,表面黄白色或淡棕黄色,凹陷处常有残留粗皮,上部多有深陷横纹,呈断续的环状,下部有纵纹和纵沟。顶端具1或2个根茎。体轻,质松泡,易折断,断面不平坦,黄白色,多裂隙。气微,味微甘。主产安徽、江苏、浙江、贵州等地。春、秋二季采挖。切厚片或短段,生用。

> **课堂活动**
> 试比较南北沙参性状特征和功效应用方面的异同。

【性味归经】甘,微寒。归肺、胃经。

【功效与应用】

①养阴清肺,化痰　用于肺阴虚证。本品有养肺阴,清肺热,润肺燥,但润肺清肺作用较北沙参弱,而兼有化痰止咳之效。对肺燥痰黏不易咯出者尤宜,可与麦冬、知母、川贝母等同用。

②益胃生津　用于胃阴虚证。本品有养胃阴,清胃热生津之效,但作用较北沙参弱。适宜于胃阴虚之口燥咽干、舌红少津,大便秘结等证,可配麦冬、石斛等同用。

③益气　用于气阴两伤证。本品略能补脾肺之气,可气阴双补。常与北沙参、麦冬等配伍。

【用法用量】煎服,9~15 g。

【使用注意】不宜与藜芦同用。

龟甲《神农本草经》

龟甲为龟科动物乌龟 *Chinemys reevesii* (Gray)的背甲及腹甲。背甲及腹甲由甲桥相连,背甲稍长于腹甲,与腹甲常分离。背甲呈长椭圆形拱状,外表面棕褐色或黑褐色。腹甲呈板片状,近长方椭圆形,外表面淡黄棕色至棕黑色,盾片12块,每块常具紫褐色放射状纹理;内表面黄白色至灰白色,有的略带血迹或残肉,除净后可见骨板9块,呈锯齿状嵌接;前端钝圆或平截,后端具三角形缺刻,两侧残存呈翼状向斜上方弯曲的甲桥。质坚硬。气微腥,味微咸。主产于浙江、湖北、湖南、安徽、江苏等地。以砂炒后醋淬用。

【性味归经】咸、甘,微寒。归肝、肾、心经。

【功效与应用】

①滋阴潜阳　用于阴虚阳亢等证。本品既能滋补肝肾之阴而退虚热,又可潜降肝阳而息内风。治阴虚内热,骨蒸潮热,常配熟地黄、知母等,如大补阴丸;治阴虚阳亢之头晕目眩,常配地黄、菊花等;治热病伤阴,虚风内动所致舌干红绛,手足蠕动等,常与地黄、鳖甲等配伍。

②益肾强骨　用于肾虚筋骨痿弱及小儿五迟。本品有补血养阴,益肾健骨之效。适用于肾虚腰膝痿软,筋骨不健,小儿囟门不合,齿迟,行迟等,常配熟地黄、牛膝等同用。

③养血补心　用于心虚惊悸,失眠,健忘。本品有养血补心之效。常与龙骨、远志等同用,如枕中丹。

④固经止崩　用于阴虚血热之出血证。本品既能滋补肾阴以固冲任，又能清热止血。适用于阴虚血热，冲任不固的崩漏、月经过多等，常与黄柏、香附等同用，如固经丸。

【用法用量】煎服，9～24 g，宜先煎。为了便于制剂，常将本品砂炒后醋淬。

知识拓展

研究表明，龟甲能改善动物“阴虚”证病理机能状态，使之恢复正常；能增强免疫功能；具有双向调节DNA合成率的效应；对离体和在体子宫均有兴奋作用；有解热、镇静作用；尚有抗凝血、增加冠脉流量和提高耐缺氧能力等作用。另外，龟甲胶（龟甲经煎煮、浓缩制成的固体胶）能提升白细胞的数量。

鳖甲《神农本草经》

鳖甲为鳖科动物鳖 *Trionyx sinensis* Wiegmann 的背甲。呈椭圆形或卵圆形，背面隆起。外表面黑褐色或墨绿色，略有光泽，具细网状皱纹及灰黄色或灰白色斑点，中间有一条纵棱，两侧各有左右对称的横凹纹8条，外皮脱落后，可见锯齿状嵌接缝。内表面类白色，中部有突起的脊椎骨，颈骨向内卷曲，两侧各有肋骨8条，伸出边缘。质坚硬。气微腥，味淡。以块大、甲厚、无残肉、洁净、无腐臭者为佳。主产于湖北、江苏、湖南、安徽、浙江等地。以砂炒后醋淬用。

【性味归经】咸，微寒。归肝、肾经。

【功效与应用】

①滋阴潜阳　用于阴虚阳亢，阴虚风动等证。本品能滋阴清热，潜阳息风，但滋阴潜阳力不及龟甲。治阴虚阳亢，头晕目眩，常配地黄、菊花等同用；治热病伤阴，阴虚风动，手足蠕动，常与地黄、龟甲等同用。

②退热除蒸　用于虚热证。本品为治阴虚发热的要药，治阴虚发热作用较龟甲为优。常配青蒿、知母等同用，如青蒿鳖甲汤。

③软坚散结　用于癥瘕积聚，疟母等。本品能软坚散结，常配柴胡、牡丹皮、土鳖虫等，如鳖甲煎丸。

【用法用量】煎服，宜打碎先煎，9～24 g。

表 24.1　其他补虚药简表

分类	药　名	性味、归经、入药部位	功效与应用	用法用量
补气药	太子参	甘、微苦，平；归脾、肺经；块根	益气健脾，生津润肺。用于脾虚体倦，食欲不振，病后虚弱，气阴不足，自汗口渴，肺燥干咳	9~30 g
	蜂蜜	甘，平；归肺、脾、大肠经；蜜	补中，润燥，止痛，解毒；外用生肌敛疮。用于脘腹虚痛，肺燥干咳，肠燥便秘，解乌头类药毒；外治疮疡不敛，水火烫伤	15~30 g
	大枣	甘，温；归脾、胃、心经；成熟果实	补中益气，养血安神。用于脾虚食少，乏力便溏，妇人脏燥	6~15 g
	刺五加	辛、微苦，温；归脾、肾、心经；根和根茎或茎	益气健脾，补肾安神。用于脾肺气虚，体虚乏力，食欲不振，肺肾两虚，久咳虚喘，肾虚腰膝酸痛，心脾不足，失眠多梦	9~27 g
	绞股蓝	甘、寒；归肺、脾、肾经；全草	益气健脾，化痰止咳，清热解毒。用于体虚乏力；虚劳失精；白细胞减少证；高血脂证；病毒性肝炎；慢性胃肠炎；慢性气管炎	15~30 g；研末，3~6 g；或泡茶饮
	红景天	甘、苦，平；归肺、心经；根和根茎	益气活血，通脉平喘。用于气虚血瘀，胸痹心痛，中风偏瘫，倦怠气喘	3~6 g
补血药	龙眼肉	甘，温；归心、脾经；假种皮	补益心脾，养血安神。用于气血不足，心悸怔忡，健忘失眠，血虚萎黄	9~15 g
补阳药	沙苑子	甘，温；归肝、肾经；成熟种子	补肾助阳，固精缩尿，养肝明目。用于肾虚腰痛，遗精早泄，遗尿尿频，白浊带下，眩晕，目暗昏花	9~15 g
	续断	苦、辛，微温；归肝、肾经；根	补肝肾，强筋骨，续折伤，止崩漏。用于肝肾不足，腰膝酸软，风湿痹痛，跌扑损伤，筋伤骨折，崩漏，胎漏。酒续断多用于风湿痹痛，跌扑损伤，筋伤骨折。盐续断多用于腰膝酸软	9~15 g
	锁阳	甘，温；归脾、肾、大肠经；肉质茎	补肾阳，益精血，润肠通便。用于肾阳不足，精血亏虚，腰膝痿软，阳痿滑精，肠燥便秘	5~10 g
	仙茅	辛，热，有毒；归肾、肝、脾经；根茎	补肾阳，强筋骨，祛寒湿。用于阳痿精冷，筋骨痿软，腰膝冷痛，阳虚冷泻	3~10 g

续表

分类	药　名	性味、归经、入药部位	功效与应用	用法用量
补阳药	菟丝子	辛、甘，平；归肝、肾、脾经；成熟种子	补益肝肾，固精缩尿，安胎，明目，止泻；外用消风祛斑。用于肝肾不足，腰膝酸软，阳痿遗精，遗尿尿频。肾虚胎漏，胎动不安，目昏耳鸣，脾肾虚泻；外治白癜风	6～12 g。外用适量
	海狗肾	甘，咸，大温；归肝、肾经	暖肾壮阳，益精补髓。用于虚损劳伤、阳痿精衰、早泄、腰膝痿弱、心腹疼痛	3～9 g；或入丸、散；或浸酒
	核桃仁	甘，温；归肾、肺、大肠经；成熟种子	补肾，温肺，润肠。用于肾阳不足，腰膝酸软，阳痿遗精，虚寒喘嗽，肠燥便秘	6～9 g
补阴药	天冬	甘、苦，寒；归肺、肾经；块根	养阴润燥，清肺生津。用于肺燥干咳，顿咳痰黏，腰膝酸痛，骨蒸潮热，内热消渴，热病津伤，咽干口渴，肠燥便秘	6～12 g
	桑椹	甘、酸，寒；归心、肝、肾经；果穗	滋阴补血，生津润燥。用于肝肾阴虚，眩晕耳鸣，心悸失眠，须发早白，津伤口渴，内热消渴，肠燥便秘	9～15 g
	墨旱莲	甘、酸，寒；归肾、肝经；地上部分	滋补肝肾，凉血止血。用于肝肾阴虚，牙齿松动，须发早白，眩晕耳鸣，腰膝酸软，阴虚血热，吐血、衄血、尿血，血痢，崩漏下血，外伤出血	6～12 g
	女贞子	甘、苦，凉；归肝、肾经；成熟果实	滋补肝肾，明目乌发。用于肝肾阴虚，眩晕耳鸣，腰膝酸软，须发早白，目暗不明，内热消渴，骨蒸潮热	6～12 g
	玉竹	甘，微寒；归肺、胃经；根茎	养阴润燥，生津止渴。用于肺胃阴伤，燥热咳嗽，咽干口渴，内热消渴	6～12 g
	黄精	甘，平；归脾、肺、肾经；根茎	补气养阴，健脾，润肺，益肾。用于脾胃气虚，体倦乏力，胃阴不足，口干食少，肺虚燥咳，劳嗽咳血，精血不足，腰膝酸软，须发早白，内热消渴	9～15 g
	黑芝麻	甘，平；归肝、肾、大肠经；成熟种子	补肝肾，益精血，润肠燥。用于精血亏虚，头晕眼花，耳鸣耳聋，须发早白，病后脱发，肠燥便秘	9～15 g
	银耳	甘，平；归肺，胃，肾经	润肺生津、滋阴养胃、益气安神、强心健脑。用于虚劳咳嗽；痰中带血；津少口渴；病后体虚；气短乏力	内服：煎汤，3～10 g

小 结

(一)性状

人参、西洋参、党参及黄芪,均为根入药。人参呈人字形、有“芦头”“芦碗”“枣核艼”及“珍珠点”。西洋参呈纺锤形、圆柱形或圆锥形,有“芦头”“芦碗”,皮部可见黄棕色点状树脂道。党参呈长圆柱形,稍弯曲,有“狮子头”和“豆豉尾”的特征,有特殊香气。黄芪呈圆柱形,有的有分支,上端较粗,质硬而韧,不易折断,嚼之有豆腥味。白术为不规则的肥厚团块,有棕黄色的点状油室散在。山药略呈圆柱形,表面黄白色或淡黄色,断面白色。甘草根呈圆柱形,表面红棕色或灰棕色,质坚实,断面略显纤维性;根茎呈圆柱形,断面中部有髓,味甜而特殊。

当归呈圆柱形,表面有纵皱纹和横长皮孔样突起,下部支根多扭曲,有浓郁的香气。熟地黄呈不规则的块片、碎块,表面乌黑色,黏性大;断面乌黑色。何首乌呈团块状或不规则纺锤形,表面红棕色或红褐色,不易折断,皮部有云锦状花纹。白芍呈圆柱形,表面类白色或淡棕红色,断面类白色或微带棕红色,形成层环明显。阿胶呈长方形块、方形块或丁状。棕色至黑褐色,碎片对光照视呈棕色半透明状。

鹿茸,为幼角入药,花鹿茸呈圆柱状分枝,根据分枝的多少可分为“二杠”“三岔”,外皮红棕色或红黄色,表面有茸毛。马鹿茸较花鹿茸粗大,分枝较多。淫羊藿叶片卵圆形,边缘具黄色刺毛状细锯齿;叶片近革质。巴戟天呈扁圆柱形,略弯曲,质韧,断面皮部厚,紫色或淡紫色,木部坚硬。肉苁蓉呈扁圆柱形,表面棕褐色或灰棕色,密被覆瓦状排列的肉质鳞叶,断面棕褐色,有波状环纹。补骨脂呈肾形,表面具细微网状皱纹,顶端圆钝,果皮薄,与种子不易分离;有油性。杜仲呈板片状或两边稍向内卷,易折断,断面有银白色的橡胶丝相连。冬虫夏草虫体似蚕,表面深黄色至黄棕色,头部红棕色,足8对,易折断,断面淡黄白色;子座细长圆柱形,表面深棕色至棕褐色,断面类白色。海马呈扁长形而弯曲,表面黄白色,头略似马头,躯干部七棱形,尾部四棱形,渐细卷曲,体上有瓦楞形的节纹并具短棘。蛤蚧呈扁片状,头略呈扁三角状,腹背部呈椭圆形,背部呈灰黑色或银灰色,足趾底有吸盘,尾细而坚实。紫河车呈圆形或碟状椭圆形,呈黄色或黄棕色,有腥气。益智呈椭圆形,表面棕色或灰棕色,果皮薄而稍韧,种子集结成团。

麦冬表面黄白色或淡黄色,质柔韧,断面黄白色,半透明。石斛呈扁圆柱形,表面金黄色或黄中带绿色,有深纵沟,有节,质硬而脆。枸杞子呈类纺锤形或椭圆形,表面红色或暗红色。百合呈长椭圆形,有数条纵直平行的白色维管束,质硬而脆,断面角质样。北沙参,呈细长圆柱形,全体有细纵皱纹和纵沟,易折断。南沙参呈圆锥形或圆柱形,质松泡,易折断。龟甲,为背甲和腹甲入药,背甲呈长椭圆形拱状,腹甲呈板片状,近长方椭圆形,盾片12块,质坚硬。鳖甲呈椭圆形或卵圆形,两侧各有左右对称的横凹纹8条,内表面类白色,两侧各有肋骨8条。

(二)功效

(1)补气药

补气药性味多属甘温或甘平,能补益脏腑之气,尤以对脾肺气虚者疗效最为显著。

人参、黄芪、党参、西洋参既补脾肺之气,又能益气生津,均适用于气津两伤之证。人参能大补元气、复脉固脱,以治虚脱危证,为救脱扶危之良剂;且能益气助阳,以治阳痿；补气安神益智，以治气血亏虚之心悸、失眠、健忘等证。黄芪补气力不及人参，但善升举阳气，为治中气下陷诸证之主药；并擅补肺气以固表止汗，为治表虚自汗及气虚外感诸证之常品；且能利水消肿，用治气虚之浮肿、小便不利；尚可托毒、生肌，用于气血不足之疮疡内陷、脓成不溃或溃久不敛；亦常用于气虚血滞不行之痹痛、麻木或半身不遂。党参善补中气、益肺气，性质平和，不燥不腻，为治脾肺气虚最常用之品。西洋参性属寒凉，最宜于虚而有热之证，为清补佳品。

白术、山药、甘草是治疗脾胃虚弱的常用药。白术善补气健脾而助阳，宜用于脾胃阳气虚弱而寒湿内盛者；并能燥湿利水，为治脾虚水湿内停之痰饮、水肿、小便不利的常品；又能补脾益气而固表止汗，用于脾虚气弱之汗多；尚能补气健脾而安胎，用治胎动不安之证。山药甘平质润，不寒不燥，为平补气阴之品；且性兼涩，有益肺肾之阴、固精止带之效，可用于肺虚或肺肾两虚之久咳久喘，肾虚不固之遗精、尿频，或带下清稀、绵绵不止；尚善生津止渴，为治阴虚内热、口渴多饮、小便频繁的消渴证之良药。甘草能缓和药性，为调和药性常用之药。又能清热解毒，用于热毒证及药物、食物中毒。且善祛痰止咳，用于多种咳嗽气喘证。还有缓急止痛之效，用于脘腹及四肢挛急疼痛。

(2)补血药

补血药性味多属甘温或甘平，均能补血，以治血虚之证。

熟地黄、阿胶既擅补血，又善滋阴，为治血虚、阴虚之常用品。熟地黄入肾，滋阴之力较大，为滋阴主药；并能益精填髓，常用于肝肾精血亏虚之腰膝酸软、眩晕耳鸣、须发早白等证。阿胶又可滋肺润燥，适用于阴虚燥咳、阴虚心烦不眠或阴虚动风等证；且善止血，常用于阴虚、血虚之咳血、咯血、吐衄、便血、尿血、崩漏等多种出血证。

当归、白芍均能补血、调经，为妇科补血调经之要药。当归补血活血止痛，适用于血虚、血滞而兼有寒凝，以及跌打损伤、风湿痹阻、痈疽疮疡等的疼痛证；且善养血润肠通便，可治血虚肠燥便秘。白芍则养血敛阴、平肝止痛，适用于肝阴不足、肝气不舒或肝阳偏亢的头痛眩晕、胁肋疼痛、脘腹四肢拘挛作痛等证；又能敛阴、和营而止汗，常用于阴虚盗汗，及营卫不和的表虚自汗证。两者均可补血，治疗血虚，但当归性温，适用于血虚有寒者；白芍性微寒，适用于血虚有热者。

何首乌生熟之用有别，制何首乌长于养血，滋而不腻，温而不燥，且善固肾益精、乌须发、强筋骨，为治肝肾精血亏虚之眩晕耳鸣、遗精、崩带、腰膝酸软、须发早白的佳品。而生何首乌功偏截疟、解毒、润肠通便，可用治体虚久疟、痈疽、瘰疬以及肠燥便秘等证。

(3)补阳药

补阳药性味多属甘温、咸温或辛热，能温补人体之阳气，尤以温补肾阳为主。

鹿茸、肉苁蓉均能补肾阳、益精血，用于肾阳不足、精血亏虚之证。鹿茸补益力最强，为温肾壮阳、补督脉、益精血之要药。且能补肝肾精血而强筋骨，用治筋骨痿软、小儿发育不良；又可温补精血而托毒生肌，用治疮疡久溃不敛，或阴疽内陷不起；尚善补肝肾、调冲任而固崩止带，用于冲任虚寒、带脉不固之崩漏不止、带下过多。肉苁蓉补肾阳、益精血之力弱于鹿茸，但质润多液，善能润肠通便，为治肾阳不足、精血亏虚之肠燥便秘的良药。

巴戟天、淫羊藿均有补肾阳、强筋骨、祛风湿的作用，治疗肾阳虚之阳痿、不孕及肝肾不足之筋骨痿软、风湿久痹等证。淫羊藿补肾阳之中尤善益精起痿，为治肾虚精少不育之良药；且用于肾阳虚之咳喘及妇女更年期的高血压等有较好疗效。巴戟天性质柔润，壮阳益精之力和温燥之力均不及淫羊藿，只适用于阳虚有寒之证。

补骨脂、益智均能补肾阳，固精缩尿，又能温脾止泻，用于治疗肾阳不足、命门火衰之遗精、遗尿、尿频及脾肾阳虚之泄泻等证。补骨脂尤善补肾阳，且兼能强腰膝，可用于治肾虚腰膝冷痛；又能补肾阳而纳气平喘，用治肾不纳气之虚喘。益智善温脾止泻摄唾，为治脾寒泄泻、腹中冷痛、口多涎唾之常品。

杜仲能补肝肾、强筋骨、安胎，用于肝肾不足之腰膝酸痛、下肢痿软及肝肾亏虚、下元虚冷、冲任不固之胎动不安、胎漏下血、频惯堕胎等证。且有可靠的降血压作用，为治高血压之常品。

蛤蚧、冬虫夏草、紫河车均能补益肺肾、纳气平喘，用于治疗肾虚阳痿及肺肾两虚之久咳虚喘。蛤蚧尤善纳气平喘，为治劳嗽虚喘之要药；又能益精血，用于精血亏虚证。冬虫夏草善补益肺肾、纳气定喘，兼能止血化痰，多用于虚劳咳喘、痰中带血；同时常作病后体虚不复，自汗畏寒之食疗品。紫河车大补气血，尤为气血不足、虚劳诸证之久服补益的良药。

海马能温肾壮阳，用于肾阳虚之阳痿；尚能活血散结、消肿止痛，常用于癥瘕积聚及跌扑损伤。

(4)补阴药

补阴药性味多甘寒，质地柔润，能补阴、润燥，主治阴虚津伤液亏之证。

麦冬、石斛、百合、北沙参、南沙参以养肺阴或益胃阴为主，主治肺阴不足或胃阴不足之证。

麦冬能养阴润肺生津、润肠通便，治肺燥阴伤之干咳痰黏、劳嗽痰血及热病伤津口渴、大便秘结等证。尤善益胃生津，为治胃阴虚及热伤胃阴之口渴咽干的良药；且善清心除烦，常用治心阴虚或温病热邪扰及心营之心烦不眠。石斛养胃阴、生津液之功似麦冬，且能退虚热，以治阴虚津亏、虚热不退；尚可补肾养肝而明目、强筋骨，适用于肾虚目暗、视力减退、内障失明及肾虚痿痹、腰脚软弱等证。百合养阴清肺、润燥止咳之功似天冬，但清心安神力不及麦冬，多用于热病余热未清之虚烦惊悸、失眠多梦等证。北沙参、南沙参既能养阴清肺，又能益胃生津，适用于肺阴虚之燥热咳嗽及胃阴虚或热伤胃阴、津液不足之口干咽燥等证；南沙参兼能益气、化痰，故气津不足及燥咳痰黏难咯者尤为多用。

枸杞子以滋养肝肾阴为主，主治肝肾阴虚证，常用治肝肾不足之腰酸遗精、头晕目眩、视力减退、内障目昏等证，尤为养肝明目、养血补精之要药；并具润肺、止渴之功，可用治肺肾阴虚之虚劳咳嗽及消渴证。

龟甲、鳖甲为甲壳质重之物，二者既能补肝肾阴，退内热，又可潜降肝阳而息内风，为治阴虚发热、阴虚阳亢及阴虚风动等证之常品。龟甲滋阴之力强于鳖甲，善益肾健骨，常用于治肾虚骨痿、小儿囟门不合等证；并能养血补心，以治心虚惊悸、失眠、健忘等证；还可固经止血，用治阴虚血热、冲任不固之崩漏、月经过多等。鳖甲退虚热之功优于龟甲，为治阴虚发热之要药；且善软坚散结，常用于癥瘕积聚、疟母等证。

目标检测

一、选择题

(一)单项选择题

1.治疗气虚欲脱证,宜选用(　　)。

A.人参　B.党参　C.西洋参　D.甘草

2.性状具有“狮子头,豆豉尾”特征的药物是(　　)。

A.人参　B.党参　C.西洋参　D.制首乌

3.具有豆腥气的药物是(　　)。

A.黄芪　B.党参　C.太子参　D.白术

4.断面皮部形成云锦状花纹的药物是(　　)。

A.人参　B.白芍　C.黄芪　D.何首乌

5.表面棕色至黑褐色,质硬脆,碎片对光照视呈棕色半透明状的药物是(　　)。

A.熟地黄　B.白芍　C.阿胶　D.大枣

6.量大久服可引起浮肿的药物(　　)。

A.党参　B.山药　C.甘草　D.白芍

7.主要用于肺、胃阴虚证的药物是(　　)。

A.北沙参　B.百合　C.黄芪　D.白术

8.百合的入药部位是(　　)。

A.根　B.肉质鳞叶　C.肉质茎　D.果实

9.治疗阴虚血热的出血证,宜选用的药物是(　　)。

A.龟甲　B.百合　C.北沙参　D.玉竹

10.治疗肾虚而筋骨不健者药物是(　　)。

A.南沙参　B.石斛　C.北沙参　D.龟甲

11.以块根入药,呈纺锤形,半透明的药物是(　　)。

A.百合　B.麦冬　C.北沙参　D.白术

12.断面有银白色,富有弹性的橡胶丝相连的药物是(　　)。

A.当归　B.巴戟天　C.杜仲　D.海马

13.冬虫夏草不具备的功效是(　　)。

A.补肾　B.养肝　C.益肺　D.化痰

14.不具有安胎功效的药物是(　　)。

A.杜仲　B.续断　C.桑寄生　D.紫河车

15.蛤蚧一般不用于治疗(　　)。

A.肺虚咳嗽　B.虚劳喘咳　C.风寒咳嗽　D.肾虚阳痿

16.既能补血,又能活血、润肠的药是(　　)。

A.白芍　B.当归　C.白术　D.熟地黄

(二)多项选择题

1.具有健脾功效的药物是(　　)。

A.茯苓　B.薏苡仁　C.苍术

D.白术　E.丁香

2.白术与苍术均具有的功效是(　　)。

A.健脾　B.利水　C.燥湿

D.止汗　E.解表

3.黄芪与白术均具有的功效是(　　)。

A.补肺气　B.补脾气　C.利水

D.止汗　E.安胎

4.党参的性状特征有(　　)。

A.长圆柱形　B.狮子头　C.豆豉尾

D.有特殊香气　E.断面有裂隙

5.黄芪具有的性状特征是(　　)。

A.圆柱形　B.易折断　C.质硬而韧

D.嚼之有豆腥味　E.味甘甜

6.何首乌的性状特征有(　　)。

A.表面黑色　B.断面显粉性　C.表面皱缩不平

D.断面有云锦状花纹　E.断面现银白色,有富弹性的橡胶丝相连

7.能补肺阴的药物是(　　)。

A.西洋参　B.山药　C.北沙参

D.麦冬　E.地黄

8.具有补肝肾、强筋骨作用的药物是(　　)。

A.淫羊藿　B.杜仲　C.桑寄生

D.巴戟天　E.山药

9.可用肾虚喘咳的药物是(　　)。

A.蛤蚧　B.冬虫夏草　C.补骨脂

D.益智　E.枸杞子

10.当归可用于治疗(　　)。

A.月经不调　B.跌打损伤　C.阴虚发热

D.肠燥便秘　E.贫血

二、简答题

1.简述使用补益药的注意事项。

2.简述熟地黄与地黄在性状、功效、应用方面的异同。

3.简述山药在补养脾胃方面的特点。

4.简述人参的功效与应用、使用注意。

三、分析题

1.何某，女，28 岁。近一年来感觉四肢无力，食欲不振，脘腹胀满，便溏。就诊时，见其身体肥胖，面色萎白，舌淡苔白，脉虚弱。请结合中医药理论分析该患者应选用的药物。

2.刘某，女，32 岁。近期感觉头晕目眩，偶有耳鸣，失眠多梦，月经量少、色淡。就诊时，见其面色萎黄，嘴唇苍白，脉细弱。请结合中医药理论分析该患者应选用的药物。

第25章 收涩药

学习目标

掌握收涩药的功效与适应证。

熟悉五味子、山茱萸、乌梅、桑螵蛸、海螵蛸及肉豆蔻的性状识别、功效与应用。

了解简表中麻黄根等其他收涩药的功效与应用。

知识点

收涩药的定义、功用、适应范围及使用注意。常用品种的性状识别、功效与应用、用法用量等。

案例导入

某病区自2008年3月—2011年9月收治的120例五更泻病人,经中医辨证属脾肾阳虚证。治疗方法:予四神丸治疗。处方:补骨脂15 g,肉豆蔻15 g,吴茱萸10 g,五味子10 g。每日1剂,并配合中药穴位贴敷。患者治疗1月后进行疗效统计。结果:经数理统计比较,四神丸合穴位贴敷治疗后,总有效率为95%。(黄晓锐,黄燕玲,陈鹏典.四神丸配合穴位贴敷治疗五更泻60例[J].中国中医药现代远程教育,2012,10(2):51.)

提问:1.试分析四神丸中五味子、肉豆蔻有什么功用?

2.五味子、山茱萸的性状识别要点是什么?

3.收涩药代表药有哪些?

以收敛固涩为主要功效,用以治疗滑脱诸证的药物,称收涩药,也称固涩药。

收涩药多具有酸味,能收敛固涩,有止汗、止咳、止血等功效。主要用于体虚正气不固所致的久咳虚喘、久泻久痢、自汗盗汗、遗精滑精、遗尿尿频及崩带不止等滑脱不禁之证。

因滑脱证本有正气虚弱,收涩药只是治病之标,因此在运用收涩药时,须与补虚药配合。收涩药有敛邪之弊,凡表邪未解,内有湿滞以及郁热未清者,均不宜用。

五味子《神农本草经》

五味子为木兰科植物五味子 *Schisandra chinensis* (Turcz.) Baill.的干燥成熟果实。习称“北五味子”。呈不规则的球形或扁球形。表面红色、紫红色或暗红色,皱缩,显油润;有的表面呈黑红色或出现“白霜”。果肉柔软,种子1~2,肾形,表面棕黄色,有光泽,种皮薄而脆。果肉气微,味酸;种子破碎后,有香气,味辛、微苦。主产于东北及河北等地。生用或醋制用。用时捣碎。

【性味归经】酸、甘，温。归肺、心、肾经。

【功效与应用】

①收敛固涩　用于久咳虚喘，虚汗，遗精，滑精。本品味酸收敛，性温而润，能上敛肺气，下滋肾阴，为治疗久咳虚喘之要药。适用于各种久咳、虚喘证，常与罂粟壳、紫菀、山茱萸等同用。治寒饮咳喘，常与麻黄、细辛等同用，如小青龙汤；治阴虚盗汗，常配伍玄参、麦冬等；治肾虚精关不固之遗精、滑精，可配菟丝子、蛇床子等，如三才丸；治阴虚火旺之梦遗泄精，可与麦冬、熟地黄等同用，如麦味地黄丸；治脾肾虚寒之久泻不止，常配伍吴茱萸、肉豆蔻等，如四神丸；单用本品治梦遗虚脱有效。

②益气生津　用于津伤口渴，消渴。本品酸甘，有益气生津止渴作用。适用于热伤气阴，汗多口渴者，与人参、麦冬同用，如生脉散；治阴虚内热，口渴多饮之消渴，常与山药、天花粉等配伍，如玉液汤。

③补肾宁心　用于心悸，失眠，多梦。本品既能滋肾阴，又能益心气、安心神。适用于阴血亏虚、心神失养或心肾不交所致的虚烦心悸、失眠多梦，常与酸枣仁、麦冬、当归等同用，如天王补心丹。

【用法用量】煎服，2~6 g。

【使用注意】表邪未解、内有实热、咳嗽初起、麻疹初期，均不宜用。

知识链接

南五味子为木兰科植物华中五味子 *Schisandra sphenanthera* Rehd.et Wils.的干燥成熟果实。主产于陕西、湖北等地。

南五味子呈球形或扁球形。表面棕红色至暗棕色，干瘪，皱缩，果肉常紧贴于种子上。种子1~2，肾形，表面棕黄色，有光泽，种皮薄而脆。果肉气微，味微酸、甘，温，归肺、心、肾经。

功效应用方面与北五味子类似，用于久咳虚喘，梦遗滑精，遗尿尿频，久泻不止，自汗盗汗，津伤口渴，内热消渴，心悸失眠。

山茱萸《神农本草经》

山茱萸为山茱萸科植物山茱萸 *Cornus officinalis* Sieb.et Zucc.的干燥成熟果肉。呈不规则的片状或囊状，表面紫红色至紫黑色，皱缩，有光泽。顶端有的有圆形宿萼痕，基部有果梗痕。质柔软。气微，味酸、涩、微苦。主产于浙江、安徽、河南、陕西、山西等地。生用或酒制用。

【性味归经】酸、涩，微温。归肝、肾经。

【功效与应用】

①补益肝肾　用于肝肾亏虚诸证。本品酸涩而温，温而不燥，补而不峻，既能润养肝肾之阴，又能温补肾阳，为平补阴阳之要药。主要适用于肝肾阴虚之腰膝酸软、头晕耳鸣，常配伍熟地黄、茯苓等，如六味地黄丸；治肾阳不足之腰膝酸软、小便不利，常与附子、桂枝等同用，如金匮肾气丸。

②收涩固脱　用于各种滑脱证。本品味酸，有收敛固涩而涩精气止遗的作用，还有止汗，

止血的作用。治遗精、遗尿等证,常与山药、补骨脂、当归、桑螵蛸等配伍;治肝肾亏虚、冲任不固之崩漏下血、月经过多,常配伍黄芪、白术等,如固冲汤;亦可与熟地黄、当归等同用;治久病虚脱或大汗、误汗之大汗淋漓、肢冷、脉微者,常配伍人参、附子、龙骨等,如来复汤。

【用法用量】煎服,6~12 g。

【使用注意】素有湿热而致小便淋涩者,不宜应用。

知识链接

山茱萸与吴茱萸:山茱萸为山茱萸科植物山茱萸的干燥成熟果肉。主要有补益肝肾,收敛固涩的作用。为平补阴阳,固精止遗之要药。

吴茱萸为芸香科落叶小乔木植物吴茱萸的干燥近成熟果实。为温里药,主要有温肝散寒,行气燥湿,降逆止呕的功效。

乌梅《神农本草经》

乌梅为蔷薇科植物梅 *Prunus mume*(Sieb.)Sieb.et Zucc.的干燥近成熟果实。呈类球形或扁球形,表面乌黑色或棕黑色,皱缩不平,基部有圆形果梗痕。果核坚硬,椭圆形,棕黄色,表面有凹点;种子扁卵形,淡黄色。气微,味极酸。主产于浙江、福建、云南等地。去核生用或炒炭用。

【性味归经】酸、涩,平。归肝、脾、肺、大肠经。

【功效与应用】

①敛肺　用于肺虚久咳。本品能酸涩收敛,敛肺止咳。适用于肺虚久咳少痰或干咳无痰之证,常与罂粟壳同用。

②涩肠　用于久泻久痢。本品酸涩,入大肠经而涩肠止泻,为治疗久泻久痢之常用药。常与肉豆蔻、诃子等配伍,如固肠丸。

③生津　用于虚热消渴。本品味酸,善生津液,止烦渴。适用于虚热烦渴,可单用煎服,或与人参、麦冬等同用,如玉泉丸。

④安蛔　用于蛔厥腹痛,呕吐。因蛔虫得酸则静,本品味极酸,能安蛔止痛、和胃止呕,为安蛔良药。适用于蛔虫引起的腹痛、呕吐、四肢厥冷之蛔厥证,常与花椒、黄连等同用,如乌梅丸。

此外,本品炒炭后,涩重于酸,止泻力增强,兼止血,可用于崩漏不止,便血等;外敷能消疮毒,可治胬肉外突,头疮等。

【用法用量】6~12 g,大剂量可用至 30 g。外用适量,捣烂或炒炭研末外敷。

【使用注意】外有表邪或内有实热积滞者均不宜服。

桑螵蛸《神农本草经》

桑螵蛸为螳螂科昆虫大刀螂 *Tenodera sinensis* Saussure、小刀螂 *Statilia maculata*(Thunberg)或巨斧螳螂 *Hierodula patellifera*(Serville)的干燥卵鞘。以上三种分别习称"团螵蛸""长螵蛸"及"黑螵蛸"。团螵蛸略呈圆柱形或半圆形,由多数膜状薄层叠成,表面浅黄褐色,上面带状隆起不明显,底面平坦或有凹沟。体轻,质松而韧。横断面可见外层为海绵状,内层为许多放射状排列的小室,室内各有一细小椭圆形卵,深棕色,有光泽。气微腥,味淡或微咸。长螵蛸略呈长条形,一端较细,表面灰黄色,上面带状隆起明显,两侧各有一条暗棕色浅沟及斜向纹理。质硬而脆。黑螵蛸略呈平行四边形,表面灰褐色,上面带状隆起明显,两侧有斜向纹理,近尾端微向上翘。质硬而韧。全国大部分地区均产。生用或盐水炒制用。

【性味归经】甘、咸,平。归肝、肾经。

【功效与应用】

①固精缩尿　用于遗精滑精,遗尿尿频。本品甘咸入肾,有补肾固精缩尿作用。治肾虚之遗精滑精,常配伍龙骨、五味子等同用,如桑螵蛸丸;治遗尿尿频,可单用,亦可与龙骨、远志等同用,如桑螵蛸散。

②补肾助阳　用于肾虚阳痿。本品有补肾助阳之功。治肾阳不足之阳痿,常与鹿茸、肉苁蓉、菟丝子等同用。

【用法用量】煎服,5~10 g。

【使用注意】阴虚火旺或膀胱湿热所致的遗精、尿频等忌用。

海螵蛸《神农本草经》

海螵蛸为乌贼科动物无针乌贼 *Sepiella maindroni* de Rochebrune 或金乌贼 *Sepia esculenta* Hoyle 的干燥内壳。呈长椭圆形而扁平,边缘薄,中间厚。腹面白色,有水波状纹从尾端至中央最厚处;背面磁白色而略带暗红色,有不明显的细小疣状突起,中央有1条明显的隆起,表面有一层硬脆皮膜,角质缘呈半透明状,末端无骨针;体轻,质松脆,易折断,断面有明显的微向背面弯曲的平行层纹;除背部硬膜外,其他部分可擦下细粉;气微腥,味微咸。以身干、体大、色白、完整者为佳。无针乌贼主产于浙江、江苏、广东等地;金乌贼主产于辽宁、山东等地。生用。

> **课堂活动**
> 试比较桑螵蛸与海螵蛸的功用异同。

【性味归经】咸、涩,微温。归肝、肾经。

【功效与应用】

①收敛止血　用于各种出血证。本品咸温敛涩,入肝经血分,有收敛止血作用。治崩漏下血,常配伍茜草、棕榈炭等同用,如固冲汤;治肺胃出血,常与白及等分为末服,如乌及散;治创伤出血,可单用本品研末外敷。

②涩精止带　用于遗精,带下。本品温涩收敛,有固精止带之效。治肾虚遗精,常配伍山茱萸、沙苑子等共用;治妇女赤白带下,可与白芷、血余炭等药同用,如白芷散。

③制酸止痛　用于胃痛吐酸。本品能制酸止痛,为治胃酸过多,胃脘痛之佳品。常与浙贝母配伍,如乌贝散。

④收湿敛疮　用于湿疮,湿疹,溃疡不敛。本品外用能收湿敛疮。治湿疮、湿疹,常配伍黄连等研末外用;治溃疡多脓,久不愈合,可单用研末外敷,或配煅石膏、煅龙骨等共研细末,撒敷患处。

【用法用量】煎服,5~10 g。外用适量,研末撒敷或调敷。

【使用注意】阴虚多热者不宜服。

肉豆蔻《药性论》

肉豆蔻为肉豆蔻科植物肉豆蔻 *Myristica fragrans* Houtt.的干燥种仁。呈卵圆形或椭圆形。表面灰棕色或灰黄色,有时外被白粉(石灰粉末)。全体有浅色纵行沟纹和不规则网状沟纹。种脐位于宽端,呈浅色圆形突起,合点呈暗凹陷。种脊呈纵沟状,连接两端。质坚,断面显棕黄色相杂的大理石花纹,宽端可见干燥皱缩的胚,富油性。气香浓烈,味辛。主产于印度尼西亚、马来西亚、斯里兰卡等国。低温烘干,煨制用。

【性味归经】辛,温。归脾、胃、大肠经。

【功效与应用】

①温中行气　用于胃寒胀痛,食少呕吐。本品辛香温燥,能温中、行气止痛、开胃消食。适用于脾胃虚寒气滞之脘腹胀痛、纳呆、呕吐等证,可与木香、半夏等同用。

②涩肠止泻　用于久泻,久痢。本品辛温而涩,入中焦,有固肠止泻作用。治脾肾虚寒之久泻久痢,常与人参、诃子等配伍,如真人养脏汤;治脾肾阳虚、五更泄泻,常与补骨脂、五味子同用,如四神丸。

【用法用量】煎服,3~10 g。肉豆蔻油有毒,内服须煨熟去油。

【使用注意】湿热泻痢者不宜服用。

知识链接

肉豆蔻与豆蔻的功用有区别。肉豆蔻为肉豆蔻科植物肉豆蔻的干燥种仁。具有温中行气,涩肠止泻的功效,为收涩药。用于脾胃虚寒,久泻不止,脘腹胀痛,食少呕吐。

豆蔻为姜科植物白豆蔻或爪哇白豆蔻的干燥成熟果实。具有化湿行气,温中止呕,开胃消食的功效,为芳香化湿药。用于湿浊中阻,不思饮食,湿温初起,胸闷不饥,寒湿呕逆,胸腹胀痛,食积不消。

表 25.1　其他收涩药简表

药　名	性味、归经、入药部位	功效与应用	用法用量
麻黄根	甘、涩,平;归心、肺经;根及根茎	固表止汗。用于自汗,盗汗	3~9 g。外用适量,研粉撒扑
浮小麦	甘,凉;归心经;未成熟的颖果	固表止汗,益气,除热。自汗,盗汗;骨蒸劳热	15~30 g
糯稻根须	甘,平;归心、肝、肺经;根茎及根	止汗退热,益胃生津。用于自汗,盗汗;虚热不退,骨蒸潮热	15~30 g
五倍子	酸、涩,寒;归肺、大肠、肾经;虫瘿	敛肺降火,涩肠止泻,敛汗,止血,收湿敛疮。用于肺虚久咳,肺热痰嗽,久泻久痢,自汗盗汗,消渴,便血痔血,外伤出血,痈肿疮毒,皮肤湿烂	3~6 g,外用适量
诃子	苦、酸、涩,平;归肺、大肠经;成熟果实	涩肠止泻,敛肺止咳,降火利咽。用于久泻久痢,便血脱肛,肺虚喘咳,久嗽不止,咽痛音哑	3~10 g

续表

药　名	性味、归经、入药部位	功效与应用	用法用量
赤石脂	甘、酸、涩，温；归大肠、胃经；矿物	涩肠，止血，生肌敛疮。用于久泻久痢，大便出血，崩漏带下；外治疮疡久溃不敛，湿疮脓水浸淫	9~12 g，先煎。外用适量，研末敷患处；不宜与肉桂同用
覆盆子	甘、酸，温；归肝、肾、膀胱经；果实	益肾固精缩尿，养肝明目。用于遗精滑精，遗尿尿频，阳痿早泄，目暗昏花	6~12 g
金樱子	酸、甘、涩，平；归肾、膀胱、大肠经；成熟果实	固精缩尿，固崩止带，涩肠止泻。用于遗精滑精，遗尿尿频，崩漏带下，久泻久痢	6~12 g
莲子	甘、涩，平；归脾、肾、心经；成熟种子	补脾止泻，止带，益肾涩精，养心安神。用于脾虚泄泻，带下，遗精，心悸失眠	6~15 g
芡实	甘、涩，平；归脾、肾经；成熟种仁	益肾固精，补脾止泻，除湿止带。用于遗精滑精，遗尿尿频，久泻，白浊，带下	9~15 g
罂粟壳	酸、涩，平；有毒。归肺、大肠、肾经；成熟果壳	敛肺，涩肠，止痛。用于久咳，久泻，脱肛，脘腹疼痛	3~6 g。本品易成瘾，不宜常服；孕妇及儿童禁用；运动员慎用
石榴皮	酸、涩，温；归大肠经；果皮	涩肠止泻，止血，驱虫。用于久泻，久痢，便血，脱肛，崩漏，带下，虫积腹痛	3~9 g

小　结

（一）性状

五味子呈不规则的球形或扁球形，表面红色、紫红色或暗红色，皱缩，显油润，果肉柔软，肾形。山茱萸呈不规则的片状或囊状，表面紫红色至紫黑色，皱缩，有光泽，质柔软。乌梅呈类球形或扁球形，表面乌黑色或棕黑色，味极酸。桑螵蛸呈圆柱形或半圆形，质松而韧。海螵蛸呈长椭圆形而扁平，边缘薄，中间厚；腹面白色，有水波状纹。肉豆蔻呈卵圆形或椭圆形，全体有浅色纵行沟纹和不规则网状沟纹，断面显棕黄色相杂的大理石花纹，气香浓烈。

（二）功效

五味子、乌梅均能敛肺止咳、涩肠止泻、生津止渴，治肺虚久咳，久泻久痢及津伤口渴、消渴等。五味子酸甘性温，收敛兼滋补，既入肺肾经而敛肺滋肾、涩精，用于肺肾两虚之咳喘，遗精滑精、自汗盗汗等滑脱证，可达到标本同治；又入心经而宁心安神，治阴血不足之心悸、失眠等证。乌梅酸涩性平，无补益作用，长于生津止渴，又能安蛔止痛，为治虚热消渴、蛔厥腹痛之要药；炒炭还可止血，用于妇女崩漏下血。

山茱萸酸涩性温，入肝肾经，补益和收敛的作用俱佳，既补肾益精，又温肾助阳，阴阳兼补，为补益肝肾之要药，善治肝肾亏虚之头晕目眩、腰膝酸软、阳痿等证；又善治各种滑脱证及体虚欲脱、虚汗不止。

桑螵蛸与海螵蛸均有固精缩尿的作用，用于遗精滑精、遗尿尿频等证。桑螵蛸固涩之中尚能补肾助阳，兼治肾虚阳痿；海螵蛸固涩力强，并能收敛止血、止带、收湿敛疮，常用于崩漏下血、带下及外科湿疮等证；又善制酸止痛，为治胃痛泛酸之常品。

肉豆蔻辛温而涩，涩肠止泻之中又有温中行气之功，适用于虚寒性久泻，以及中寒气滞之脘腹胀痛、食少呕吐。

目标检测

一、选择题

（一）单项选择题

1.既能敛肺止咳，又具有敛汗作用的药物是（　　）。

A.乌梅　　B.五味子　　C.桑螵蛸　　D .诃子

2.既能益肾固精，又能收敛止汗的药物是（　　）。

A.山茱萸　　B.五味子　　C.乌梅　　D.肉豆蔻

3.既能涩肠止泻，又有安蛔止痛作用的药物是（　　）。

A.乌梅　　B.五味子　　C.桑螵蛸　　D.山茱萸

4.虚寒久泻，腹胀食少，宜选（　　）。

A.五味子　　B.肉豆蔻　　C.海螵蛸　　D.山茱萸

5.既能固精止带，又能收敛止血的药物是（　　）。

A.五味子　　B.肉豆蔻　　C.海螵蛸　　D.山茱萸

6.表面乌黑色或棕黑色，皱缩不平，味极酸的药物是（　　）。

A.乌梅　　B.五味子　　C.桑螵蛸　　D.肉豆蔻

7.以卵鞘入药的药物是（　　）。

A.乌梅　　B.五味子　　C.桑螵蛸　　D.肉豆蔻

（二）多项选择题

1.五味子主治的病证有（　　）。

A.肺虚久咳　　B.遗精滑精　　C.久泻不止

D.自汗盗汗　　E.心悸失眠

2.具有固精止遗功效的药物是（　　）。

A.补骨脂　　B.桑螵蛸　　C.山茱萸

D.益智　　E.五味子

3.具有敛肺止咳功效的药物是（　　）。

A.五味子　　B.乌梅　　C.山茱萸

D.白果　　E.诃子

4.具有收敛止血功效的药物是（　　）。

A.侧柏叶　　B.石榴皮　　C.桑螵蛸
D.海螵蛸　　E.三七

5.五味子的性状特征有(　　)。
A.不规则的球形或扁球形　　B.表面红色、紫红色或暗红色　　C.果肉干瘪
D.种子肾形　　E.果肉坚硬

6.肉豆蔻的性状特征有(　　)。
A.呈卵圆形或椭圆形
B.表面灰白色
C.断面显棕黄色相杂的大理石花纹
D.气香浓烈
E.气味芳香

二、简答题

1.比较山茱萸与吴茱萸、肉豆蔻与豆蔻功效主治的异同。
2.简述五味子、乌梅的功效与应用。

三、分析题

张某,男,63岁。有支气管炎病史。近两年来,时常咳嗽,痰少质黏,时有咯血,伴有神疲乏力,汗多,咽干口渴,舌红苔微黄,脉弱。请结合中医药理论分析该患者应选用的药物。

第 26 章　驱虫药

学习目标

熟悉驱虫药的功效与适应证；熟悉使君子、槟榔及苦楝皮的性状识别、功效与应用。

了解简表中绵马贯众等其他驱虫药的功效与应用。

知识点

驱虫药的定义、功用、适应范围及使用注意。常用品种的性状识别、功效与应用、用法用量等。

案例导入

某病区收治的 48 例胆道蛔虫病病人，经中医辨证属上热下寒，本虚标实，寒热错杂，蛔虫窜扰证。治疗方法：乌梅丸加减。处方：乌梅、苦楝皮、槟榔各 15 g，黄连、木香各 6 g，花椒、干姜、大黄、黄柏各 10 g，川楝子、使君子各 15 g，细辛 3 g。每日 1 剂，水煎分 2 次早晚服。6 d 后统计疗效。结果：乌梅丸加减治疗后，总有效率为 100%。（刘选民.乌梅丸化裁治疗胆道蛔虫证 48 例[J].现代中医药，2002(6)：36.）

提问：1.试分析乌梅丸中槟榔、乌梅、使君子的功用。

2.槟榔、使君子的性状识别要点是什么？

以驱除或杀灭人体肠道寄生虫为主要功效，用以治疗肠道寄生虫病的药物，称为驱虫药。

肠寄生虫，主要有蛔虫、钩虫、线虫、蛲虫等，除钩虫由皮肤接触感染外，其他多由患者食用污染虫卵的食物而进入人体。患肠寄生虫病的病人，大都在粪便中可检查出虫卵，有的可能没有明显症状，有的可以出现绕脐腹痛，时作时止，形体消瘦，不思饮食，或多食易饿，或嗜食异物等证；钩虫病还可能有面色萎黄、全身浮肿等；蛲虫病主要出现肛门瘙痒。

使用驱虫药时，应注意以下几点：①最好空腹时服，使药力直接作用于虫体，以提高疗效。②必须注意剂量，具有毒性的驱虫药，不能过量，以免中毒。③患虫病而有积滞者，可配合消导药同用；同时宜配泻下药，促使麻痹虫体迅速排出。脾胃虚弱者，可配健脾药同用；体质虚弱者，可配补虚药同用。

使君子《开宝本草》

使君子为使君子科植物使君子 *Quisqualis indica* L.的干燥成熟果实。呈椭圆形或卵圆形，大多数具 5 条纵棱。表面黑褐色至紫黑色，平滑，微具光泽。顶端狭尖，基部钝圆，有明显圆形的果梗痕。质坚硬，横切面多呈五角星形，棱角处壳较厚，中间呈类圆形空腔。种子长椭圆形或纺锤形；表面棕褐色或黑褐色，有多数纵皱纹；种皮薄，易剥离；子叶2片，黄白色，有油性，断面有裂隙。气微香，味微甜。主产四川、福建、广东、广西。用时捣碎或炒香用。

【性味归经】甘，温。归脾、胃经。

【功效与应用】

杀虫消积　用于蛔虫病。本品为驱蛔常用之品，对于蛔虫引起的腹痛、小儿疳积，有较好的疗效。本品滋味甘美，容易为儿童所接受，治单纯性或轻证的蛔虫病，可炒熟单独服食。病情较重者，可与苦楝根皮、槟榔等配伍；蛔虫引起的小儿疳积，可配合党参、白术等同用。

此外，现代研究表明，使君子还可用治蛲虫病。

【用法用量】煎服，9～12 g，捣碎；使君子仁6～9 g，多入丸、散或单用，作1～2次分服。小儿每岁1～1.5粒，炒香嚼服，总量不超过20粒。

【使用注意】不宜大量服食，否则可能引起呃逆、眩晕等反应。服药时忌饮浓茶。如服使君子引起呃逆，可饮服开水、米汤或嚼食甘草，以及用丁香泡汤频饮。

槟榔《名医别录》

槟榔为棕榈科植物槟榔 *Areca catechu* L.的干燥成熟种子。呈扁球形或圆锥形，表面淡黄棕色或淡红棕色，具稍凹下的网状沟纹，底部中心有圆形凹陷的珠孔，其旁有一明显疤痕状种脐。质坚硬，不易破碎，断面可见棕色种皮与白色胚乳相间的大理石样花纹。气微，味涩、微苦。主产中非和东南亚，我国已引种栽培，海南、湖南、台湾三省栽培较多，广西、云南、福建等省也有栽培。生用。

【性味归经】苦、辛，温。归胃、大肠经。

【功效与应用】

①杀虫　用于多种肠寄生虫疾病。本品既有杀虫作用，又有泻下作用，是一种较好的驱虫药，可单独使用。本品杀虫作用广泛，可用于多种肠寄生虫，如绦虫、蛔虫、姜片虫、蛲虫等，而以治绦虫、姜片虫疗效较佳，尤以猪肉绦虫最有效。可与南瓜子同用。

②消积，行气　用于食积气滞、脘腹胀痛、大便不爽等证。本品辛散苦泄，入胃肠经，善行气消积，还能缓泻通便。适用于脘腹胀痛、大便不爽，泻痢后重等，常与枳实、木香等配伍。

③利水　用于脚气、水肿等证。本品能行气利水，气行可助水运，为治脚气疼痛的要药。治寒湿脚气肿痛，可与木瓜、吴茱萸等配伍；治水肿实证，小便不利，常与木通、泽泻等同用。

④截疟　用于疟疾。本品能截疟。治疟疾，常与常山、草果等同用，如截疟七宝饮。

【用法用量】3～10 g；驱绦虫、姜片虫30～60 g。

【使用注意】脾虚者忌用。

知识链接

大腹皮为棕榈科植物槟榔 *Areca catechu* L.的干燥果皮。冬季至次春采收未成熟的果实，煮后干燥，纵剖两瓣，剥取果皮，习称“大腹皮”；春末至秋初采收成熟果实，煮后干燥，剥取果皮，打松，晒干，习称“大腹毛”。具有行气宽中，行水消肿的作用，用于湿阻气滞，脘腹胀闷，大便不爽，水肿胀满，脚气浮肿，小便不利。

苦楝皮《名医别录》

苦楝皮为楝科植物川楝 *Melia toosendan* Sieb.et Zucc.或楝 *Melia azedarach* L.的干燥树皮和根皮。呈不规则板片状、槽状或半卷筒状。外表面灰棕色或灰褐色,粗糙,有交织的纵皱纹和点状灰棕色皮孔,除去粗皮者淡黄色;内表面类白色或淡黄色。质韧,不易折断,断面纤维性,呈层片状,易剥离。气微,味苦。主产于四川、湖北、河南、贵州等地。生用。

【性味归经】苦,寒;有毒。归肝、脾、胃经。

【功效与应用】

①杀虫　用于虫积腹痛。本品苦寒有毒,杀虫作用显著,为治疗蛔虫病的常用要药,同时可治疗多种肠道寄生虫。可单独应用,也可与槟榔、使君子等同用。

②疗癣　用于头癣、疥癣。本品单用研末,醋或猪脂调涂,用于治疗头癣、疥癣。

【用法用量】3~6 g。外用适量,研末,用猪脂调敷患处。

【使用注意】孕妇及肝肾功能不全者慎用。

表 26.1　其他驱虫药简表

药　名	性味、归经、入药部位	功效与应用	用法用量
绵马贯众	苦,微寒;有小毒;归肝、胃经;根茎和叶柄残基	清热解毒,驱虫。用于虫积腹痛,疮疡	4.5~9 g
鹤草芽	苦、涩,凉;归肝、小肠、大肠经;地下冬芽	杀虫。用于绦虫病,为治绦虫病的要药	研粉吞服,每日30~45 g;小儿0.7~0.8 g/kg,每日一次,早起空腹服
雷丸	微苦、寒。归胃、大肠经;菌核	杀虫消积。用于绦虫病、钩虫病、蛔虫病,虫积腹痛,小儿疳积	15~21 g,不宜入煎剂,一般研粉服,一次5~7 g ,饭后用温开水调服,一日3次,连服3天
鹤虱	苦、辛,平;有小毒;归脾、胃经;成熟果实	杀虫消积。用于蛔虫病、蛲虫病、绦虫病,虫积腹痛,小儿疳积	3~9 g
南瓜子	甘,平;归胃、大肠经;种子	杀虫。用于绦虫病	研粉,60~120 g;冷开水调服
榧子	甘,平;归肺、胃、大肠经;成熟种子	杀虫消积,润肺止咳,润燥通便。用于钩虫病、蛔虫病、绦虫病,虫积腹痛,小儿疳积,肺燥咳嗽,大便秘结	9~15 g

小 结

(一)性状

使君子,为果实入药,呈椭圆形或卵圆形,一般具5条纵棱,表面黑褐色至紫黑色。槟榔果实呈扁球形或圆锥形,表面淡黄棕色或淡红棕色,断面可见棕色种皮与白色胚乳相间的大理石样花纹。苦楝皮,为树皮和根皮入药,呈不规则板片状、槽状或半卷筒状,外表面灰棕色或灰褐色,内表面类白色或淡黄色,断面纤维性,呈层片状,易剥离。

(二)功效

使君子既有好的驱杀蛔虫的作用,又有缓慢的滑肠作用,为驱蛔要药,本品滋味甘美,尤其适宜小儿;且能与健脾益气药同用,治疗蛔虫引起的小儿疳积。

槟榔既有杀虫作用,又有缓泻作用,是一种较好的驱虫药,为广谱驱虫药,用于多种肠寄生虫疾病;且能消积行气,用于食积气滞、脘腹胀痛、大便不爽等证;还可利水消肿,用于脚气、水肿等证;兼有截疟之效,用于疟疾。

苦楝皮苦寒有毒,杀虫作用显著,为治疗蛔虫病的常用要药,同时可治疗多种肠道寄生虫;兼有疗癣的作用,用于头癣、疥癣、湿疮等。

目标检测

一、选择题

(一)单项选择题

1.使君子的性状描述错误的是(　　)。

A.呈椭圆形或卵圆形　　B.表面棕红色

C.质坚硬　　D.横切面多呈五角星形

2.滋味甘美,尤其适宜小儿的驱虫药是(　　)。

A.使君子　　B.槟榔　　C.苦楝皮　　D.雷丸

3.既能杀虫,又可利水消肿,兼有截疟作用的药物是(　　)。

A.使君子　　B.槟榔　　C.苦楝皮　　D.雷丸

4.可治疗多种肠道寄生虫,兼有疗癣作用的药物是(　　)。

A.使君子　　B.槟榔　　C.苦楝皮　　D.雷丸

(二)多项选择题

1.槟榔的主治病证有(　　)。

A.肠道寄生虫　　B.水肿　　C.疟疾

D.食积气滞　　E.头癣

2.能用于肠道多种寄生虫病的药物是(　　)。

A.使君子　　B.槟榔　　C.苦楝皮

D.雷丸　　E.榧子

3.槟榔的性状特征有(　　)。

A.扁球形或圆锥形　　B.表面黑褐色　　C.质坚硬

D.断面有大理石样花纹　　E.断面角质

4.苦楝皮的性状特征有(　　)。

A.呈不规则板片状、槽状或半卷筒状　　B.外表面灰棕色或灰褐色　　C.内表面红棕色

D.断面纤维性　　E.有胶丝

二、简答题

1.简述驱虫药的使用注意事项。

2.简述槟榔的性状特征及功效应用。

三、分析题

陈某,男,2岁半。数天前腹部持续阵发性疼痛,时发时止。就诊时,见其面黄肌瘦,腹部膨胀。其母叙述,该小孩平时喜欢吃生米,常拿不干净的东西塞进嘴里吞食。请结合中医药理论分析该患者应选用的药物。

第 27 章　外用药

学习目标

熟悉外用药的定义、功用、适用范围及使用注意；熟悉硫黄、炉甘石及白矾的功效与应用。了解简表中雄黄等外用药的功效与应用。

知识点

外用药的定义、功用、适应范围及使用注意。常用品种的性状识别、功效与应用、用法用量等。

案例导入

王某，男，39 岁。发病两年余，曾用它药治疗时愈时复。检查可见：头面部流黏水，疮面附有脓性分泌物及痂痕，前额可见境界清晰略有浸润。经外擦臭灵丹（硫黄末、油核桃、生猪脂油各 31 g，水银 3 g）一周后，其患部脓性分泌物已少，痒感减轻，但头面部仍残存有轻度鳞屑。嘱继续如法涂擦。两周后除局部存留色素沉着外，再未见新起损害，随访 3 年未见复发。（王展.臭灵丹治疗湿疹[J].陕西中医，1985，6(9)：419.）

提问：1.臭灵丹中硫黄有什么功用？

　　　2.硫黄性状特征是什么？

以外用为主的药物，称外用药。

外用药有解毒消肿、杀虫止痒、化腐排脓、敛疮生肌等功效，适用于痈疽疮疡、疥癣、外伤、蛇虫咬伤及五官疾患等。根据疾病发生的不同部位及表现，有不同的用药形式和方法，如膏贴、涂擦、熏洗、点眼、吹喉等。有些药物还可酌情内服。

本类药大多数具有不同程度的毒性，当慎重使用。内服一般入丸散。外用剂量不能太大，不宜长期使用，亦不可大面积使用，以防中毒。

硫黄《神农本草经》

硫黄为自然元素类矿物硫族自然硫，采挖后，加热融化，除去杂质；或用含硫矿物经加工制得。呈不规则块状，黄色或略呈绿黄色；表面不平坦，呈脂肪光泽，常有多数小孔；用手握紧置于耳旁，可闻轻微的爆裂声；体轻，质松，易碎，断面常呈针状结晶形；有特异的臭气，味淡。主产于山西、河南、山东、河北等地。除去杂质，敲成碎块或研末，仅供外用。取净硫黄块，与豆腐同煮，至豆腐呈黑绿色为度，取出，漂净，阴干。供内服。

【性味归经】酸，温；有毒。归肾、大肠经。

【功效与应用】

①外用解毒杀虫疗疮　用于疥癣，湿疹，皮肤瘙痒。本品性温而燥，有解毒杀虫止痒的作用，为皮肤科之良药，尤为治疗疥疮的要药。治疥疮，可单用本品为末，麻油调涂患处；治一切干湿疹，常与石灰、铅丹等同用，研末外撒；治顽癣瘙痒，可与冰片、轻粉等为末，与香油、面粉为膏，涂敷患处；治阴部湿疮瘙痒，单用本品研末外撒有效，也可配蛇床子、枯矾等同用。

②内服补火助阳通便　用于肾虚寒喘，阳痿，虚寒便秘。本品内服有补火助阳通便作用。治肾阳不足、肾不纳气的寒喘，可配附子、肉桂等；治肾虚阳痿，可与鹿茸、补骨脂等同用；治虚冷便秘，常与半夏配伍，如半硫丸。

【用法用量】外用适量，研末油调涂敷患处。内服1.5~3 g，炮制后入丸散服。

【使用注意】孕妇慎用。不宜与芒硝、玄明粉同用。

炉甘石《外丹本草》

炉甘石为碳酸盐类矿物方解石族菱锌矿，主含碳酸锌（$ZnCO_3$）。采挖后，洗净，晒干，除去杂质。为块状集合体，呈不规则的块状。灰白色或淡红色，表面粉性，无光泽，凹凸不平，多孔，似蜂窝状。体轻，易碎。气微，味微涩。主产于广西、四川、湖南、云南等地。打碎，生用；或煅后飞水用。

【性味归经】甘，平。归肝、脾经。

【功效与应用】

①解毒明目退翳　用于目赤翳障，眼睑溃烂。本品甘平无毒，能解毒明目退翳、收湿止泪止痒，为眼科外用要药。可配海螵蛸、硼砂等份研末，点眼治多种目疾。如配玄明粉等份研末，化水点眼，治目赤暴肿；配青矾、朴硝等份，沸水化开，温洗患处，治目生翳膜；配硼砂、玄明粉、冰片研细末点眼，治目赤肿痛，眼睑赤烂等，如白龙丹。

②收湿止痒敛疮　用于溃疡不敛，皮肤湿疮。本品有生肌敛疮、收湿止痒作用。适用于诸疮久不敛，可配龙骨研细末，干掺患处；也常与青黛、煅石膏等研末外用。

【用法用量】外用适量。

【使用注意】本品宜炮制后使用，不作内服。

白矾《神农本草经》

白矾为硫酸盐类矿物明矾石经加工提炼制成。主含含水硫酸铝钾[$KAl(SO_4)_2 \cdot 12H_2O$]。呈不规则的块状或粒状。无色或淡黄白色，透明或半透明。表面略平滑或凹凸不平，具细密纵棱，有玻璃样光泽。质硬而脆。气微，味酸、微甘而极涩。主产于安徽、浙江、湖北、福建等地。捣碎，生用或煅用。煅后称“枯矾”。

【性味归经】酸、涩，寒。归肺、脾、肝、大肠经。

【功效与应用】

①外用解毒杀虫，燥湿止痒　用于湿疹瘙痒，疮疡疥癣。本品有解毒杀虫，有收湿敛疮，燥湿止痒之功，为治疮面湿烂或瘙痒者之良药。单用或常配朴硝、硫黄等研末同用。

②内服止血止泻，祛风消痰　用于出血、久泻及癫痫证。白矾性燥酸涩，收涩力强，有收敛止血止泻的作用，还可清热消痰。治便血、鼻衄齿衄、崩漏，单用研末或与松香共研为末，外用治疗衄血证及金疮出血；治久泻久痢，常配煨诃子肉为散，与粥饮下；治痰厥癫狂痫证，常与

郁金等配伍，如白金丸；治湿热黄疸，常与硝石等配伍，如硝石散。

【用法用量】0.6~1.5 g。外用适量，研末敷或化水洗患处。

表 27.1 其他外用药简表

药　名	性味、归经、入药部位	功效与应用	用法用量
雄黄	辛，温；有毒；归肝、大肠经；矿石（主含二硫化二砷 As_2S_2）	解毒杀虫，燥湿祛痰，截疟。用于痈肿疔疮，蛇虫咬伤，虫积腹痛，惊痫，疟疾	0.05~0.1 g，入丸散用。外用适量，熏涂患处。内服宜慎；不可久用；孕妇禁用
蛇床子	辛、苦，温；有小毒；归肾经；成熟果实	燥湿祛风，杀虫止痒，温肾壮阳。用于阴痒带下，湿疹瘙痒，湿痹腰痛，肾虚阳痿，宫冷不孕	3~10 g。外用适量，多煎汤熏洗，或研末调敷
硼砂	甘、咸，凉；归肺、胃经；矿石	外用清热解毒，内服清肺化痰。用于咽喉肿痛，口舌生疮，目赤翳障，痰热咳嗽	外用适量，研末外撒或调敷；或外洗；或配制成眼剂外用。入丸散服，每次 1.5~3 g
大蒜	辛，温。归脾、胃、肺经；鳞茎	解毒消肿，杀虫，止痢。用于痈肿疮疡，疥癣，肺痨，顿咳，泄泻，痢疾	9~15 g
土荆皮	辛，温；有毒；归肺、脾经；根皮或近根树皮	杀虫，疗癣，止痒。用于疥癣瘙痒	外用适量，醋或酒浸涂擦，或研末调涂患处
轻粉	辛，寒；有毒；归大肠、小肠经；升华物（主含氯化亚汞 Hg_2Cl_2）	外用杀虫，攻毒，敛疮；内服祛痰消积，逐水通便。外治用于疥疮，顽癣，臁疮，梅毒，疮疡，湿疹；内服用于痰涎积滞，水肿鼓胀，二便不利	外用适量，研末掺敷患处。内服每次 0.1~0.2 g，一日1~2次，多入丸剂或装胶囊服，服后漱口。有毒，不可过量；内服慎用；孕妇禁服
砒石	辛，热；有大毒；归肺、脾、胃、大肠经；矿石加工品	外用蚀疮去腐，内服截疟，劫痰平喘。用于瘰疬，疥癣，牙疳，痔疮，溃疡腐肉不脱，寒痰哮喘，疟疾	内服 0.002~0.003 g，入丸散用。外用适量，研末敷、调敷或入膏药中贴之
胆矾	酸，辛，寒；有毒；归肝、胆经；结晶体	涌吐，去腐，解毒。用于中风，癫痫，喉痹，喉风，痰涎壅塞，牙疳，口疮，烂弦风眼，痔疮，肿毒	温水化服，0.3~0.6 g。外用适量。研末撒或调敷；或以水溶化后外洗
樟脑	辛，热；有毒；归心、脾经；提取物	外用除湿杀虫，温散止痛；内服开窍辟秽。用于疥癣，湿疮；牙痛，跌打损伤；痧胀腹痛，吐泻，神昏	外用适量，研末撒或调敷。内服入丸散。或用酒化服，每次 0.1~0.2 g

小　结

（一）性状

硫黄、炉甘石和白矾均为矿物类药。硫黄呈不规则块状，黄色或略呈绿黄色。表面呈脂肪光泽，体轻，质松，易碎，断面常呈针状结晶形，有特异的臭气。炉甘石呈不规则的块状，灰白色或淡红色，表面粉性，无光泽，蜂窝状，体轻，易碎。白矾为硫酸盐类矿物加工而成，呈不规则的块状或粒状，无色或淡黄白色，透明或半透明，表面具细密纵棱，有玻璃样光泽。

（二）功效

硫黄既可外用，也可内服，硫黄性温而燥，外用有解毒杀虫止痒的作用，为皮肤科之良药，尤为治疗疥疮的要药，用于疥癣，湿疹，皮肤瘙痒；硫黄内服有补火壮阳通便作用，用于肾虚寒喘，阳痿，虚寒便秘。

炉甘石只作外用，既有解毒明目退翳、收湿止泪止痒作用，为眼科外用要药，用于目赤翳障，眼睑溃烂；又有生肌敛疮、收湿止痒的作用，用于溃疡不敛，皮肤湿疮。

白矾既可外用，也可内服，外用有解毒杀虫，有收湿敛疮、燥湿止痒之功，用于湿疹瘙痒，疮疡疥癣；内服能止血止泻，祛风消痰，用于出血、久泻及痰厥癫狂痫证。

目标检测

一、选择题

（一）单项选择题

1.既能解毒明目退翳，又能收湿止痒敛疮的药物是（　　）。

A.砒石　　B.炉甘石　　C.寒水石　　D.滑石

2.内服可用于下元虚冷，便秘的药物为（　　）。

A.桃仁　　B.硫黄　　C.芒硝　　D.玄参

3.外用可治疗夏季痱子、湿疹的是（　　）。

A.雄黄　　B.硼砂　　C.朱砂　　D.炉甘石

（二）多项选择题

1.下列药物中，有毒药物是（　　）。

A.雄黄　　B.硫黄　　C.炉甘石　　D.硼砂　　E.附子

2.硫黄的功效是（　　）。

A.杀虫止痒　　B.祛风燥湿　　C.解毒疗疮　　D.补火助阳　　E.益气通便

3.炉甘石主治的病证有（　　）。

A.溃疡不敛　　B.皮肤湿疮　　C.目赤翳障　　D.痰热壅滞　　E.咽喉肿痛

二、简答题

1.简述外用药的用药方式和使用注意事项。

2.简述炉甘石的使用方法及其使用注意。

参考文献

[1] 印会河.中医基础理论[M].上海:上海科学技术出版社,1984.

[2] 唐永忠.中医基本理论[M].北京:人民卫生出版社,2009.

[3] 孙广仁.中医基础理论[M].北京:中国中医药出版社,2007.

[4] 王新华.中医学基础[M].上海:上海科学技术出版社,2007.

[5] 朱文峰.中医诊断学[M].6 版.上海:上海科学技术出版社,1995.

[6] 邓铁涛.中医诊断学[M].5 版.上海:上海科学技术出版社,1983.

[7] 许兆亮.中医药学概论[M].北京:人民卫生出版社,2009.

[8] 季绍良.中医诊断学[M].北京:人民卫生出版社,2002.

[9] 黄兆胜.中药学[M].北京:人民卫生出版社,2002.

[10] 国家药典委员会.中华人民共和国药典(一部)[M].北京:中国医药科技出版社,2020.

[11] 钟赣生.中药学[M].北京:中国中医药出版社,2012.

[12] 康廷国.中药鉴定学[M].北京:中国中医药出版社,2007.

部分目标检测

参考答案

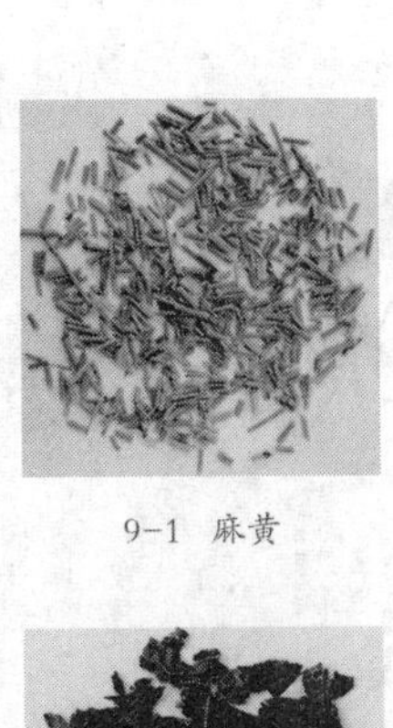

9-1 麻黄

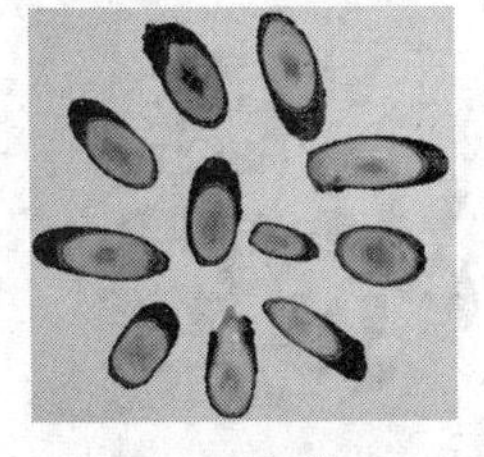

9-2 桂枝

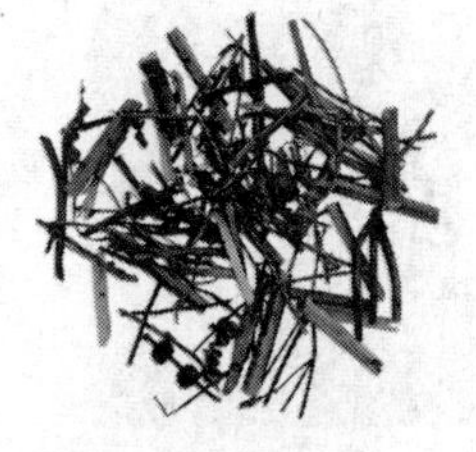

9-3 荆芥

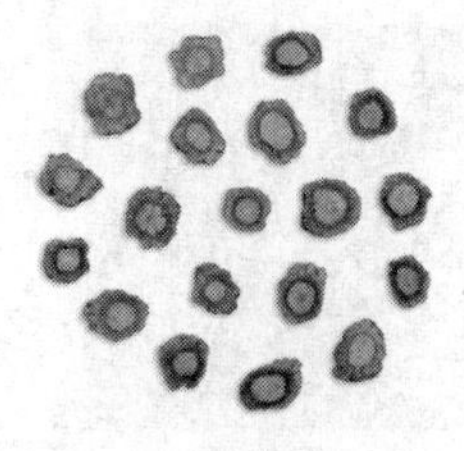

9-4 家种防风

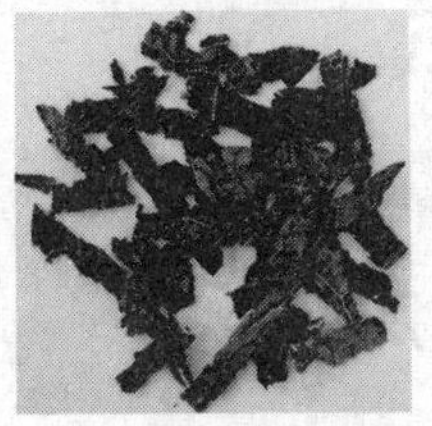

9-5 紫苏叶

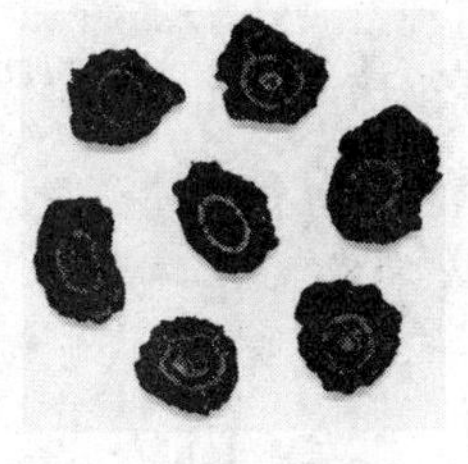

9-6 羌活

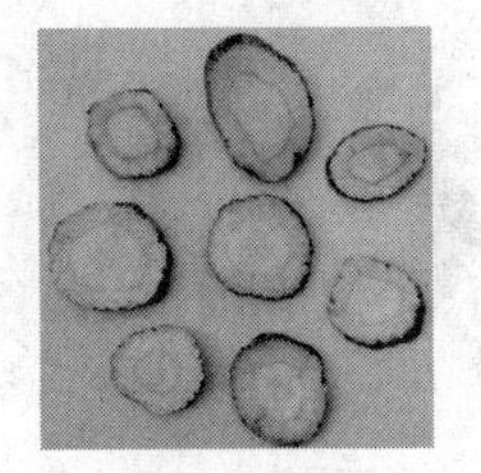

9-7 白芷

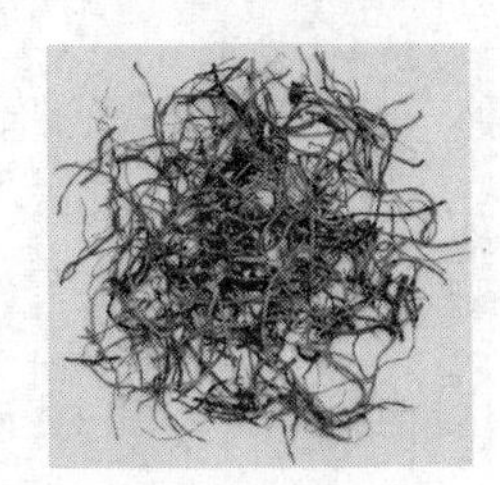

9-8 细辛

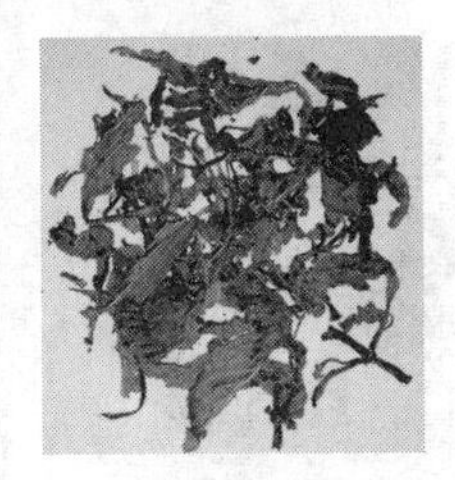

9-9 薄荷

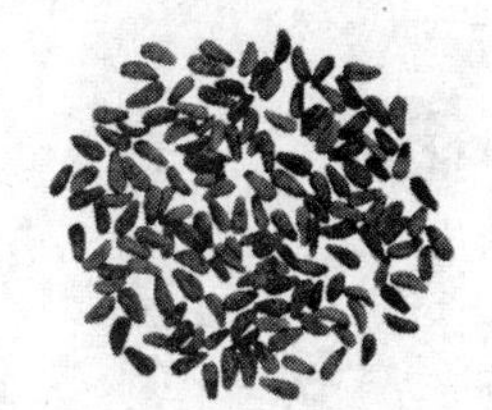

9-10 牛蒡子

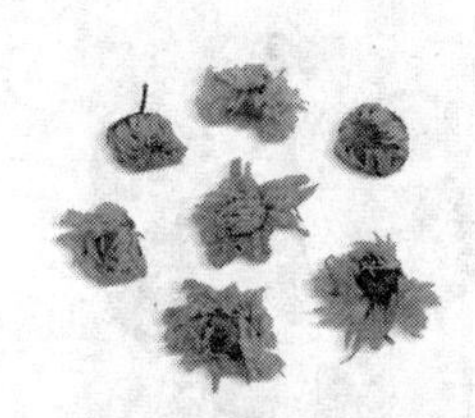

9-11 菊花

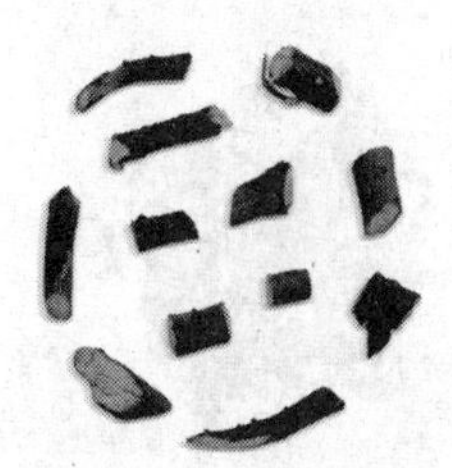

9-12 柴胡

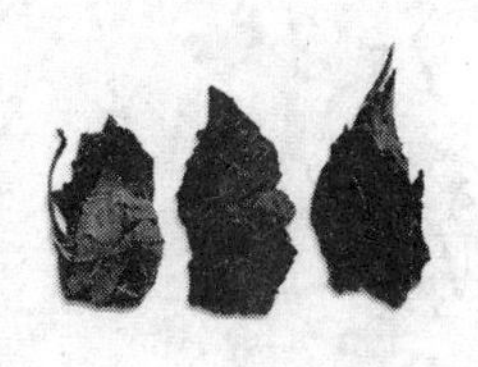

9-13 桑叶

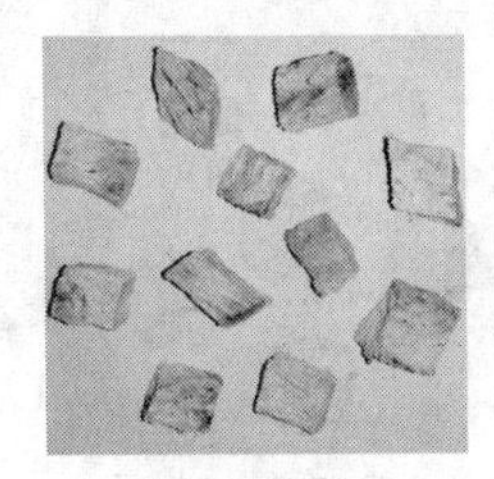

9-14 葛根

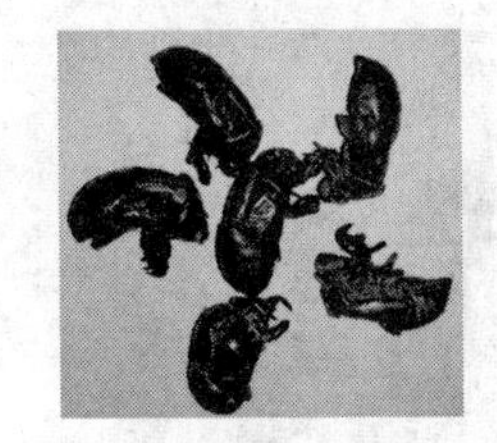

9-15 蝉蜕

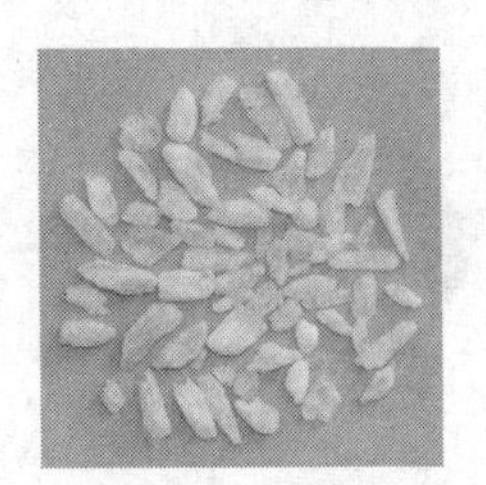

10-1 石膏

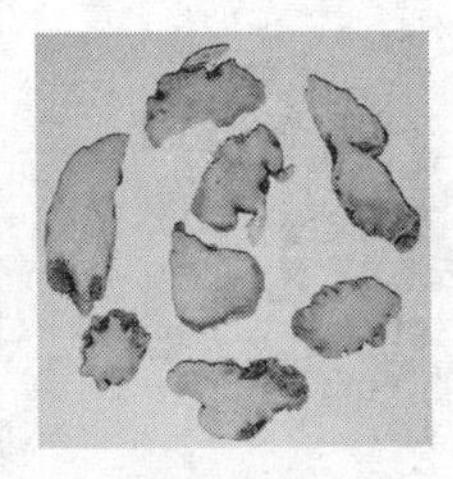

10-2 知母

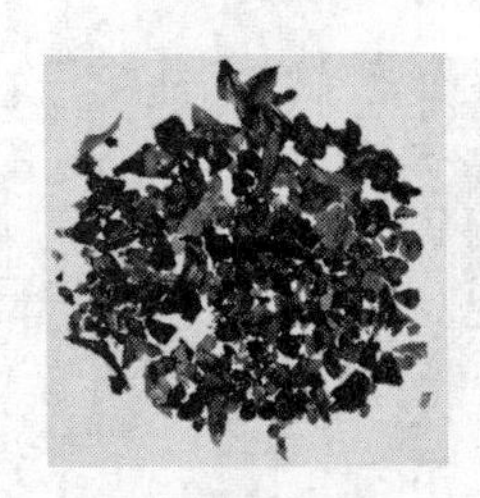

10-3 栀子

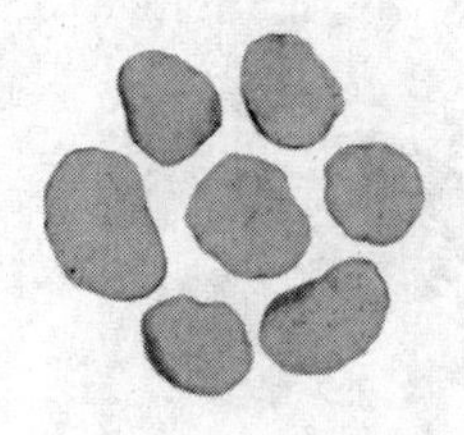

10-4 天花粉

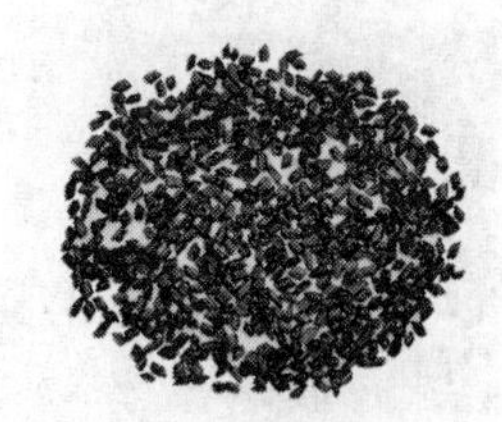

10-5 决明子

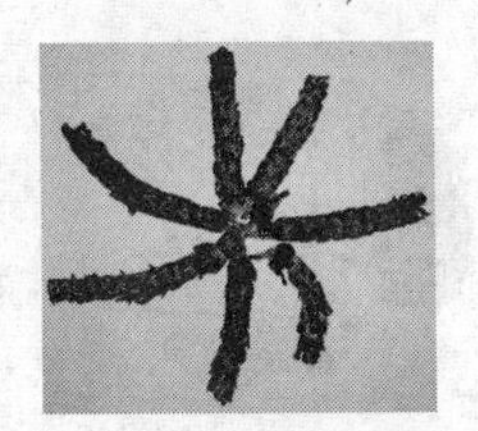

10-6 夏枯草

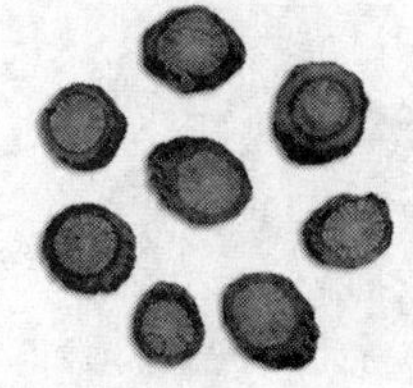

10-7 黄芩

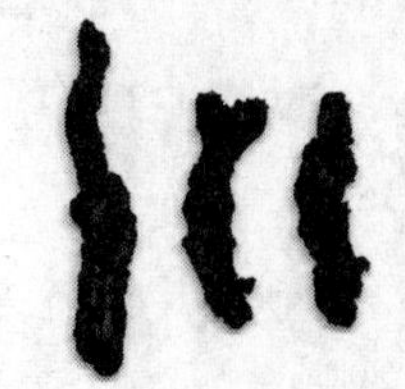

10-8 黄连

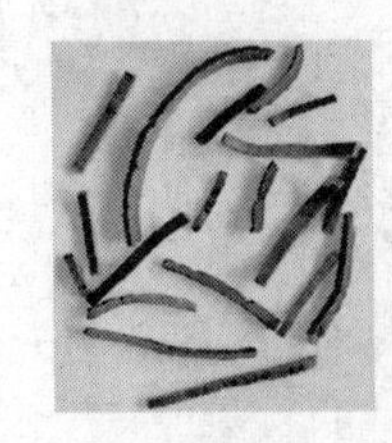

10-9 黄柏

扫码看大图

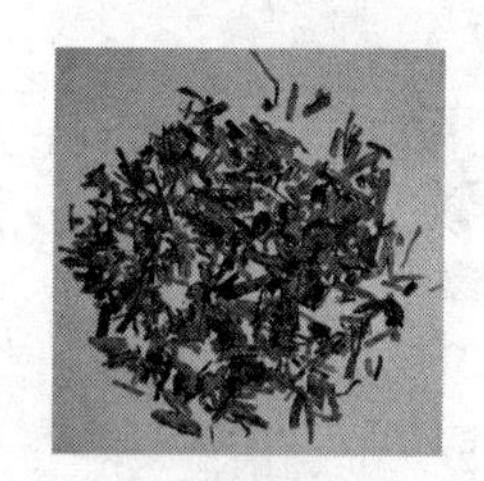

10-10　龙胆

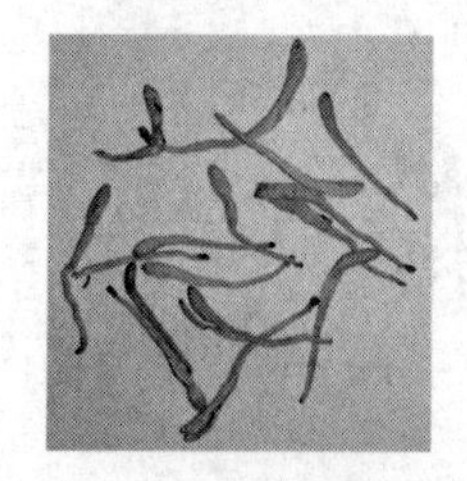

10-11　金银花

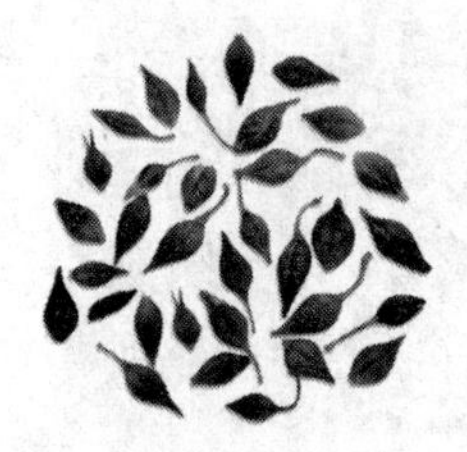

10-12　连翘

10-13　鱼腥草

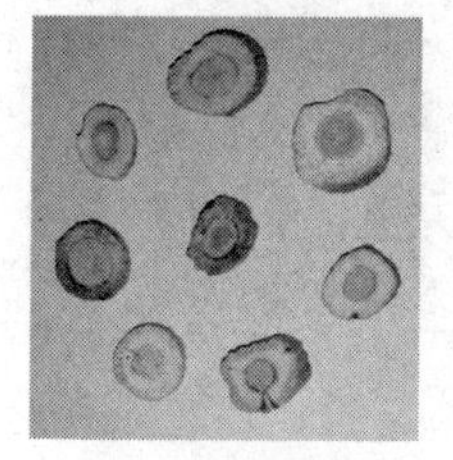

10-14　板蓝根

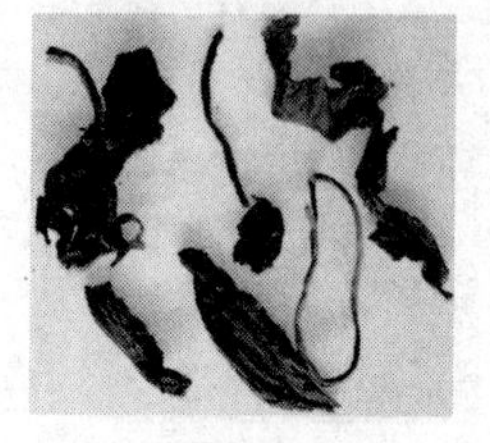

10-15　大青叶

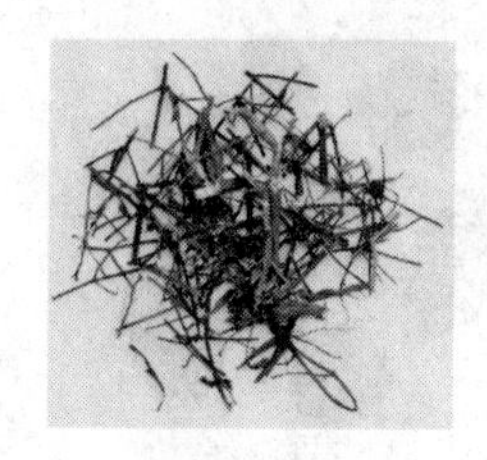

10-16　穿心莲

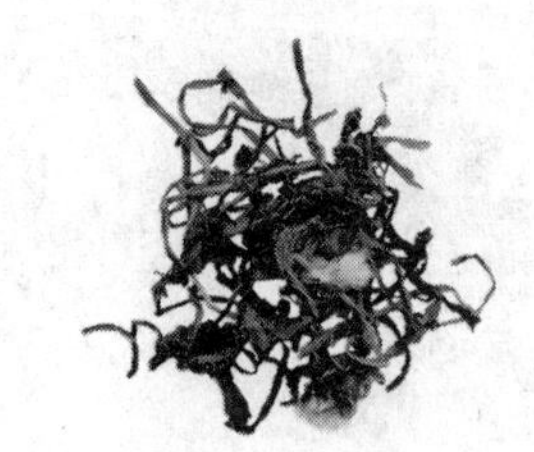

10-17　蒲公英

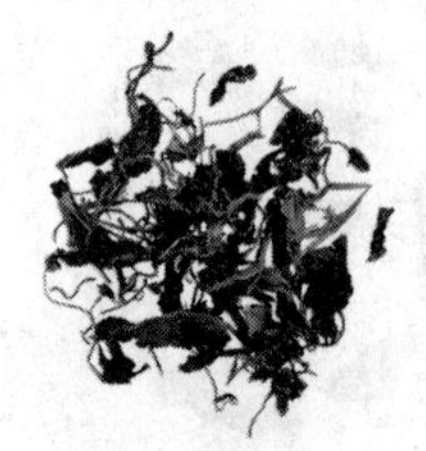

10-18　紫花地丁

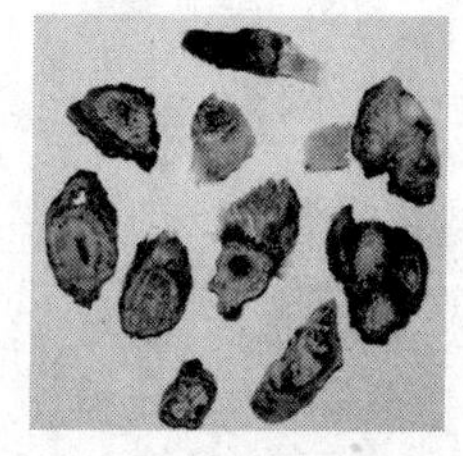

10-19　白头翁

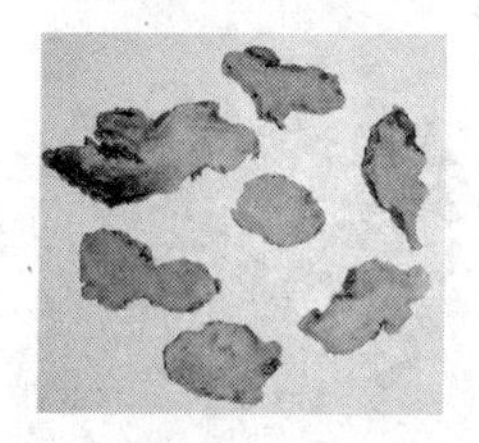

10-20　射干

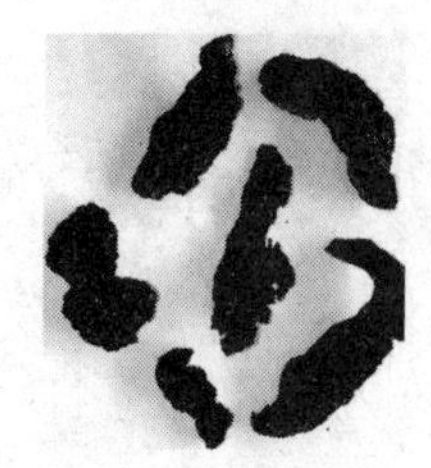

10-21　地黄

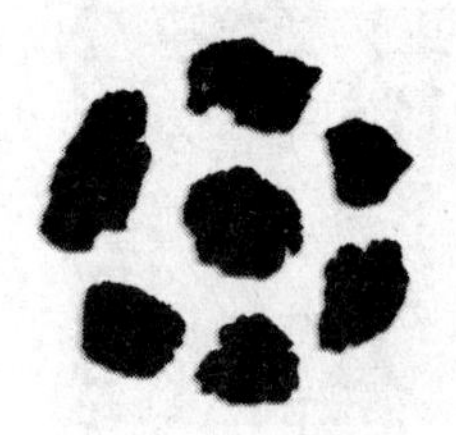

10-22　玄参

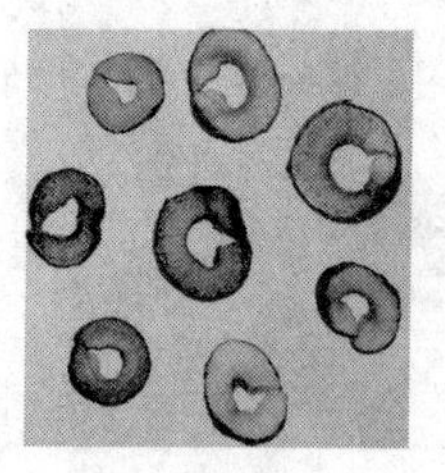

10-23　牡丹皮

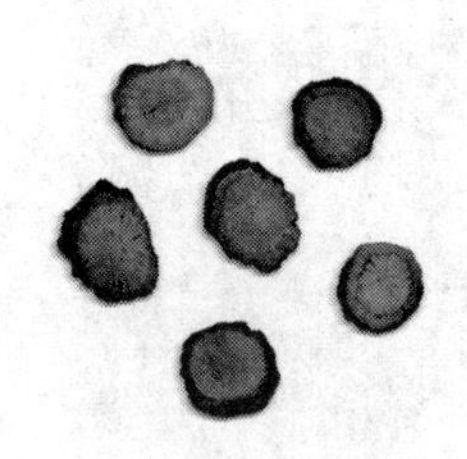

10-24　赤芍

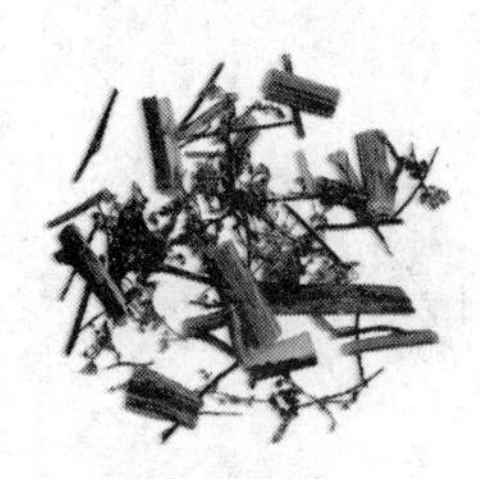

10-25　青蒿

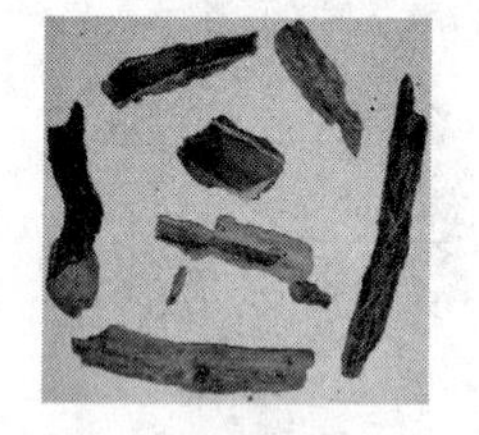

10-26　地骨皮

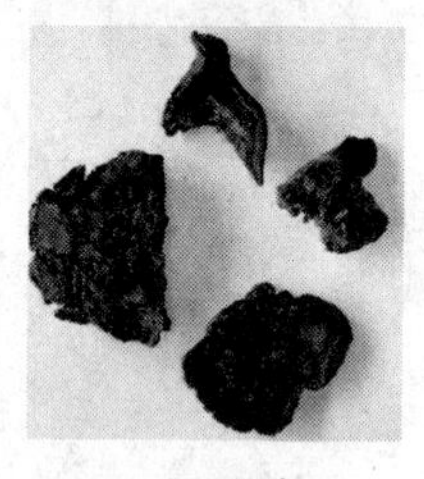

11-1　大黄

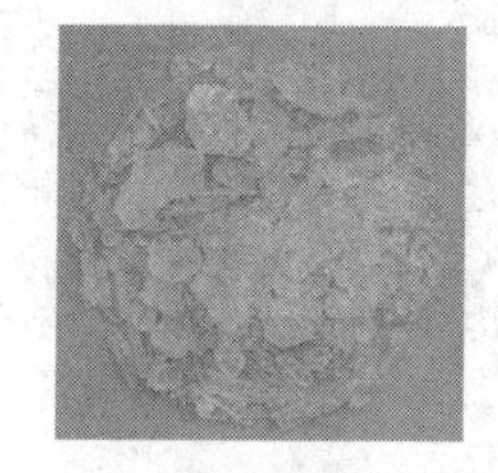

11-2　芒硝

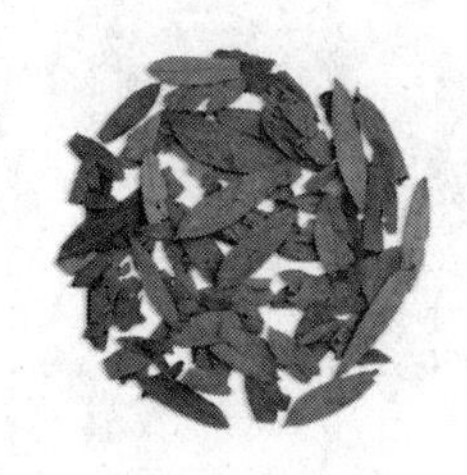

11-3　番泻叶

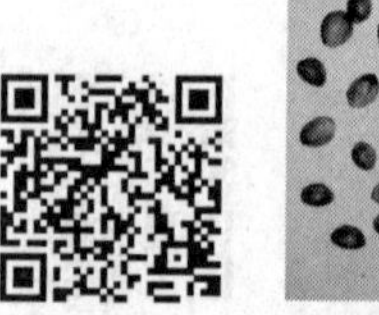

扫码看大图

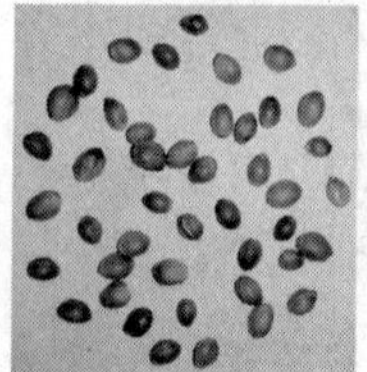

11-4　火麻仁

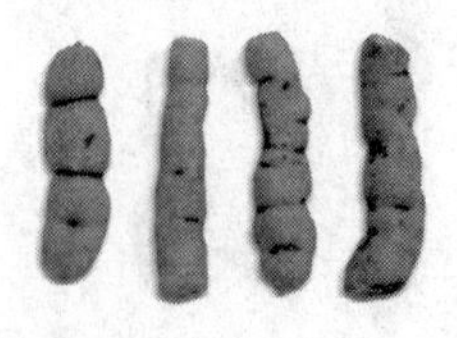

11-5　甘遂

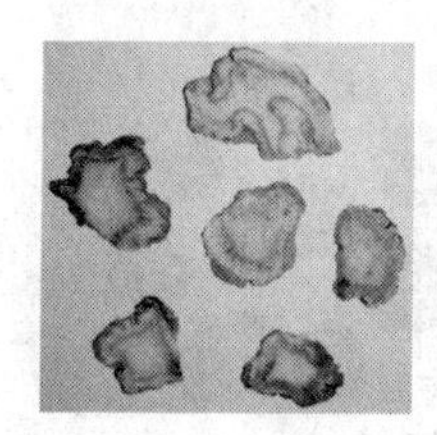

12-1　独活

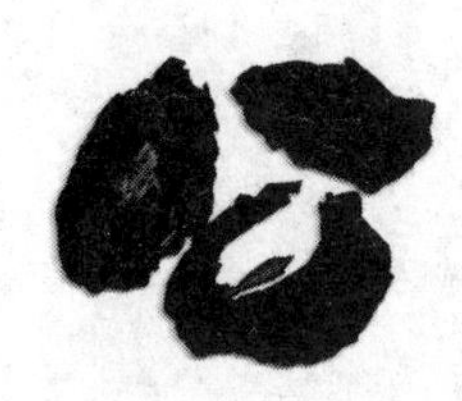

12-2　木瓜

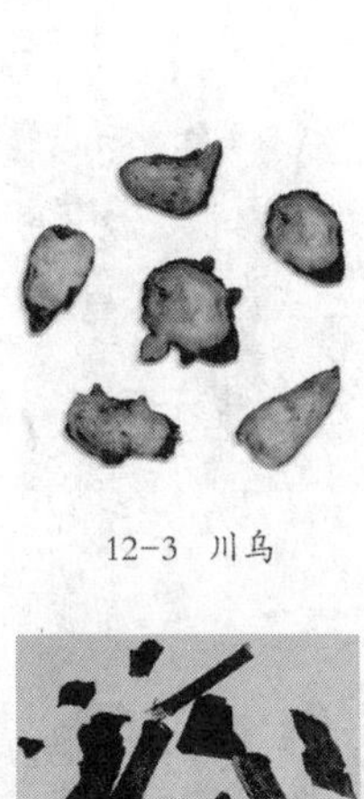

12-3 川乌

12-4 草乌

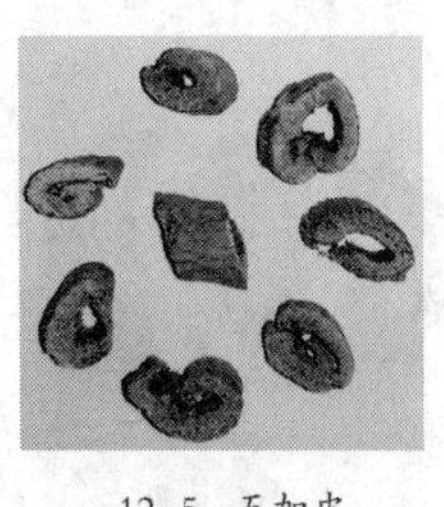

12-5 五加皮

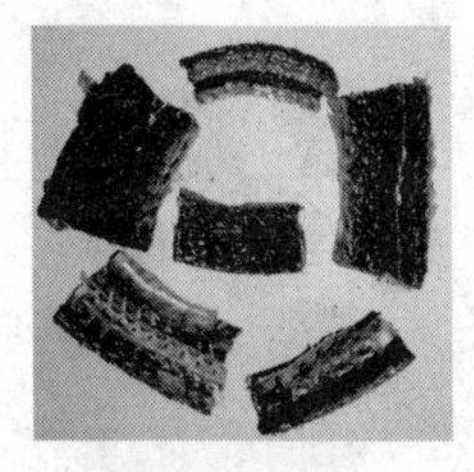

12-6 乌梢蛇

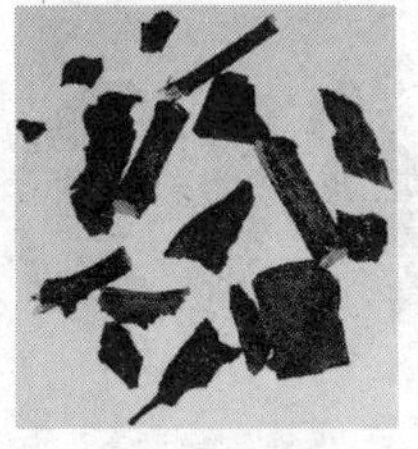

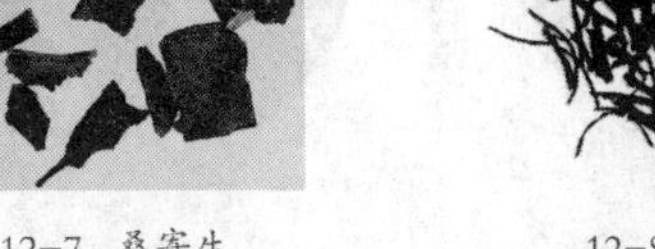

12-7 桑寄生

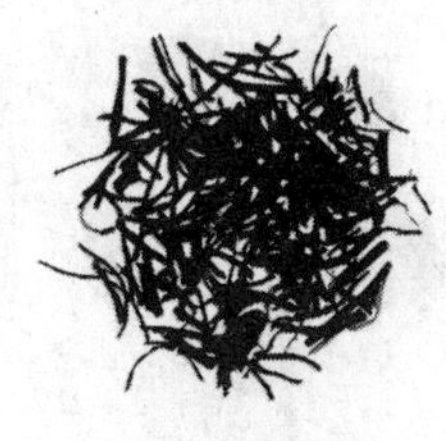

12-8 威灵仙

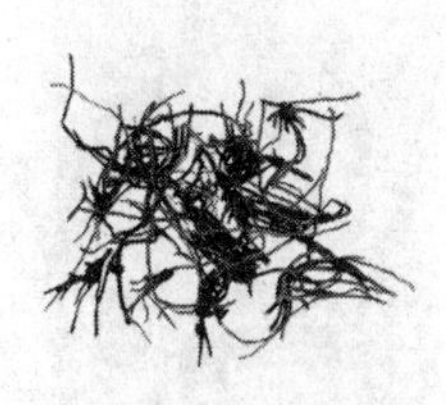

12-9 徐长卿

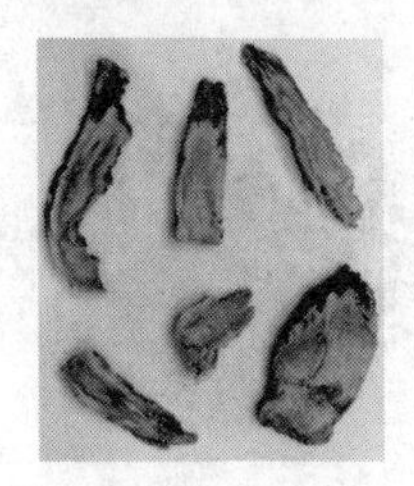

12-10 秦艽

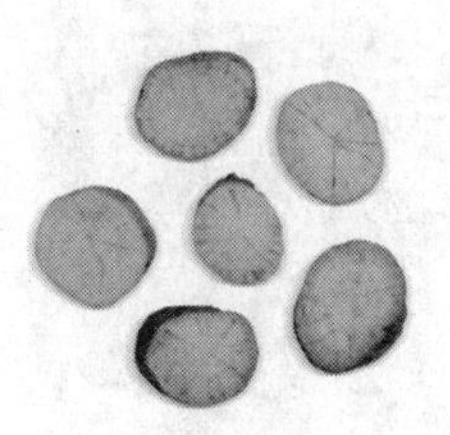

12-11 防己

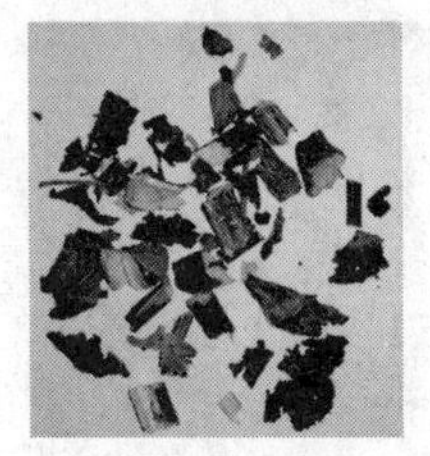

13-1 广藿香

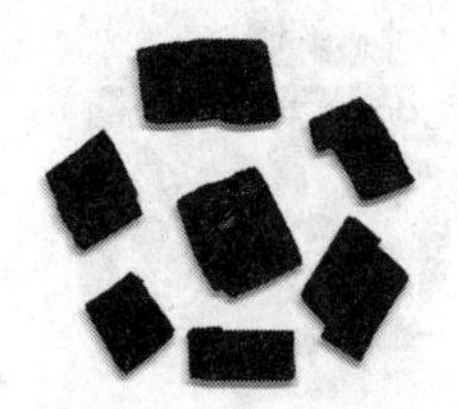

13-2 厚朴

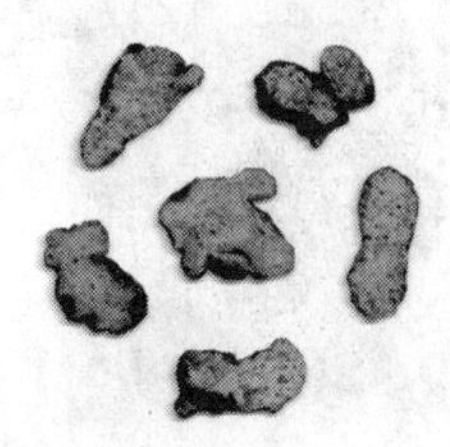

13-3 苍术

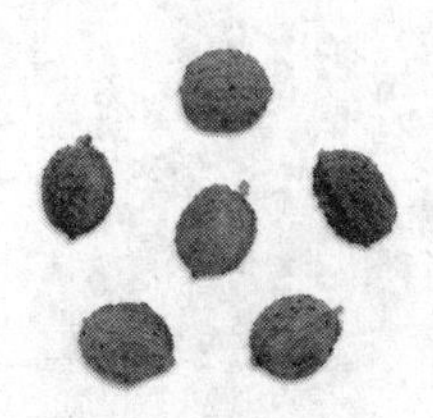

13-4 砂仁

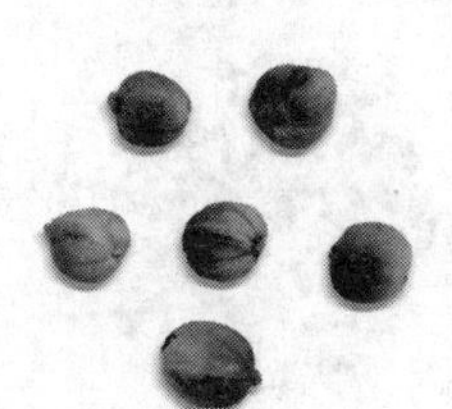

13-5 豆蔻

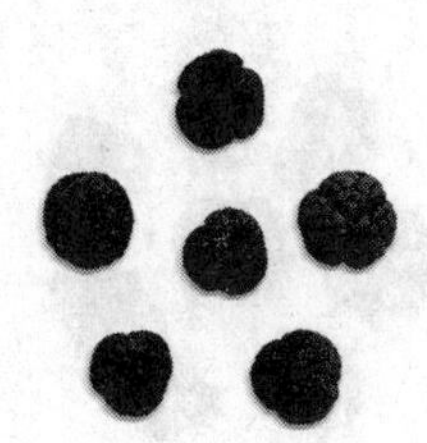

13-6 草豆蔻

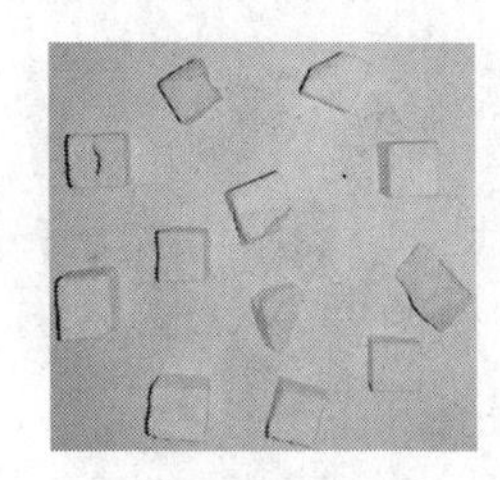

14-1 茯苓

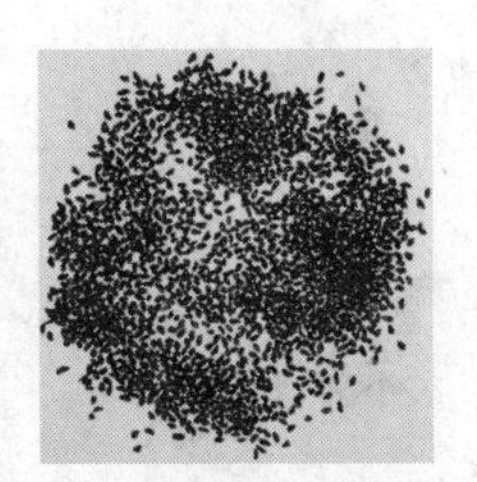

14-2 车前子

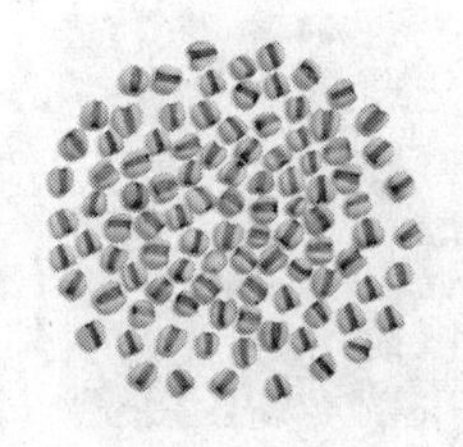

14-3 薏苡仁

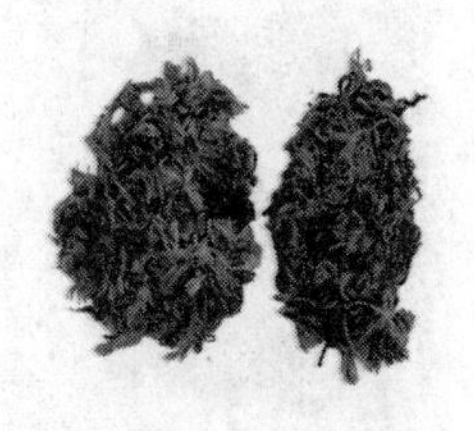

14-4 茵陈

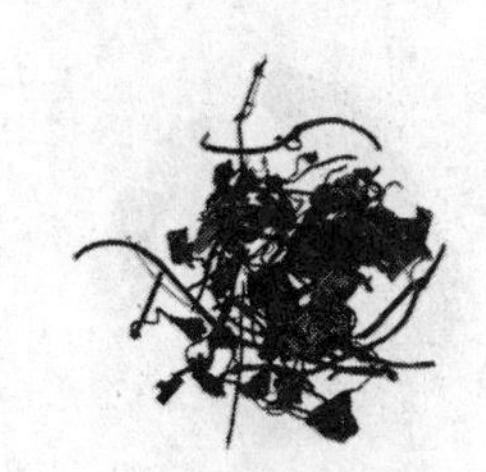

14-5 金钱草

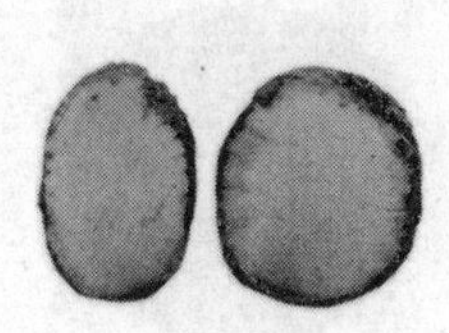

14-6 泽泻

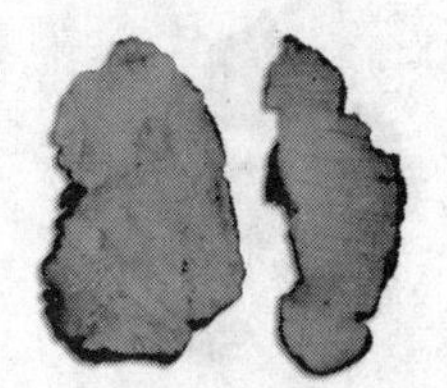

14-7 猪苓

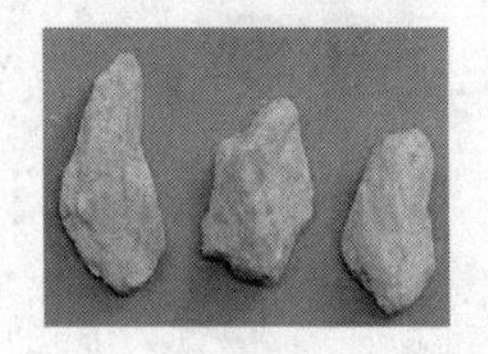

14-8 滑石

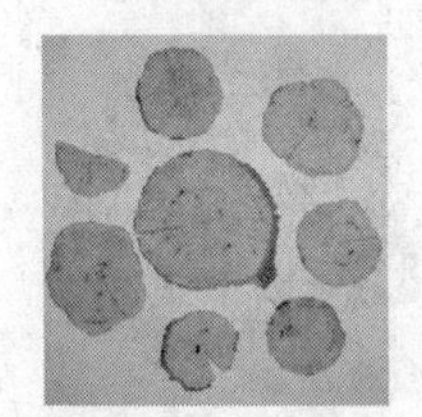

14-9 川木通

扫码看大图

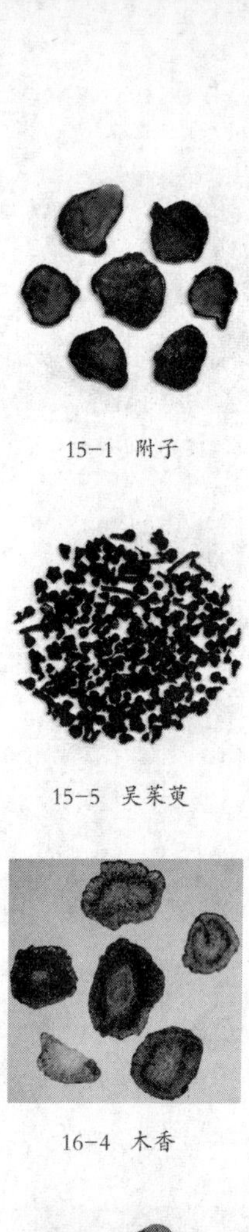

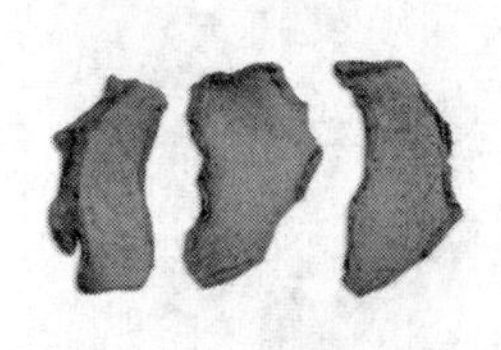

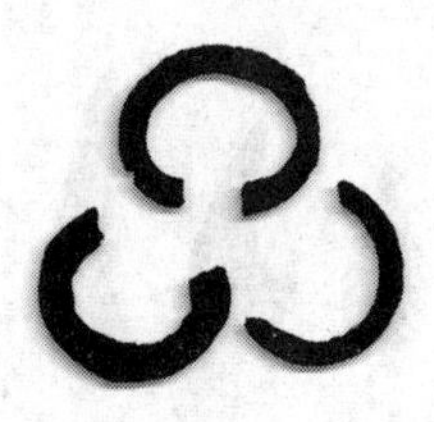

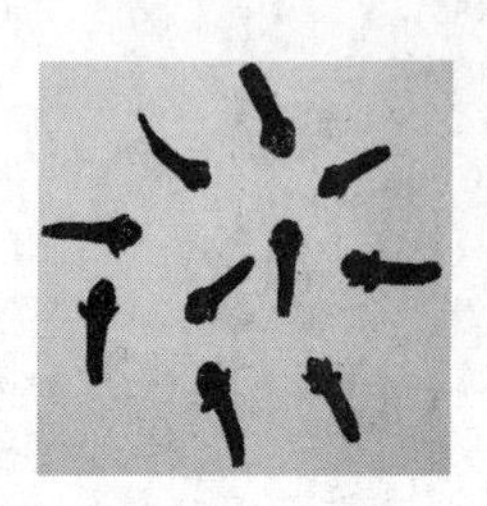

15-1 附子　15-2 干姜　15-3 肉桂　15-4 丁香

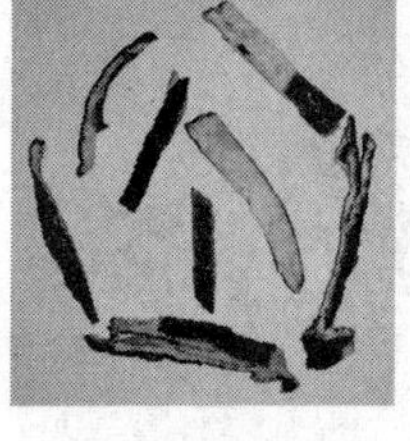

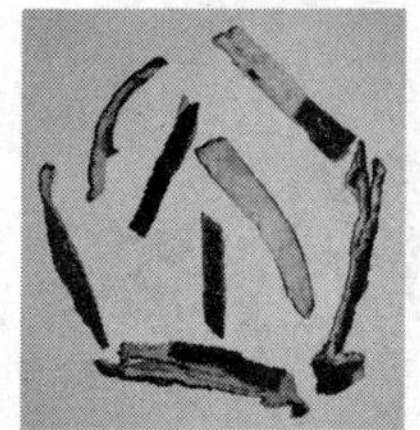

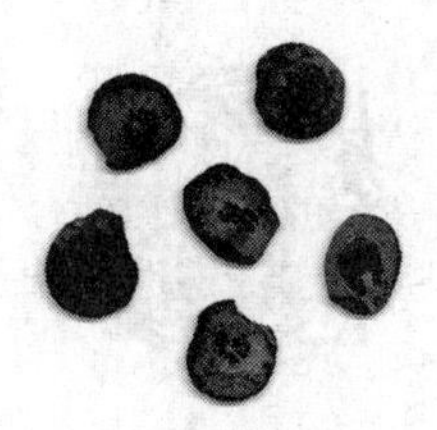

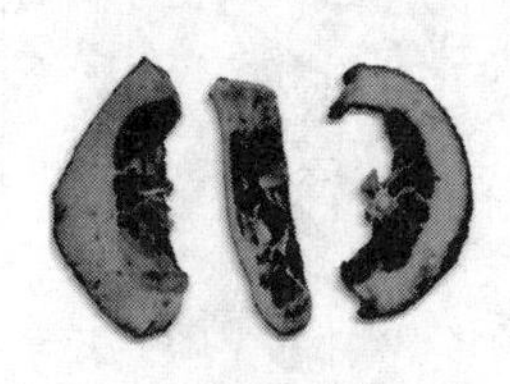

15-5 吴茱萸　16-1 陈皮　16-2 枳实　16-3 枳壳

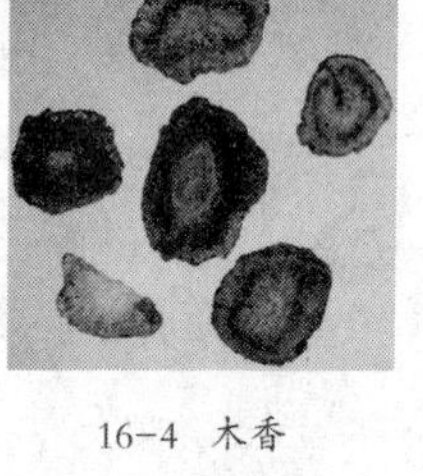

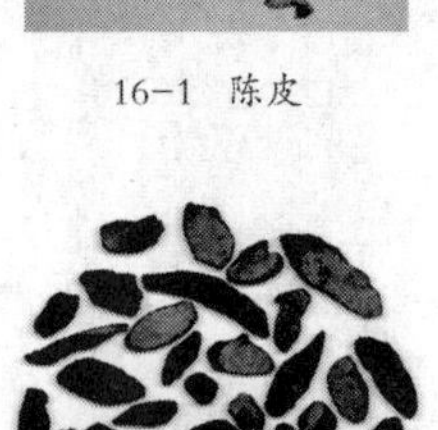

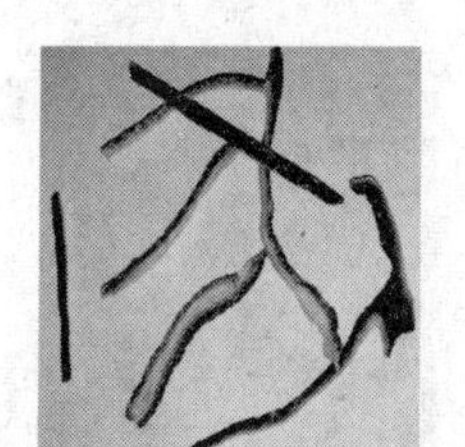

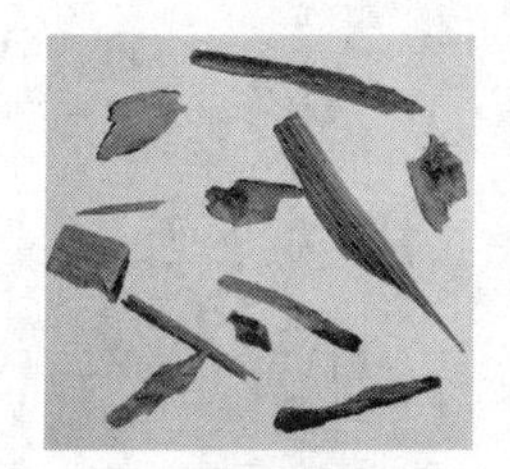

16-4 木香　16-5 香附　16-6 青皮　16-7 檀香

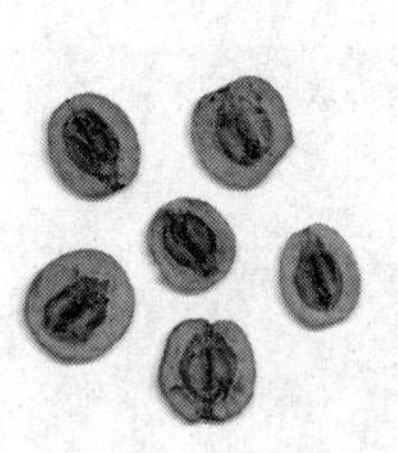

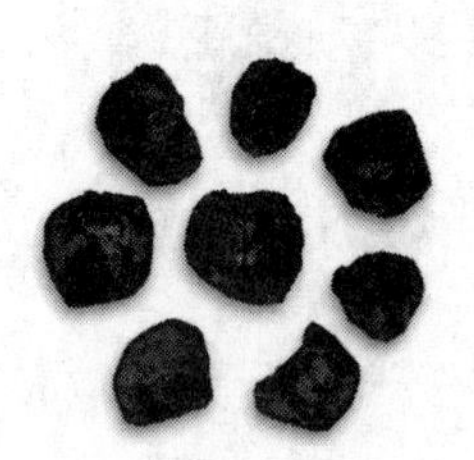

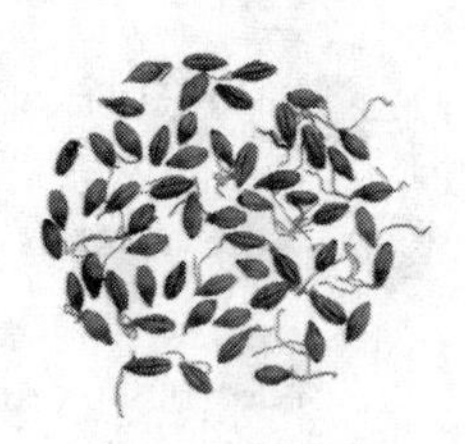

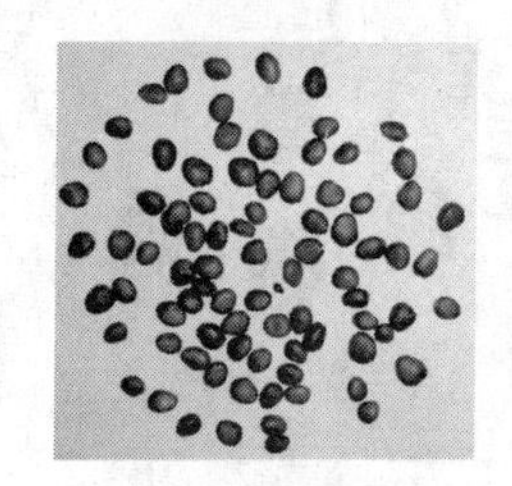

16-8 川楝子　17-1 山楂　17-2 麦芽　17-3 莱菔子

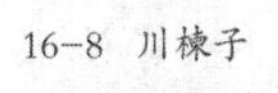

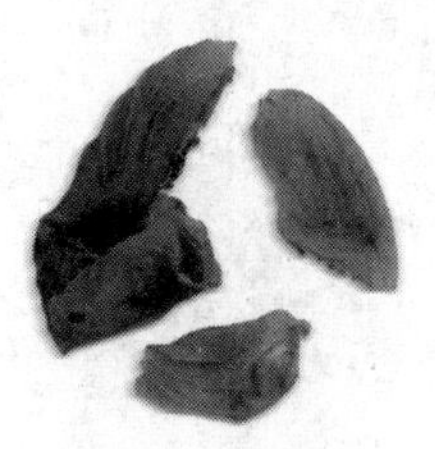

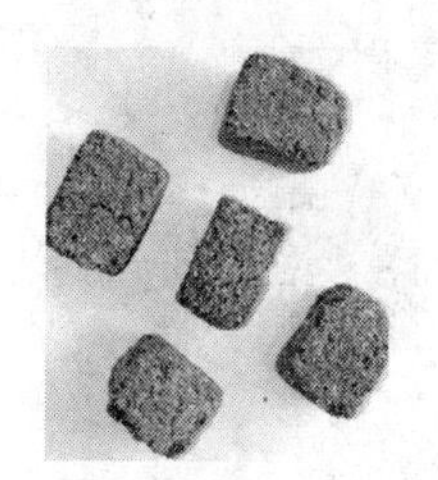

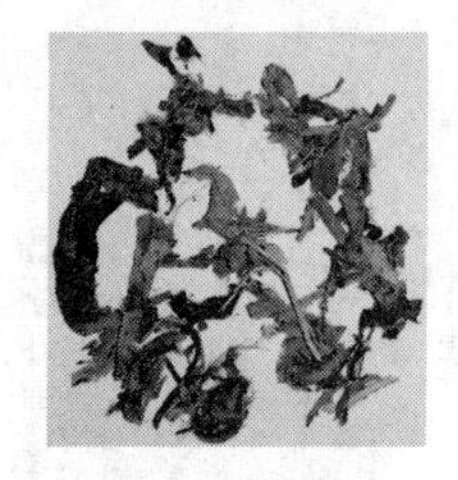

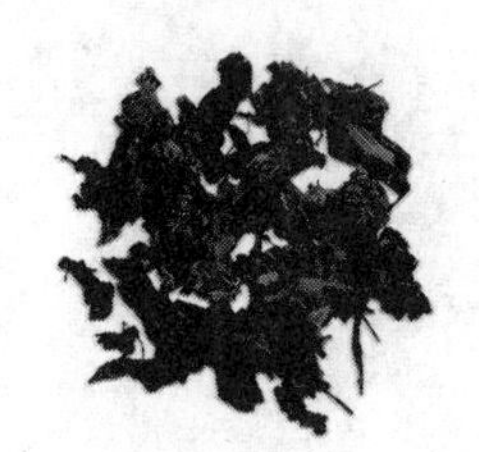

17-4 鸡内金　17-5 神曲　18-1 小蓟　18-2 大蓟

扫码看大图

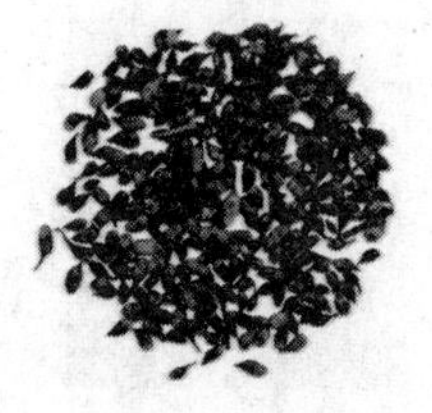

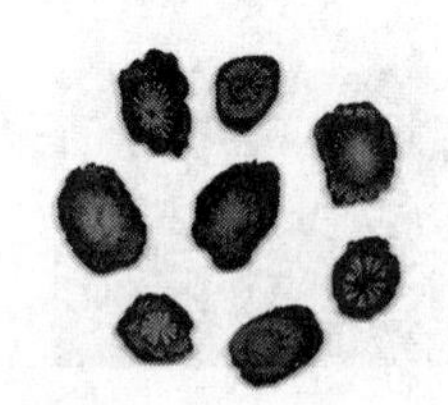

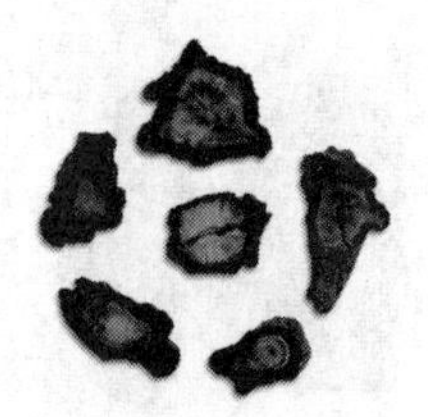

18-3 槐米　18-4 地榆　18-5 三七　18-6 蒲黄

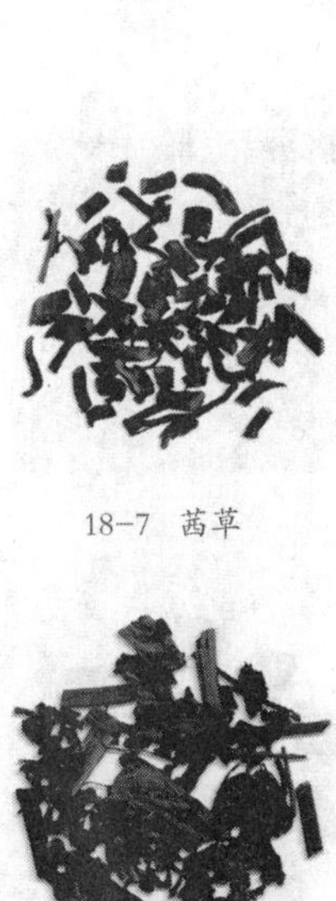
18-7　茜草

18-8　艾叶

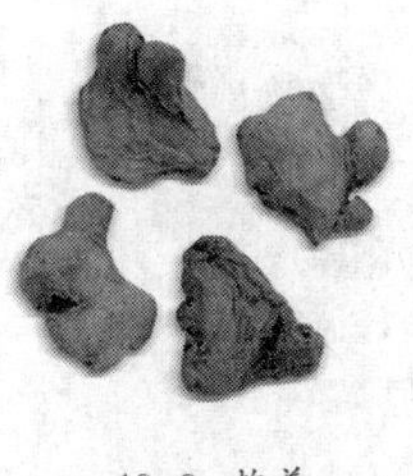
18-9　炮姜

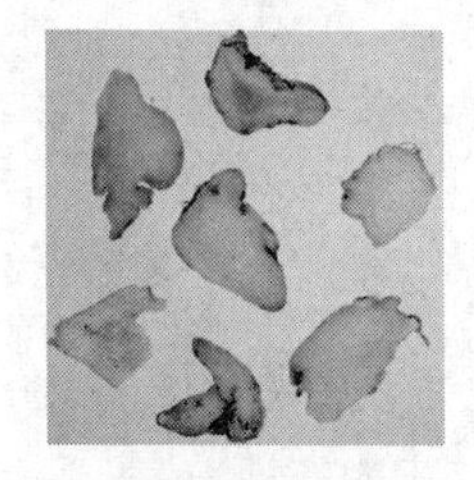
18-10　白及

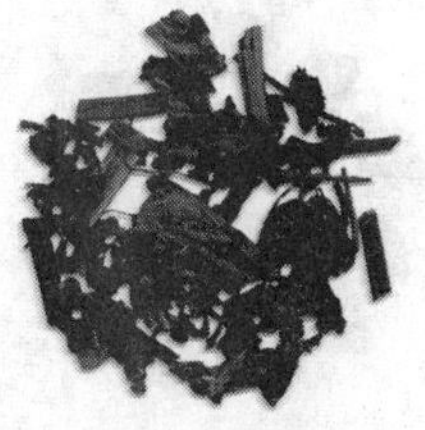
18-11　仙鹤草

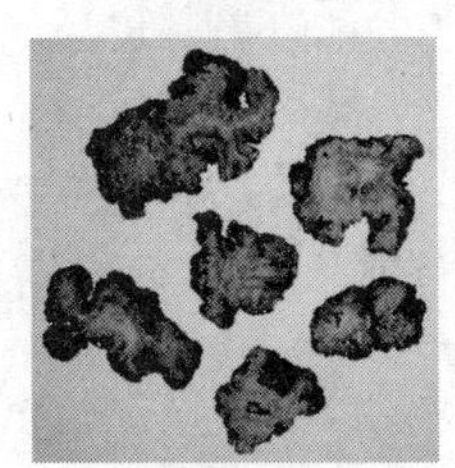
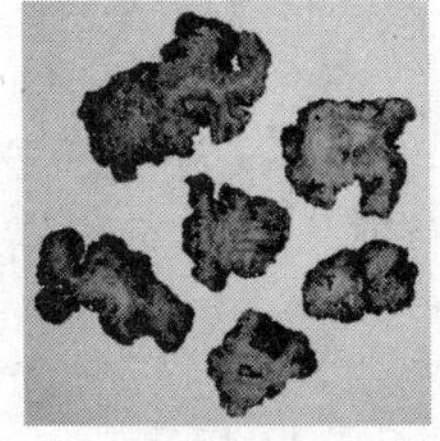
19-1　川芎

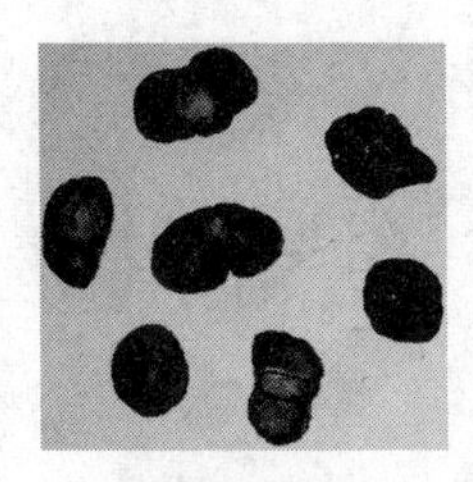
19-2　醋延胡索

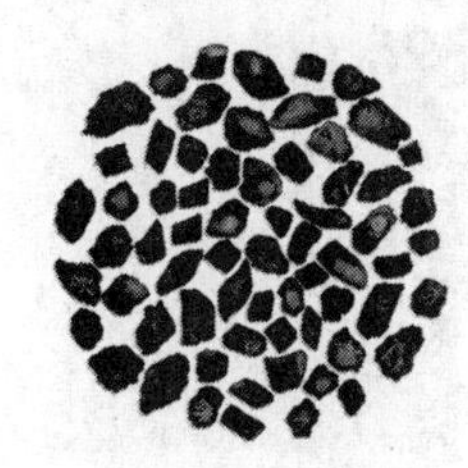
19-3　丹参

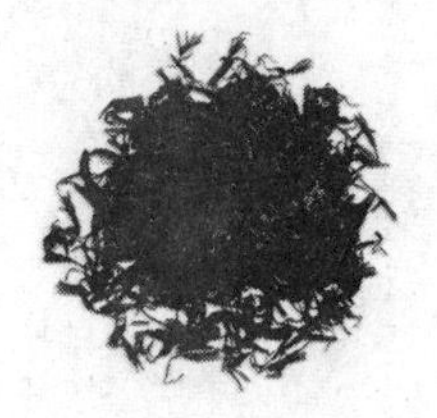
19-4　红花

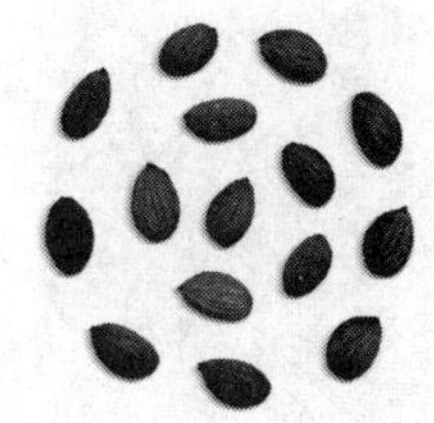
19-5　桃仁

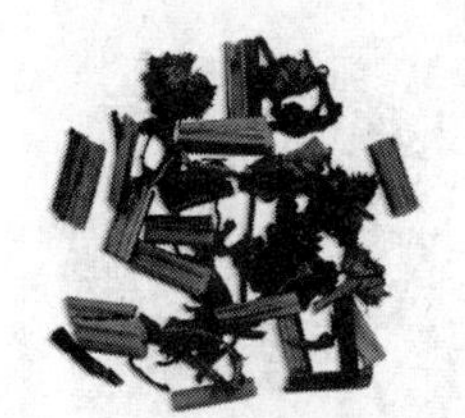
19-6　益母草

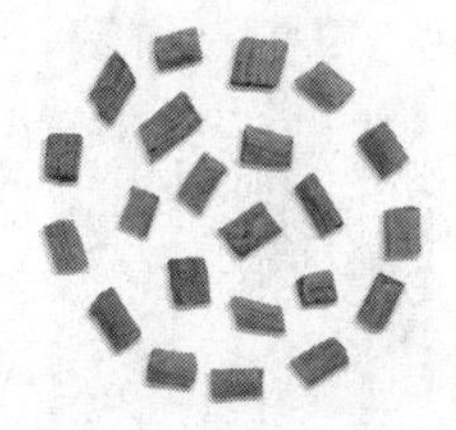
19-7　牛膝

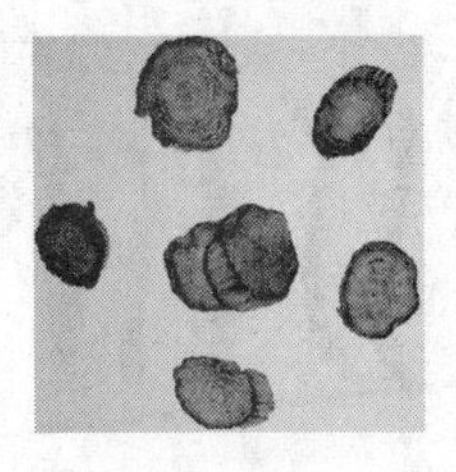
19-8　川牛膝

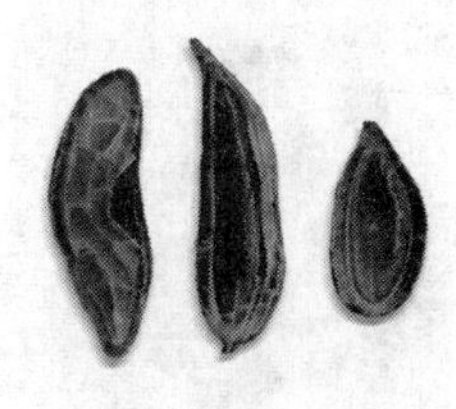
19-9　郁金

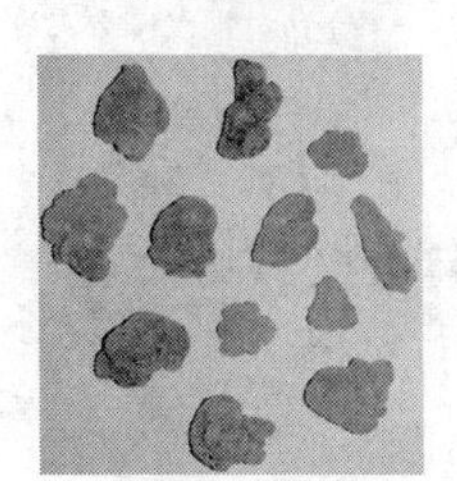
19-10　乳香

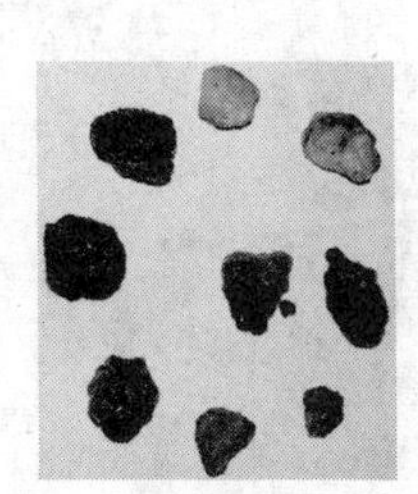
19-11　醋没药

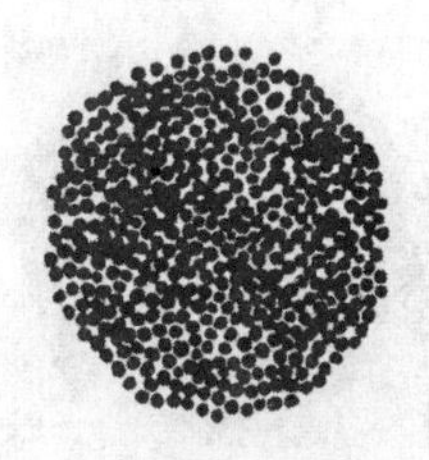
19-12　王不留行

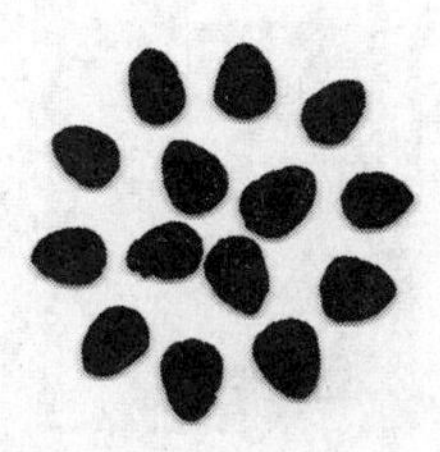
19-13　土鳖虫

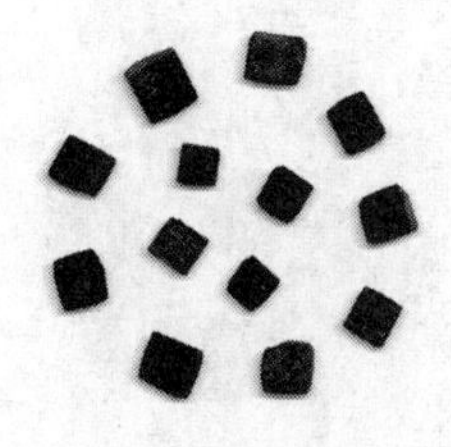
19-14　自然铜

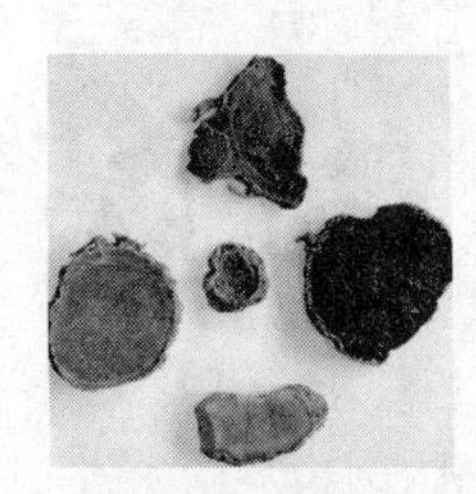
19-15　莪术

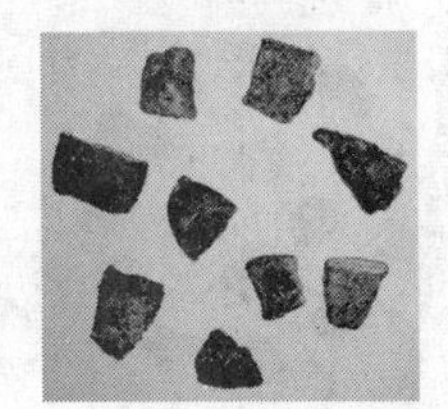
19-16　烫水蛭

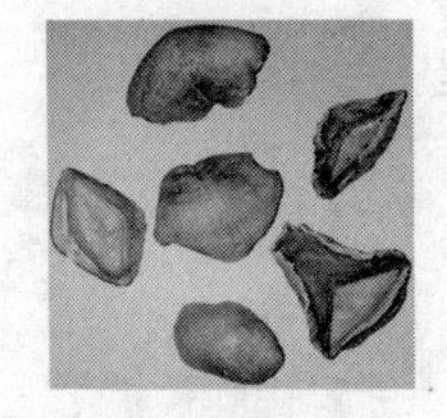
19-17　炮山甲

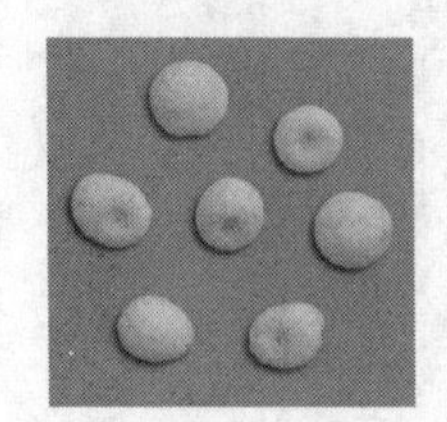
20-1　半夏

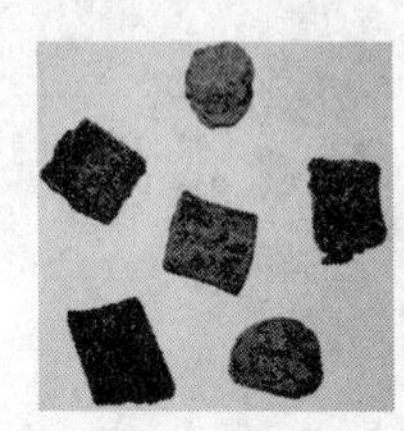
20-2　胆南星

扫码看大图

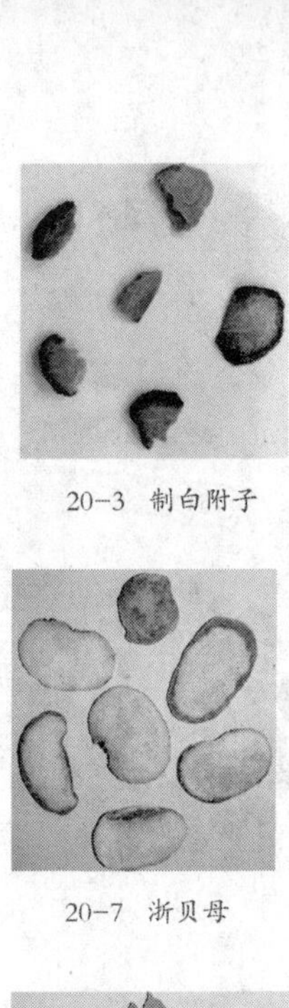

20-3 制白附子

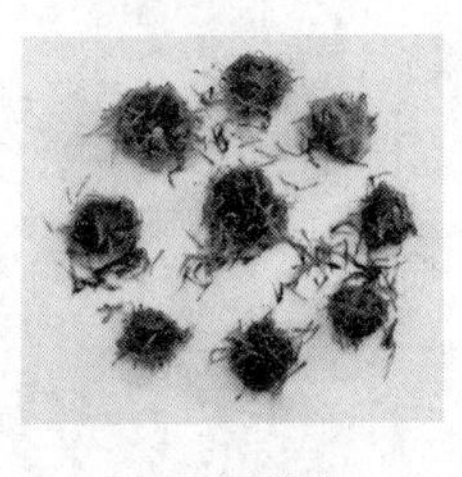

20-4 旋覆花

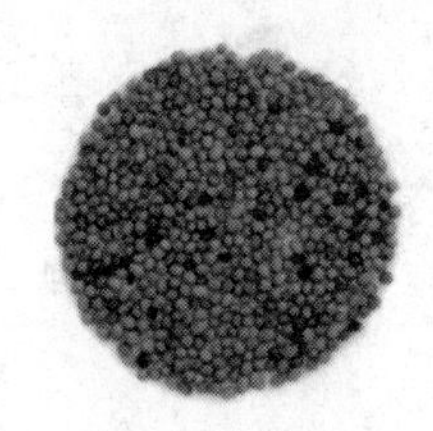

20-5 芥子（黄）

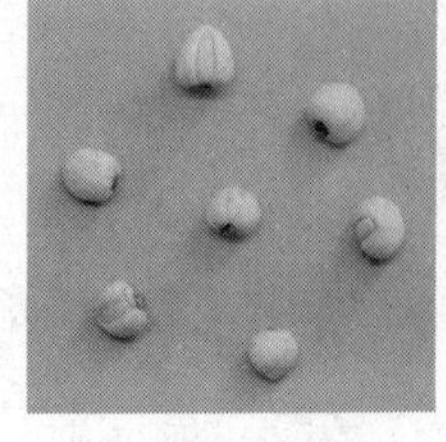

20-6 川贝母

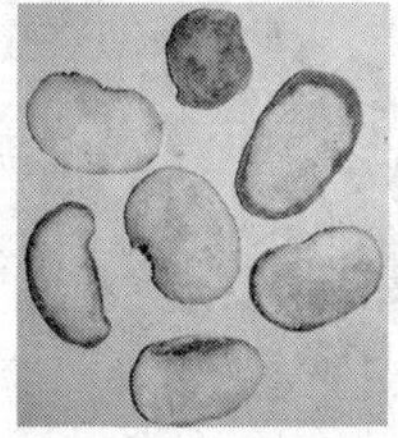

20-7 浙贝母

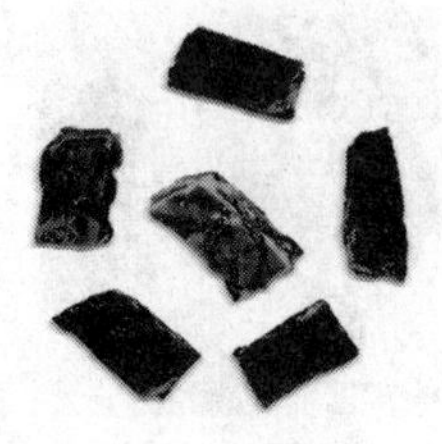

20-8 瓜蒌

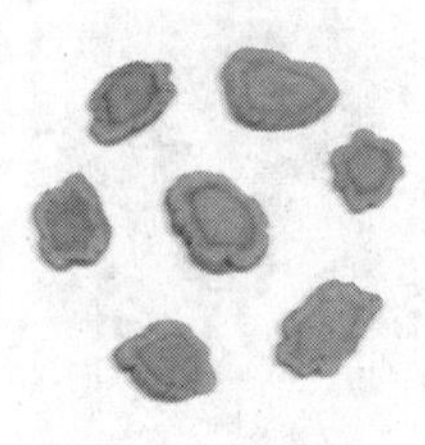

20-9 桔梗

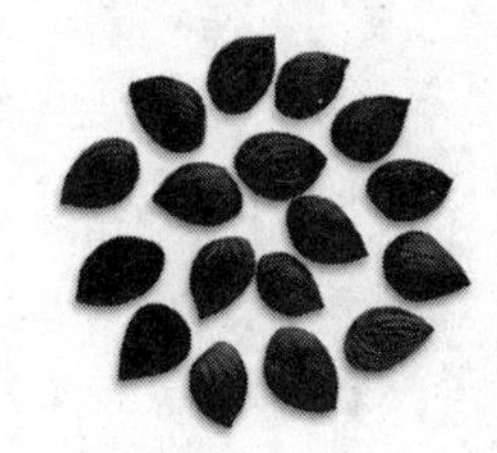

20-10 苦杏仁

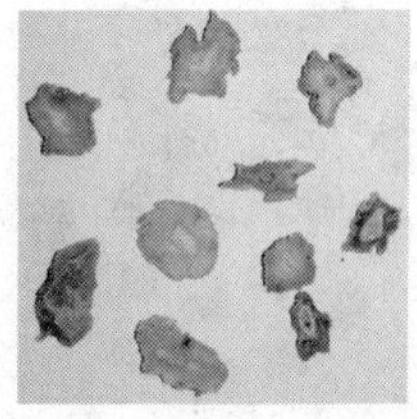

20-11 百部

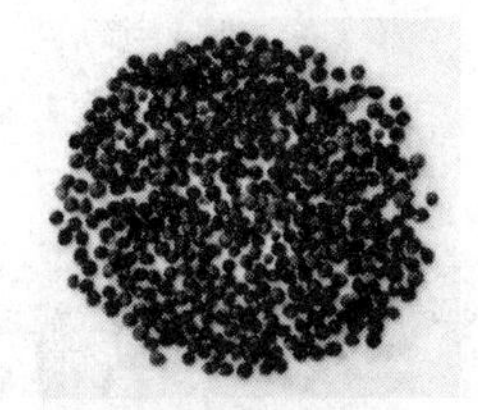

20-12 紫苏子

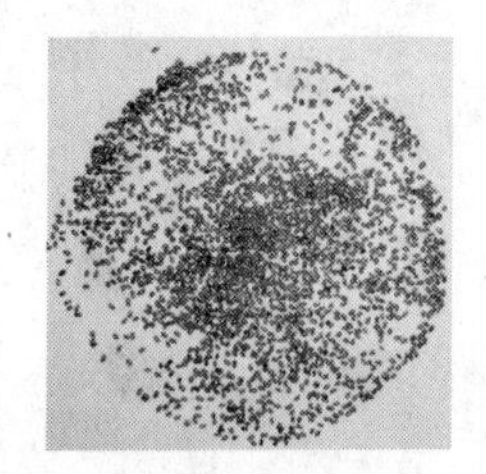

20-13 葶苈子

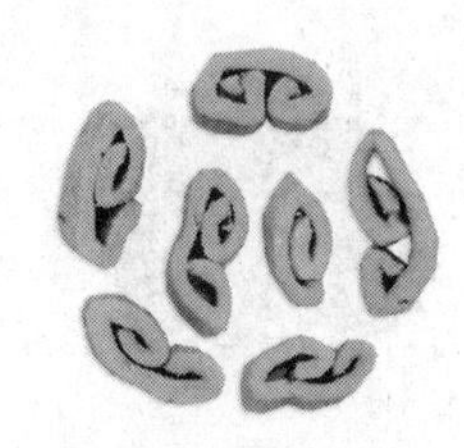

20-14 桑白皮

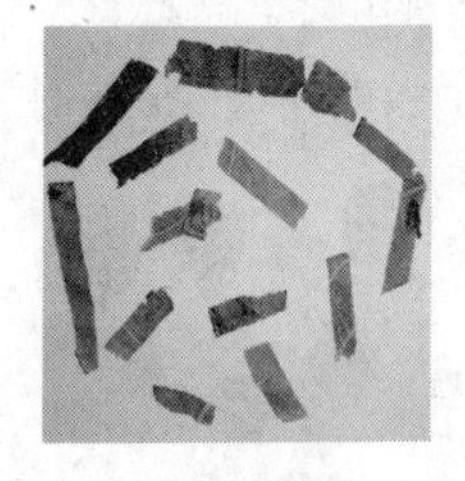

20-15 枇杷叶

20-16 罗汉果

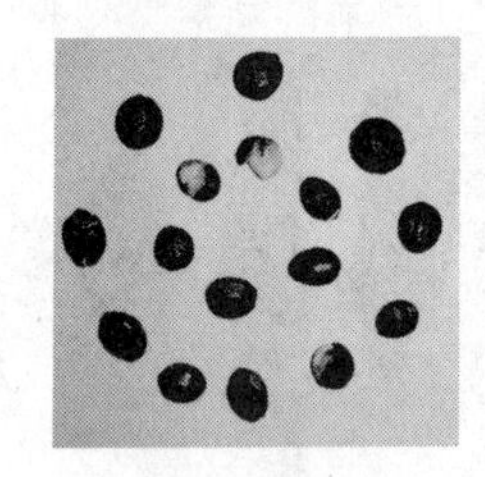

21-1 酸枣仁

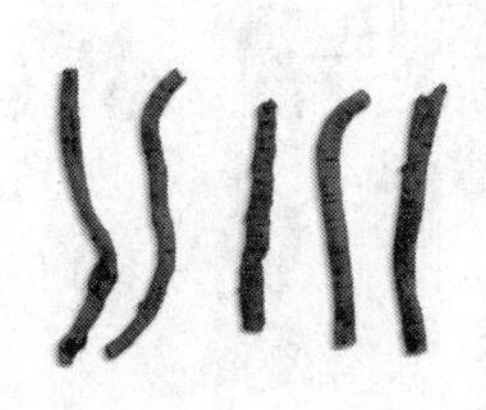

21-2 远志

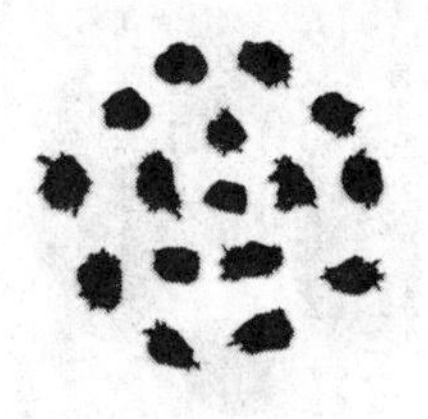

21-3 磁石

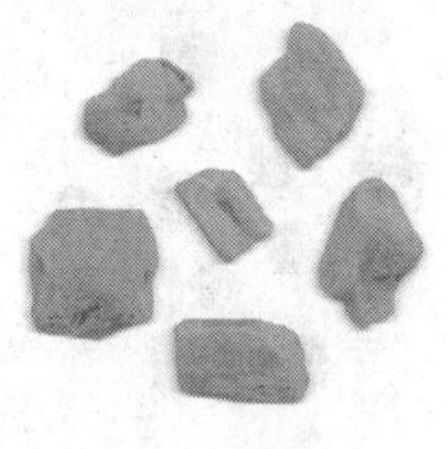

21-4-1 生龙骨

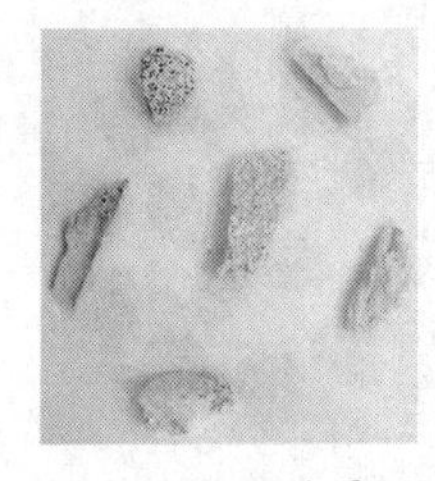

21-4-2 煅龙骨

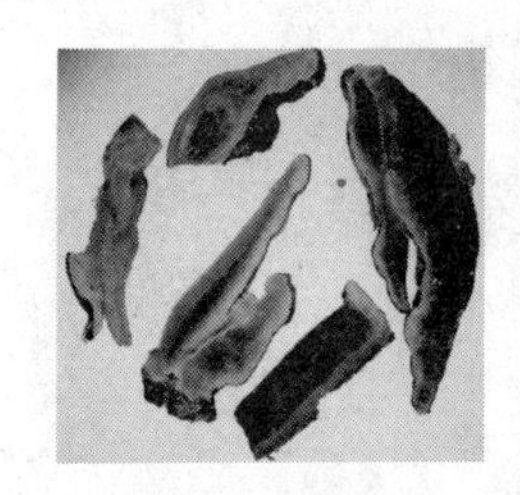

21-5 灵芝

扫码看大图

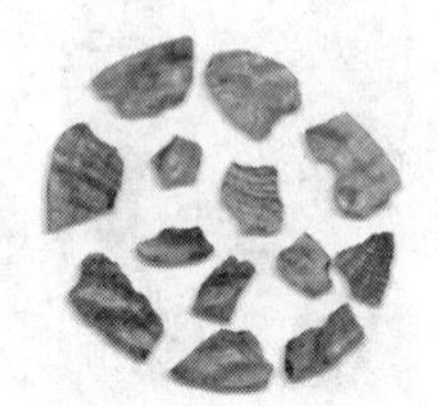

22-1 石决明

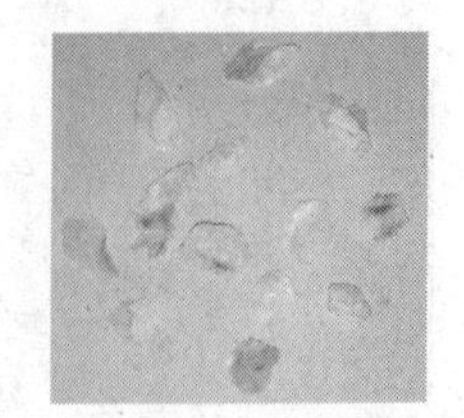

22-2-1 生牡蛎

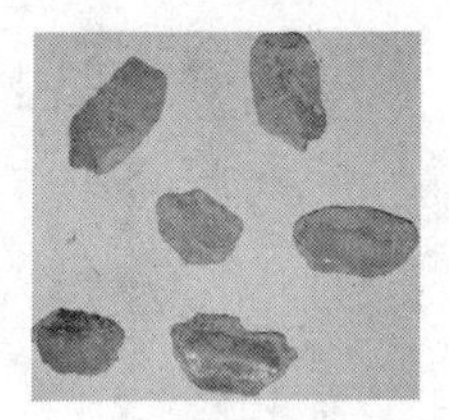

22-2-2 煅牡蛎

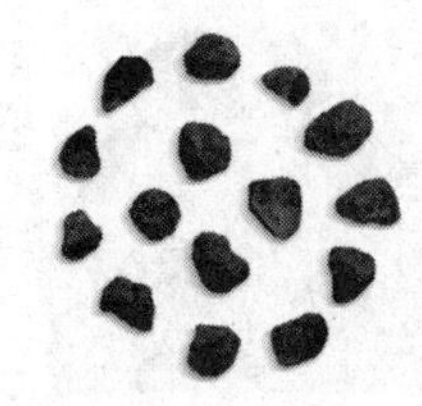

22-3 赭石

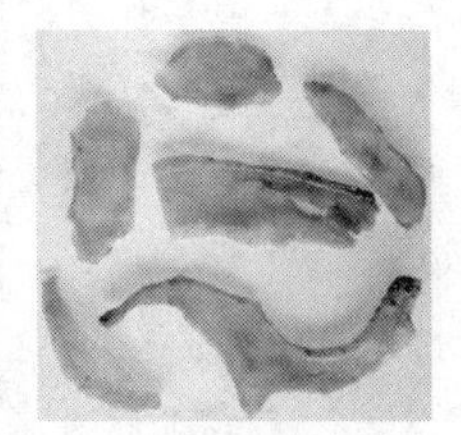
22-4 天麻

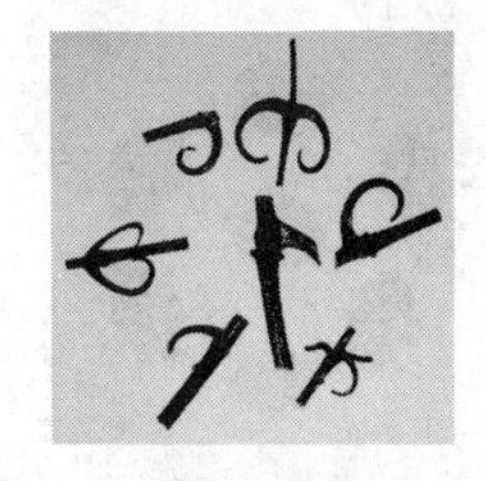
22-5 钩藤

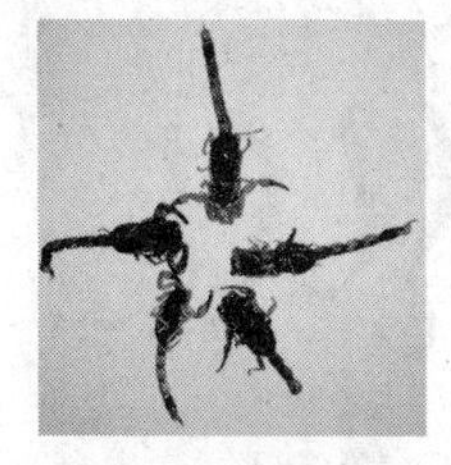
22-6 全蝎

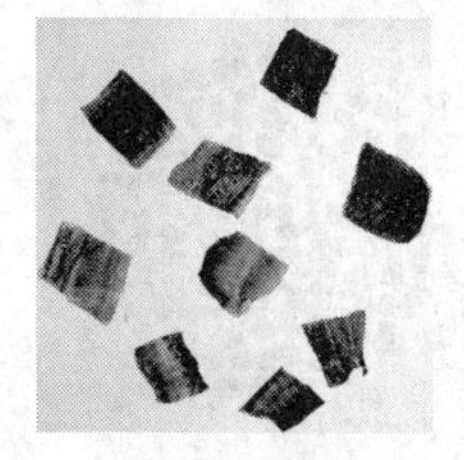
22-7 地龙

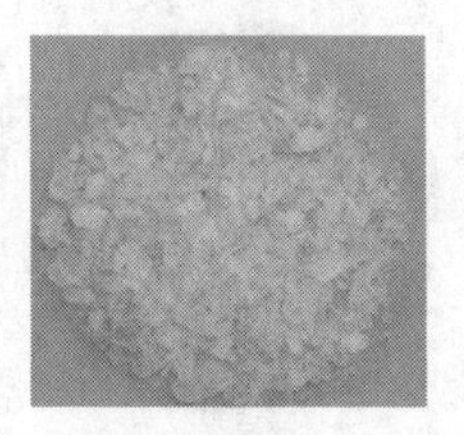
23-1 冰片

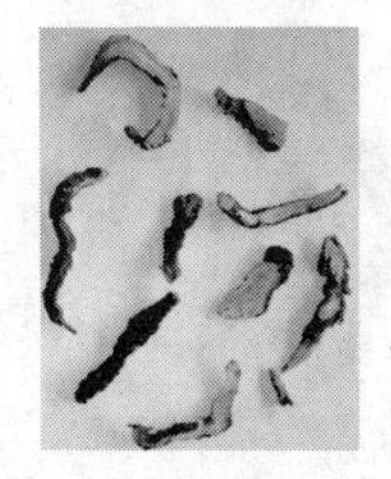
23-2 石菖蒲

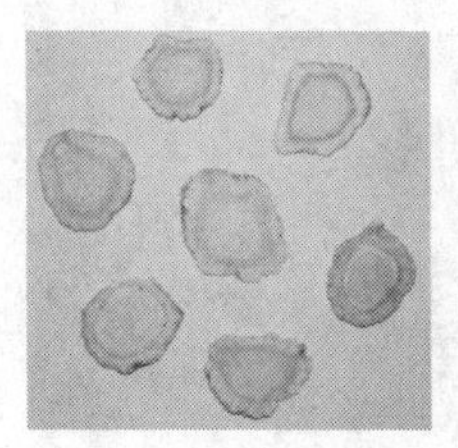
24-1 生晒参

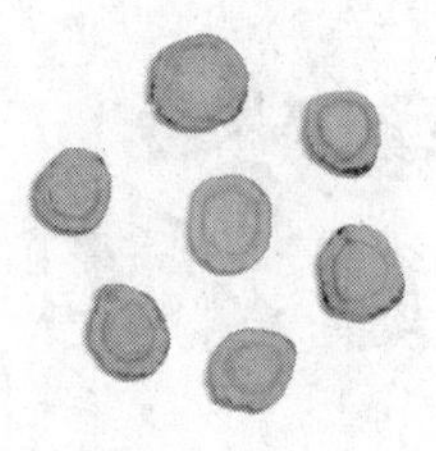
24-2 西洋参

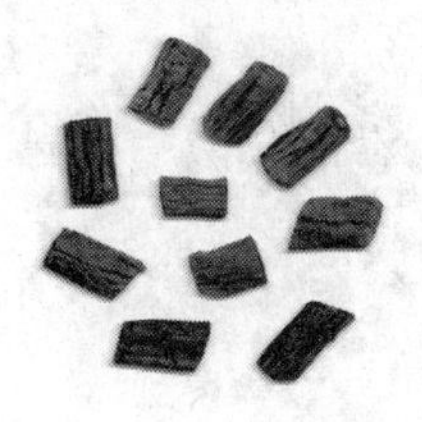
24-3 党参

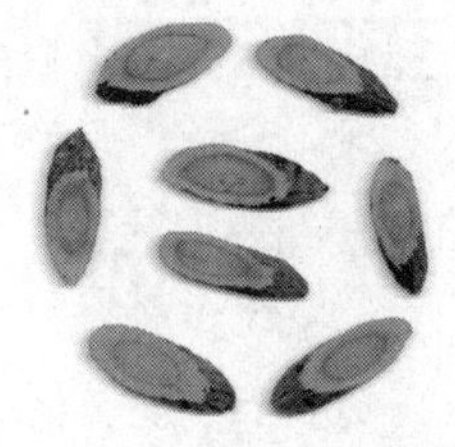
24-4 黄芪

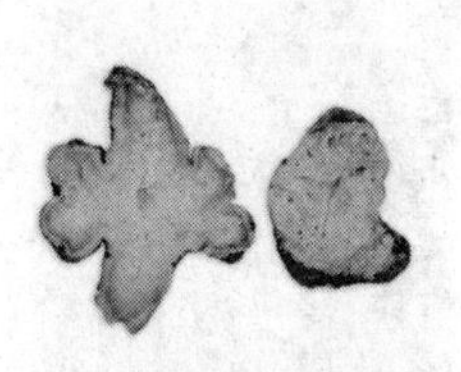
24-5 白术

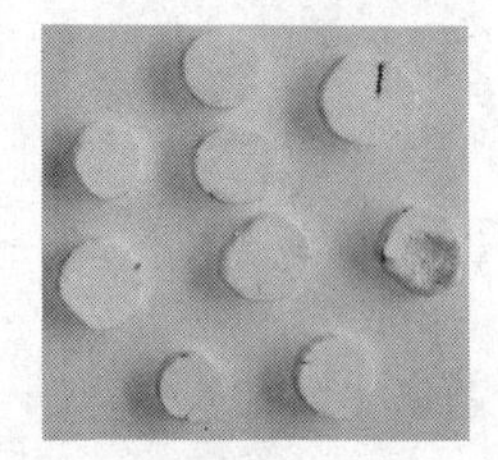
24-6 山药

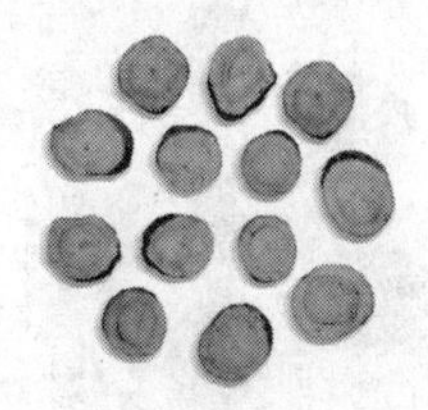
24-7 甘草

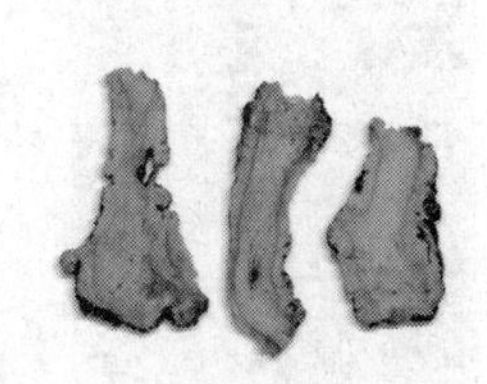
24-8 当归

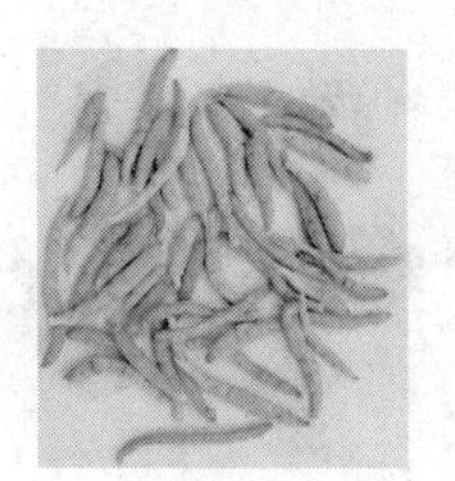
24-9 太子参

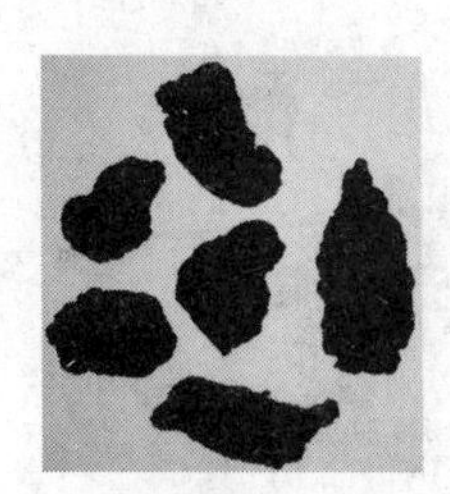
24-10 熟地黄

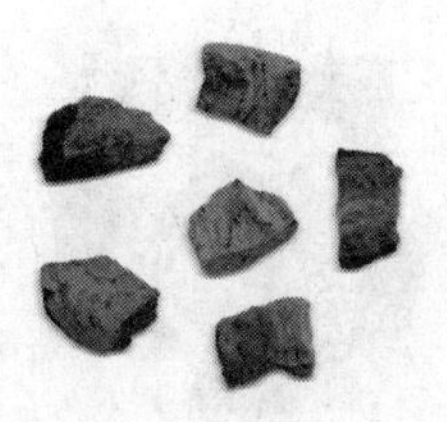
24-11-1 何首乌

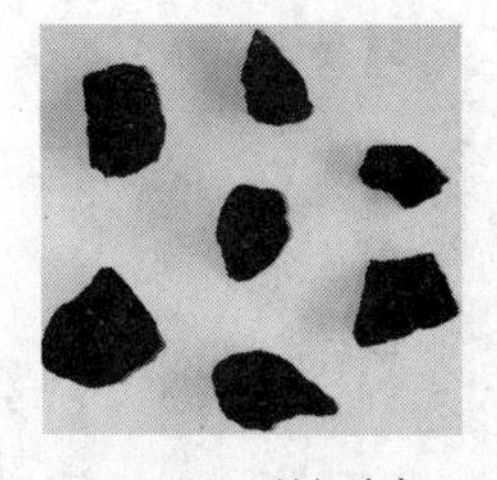
24-11-2 制何首乌

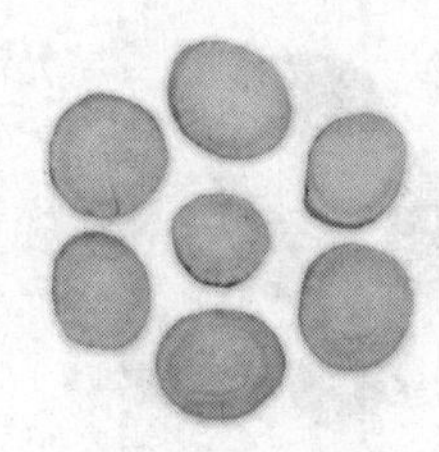
24-12 白芍

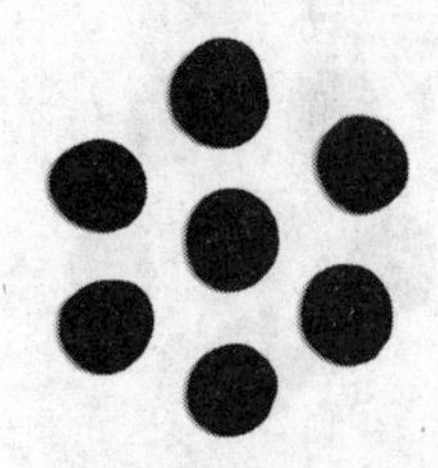
24-13-1 鹿茸

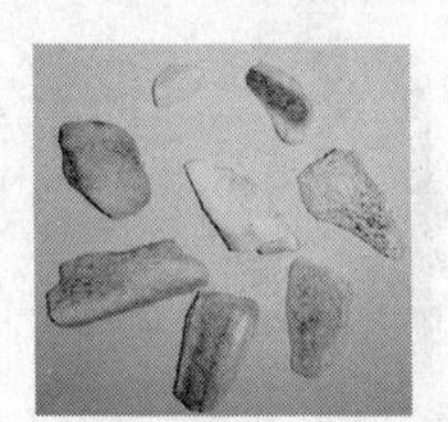
24-13-2 鹿角霜

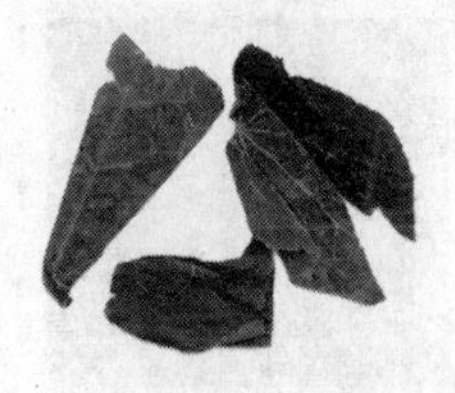
24-14 淫羊藿

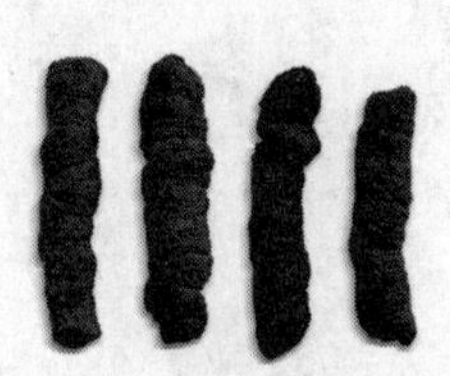
24-15 巴戟天

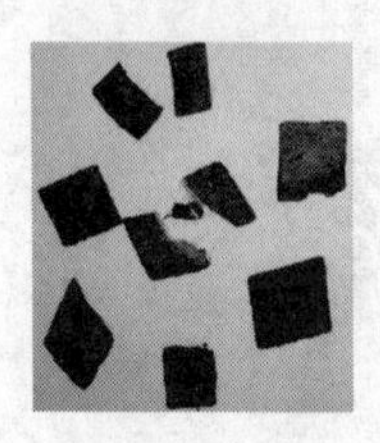
24-16 杜仲

扫码看大图

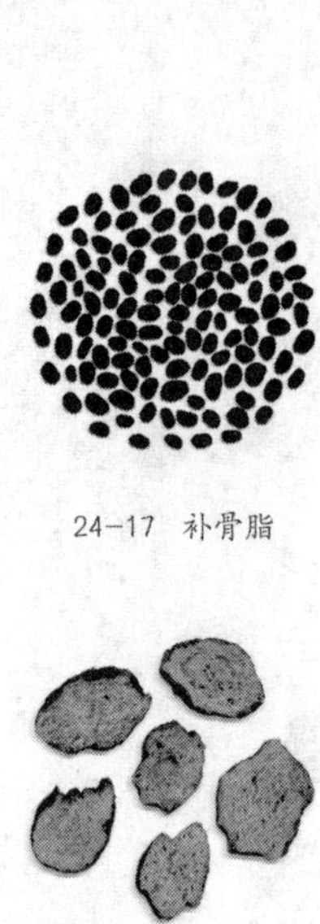

24-17 补骨脂

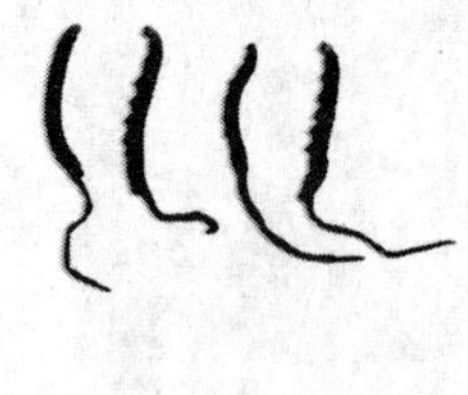

24-18 冬虫夏草

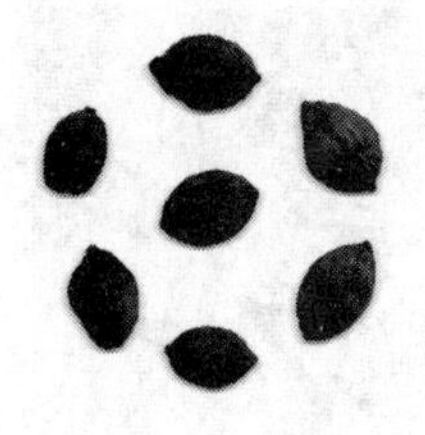

24-19 益智

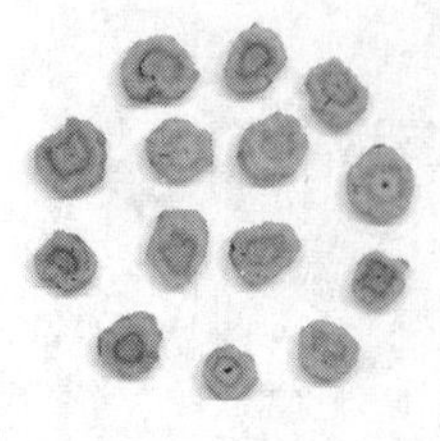

24-20 北沙参

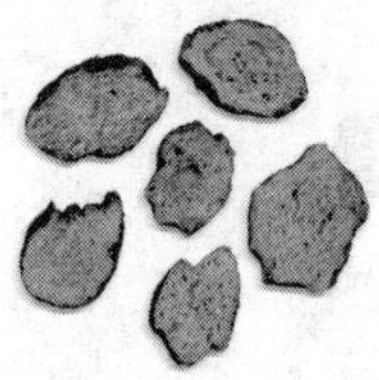

24-21 南沙参

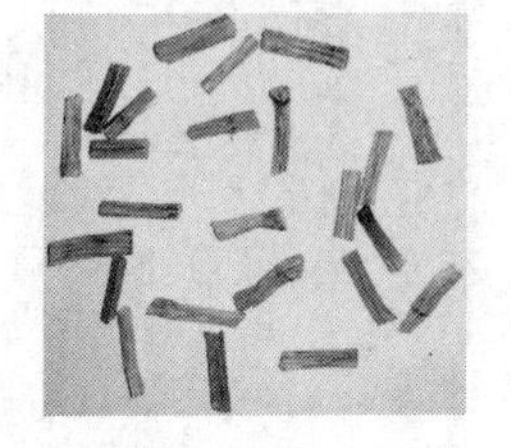

24-22 石斛

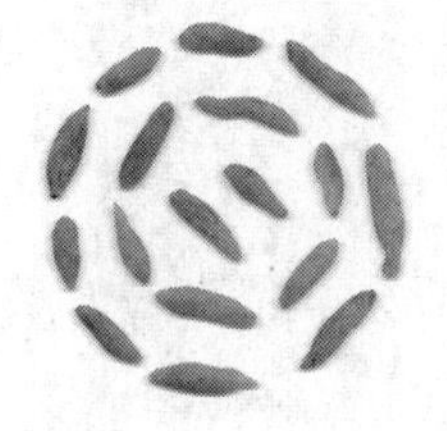

24-23 麦冬

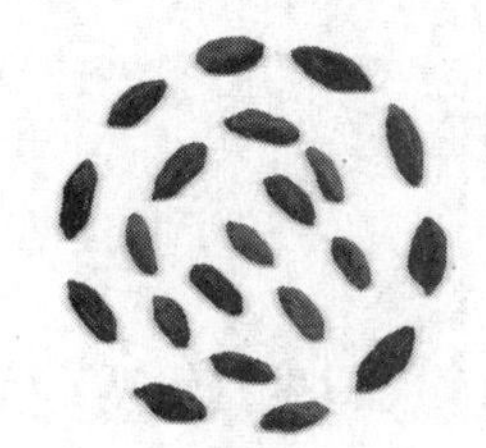

24-24 枸杞子

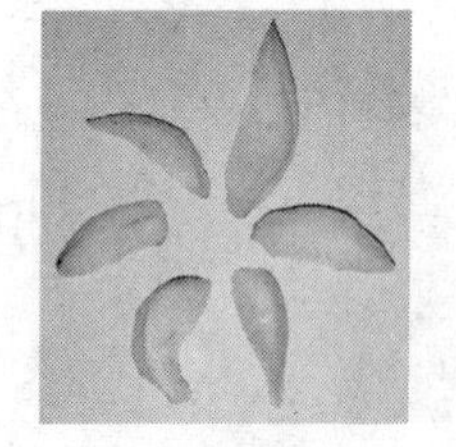

24-25 百合

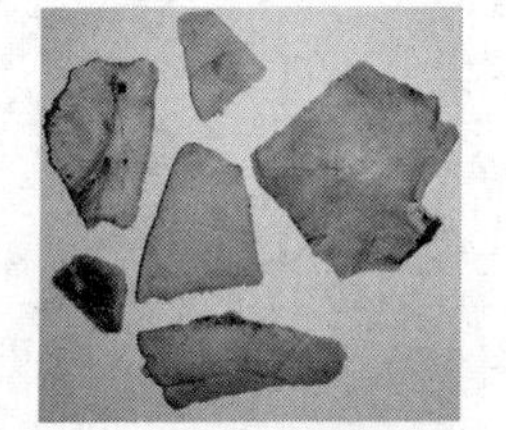

24-26 龟甲

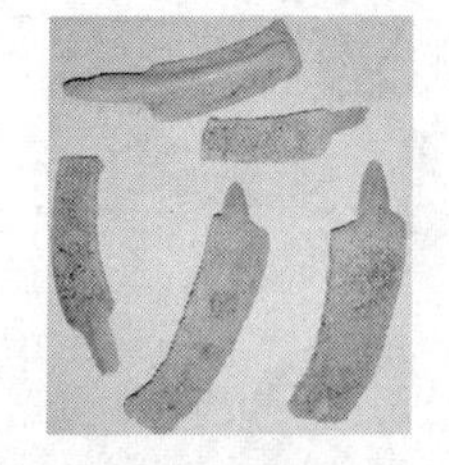

24-27 鳖甲

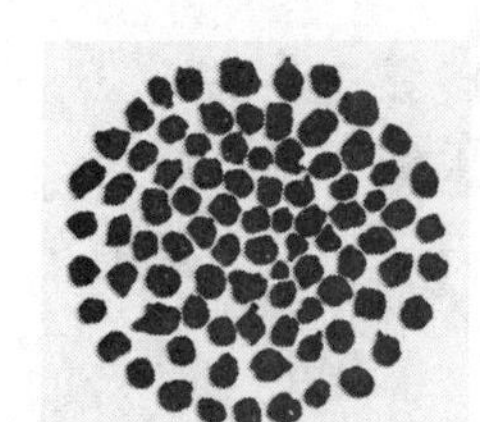

25-1 五味子

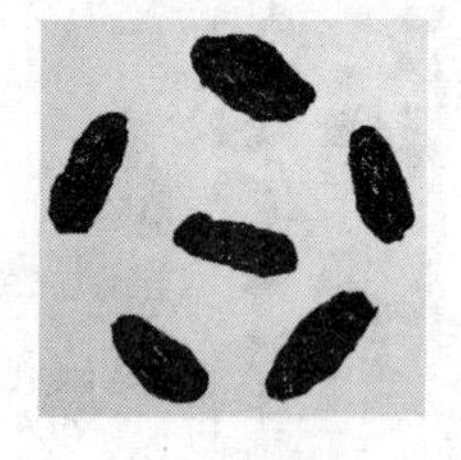

25-2 山茱萸

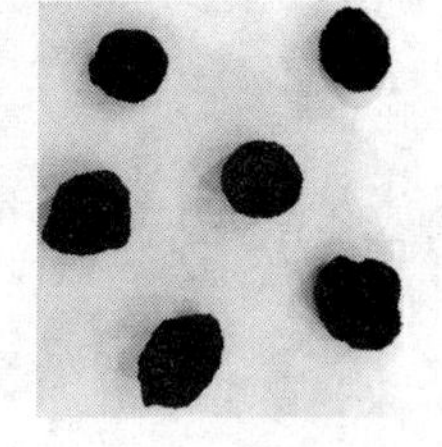

25-3 乌梅

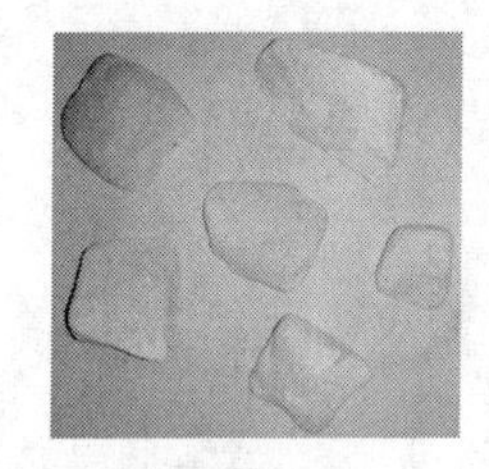

25-4 海螵蛸

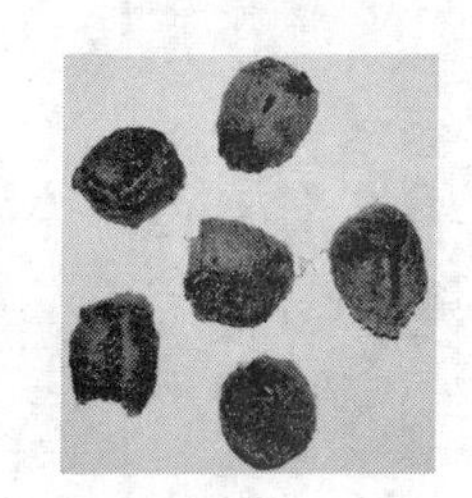

25-5 桑螵蛸

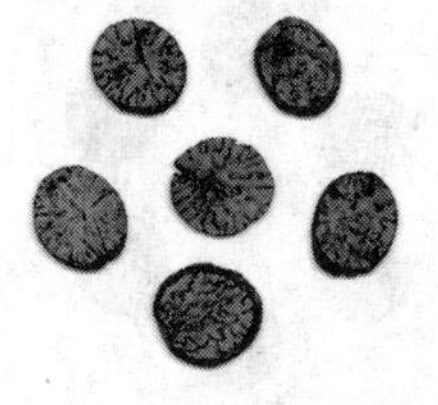

25-6 肉豆蔻

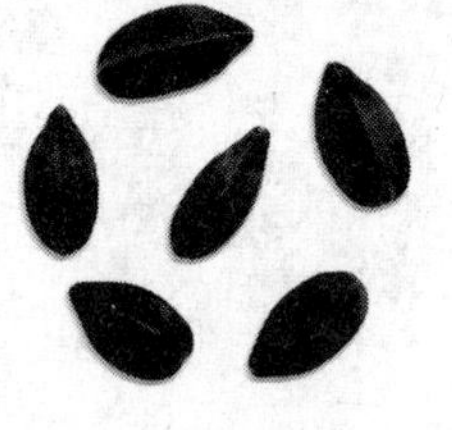

26-1 使君子

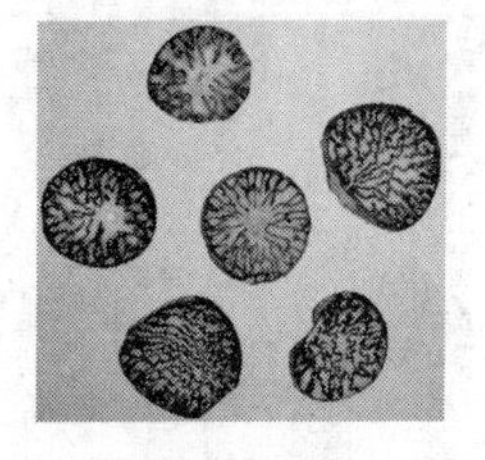

26-2 槟榔

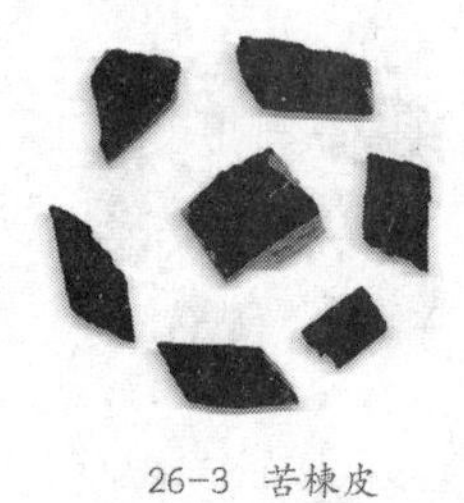

26-3 苦楝皮

扫码看大图

27-1 硫黄

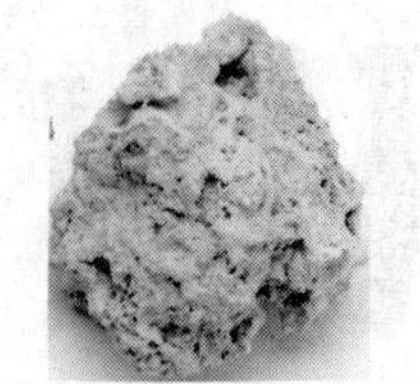

27-2 炉甘石

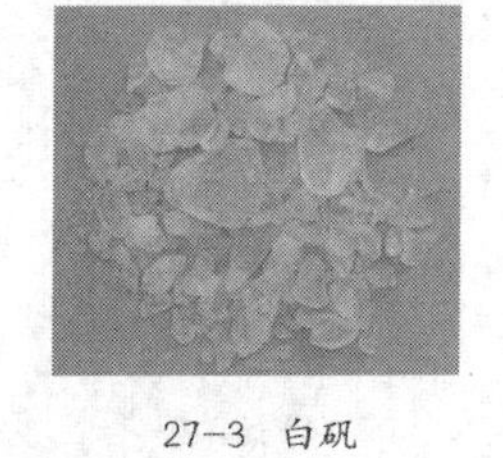

27-3 白矾

27-4 硼砂